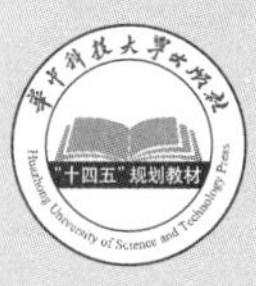

高等职业学校“十四五”规划护理类专业书证融通特色教材

数字案例版

▶ 供护理、助产专业使用

老年护理

（数字案例版）

主　编　杨青敏

副主编　于　雁　罗金凤　王江波

编　者　(以姓氏笔画为序)

于　雁　郑州铁路职业技术学院

王　冰　渭南职业技术学院

王光鹏　复旦大学护理学院

王江波　黄河科技学院

卞　倩　泰州职业技术学院

乔建歌　复旦大学附属上海市第五人民医院

刘艳佳　荆楚理工学院

孙天聪　四川卫生康复职业学院

李国荣　郑州铁路职业技术学院

李秋香　长治医学院附属和平医院

杨青敏　复旦大学附属上海市第五人民医院

陈燕华　上海市闵行区吴泾医院

罗金凤　荆楚理工学院

周　丹　上海城建职业学院

黄利全　金华职业技术学院

曹明节　上海交通大学医学院附属第九人民医院

龚　晨　复旦大学附属中山医院

蒋勤慧　复旦大学附属上海市第五人民医院

蓝花红　上海中侨职业技术大学

華中科技大學出版社

http://www.hustp.com

中国·武汉

内 容 提 要

本书是高等职业学校"十四五"规划护理类专业书证融通特色教材(数字案例版)。

本书共八章,内容包括绪论、老年人日常生活护理、老年人用药安全及护理、老年人的心理卫生与精神护理、老年专科专病护理、老年康复护理、老年中医护理和老年人文关怀等知识。本书有案例导入,并附有案例导入答案,每章精选的直通护考习题以在线答题的形式呈现。

本书可供高职高专护理、助产等专业使用,也可供基层医疗卫生单位护理人员继续教育使用。

图书在版编目(CIP)数据

老年护理:数字案例版/杨青敏主编. —武汉:华中科技大学出版社,2022.2
ISBN 978-7-5680-7896-2

Ⅰ.①老… Ⅱ.①杨… Ⅲ.①老年医学-护理学-高等职业教育-教材 Ⅳ.①R473.59

中国版本图书馆 CIP 数据核字(2022)第 028860 号

老年护理(数字案例版) 杨青敏 主编
Laonian Huli(Shuzi Anli Ban)

策划编辑:蔡秀芳
责任编辑:余 雯
封面设计:原色设计
责任校对:李 弋
责任监印:周治超
出版发行:华中科技大学出版社(中国·武汉) 电话:(027)81321913
武汉市东湖新技术开发区华工科技园 邮编:430223
录 排:华中科技大学惠友文印中心
印 刷:武汉开心印印刷有限公司
开 本:889mm×1194mm 1/16
印 张:19.5
字 数:488 千字
版 次:2022 年 2 月第 1 版第 1 次印刷
定 价:59.80 元

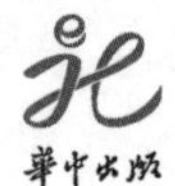

高等职业学校"十四五"规划护理类专业书证融通特色教材(数字案例版)

编委会

网络增值服务使用说明

欢迎使用华中科技大学出版社医学资源网

1.教师使用流程

（1）登录网址：http://yixue.hustp.com（注册时请选择教师用户）

注册 → 登录 → 完善个人信息 → 等待审核

（2）审核通过后，您可以在网站使用以下功能：

2.学员使用流程

建议学员在PC端完成注册、登录、完善个人信息的操作。

（1）PC端学员操作步骤

①登录网址：http://yixue.hustp.com（注册时请选择普通用户）

注册 → 登录 → 完善个人信息

②查看课程资源

如有学习码，请在个人中心-学习码验证中先验证，再进行操作。

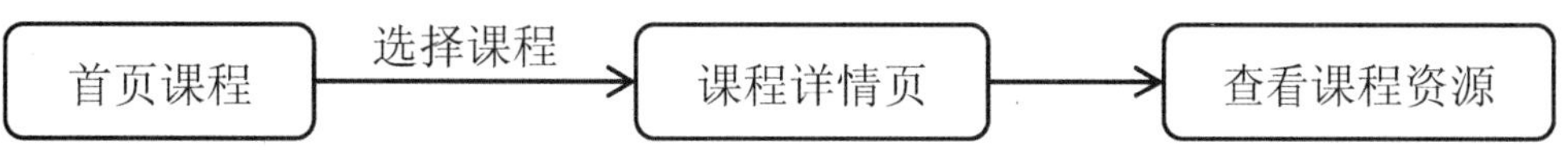

（2）手机端扫码操作步骤

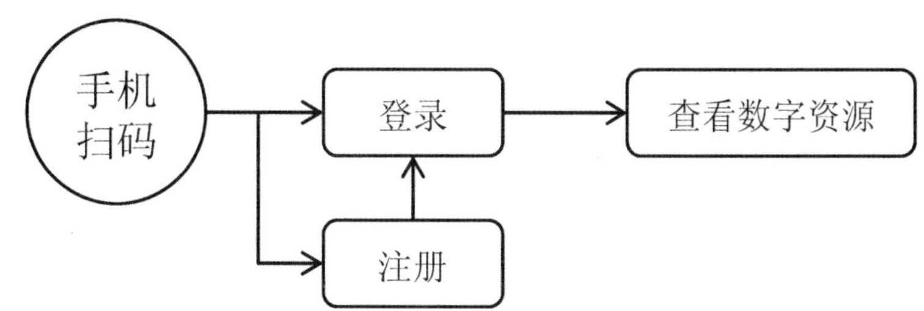

Introduction 总　序

2019年国务院正式印发《国家职业教育改革实施方案》(下文简称《方案》),对职业教育改革提出了全方位设想。《方案》明确指出,职业教育与普通教育是两种不同教育类型,具有同等重要地位,要将职业教育摆在教育改革创新和经济社会发展中更加突出的位置。职业教育的重要性被提高到了"没有职业教育现代化就没有教育现代化"的地位,作为高等职业教育重要组成部分的高等卫生职业教育,同样受到关注。

高等卫生职业教育既具有职业教育的普遍特性,又具有医学教育的特殊性。其中,护理专业的专科人才培养要求以职业技能的培养为根本,以促进就业和适应产业发展需求为导向,与护士执业资格考试紧密结合,突出职业教育的特色,着力培养高素质复合型技术技能人才,力求满足学科、教学和社会三方面的需求。

为了进一步贯彻落实文件精神,适应护理专业高职教育改革发展的需要,服务"健康中国"对高素质复合型技术技能人才培养的需求,充分发挥教材建设在提高人才培养质量中的基础性作用。经调研后,在全国卫生职业教育教学指导委员会专家和部分高职高专示范院校领导的指导下,华中科技大学出版社组织了全国近50所高职高专医药院校的200多位老师编写了这套高等职业学校"十四五"规划护理类专业书证融通特色教材(数字案例版)。

本套教材强调以就业为导向、以能力为本位、以岗位需求为标准的原则。按照人才培养目标,遵循"三基"(基本理论、基本知识、基本技能)、"五性"(思想性、科学性、先进性、启发性、适应性)、"三特定"(特定目标、特定对象、特定限制)的编写原则,充分反映各院校的教学改革成果和研究成果,教材编写体系和内容均有所创新,在编写过程中重点突出以下特点。

(1)紧跟教改,接轨"1+X"证书制度。紧跟高等卫生职业教育的改革步伐,引领职业教育教材发展趋势,注重体现"学历证书

+若干职业技能等级证书”制度(即“1+X证书”制度),提升学生的就业竞争力。

(2)坚持知行合一、工学结合。教材融传授知识、培养能力、提高技能、提高素质为一体,注重职业教育人才德能并重、知行合一和崇高职业精神的培养。

(3)创新模式,提高效用。教材大量应用问题导入、案例教学、探究教学等编写理念,将案例作为基础与临床课程改革的逻辑起点,引导课程内容的优化与传授,适应当下短学制医学生的学习特点,提高教材的趣味性、可读性、简约性。

(4)纸质数字,融合发展。教材对接科技发展趋势和市场需求,将新的教学技术融入教材建设中,开发多媒体教材、数字教材等新媒体教材形式,推进教材的数字化建设。

(5)紧扣大纲,直通护考。紧扣教育部制定的高等卫生职业教育教学大纲和最新护士执业资格考试要求,随章节配套习题,全面覆盖知识点和考点,有效提高护士执业资格考试通过率。

本套教材得到了专家和领导的大力支持与高度关注,我们衷心希望这套教材能在相关课程的教学中发挥积极作用,并得到读者的青睐。我们也相信这套教材在使用过程中,通过教学实践的检验和实际问题的解决,能不断得到改进、完善和提高。

高等职业学校“十四五”规划护理类专业书证融通
特色教材(数字案例版)编委会

Preface 前言

人口老龄化是当前和今后相当长的时期内护理专业人员面临的严峻挑战，实现健康老龄化是解决人口老龄化问题的必然选择。延缓衰老，提高老年人的健康水平，延长寿命，提高生活质量，增强自理能力，减轻社会负担是每一位老年护理人员的责任和义务。培养能够适应社会需要的老年护理人员，以满足老年人的健康需求，提高老年护理的质量，已是当务之急。"老年护理"是一门以老年人为研究对象，以老年人的健康为中心，运用护理知识和技能达到促进、维持和恢复老年人健康，以增强老年人自我保健意识和自我护理能力为目的的学科。其任务是帮助护理专业学生学习老年护理的基本知识和基本技能，并将所学运用于老年护理的实践中，培养护理专业学生为老年人提供护理服务的工作能力。

我国是世界上拥有老龄人口最多的国家，也是老龄人口增长最快的国家，因此，社会对老年护理人才的需求激增，尽快培养出专业能力强、具有良好职业道德的实用型老年护理人才已迫在眉睫。我们在华中科技大学出版社的组织下，依照教育部相关教学计划及大纲，参阅国内外有关老年护理学的专著和教材，在临床一线老年护理专家指导下，结合多年的实际教学经验编写了这本《老年护理(数字案例版)》。本书共包括八章，第一章介绍老年护理学的基本理论，老年护理的发展；第二章介绍老年人日常生活护理；第三章介绍老年人用药安全及护理；第四章介绍老年人的心理卫生与精神护理；第五章介绍老年专科专病护理；第六章介绍老年康复护理；第七章介绍老年中医护理；第八章介绍老年人文关怀。本书还特色性地加入了案例，对理论知识进行引导，增加了直通护考部分，有助于学生更好地理解理论知识，加强对理论知识点的掌握，更有利于对重难点的把握，是学生学习的好助手。

希望本书能成为学生喜欢，老师认可的好教材。

编　者

目　录

MULU

第一章 绪 论

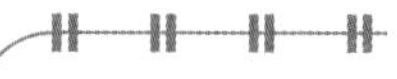

能力目标

扫码看 PPT

1. 能说出人口老龄化的特征，人口老龄化、老年人口系数、老年人口负担系数、老少比及老年护理的定义。

2. 能学会对不同的老年人采取相应的护理措施，如健康老年人、患病老年人及生活在养老机构中的老年人。

3. 能运用所学知识认识到老年护理专业的重要性，热爱老年护理工作。

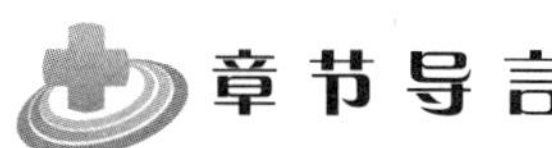

章节导言

人口老龄化是人类发展的必然规律，随着社会和经济的发展，人们生活水平不断提高，人类平均寿命普遍延长，人口老龄化日益明显。随着时间的推移，人口老龄化问题越来越严重，已成为当今世界万众瞩目的问题。人口老龄化问题是当今世界一个重要的社会问题，发达国家和发展中国家都面临这一挑战。研究老年人的健康问题，满足老年人的健康需要，为老年人提供优质的护理，提高老年人的生活质量，已成为护理领域的重要课题。

第一节 老年护理的发展

我国老年人口数量增长速度快，预计到 2025 年，老年人口数量将超过 3 亿，如此严峻的形势，要求我国要有一批专业化、职业化和规范化的管理人才、专业技术人才和技能服务人才。这些人才的培养需要高职高专院校加大力度进行专业化、系统化的教育。

老年护理学起源于现有的护理学理论及生物学、心理学、社会学等学科理论。它是护理学的一个分支，与社会科学、自然科学相互渗透，属于一门跨学科、多领域，同时又具有其独特性的综合性学科。

一、老年护理的概念

美国护士协会（American nurses association，ANA）1987 年提出用“老年护理（gerontological nursing）”概念代替“老年病护理（geriatric nursing）”概念。因为老年护理涉及的护理范畴更广泛，包括评估老年人的健康和功能状态，制订护理计划，提供有效的护理和其他卫生保健服务,并评价护理效果。老年护理强调保持和恢复、促进健康,预防和控制由急、慢性疾病引起的残疾,提高老年人的日常生活能力,实现老年人机体的最佳功能,保持老年人人格尊严和舒适生活直至死亡。

老年护理从老年人生理、心理、社会文化及发展的角度出发,重点研究自然、社会、文化教育和生理、心理因素对老年人健康的影响,探讨用护理的手段或措施解决老年人健康问题。

老年护理的几个相关概念如下。

(一) 老年学

老年学(gerontology)是一门研究人类老化及其引起的一系列经济和社会问题的综合性学科,由老年生物学、老年医学、老年社会学、老年心理学和老年护理学五大分支学科组成。

(二) 老年医学

老年医学(geriatrics)是研究人类衰老机制、人体老年性变化、老年人卫生保健和老年病防治的学科,是医学的一个分支,也是老年学的主要组成部分。它包括老年基础医学、老年临床医学、老年康复医学、老年流行病学、老年预防保健医学和老年社会医学等内容。

(三) 老年社会学

老年社会学(sociology of aging)是从社会角度,研究社会、经济、文化、环境等社会因素及社会制度、家庭结构和风俗习惯与老年健康、老年疾病之间的关系,进行社会诊断,提出防治老年疾病和维护老年健康的社会处方,以促进老年健康的一门交叉学科。

(四) 老年护理学

老年护理学(gerontological nursing)是研究、诊断和处理老年人对自身现存的和潜在的健康问题的学科。老年护理学从老年人生理、心理、社会文化及发展的角度出发,重点研究自然、社会、文化教育和生理、心理因素对老年人健康的影响,探讨用护理手段或措施解决老年人健康问题。

二、老年护理的现状和发展

随着人们生活水平不断提高,人类平均寿命普遍延长,人口老龄化问题成为当今世界一个重要的社会问题,面对庞大的老年人队伍,如何提高老年护理水平,促进老年人的健康,提高老年人的生活质量,将是老年护理工作者面临的新挑战。

(一) 我国老年护理的现状

1. 我国已经进入老龄化社会 当前我国已经进入快速老龄化阶段,根据国家统计局公布的第七次全国人口普查数据,截止到 2020 年 11 月 1 日,我国 60 岁及以上老年人口数达到 2.64 亿,占全国人口总数的 18.7%,其中 65 岁及以上老年人口数为 1.9 亿,占全国人口总数的 13.5%。因此,大力发展老年护理事业势在必行。

2. 社会对于老年护理的需求 对老年人的护理在我国目前主要有家庭养老、社区护理和机构养老三种模式。家庭养老是一种环环相扣的反馈模式。在经济供养上,家庭养老是代际之间的经济转移,以家庭为载体,自然实现保障和完成保障的过程。但我国在 20 世纪 70 年代实行计划生育使家庭小型化,家庭养老显得力不从心,因此社会化养老护

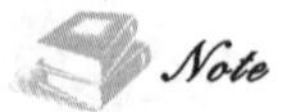

理服务需求急剧增加。

3. 老年人对提高生活质量的要求　随着老年人口的增加、人类平均寿命的延长、经济收入的提高，老年人对生活质量的要求日趋突出。老年人不仅需要身体健康，更需要提高生活质量。老年人要提高生活质量，实现“独立、照顾、自我实现、尊严”四个方面，则需要高质量的、专业的健康保健与医疗护理。

4. 护理专业人才匮乏　我国老年护理起步晚、发展落后，现有的经过专业训练的老年护理人才远远不能满足老龄化社会的需求。

【护考提示】

提高生活质量使老年人能够实现“独立、照顾、自我实现、尊严”四个方面。

（二）老年护理的发展

1. 国外老年护理的发展　老年护理的发展大致经历了四个时期，1900—1955年为理论前期；1955—1965年为理论基础初期；1965—1981年为老年护理的专业活动与社会活动相结合时期；1985年至今是全面完善和发展时期。

世界各国老年护理发展状况各有特点，这与人口老龄化程度、国家经济水平、社会制度、护理教育发展等有关。老年护理作为一门学科最早出现于美国，美国老年护理的发展对世界各国老年护理的发展起到了积极的推动作用。故以美国为例简要介绍如下。

1900年，老年护理作为一个独立的专业被确定下来，至20世纪60年代，美国已经形成了较为成熟的老年护理专业。1961年美国护理协会设立老年护理专科小组，成立了老年护理专科委员会。1970年首次正式公布老年病护理执业标准，1975年开始颁发老年护理专科证书，同年《老年护理杂志》服务范围也由老年病人扩大至老年人群。

20世纪70年代以来，美国老年护理教育开始发展，特别是开展了老年护理实践的高等教育和训练，培养高级执业护士(advanced practice nurses，APNs)，他们具备熟练的专业技能和研究生学历，经过认证，能够以整体的方式处理老年人复杂的护理问题。近年来，由美国政府资助成立了老年教育中心和老年护理研究学院，以改进老年护理质量。某些护理研究学院拥有附属的老人院，便于教学、研究。美国护理协会每年为成千上万名老年护理人员颁发专科证书。在美国老年护理发展的影响下，许多国家的护理院校设置了老年护理专业，并设有老年护理学硕士和博士学位。

2. 我国老年护理的发展　我国老年学和老年医学研究开始于20世纪50年代中期，开始在综合性医院设立老年病科，老年病人按专科病人管理。20世纪80年代，在北京、上海等大城市设立老年病门诊和专科医院，我国政府对老龄事业十分关注，先后发布了《中共中央、国务院关于加强老龄工作的决定》《中国老龄事业发展“十五”计划纲要(2001—2005年)》等，有力地促进了老龄事业的发展，建立了老年学和老年医学研究机构，与之相对应的老年护理学也作为一门新兴学科受到了重视和发展。20世纪90年代，我国高等护理教育发展迅速，老年护理学陆续被全国多所高等护理院校列为必修课程。我国老年护理起步晚，发展滞后，由于生活节奏的明显加快、家庭小型化趋势，家庭的养老功能正在弱化。我们应借鉴国外先进经验，加强老年护理教育，加快专业护理人才的培养，加强老年人常见疾病的防护研究，满足老年人就医保健需求，促进我国老年护理工作的发展。我国现有的医疗机构、养老政策远远不能满足老年人的需求，因此老年护理

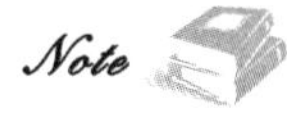

工作面临严峻的挑战，应从预防保健、护理教育、医疗保障和服务体系等方面探索出符合我国国情的老年护理发展道路，使我国老年人老有所养，真正提高生活质量。

我国广大老年护理人员不断努力，积极借鉴国外老年护理的发展经验，形成了从疾病到心理、社会、家庭的一套完整的护理体系，为提高老年人的生活质量，促进我国老年护理的发展提出以下建议。

(1) 建立系统和规范的社区护理机构。我国借鉴国外先进经验，用可持续发展的战略眼光建立和完善老年护理模式，建成“医院-社区-家庭护理”连续服务机构，建立“疾病护理-预防保健-生活照顾”为一体的网络系统。

(2) 将老年人的预防保健纳入政府卫生事业的发展规划中，加强老年人健康教育，增强老年人的自我保健意识，提倡科学、文明、健康的生活方式，用可持续发展的战略眼光建立和完善老年护理模式，不断提高老年护理质量，适应老龄化社会的需求。

(3) 提高对老年护理人员的重视度，减少人力资源的大量流失。加强媒介宣传，加强人们的敬老意识和对老年护理工作的认识，选择适合我国老年护理的先进护理观点和技术，拓宽老年服务的思路。

(4) 鼓励和扶持社会、企业、个人兴办老年护理机构。借鉴国外发达国家所形成和收到成效的老年护理中心、临终关怀、托老所、家庭护理、老年公寓等多层次、多种形式的老年护理服务网络管理体系，适应我国医疗保健市场的需要，满足老年护理需求。

知识拓展 1-1

老年护理的发展起步晚，是一门相对“年轻”的学科。随着科学技术进步、人们生活的改善、医疗水平的提高，人类平均寿命不断延长，这门学科也在不断地成熟。自 2000 年全球进入人口老龄化，目前我国人口年龄结构已进入老年型，各界老年护理人员应做好迎接新挑战的准备，使老年人能安度晚年。维护老年人的健康，提高老龄人群的生活质量，为老年人提供全面、系统、规范、完善的服务是我国老年护理工作的发展方向。

（于　雁）

第二节　老年护理的任务、范畴及相关概念

案例导入

案例导入 答案 1-1

李大爷，76 岁，半年前接受肺癌根治术。一周前，出现咳嗽伴胸部疼痛，到医院就诊，检查发现有胸腔积液，并在积液中查到癌细胞；MRI 显示肿瘤骨转移，属于肿瘤Ⅳ期。根据病人的年龄和身体状况不能进行化疗。经本人同意放弃化疗，回家后在社区医院进行对症治疗。

请问：1. 对李大爷进行护理时，为其提供的老年护理目标是什么？

2. 为了实现老年护理目标，你应该怎么做？

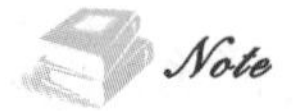

一、老年护理的主要工作与目标

（一）老年护理的主要工作

老年护理的主要工作为评估老年人健康及功能状态，老年期的变化和危险因素，制订护理计划，为老年人提供适当的护理和其他健康照顾服务，并评价护理结果。护理的重点在于维护和促进其心理健康，预防和尽可能减少急、慢性疾病所造成的残障，维护老年人生命的尊严及其身体的舒适度。

（二）老年护理的目标

老年人面临多种老年期变化和慢性疾病的折磨，老年护理的最终目标是提高老年人的生活质量，保持其机体最佳功能。

1. 增强自我照顾能力（increase self-care capacity）　对于老年人机体功能逐渐衰弱，家庭成员及医护人员更多地考虑在其他方面给予其协助，而忽略老年人的自身资源，使得老年人生活变得被动、依赖、无价值，日久就会造成自我照顾意识淡化，甚至丧失生活自理能力。因此要善于利用老年人自身资源，对老年人进行健康教育，强化其自我照顾、自我护理的生活能力，避免过度依赖他人。从而增强老年人生活的信心，提高老年人生活幸福指数，使老年人有更好的生活质量，生活更有尊严。

2. 延缓恶化和衰退（delay deterioration and decline）　对老年人要广泛开展健康教育，提高老年人的自我保护意识。通过三级预防措施，做到“早发现、早诊断、早治疗”，降低疾病的恶化程度，防止伤残。

3. 提高生活质量（improve the quality of life）　老年人不仅要长寿，同时也要健康。老年人在生理、心理和社会适应方面有良好状态，才能做到“寿高不衰”，更好地体现生命的价值和意义。

4. 做好临终关怀（hospice care）　了解临终病人的心理状态，满足病人的身心需要，使病人在安静舒适的环境中以平静的心情告别人生，这是临终心理护理的关键。

【护考提示】

老年护理的目标：增强自我照顾能力、延缓恶化和衰退、提高生活质量、做好临终关怀。

二、老年护理的场所

老年护理可以在各种情境中执行，例如护理之家、医院、老人之家、门诊、社区等。老年护理强调个案和其家庭的照顾。

三、护理人员在老年护理工作中的角色

护理人员除了传统的护理职责外，还包括其他角色，如沟通者、个案管理者、护理执业者、协调者、咨询者、教育者、研究者，以及医疗团队的成员或领导者、维护老年人健康和权利的代言人，甚至是社会活动者等。

由于老年病人的护理具有护理任务重、护理难度大、心理护理要求高的特点，因此对老年护理人员的素质有以下要求：①具有高度责任心；②具有系统的医学知识和熟练的操作技术；③具有敏锐的观察力和正确的判断力；④具有良好的沟通技巧和协作精神；

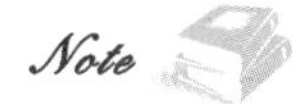

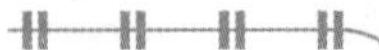

⑤能保持稳定、愉快的工作情绪。同时对老年护理人员的道德要求如下:①理解、尊重老年病人;②关心、帮助老年病人;③耐心、细致地对待老年病人。

四、老年护理的原则

老化是所有生物机体的自然过程,在这一过程中受到多种因素影响,老年护理人员在进行护理活动时应增加对这一过程的认识,在护理过程中应始终贯彻如下原则。

(一)满足需求

老年护理人员要对人体老化过程有正确的认识,要了解老年人独特的心理特性,在护理过程中提供满足老年人各种需求和照顾的服务,促进身心健康发展。

(二)社会护理

老年护理的对象不但包括患病的老年人,也包括健康的老年人及其家庭成员。老年护理要兼顾医院、家庭、社区甚至全社会。从某种意义上讲家庭和社会护理更为重要,因其不仅能保证老年人受益,还可以减轻家庭及社会负担。

(三)整体护理

由于老年人在生理、心理和社会适应能力等方面与其他人群不同,因此老年护理人员要研究多种因素对老年人健康的影响,提供多层次、全方位的护理服务。一方面要求老年护理人员要全面了解老年人的健康状况,解决其整体的健康问题;另一方面要求老年护理人员不断提高护理水平。

(四)个体化护理

在衰老的过程中,老年人的个体状况、家庭关系、经济状况等差别很大,要求对其的护理既要遵循一般护理原则,又要注重因人而异,执行个体化互利原则,做到有针对性,提高护理效果。

(五)早期预防

老年人护理的实施应在中青年时期开始着手,进入老年期后更应关注。如高血压、冠状动脉硬化、糖尿病、骨质疏松症等疾病一般起源于中青年时期,因此要做到早发现。要了解老年疾病的病因、相关因素以及有效的预防措施,防止老年疾病的发生。若患有老年疾病,要及时治疗,延缓病情发展,注意康复训练,防止伤残。

(六)持之以恒

随着年龄的增长,老年人的生活能力日益降低,加上易患各种疾病,病程长,并发症多,使老年人身心均受到伤害,因此对各个年龄阶段的健康或患病的老年人都要做好连续性护理。如医院外的预防性护理、精神护理、家庭护理。开展长期护理非常有必要,对各年龄段的健康老年人、患病老年人均应做到细致、耐心、持之以恒的护理,减轻其因疾病或功能丧失造成的痛苦,缩短其临终期的依赖。

【护考提示】

老年护理的原则:满足需求、社会护理、整体护理、个体化护理、早期预防、持之以恒。

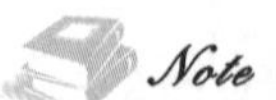

(于　雁)

第三节　老年人的特点及人口老龄化

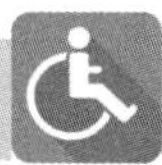

案例导入

图 1-1 所示是我国部分地区某年的人口资料。

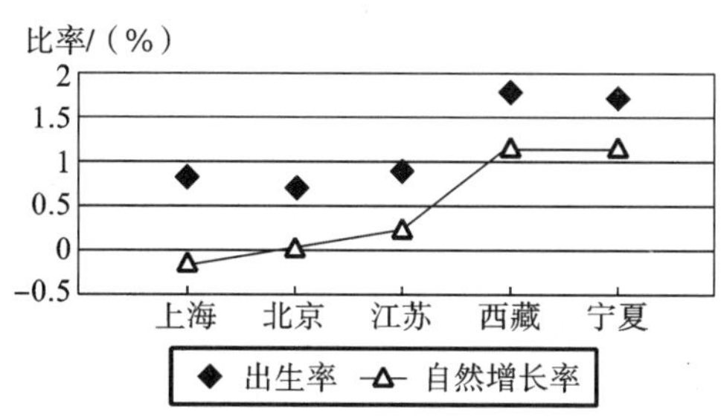

图 1-1　我国部分地区人口出生率与自然增长率统计图

请问：1. 图中所示省、市、自治区中，死亡率最高和最低的分别是哪两个城市/地区？

2. 以上统计资料显示的我国人口增长模式属于哪种类型？

人口老龄化是人类发展的必然规律，随着社会和经济的发展，人们生活水平不断提高，人类平均寿命普遍延长，人口老龄化日益明显。

一、老化的定义及特点

（一）老化的定义

1. 老化的定义　老化(aging)即衰老，我们每个人都会经历童年、青年、中年和老年，在不同的年龄阶段，人体都会发生一系列生理和心理的改变，这是生物种类在生命延续过程中的一种现象。人体从出生到成熟期后，随着年龄的增长，在形态结构和功能上发生的进行性、衰退性变化，称为老化。

2. 老化的分类　老化可分为生理性老化（physiological senility）和病理性老化（pathological senility）。生理性老化是指成年之后机体退化与年龄俱增的过程，是一种正常的老化现象。病理性老化是指在生理性老化基础上，由于生物、心理、社会及环境等多种因素加速了老化的过程，是一种异常的老化现象。

（二）老化具有的特征

1. 累积性（cumulative）　老化是机体形态结构和功能上的一些微小变化，经过日复一日、年复一年积累的结果，这些变化一旦表现出来，便不可逆转。

2. 普遍性（universal）　老化是多细胞生物普遍存在的，而且同种生物的老化进程大致相同。

3. 渐进性（progressive）　老化是一个循序渐进的演变过程，并且进行性加重，往往在

Note

不知不觉中就出现了老化的征象，而且同一物种所表现出来的老化征象相同。

4. 内生性(intrinsic) 老化是生物个体的一种正常的生命过程，是生物体本身固有的特性，其他因素只能加速或延缓老化，而不能阻止老化。

5. 危害性(deleterious) 老化的过程就是机体功能衰退的过程。功能衰退，机体免疫力就低下，机体易受感染，易患病，最终死亡。

【护考提示】

老化的定义、老化的分类、老化具有的特征。

二、老年人的年龄划分标准

(一) 年龄(age)

年龄是衡量成长与发展的阶段性指标之一。老年的实质是与生物年龄、心理年龄、事业年龄相关的社会规定退休的时序年龄界限以后的一段生活历程。在老年护理学中，常包括时序年龄、生物年龄、心理年龄、事业年龄及社会年龄。

1. 时序年龄(chronological age) 时序年龄也称为年代年龄、历法年龄，是按每个人出生年份逐年相加的，适用于一切社会人。

2. 生物年龄(biological age) 生物年龄即生理年龄，是根据人体生理学或解剖学上发育与衰老状况推算的年龄，一般随着时序年龄增长而增长，但可以偏离时序年龄。

3. 心理年龄(psychological age) 心理年龄是按心理状况来判断人的成熟和衰老程度的，通常以精神面貌表现出来。

4. 事业年龄(cause of the age) 事业年龄也称为学术年龄，是可供人们从事某项事业(或活动)的时间。

5. 社会年龄(social age) 社会年龄是指人的社会阅历和社会适应能力，它反映的是个体的社会行为的成熟程度。

知识拓展

1-2

(二) 世界卫生组织(WHO)对老年人年龄划分标准

世界卫生组织对老年人年龄的划分有两个标准：在发达国家将 65 岁及以上的人群定义为老年人，而在发展中国家(特别是亚太地区)则将 60 岁及以上的人群称为老年人。我国是按照后者进行划分的。

世界卫生组织根据现代人生理、心理结构上的变化，将人的年龄界限又做了新的划分：44 岁以下的为青年人；45～59 岁为中年人；60～74 岁为年轻老人；75～89 岁为老年人；90 岁及以上为非常老年人或长寿老人。

(三) 中华医学会老年医学分会对老年期的年龄划分标准

我国目前一般将 60 岁及以上的人群定义为老年人。中华医学会老年医学分会于 1982 年建议将老年期分为：45～59 岁为老年前期，60～89 岁为老年期，90 岁及以上为长寿期。我国国务院规定退休年龄：男 60 岁，女 55 岁，高级脑力劳动者 65～70 岁。民间多用三十而立，四十不惑，五十知天命，六十花甲，七十古稀，八十为耋，九十为耄来划分老年期。

三、人口老龄化

(一) 人口老龄化的含义

人口老龄化简称人口老化，它是人口年龄结构的一个变化过程，指社会人口年龄结

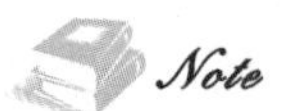

构中一定年龄(60或65岁以上)的老年人口数占总人口数比例(即老年人口系数)较高的一种发展趋势。人口老龄化是人类生命科学的一种发展和进步,意味着出生率和死亡率均下降,平均期望寿命延长。

(二)人口老龄化的指标体系

测度人口老龄化的指标大致可以划分为三类:程度指标、速度指标、社会经济影响指标。

1. 程度指标　常用的测度人口老龄化的程度指标有老年人口比例、年龄中位数、少儿人口比例、老少比。

(1) 老年人口比例(proportion of aged population)指60岁或65岁及以上老年人口数占总人口数的百分比。这一比例的变动常常被用作衡量人口老龄化或者年轻化的重要指标。人口老龄化的定义就是基于老年人口比例变动为基础的。当这一比例上升时也称为人口金字塔的顶部老龄化。

(2) 年龄中位数(median age)是将总人口按年龄排列分成两半,一半人口年龄在中位数以上,一半人口年龄在中位数以下,所以,年龄中位数的上升或下降可以清楚地反映出总人口中年龄较大人口所占比例的变动情况,被认为是测度人口老龄化的基本指标。一般认为年龄中位数大于30岁的属于老年型人口。

(3) 少儿人口比例(proportion of children under 14),也称少年系数,指14岁及以下少儿人口占总人口的比例。当这一比例下降时也称人口金字塔的底部老龄化。使用少儿人口比例分析人口老龄化时,一般认为30%以下为老年型人口。

少儿人口比例的下降往往伴随着老年人口比例的上升,因为人口年龄结构的变动在一般情况下就像跷跷板一样,如果以劳动年龄人口为支点,则少儿人口比例的下降,一般会导致老年人口比例的上升。因此,这一比例的变动也可以大致反映出人口是否老龄化。但在一些特殊的情况下,比如当人口进入周期性出生高峰或人口老龄化发展到一定程度,需要调整生育水平时,老年人口比例和少儿人口比例可能同时增长。在这种情况下,人口是年轻化还是老龄化,就不能只看少儿人口比例的变化。

(4) 老少比(aged-child ratio)是指老年人口数与少儿人口数之比。老少比同时考虑了人口年龄构成中高、低两头的年龄组的人口数。老少比的变动可以反映出老年人口数和少年人口数的比例变动,也可以用于分析人口老龄化是顶部老龄化还是底部老龄化。在老年人口比例增长和少儿人口比例下降的情况下可以区分出人口老龄化受少儿人口比例变动的影响大还是受老年人口比例变动的影响大。老少比高于30%的一般被看作老年型人口。

2. 速度指标　常用的测度人口老龄化的速度指标有老年人口比例的年平均增长率、老年人口达到某一水平所需的年数。

(1) 老年人口比例的年平均增长率。相关数据表明,我国老年人口数年平均增长率达到3.2%,如此快速增长的老年人口数对于经济水平还相对较弱的我国来说,给经济发展造成了很大的负担。

(2) 老年人口达到某一水平所需的年数。据全国老龄工作委员会办公室在《中国人口老龄化发展趋势预测研究报告》中公布的数字表明,预计我国65岁及以上老年人口数占总人口数的比例从7%提升到14%所花的时间为27年。与别的国家相比,法国用了130年,瑞典为85年,美国和澳大利亚均为79年。因此,我国属于老龄化速度较快国家之列。

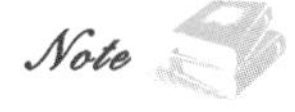

3. 社会经济影响指标 常用的测度人口老龄化的社会经济影响指标有少儿人口抚养比、老年人口抚养比、总人口抚养比。

（1）抚养比是指人口中非劳动年龄人口数与劳动年龄人口数之比，一般以百分比表示，又称抚养系数。它表明，从整个社会来看，每100名劳动人口负担多少非劳动人口。抚养比的变化大致反映了人口老龄化过程中社会抚养负担的变化。在我国，一般以15～59岁为劳动年龄人口，14岁及以下和60岁及以上为被抚养人口。因此，少儿人口抚养比就是指14岁及以下少儿人口数与15～59岁劳动人口数的比值乘以100%；而老年人口抚养比则是指60岁及以上老年人口数与15～59岁劳动人口数的比值乘以100%。

（2）总人口抚养比是少儿人口抚养比和老年人口抚养比两比值之和。由于总人口抚养比是由老年人口抚养比和少儿人口抚养比两部分组成的，所以，在人口老龄化过程的初期阶段，由于生育率的下降使少儿人口数不断减少，人口的总抚养比是迅速下降的，只有当人口老龄化达到一定程度以后，它才会因老年人口抚养比的上升而逐渐回升。

（三）人口老龄化社会

世界卫生组织对人口老龄化社会的划分有两个标准（表1-1）。

表1-1 两种老龄化社会的划分标准

分　组	发达国家	发展中国家
老年人年龄界限	65岁	60岁
青年型（老年人口系数）	＜4%	＞8%
成年型（老年人口系数）	4%～7%	8%～10%
老年型（老年人口系数）	＞7%	＞10%

发达国家的标准：65岁及以上人口数占总人口数比例的7%以上定义为人口老龄化社会（人口老龄化国家或地区）。

发展中国家标准：60岁及以上人口数占总人口数比例的10%以上定义为人口老龄化社会（人口老龄化国家或地区）。

【护考提示】

人口老龄化的含义、人口老龄化的指标体系、老龄化社会的标准。

（四）中国人口老龄化发展的三个阶段

1. 第一阶段：快速增长阶段 中国平均每年增加596万老年人口，年均增长速度达到3.28%，到2020年，老年人口达到2.48亿，人口老龄化水平达到17.17%。

2. 第二阶段：加速增长阶段 此阶段平均每年增加620万人。到2023年，老年人口数量将增加到2.7亿，与0～14岁少儿人口数量相等。到2050年，老年人口数量将超过4亿，人口老龄化水平推进到30%以上。

3. 第三阶段：达峰阶段 2051年，中国老年人口规模将达到峰值4.37亿，约为少儿人口数量的2倍。这一阶段，老年人口规模将稳定在3亿～4亿，人口老龄化水平基本稳定在31%左右。

根据我国民政部的调研，1999年我国60岁及以上老年人达到1.31亿，占总人口数的1/10，而2012年年底这一数据已达1.94亿，占总人口比重的1/7，2020年达1/6，2030年将达1/4，2050年将达到1/3并一直保持到21世纪末。英国、法国和美国等西方工业

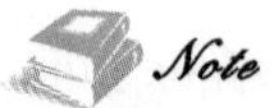

化国家人口老龄化水平从10%提高到30%，要用100年左右甚至更长的时间，而我国预计仅用41年时间，在世界上前所未有。到2050年前后，老年人口数量将逼近5亿，分别占亚洲老年人口数的2/5和全球老年人口数的1/4，超过发达国家老年人口数的总和，届时老年人照料问题会更加突出。

四、人口老龄化趋势及相关社会问题

（一）人口老龄化趋势

1. 世界人口老龄化趋势及特点　人口老龄化是世界人口发展的普遍趋势，是所有发达国家的共同现象，是科学与经济不断发展的标志，是21世纪人类发展的重要特征，发达国家以老年人口高龄化为特征，发展中国家以老年人口增长速度加快为特征。世界人口老龄化特点如下。

（1）全球人口老龄化的速度加快，人口老龄化与人口总数的增长密切相关，据世界卫生组织估计，1900年全世界60岁及以上的老年人口数约有1亿，1950年上升为2.1亿，1990年则为4.8亿，2000年增加到5.9亿，预计2025年可达19.64亿，全世界的老年人口数将占人口总数的21%，平均每年增长9000万。

（2）发展中国家老年人口增长迅速，目前世界上65岁及以上老年人口数每月以80万的速度增长，其中66%发生在发展中国家，2000年发展中国家的老年人口数占全世界老年人口总数的60%。预计到21世纪中期，发展中国家65岁及以上的老年人口数将占全世界老年人口总数的70%。发展中国家人口老龄化开始晚，但发展快。

（3）发达国家高龄老年人（75岁及以上老年人）增长速度快，全世界的高龄老年人数占老年人口数的16%，其中发达国家占22%，发展中国家占12%。我国75岁及以上老年人口数每年以平均3.62%的速度增长，仅次于巴西；日本高龄老年人人口数增长速度也快，预计到2025年，每3个日本老年人中就有1个高龄老年人。

（4）人口平均预期寿命不断延长，人口平均预期寿命是指通过回顾性死因统计和其他统计学方法，计算出一定年龄组的人群能生存的平均年数。一般常用出生时的平均预期寿命，作为衡量人口老龄化程度的重要指标。随着社会经济和医疗技术的发展，从20世纪初到1990年的90年时间，发达国家男性平均预期寿命增长66%，女性为71%；目前，全世界平均预期寿命最长的国家是日本，其中男性为78岁，女性为83岁，平均为80岁（1998年日本厚生劳动省资料）。我国平均预期寿命已接近70岁，其中男性为67岁，女性为71岁。值得注意的是，这里所说的平均预期寿命强调的是从出生时所存在的生存概率，并未考虑生活质量，因此需将平均预期寿命与健康预期寿命加以区别。平均预期寿命是以死亡作为终点的，而健康预期寿命是以日常生活自理能力的丧失作为终点的。

（5）老年女性人口增长速度快，一般而言，老年男性死亡率高于老年女性，如美国老年女性的平均预期寿命比老年男性高6.9岁，日本为5.9岁，法国为8.4岁，中国为3.4岁。

2. 我国人口老龄化趋势及特点　人口老龄化是21世纪我国人口学的突出特征，随着我国经济的发展，人口平均预期寿命不断延长，已从20世纪50年代末的35岁上升到现在的接近70岁，而且我国老年人口数也很高，预计到2025年，我国的老年人口数将发展到2.8亿，占人口总数的20%左右，将比世界老龄化水平高出6%～7%，我国将成为超老型的国家，到2040年，全国老年人口数将增至3.74亿，占人口总数的24.48%，也就是

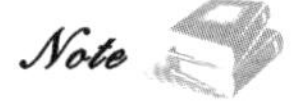

说,每 4 个人中就有 1 位老年人。我国人口老龄化特点如下。

(1) 我国是老年人口在世界上绝对值最大的国家:1990 年,我国老年人口数已占世界老年人口数的 20%,到 2025 年将达到 24%,即世界上每 4～5 个老年人中,就有 1 个中国老年人。根据联合国预测,21 世纪上半叶,中国将是世界上老年人口最多的国家,占世界老年人口总数的 1/5。21 世纪下半叶,中国也还是仅次于印度的第二老年人口大国。

(2) 我国是世界上人口老龄化速度最快的国家:据世界卫生组织资料,65 岁及以上人口比例从 7%升到 14%,法国用了 130 年,瑞典为 85 年,美国为 79 年,英国为 47 年,而中国仅用 27 年左右,并且将长期保持很高的递增速度,属于老龄化速度最快的国家。

(3) 我国人口老龄化发展不平衡:①存在地区不平衡:人口老龄化发展的速度很大程度上取决于经济发展状况,因此,我国东部地区尤其是大中型城市人口老龄化的速度远远快于西部地区,上海在 1979 年最早进入人口老年型行列,和预计最迟 2012 年进入人口老年型行列的宁夏相比,时间跨度长达 33 年。②存在城乡不平衡:与城镇相比,农村人口老龄化问题的压力更大。2000 年,我国农村老年人口数为 8557 万,占老年人口总数的 65.82%,农村人口老龄化程度比城镇高 1.24%。同时,农村绝大部分地区尚未建立社会养老保险制度,农村新型合作医疗制度目前还处在试点阶段,农民的养老、医疗都缺乏必要的社会保障。随着城镇经济的发展,大批农村青、壮年人口向城镇转移等原因,西部和贫困地区人口老龄化形势更为严峻。

(4) 人口老龄化与经济发展不平衡:人口老龄化超前于现代化。发达国家是在基本实现现代化的条件下进入老龄化社会的,属于"先富后老"或"富老同步",而中国则是在尚未实现现代化,经济尚不发达的情况下,提前进入老龄化社会的,属于"未富先老"。发达国家进入老龄化社会时人均国内生产总值在五千到一万美元,而中国目前仍属于中等偏低收入国家,应对人口老龄化的经济实力还比较薄弱。

(二) 人口老龄化的社会问题

社会人口老龄化所带来的问题,不仅是老年人自身的问题,它还牵涉到政治、经济、文化和社会发展诸多方面,带来一系列的问题。西方国家是"先富后老",具备解决人口老龄化问题的经济基础,因此对人口老龄化的承受力较强;而我国是"未富先老",国家财力薄弱,即所谓人口老龄化面临着发展中国家型经济与发达国家型人口之间的矛盾,给我国社会发展带来了很大的冲击。

1. 人口老龄化对社会的影响 在人口老龄化的过程中,老年人对社会、资源、环境、经济发展的影响是举足轻重的。

(1) 对社会经济的影响:社会负担加重和社会保障费用大增。人口老龄化使劳动年龄人口比重下降,老年人口抚养比升高,据联合国统计预测,到 2030 年每 2 个劳动人口就要供养 1 个老年人。另外,国家支付的退休金也逐年增加,使政府用于社会保障、社会福利、社会服务和医疗保健的费用不断增加,给国家财政造成巨大压力。

(2) 对医疗卫生领域的影响:医疗费用增加且负担重。老年人是社会的弱势群体,随着年龄的增长,健康状况不断下降,慢性疾病病人增多,医疗费用增加,而老年人经济收入低,医疗费用负担重。

(3) 对传统养老模式的影响:家庭养老的人均负担增加。我国在 1979 年开始实行独生子女政策,截至 2039 年,独生子女的父母已陆续进入老年,独生子女群体已进入婚姻、生育期。他们将面临一对夫妻赡养四位老年人和一个子女的问题,形成"四二一"式家庭结构,这将对独生子女的家庭带来负担。

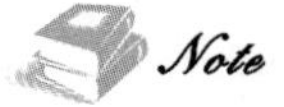

2. 我国人口老龄化的对策　尽管我国还处于人口老龄化的初期，但解决人口老龄化问题必须具有战略性和超前性，了解老年人对医疗、保健、护理以及生活服务的需求，从我国经济发展水平和历史、文化、传统的实际出发，走出一条符合我国国情的道路。

(1) 加速经济发展，增强社会承受能力：国际经验证明，解决人口老龄化的根本出路在于加快经济发展的速度。根据我国人口年龄结构发展预测，2025 年之前，是我国抚养系数低、经济发展快的"黄金时期"，尤其是 21 世纪前 10 年，劳动力资源丰富，而社会负担较轻。因此，我们应抓住机遇，加快经济发展速度，为人口老龄化的高峰期奠定雄厚的物质基础。

(2) 建立和完善养老保障体系：目前我国社会财力薄弱，在城镇的老年人有的有退休金，有的没有退休金，国家给予生活最低保障，但水平太低，另有 70% 的老年人居住在农村，因此国家应从我国的实际情况出发，采取个人、家庭、集体、国家共同承担的原则，鼓励家庭养老，积极推进社会养老，努力使家庭养老与社会养老相结合，实现中国养老保障制度改革的目标，让更多的人"老有所养"。

(3) 健全老年人医疗保健防护体系：医疗保健是老年人众多需求中最为突出和重要的需求，但目前老年人"看病难，住院难"的问题十分突出。因此，应加快深化医疗卫生改革，加强老年人口的医疗保健服务，健全社区卫生服务体系和组织，构建医疗保健防护体系，为老年人提供方便、快捷的综合性社区卫生服务，同时建立和发展多种形式的医疗保障制度，以缓解老年人患病对家庭和个人造成的经济压力，妥善解决看病就医的费用问题。

(4) 促进健康老龄化的实现：健康老龄化是世界卫生组织提出并在全世界积极推行的老年人健康生活目标。它是指老年人在晚年能够保持躯体、心理和社会生活的完好状态，将疾病或生活不能自理推迟到生命的最后阶段。世界卫生组织提出，将健康老龄化作为全球解决老龄问题的奋斗目标，各级政府和全社会各行各业要根据老年人的需要、愿望和能力，充分发挥他们的余热，使他们活得有价值、有意义。尤其是医疗、保健、护理系统应勇于迎接这一挑战。

（于　雁）

第四节　老化及老年护理相关理论

老化是指随着机体细胞分裂、生长和功能丧失的过程。生殖、生长、衰老和死亡是一切生物必须遵守的自然法则。老化是一个极为复杂的问题，综合起来有两方面因素即遗传和非遗传因素。大量事实证明，人类的老化和遗传有密切关系，不同种族、不同生物遗传基因，其寿命也不同。遗传基因是决定生物寿命及主导生物衰老过程的主要因素，其本质是脱氧核糖核酸(DNA)片段组成的遗传单位，衰老基因存在于衰老细胞内，它能使各种细胞的代谢功能减退，导致衰老。所以不同种类的生物有不同的生理寿命。人体的老化过程和速度除与遗传因素有关外，还与神经精神因素、生活习惯因素、环境因素和社会因素等密切相关。

老化的现象不仅以不同的个体差异、速度出现在生理层面，而且也会在心理和社会层面上反映出来。认识与了解不同层面的老化理论，有助于老年护理人员评估老年人健康状况，了解其需求，制订更适合老年个体的护理计划，提供完善的护理措施，提高其生活质量。

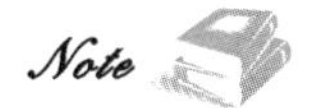

自从人类研究老化机制以来，提出的老化学说不下几十种，现列举得到学术界公认的几种学说。

一、老化的生物学理论

老化的生物学理论重点研究和探讨老化过程中人体器官生理改变的特性和原因，强调生物的生理性老化现象是来自细胞突变或耗损，导致细胞内基因或蛋白质改变、废物堆积、细胞功能改变和衰退、细胞停止分化与修复、细胞死亡。这些理论常用于解释老化的生理变化。

(一) 基因程控理论

Hayflick 于 20 世纪 60 年代提出了基因程控理论，该理论认为衰老过程像计算机编码的程控过程。生长、发育、成熟、衰老和死亡，均已在遗传基因中预先安排好程序，也就是说衰老是机体固有的，随时间演进退化。不同种属的生物具有不同的最高寿命，例如人类最高寿命是 110 岁左右，鼠类的最高寿命是 1200 天左右。单卵双胎者其寿命大致相同，人类长寿家族的子女常常长寿是由于他们在遗传上按照预先已经有了的程序安排，这种时刻的程序安排一般称为“生物钟”。老化起始于细胞的衰老，细胞内的预定程序决定了它的寿命。遗传是由父母亲生殖细胞中染色体带来的遗传信息决定的，遗传信息包含在染色体中的脱氧核糖核酸(DNA)内，DNA 以它特定的核苷酸排列顺序，好似莫尔斯电码一样，决定着生物个体的全部特征，这就是遗传基因。此理论的两个代表学说是细胞定时老化论和基因突变论。

1. 细胞定时老化论 该理论认为基因程序预先设定了动物的生命周期，其体内细胞的基因有固定的生命期限，并以细胞分化次数来决定个体的寿命。

2. 基因突变论 该理论认为老化是体细胞突变或细胞 DNA 复制错误引起的损伤，造成老年人体内细胞特性的改变，从而使细胞功能受到影响。

(二) 细胞耗损理论

细胞耗损理论是在 19 世纪末由 Weismann 提出，该理论认为细胞老化现象的产生是起自受损的细胞，每个细胞都有能量储存，细胞耗损太多，来不及修复即衰老，组织细胞耗损后不能再生即死亡。该理论假设细胞老化现象的产生是起自受损的细胞，或细胞分子结构的生成速度不及被破坏的速度，或细胞来不及完全修复所致。也就是说，每一个生命体都有一定的能量储存，而这些能量应按预定计划消耗，当大量细胞耗损而不能及时得到修复时，机体功能则受到影响；细胞耗损后不能再生，生命也随之终结。

(三) 免疫理论

免疫理论是 1962 年由 Walford 提出的，该理论认为随着年龄的增长，机体免疫系统功能下降、淋巴细胞功能下降，对疾病感染的抵抗力降低，例如随着个体的衰老，自体免疫疾病增多。另外，该理论还认为老化会使得机体免疫系统功能减退，对外来异物的辨认与反应能力降低，导致感染与癌症患病率增加。随着年龄的增加，体内细胞产生突变的概率也随之增加。突变细胞是各种不同于正常细胞的异常蛋白质，被体内免疫系统辨认为外来异物，当此异常的蛋白质在体内出现时，将会激发体内免疫系统反应而产生抗体，该反应称为自体免疫。当自体免疫反应发生时，会造成一系列的细胞损害，加速组织的老化。

(四) 串联理论

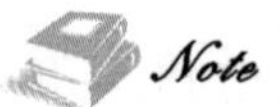

1942 年 Bjorksten 提出串联理论，该理论认为在正常状态下分离的细胞分子结构因

某些化学作用而结合在一起。根据串联理论的观点，串联的分子成分附着于DNA分子的单链上，并对其造成损害，正常状态下，人体的自然防御功能可修复损害，但随着年龄的增长，人体的防御功能逐渐减弱，串联分子结构继续发挥作用，直至不能修复损害并导致细胞突变，使细胞丧失正常运输电子和排泄废物的能力，胶原蛋白失去弹性和功能，从而出现一系列衰老征象。生物体某些部分的再生和重建相当困难，比如组成皮肤、肌腱、眼球晶体和细胞间胶原组织的结构蛋白，这些部位往往一次建成，继而延用终生。衰老的主要表现是全身各器官、各系统功能逐渐降低，并伴有固定分裂后细胞（如神经元和心肌细胞等）分期分批的死亡。

（五）脂褐质与游离放射理论

游离放射物质是在原子分裂时所产生的几种高度不稳定及易反应的氧化分子。游离放射物质带有额外的电能或游离电子，因此会伤害其他分子或DNA，造成杂质堆积在细胞核和细胞质而产生基因型病变，使正常细胞功能受损而死亡。所堆积的杂质即被称为脂褐质的色素，大多存在于脂肪或蛋白质细胞，外观显示为皮肤上的老人斑。当人体不能及时清除过剩的游离放射物质时，则导致细胞中脂褐质的沉积，细胞损伤增加，老化现象随之出现。

（六）神经内分泌理论

该理论认为机体的生长、发育、成熟、衰老和死亡一系列过程都受神经内分泌的控制，因此神经与内分泌调节的增龄性改变，在人的衰老过程中起着极其重要的作用。下丘脑是调节全身自主神经功能的中枢，起着重要的神经内分泌换能器的作用。随着年龄的增长，下丘脑发生明显老年性改变，如细胞受体的数量减少及反应性减退，与神经内分泌调控有关的酶合成的功能减退，神经递质的含量及代谢的改变等。这些改变必然会影响其他内分泌腺的功能及多种代谢，使机体的新陈代谢减慢及生理功能减退，机体出现衰老和死亡。

（七）长寿和衰老理论

该理论不仅研究人类长寿的原因，而且更注重老年人的生活质量。通过对健康和具有正常功能的长寿人群的研究发现，健康长寿者均与以下因素有关：①遗传因素；②物理环境；③终生参与运动；④适量饮酒；⑤维持性生活至高龄；⑥饮食因素，如少吃动物脂肪；⑦与社会环境有关的因素，如获得较高的学历和社会地位。老年医学专家指出，遗传因素是预告寿命的最重要因素。通过对多位百岁老年人研究的总结，发现以下因素与长寿有关，即笑口常开、没有野心、日常生活规律、健康的信仰、家庭和睦、自由和独立、行为有目的以及积极的人生观。

（八）预期寿命和功能健康理论

该理论强调对老年人提供的优质护理应着重于维护其功能健康，从而提高其生活质量。医疗费用的高低与个体疾病或伤残程度直接相关，所以，健康计划和政策的制定者更关注人的预期寿命和功能健康。健康照顾提供者也关注同样的问题，因为个体的生活质量直接依赖于其功能健康的水平。生理、心理和社会因素会综合影响个体的功能状态和健康，要为老年人提供优质护理，最重要的是由仅仅注意疾病的病理过程或机体器官的疾病，转向促使个体尽力恢复其因疾病失去的健康。社会、生理、心理等因素均会影响老年人身体的功能健康和预期寿命，另外，老年人年龄与疾病的变化也会影响其健康状态。因此，老年护理人员需要最大限度地恢复和维持个体的功能状态和独立性，从而达

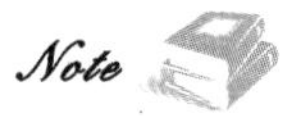

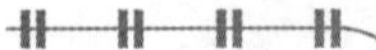

到协助老年个体延长寿命与维护身体功能健康的最终目的。

(九) 自由基理论

Harman 最早提出老化的自由基理论。该理论认为老化是由细胞代谢过程中产生的自由基的有害作用导致的。随着年龄的增长,人体内自由基水平随之增高,由其诱导产生的有害物质不断积累,而对自由基损害的防御能力却逐渐下降,导致自由基的损害作用增强,引起体内各种生理功能障碍,最终促进机体的老化与死亡。

(十) 体细胞突变理论

体细胞突变理论认为,在一些有害的内外环境作用下,体细胞可以发生突变,当突变的体细胞积累到一定程度时,就会影响正常器官的功能,从而导致衰老。研究证明,人类染色体畸变率随年龄增长而升高,而且染色体畸变的速度与动物的寿命呈负相关。提出这一理论的依据主要是在动物实验中经射线照射的大鼠,其寿命比对照组短。研究者认为是由于这种照射导致动物体细胞发生突变,从而导致动物的衰老和死亡。体细胞突变可由射线引起,也可由化学物质引起。体细胞的突变意味着细胞中功能基因的减少,从而使由该基因产生的功能蛋白质减少,于是一些正常生理活动受到破坏,进而威胁动物或人类的寿命。也有一些体细胞可因突变而死亡(致死性突变)。

(十一) 差错灾难理论

差错灾难理论认为,细胞在转录或翻译中发生错误,导致错误的有缺陷蛋白质的蓄积,从而造成衰老。在人类和动物生存过程中,体内的各种蛋白质具有各种不同的功能。有些蛋白质是机体和细胞的主要构成成分,有些蛋白质就是酶。因此,蛋白质合成发生错误,就有可能影响机体的生理功能。

老化生物学理论对老年护理的启示:①指导老年人正确面对老化甚至死亡;②解释老年人对某些疾病易感性的改变;③指导老年护理人员有意识地防范感染,注意观察老年人早期出现的感染症状;④老年护理人员在关注如何延长老年人寿命的同时,更应关注如何提高老年人的生活质量。健康行为可影响个体的健康状态和寿命,所以促进个体健康的各种活动尤为重要。

二、老化的心理学理论

老化的心理学理论主要解释老化过程对老年人的认知思考、智力行为与学习动机的影响。护理不仅关注机体的生理功能,更应关注心理因素对个体的影响。学习老化的心理学理论意义在于帮助理解老年人的行为表现,依此确立老年人健康的生活方式。

(一) 人的基本需要层次理论

人的基本需要层次理论的中心论点如下:人类受许多基本需要支配,这些需要引导人类发生行为,直至需要获得满足。这些需要有先后层次的倾向,当较低层次的需要获得满足后,才会出现高层次的需要,人一生中的需要在各层次中不断变化,但总会出现更高层次的需要。马斯洛于 1954 年提出人的基本需要层次理论,需要层次由低到高分别为生理的需要、安全的需要、爱与归属的需要、自尊的需要、自我实现的需要。该理论认为只有完全成熟的个体,并具有自主、创造、独立以及良好的人际关系的个体,才会有自我实现的需要。

老年人属于成熟的个体,对高层次的需要更为迫切,所以该理论特别适用于老年人,有利于对住院老年人、家庭病房老年人进行指导;有利于收集资料、评估资料、解决健康

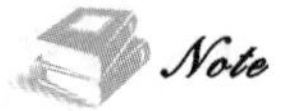

问题和预测未来的需要；帮助老年护理人员分清护理问题轻重缓急，使老年人的需要得到满足。

（二）自我概念理论

自我概念理论强调一个人的自我包含思想、情感和行为。自我概念是个人对自己角色功能的认知与评价，自我这种具有组织性、连续性的心理特征并非出生时就已经存在，相反它是随个体心理成长、人格发展而逐步形成的，是通过社会互动与社会沟通而形成的。每个人在社会上同时扮演许多不同的社会角色，在不同的阶段扮演不同的角色，由于扮演角色的不同，自我概念也随之不同。人类能意识到自己意识的存在，不仅能认识自己、评价自己、反省自己存在的价值和发展目标，也能产生自我发现、自我设计、自我确立、自我教育、自我发展等一系列能动性活动。但到了老年期，由于所扮演社会角色的丧失与减少，再加上生理功能衰退，致使自我概念减弱，老化心态也随之出现。

（三）人格发展理论

人格发展理论又称为发展理论。心理学家 Ericson 发现个体的整个人生过程分为几个主要的阶段：婴儿期、幼儿期、学龄前期、学龄期、少年期、青年期、成年期和晚年期。每一个发展阶段都有其特定的发展任务，若能顺利完成或胜任该任务，个体将呈现正向的自我概念及对生命的正向态度，人生则趋向成熟和完美；反之，个体将呈现负向的自我概念及对生命的负向态度，人生则出现失败的停滞或扭曲发展现象。老年人处于晚年期，这一时期是一个人回顾和评价自己一生的时期，如果对自己的一生评价是自我完整，则使其对老年生活具有积极的生活态度；如失去完整的自我，则会使老年人失去生活信心，出现惊恐不安和不适应的表现。

在为老年人提供护理服务时，老年护理人员可以把老化的心理学理论作为临床工作的框架，来处理老年人的特殊问题，例如老年人丧偶后的心理反应及持续的情感发展问题等。老化的心理学理论可以帮助老年护理人员理解老年人的行为表现。在进行健康教育时，老年护理人员应该应用相关理论对老年人进行指导，如遗传因素与生活方式对健康的影响，指导老年人采用健康的生活方式，这些健康的生活方式可以预防老年的功能减退，维持老年人良好的生活质量。人的基本需要层次理论既可用于对住院老年病人进行指导，又可用于指导居住在家的老年人。当老年人的较低层次的需要得到满足后，应鼓励老年人谋求更高层次的需要，如自我实现的需要。只有当老年人对各种层次的需要有所追求，并逐渐得到满足后，才可能保持其良好的身体功能状态。

三、老化的社会学理论

老化的社会学理论解释了社会与老年人之间的相互影响，主要研究、了解及解释社会活动、社会期待、社会制度与社会价值对老化过程的影响。影响老化的因素有人格特征、家庭、教育程度、社区规范、角色扮演、文化与政治、经济状况等。

（一）隐退理论

隐退理论于 1961 年由 E. Cumming 和 W. Henry 提出，该理论认为，老年人从社会角色与社会系统中隐退，是成功老化所必须经历的过程。就是说老年人必须减少与社会交往的机会，逐渐改变社会交往的数量、性质、方式以及相互作用并从社会上退出，以维持社会的平衡状态。这是人类生命代代相传、生生不息的基本道理。该理论可以用来协助老年人适应退休后所面临的种种生活改变。

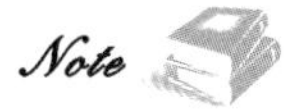

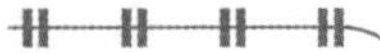

(二)活跃理论

活跃理论认为,老年人的生理、心理及社会需求不会因为生理、心理及身体健康状况的改变而改变,一个人到老年时仍然期望能积极参与社会活动,保持中年生活形态,维持原有的角色功能,以证明自己仍未衰老。老年人一旦失去自己原有的社会角色功能,就会有失落感,失去生活的信心和生存的意义。因此,应该鼓励老年人积极参加社会活动,体现自己的价值,提高老年人的生活满意度。有关研究显示,让老年人参加自己有兴趣的非正式的活动,比参加许多工作更能提升老年人的生活品质与满意度。

(三)持续理论

持续理论认为人的人格会随着年龄的增长而持续地动态改变。成功老化与老年人的人格改变有关,如果老年人能适时改变人格,不断适应不同阶段的生活,就能比较成功地适应老化过程。该理论可帮助老年护理人员了解老年人的发展和人格行为,为协助老年人适应这些变化提供依据。

(四)次文化理论

次文化理论认为,老年人在社会团体中是一群非主流人群,他们有自己特有的文化特质,拥有不同于主流人群的生活信念、习俗、价值观及道德规范,自成一个次文化团体,随着人口老龄化,这个次文化团体在不断壮大,因此,各国都设立了相应的老年组织,如离退休委员会、老年大学等。每一个次文化团体都有自己的次文化理论支持,每一个个体之间相互支持,相互认同,共同适应老化过程。该理论有助于老年护理人员认识到老年人拥有自己特有生活信念、习俗、价值观和道德规范等文化特征,其护理措施与其他成年人是有区别的。

(五)社会环境适应理论

社会环境适应理论指出不同的环境背景会塑造出不同人格与行为特点的老年人群。因为除生理遗传特点与群体之间相互影响外,环境也是影响人类人格社会化过程的重要因素之一,当环境改变时,人类为适应环境需求,会激发出许许多多的潜能,以满足生存和发展的需要。所以,老年人为适应生理、心理及社会的改变,会产生老年团体特有的行为特点。不同老年团体所处的环境有所不同,因而在不同的老年团体中会表现出自己团体特有的行为模式。

(六)角色理论

角色是指个人在社会上扮演社会期待的行为模式。根据研究发现,人的人格与行为模式会随年龄的增长而改变,这些改变与角色功能的改变有密切关系。人在不同的阶段扮演不同的角色。在退休前,一个人的成熟社会化行为主要是功能性角色,如父母、职员或教师、领导等,社会对个人的期待较重视工作能力与责任,个人的表现偏向积极进取的行为模式,随着年龄不断增长,功能性角色逐渐被情感性角色取代,老年人的行为特点则逐渐变为保守谦和。老年人若能对角色理论有所认识,并对角色改变的自然过程有所认知并接受,将有助于其对老年生活的适应。

(七)年龄阶层理论

年龄阶层理论认为同一年代出生的人,年龄、生理特点、心理特点和社会经历相近;新的年龄层群体不断出生,置身的社会环境不同,对历史的感受不同;社会可根据不同的年龄及其所属的角色划分出不同的阶层;社会不断变化,各年龄阶层的人群以及他们的

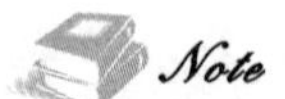

角色也一样不断地变化；人的老化与社会变化之间的相互作用是动态的，因此老年人与社会总是不断地相互影响。在护理过程中应充分评估老年人的基本情况与成长文化背景，做到护理的个性化。

学习各种老化理论的同时，应明确其适用范围与局限性，不同理论是以不同角度以及不同老年人群来研究的。了解影响老年人行为表现模式的因素，提供护理服务时，要慎重考虑选用何种理论作为实践活动的指南，并将不同的概念应用于不同的老年人，使他们能得到良好的护理，顺利度过人生最后阶段。

四、老年护理学理论与模式

（一）疾病不确定理论

1. 概念　疾病不确定理论于1998年由美国护理学家Mishel提出。当疾病引起相关刺激时，个体会对刺激的构成及其含义进行归纳及认知，当个体无法对相关事件建立认知框架时，不确定感就会产生，而认知框架是个体对疾病、治疗、住院及预后的主观诠释。

2. 老年病人不确定感的来源　根据疾病不确定理论，病人的疾病不确定感主要来源于以下四个方面：①不明确疾病的症状；②复杂的治疗和护理；③缺乏与疾病的诊断和严重程度有关的信息；④不可预测疾病的过程和预后。

所以基于该理论，再结合老化的身心变化特点来说，当刺激——老化产生、突显时，个体就会对老化的含义进行归纳和认知，但是当个体无法建立正确的认知框架时，就会产生不确定感，而不确定感对于个体来说是一种忍耐的经历，常伴随情感的沮丧和对老化过程中各种功能下降，各种疾病产生和复发的恐惧。从而影响个体的生活质量，加快老化过程中各种器官功能的衰退以及增加个体对疾病的易感性。

3. 疾病不确定理论的优缺点

(1) 优点：①疾病不确定理论主要针对人们在认知方面对疾病的反应，特别适用于个体不能明确疾病相关事件意义的时候；②该理论可以广泛应用于各种疾病的研究，具有普遍性和广泛性。

(2) 缺点：①由于各种原因，我国的护理学科发展滞后于西方国家，在护理理论方面我国原创护理理论较少，以引进为主。虽然西方的护理理论对引导并促进我国护理的改革和发展起到一定的作用，但西方理论和我国实践之间存在着一定的差距，所以该理论不一定适合我国国情。②该理论主要基于个体的认知反应水平，不能很好地解释人群或者是人口社会学的特点。

4. 疾病不确定理论对护理活动的实际指导意义

(1) 及时向病人提供相关信息，如有关治疗的时间、程度、持续的时间及症状等，将帮助病人更好地理解症状，从而降低不确定感，更利于疾病的治疗。

(2) 疾病不确定理论会帮助护理人员认识与病人不确定感相关的各种因素，从而采取正确的应对策略和护理措施，从而指导和帮助病人正确认识疾病，减少不确定感。

(3) 通过对疾病不确定感的分析可帮助护理人员了解病人及家属的需求和情绪反应，以便提供有针对性的护理服务，同时还可以用来检测护理措施是否有效可行。

（二）慢性疾病轨迹模式

慢性疾病的治疗、护理和康复是一个复杂的过程，在疾病的不同发展阶段，病人的需

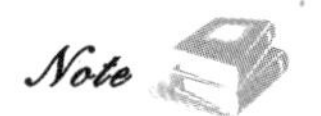

求、行为及体验各不相同，呈动态变化。护理应随着慢性疾病的不同发展阶段而变化，其目的在于帮助病人控制症状、减少并发症的发生、保持稳定的心理状态，最终提高生活质量。

慢性疾病的轨迹是多维度的、可演变的，由个体、家庭和医务工作者共同塑造，是该模式的核心问题。

1. 慢性疾病轨迹模式概念 Corbin 和 Strauss 于 1991 年首次提出慢性疾病轨迹模式，轨迹是指事物通过的全部路径或事物发展的道路，该模式认为护理需随着慢性疾病轨迹不同发展阶段的变化而变化。

2. 轨迹目的 慢性疾病轨迹模式的目的是预防和帮助病人控制症状、减少并发症的发生、保持稳定的心理状态和提高生活质量。

3. 轨迹阶段 轨迹阶段表示随着疾病进展，个体慢性疾病状态的多维度变化。包括病前阶段、始发阶段、稳定阶段、不稳定阶段、急性阶段、危机阶段、逆转阶段、下降阶段和临终阶段九个阶段(表 1-2)。轨迹的九个阶段分别从疾病相关行为、自我概念行为和日常生活行为三个方面对病人进行评估和干预。

(1) 疾病相关行为：治疗或管理慢性疾病、并发症方面的工作，如症状管理、处理并发症和避免危险发生等。

(2) 自我概念行为：病人在生命进程中对自我的认可，慢性疾病病人会出现四种基本的自我概念进程：①将疾病融入生活；②适应疾病及其结果；③重塑自我概念；④重塑未来的自我。

(3) 日常生活行为：①外在的行为：如购物、清洁卫生等。②内在的行为：如管理压力、焦虑和心理情绪等。

表 1-2 慢性疾病框架模式的轨迹阶段

阶　段	表　现	管理目标
病前阶段	个体未发病也无任何疾病症状或体征，但存在遗传因素或不良的生活行为	控制疾病发生的危险因素
始发阶段	可观察到临床症状或体征，疾病被诊断	形成适当的轨迹推测或计划
稳定阶段	疾病症状得到良好的控制，病人维持日常活动，疾病管理可在家中进行	保持疾病的稳定并维持日常活动
不稳定阶段	疾病不能得到控制或疾病再生，病人的日常生活受到疾病干扰，需要根据病情进行调整	使疾病恢复稳定
急性阶段	疾病活动期伴有不能解除的急性症状或体征，需住院治疗或卧床休息，病人日常活动暂时被限制	控制症状和体征，恢复日常活动
危机阶段	出现危及生命的情况，需要紧急治疗和护理；病人需绝对卧床，日常活动被禁止	消除生命威胁
逆转阶段	逐步回归至可接受的生活方式，但日常活动受到残疾或无能的限制	保持轨迹的正常过程，延缓疾病的进展
下降阶段	快速或缓慢下降的生理状态，生活不能自理的程度加重，日常活动及生活方式受到疾病改变的巨大影响	适应疾病带来的残疾或无能给生活造成的改变
临终阶段	病情恶化，病人不得不放弃日常活动	帮助病人平静离世

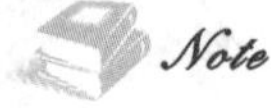

（三）需求驱动的老年痴呆相关行为模式

老年痴呆是一种慢性进行性神经性功能衰退性疾病，其发病率越来越高，不仅影响老年人的生活质量，而且严重影响家庭正常生活和社会经济的发展，而目前对老年痴呆的预防和治疗尚无根本性突破。因此，采取有效的护理干预延缓老年痴呆的病程，减轻疾病症状，提高认知能力，改善老年病人生活能力和生活质量具有非常重要的意义。老年痴呆病人常常表现出与社会标准不相符合的攻击行为、语言激越行为以及躯体非攻击行为等，视为潜在需求未能得到满足的表现。只要努力理解病人行为背后表达的需求，就能很好地管理病人的行为。

老年痴呆病情演变分三个时期，即遗忘期（早期）、混乱期（中期）和极度痴呆期（晚期）。通过与病人交谈、观察病人的行为举止、询问家属等方式详细了解和掌握病情，对病人的各方面进行评估，根据需求驱动制订护理方案。

1. 心理护理的需求　老年痴呆病人的智力全面受损，理解力差，概括和表达能力受损，易产生急躁、焦虑、沮丧和易生气等心理反应，并且易受忧郁、悲伤、愤怒等不良情绪的影响。因此做好老年痴呆病人的心理护理十分重要。如对老年痴呆病人早期进行言语交谈及正性心理疏导有利于改善或保持大部分病人的智力水平，同时有利于改善病人的生活自理能力，消除其焦虑及烦躁的情绪，可预防病人情绪障碍的发生，提高病人的生活质量。在与病人交流时要尊重病人，与病人说话时语速要放慢，语调要低，用词简单、直接，在交流中可配合手势，以利于病人的理解。态度要温和，要注意耐心倾听，对病人在各方面的努力和进步要予以肯定和赞赏。鼓励病人做力所能及的事，鼓励家属多陪伴及病友之间的相互交流和互动。

2. 生活护理的需求　老年痴呆病人由于认知能力下降、精神行为异常、定向力障碍导致生活能力下降。通过简易智能精神状态评价量表（MMSE）和日常生活活动问卷（ADLQ）判定认知功能和日常生活能力。如认知功能严重受损，已完全不具备执行日常生活能力的病人，应当给予细心、周到的生活照料，强调根据不同病人的不同病情因人制宜地采取个性化的护理措施。大部分老年痴呆病人都会间断出现大、小便失禁，因此要定时提醒如厕，及时更换被大、小便污染的衣物。

3. 安全护理的需求　老年痴呆病人思维混乱、记忆力减退、感觉迟钝、步态不稳，这些均为安全问题的危险因素。老年痴呆病人的安全护理措施包括防自伤、防走失、防跌伤、防烫伤、防窒息、防事故。因此要注意：①环境设施的安全。②服药安全：对于重度痴呆的病人，每次服药必须亲自喂服，并应确认病人已将药物吞服，对吞咽功能差的病人可碾碎再喂；严格根据医嘱给药，密切观察药物的副作用，如服用抗精神病药、镇静催眠药、抗组胺药的病人要注意直立性低血压、迟发性运动障碍、抗胆碱能综合征等，发现异常及时通知医生。③饮食安全：轻度老年痴呆的病人鼓励其自行进食，严重者由照料者喂食，食物要细、软，喂食速度要慢，注意防止误食、误吸。对失语及吞咽困难的病人应及早进行吞咽功能训练，对不能自理者应将食勺从健侧放入，尽量送到舌根部，进食后指导病人保持坐位 30 min 以上。

4. 注意力及记忆力康复护理的需求　从视觉、听觉、嗅觉等方面训练，让病人认识常用的物品、水果等，设计模拟购物游戏，根据病人的爱好做游戏和手工操作，如手指棒运动、健康环运动、槟果投掷运动、回想疗法运动。结合心理护理的方式，改善病人的心理和生理情况，创造和谐的环境。鼓励、指导病人运动，在运动中培养注意力，在回想疗法中针对痴呆症状语言障碍的病人，通过音像、图片、芳香等刺激五官打开病人的思维，完

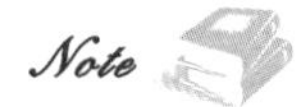

成会话和恢复记忆的训练。在整个过程中通过不断的交流予以病人心理上的支持,使病人在娱乐中改善症状,提高自理能力,提高生活质量。

(于　雁)

第五节　国内外养老政策及养老模式

由于特殊的国情和人口政策,拥有广袤土地和庞大人口数量的中国比起大多数国家,面临着更加严重的老龄化危机。"老有所养"一直是我国亿万老年人关心的问题之一。在全面建设小康社会的历史时期,逐步建立和完善养老保障制度是保障老年人权利的重大举措。

一、我国养老现状

人口老龄化本身并不构成"问题",但由于人是生产者同时也是消费者的特性决定了人口老龄化会影响社会结构,并可能对社会经济发展带来一系列问题。其中老年人养老保障就是一个很重要的问题,它不仅关系到能否消除老年人的后顾之忧,能否巩固离退休制度和计划生育成果,而且还关系到和谐社会的建设。目前我国的养老保障制度还面临着如下几个方面的问题。

(一) 老年人的主要生活来源

据人口抽样调查资料显示,我国 60 岁及以上老年人生活来源主要靠家庭其他成员供养的占 52.5%;其次是劳动收入,占 25.7%;然后是离退休养老金,占 16.7%;依靠失业保险救济金和最低生活保障金的仅占 3.5%。

由于农村老年人的经济活动参与率高于城市,农村老年人生活来源主要靠劳动收入的占 30.2%,较城镇高 7.5%;但农村老年人靠养老金生活的仅占 4.3%;农村老年人靠家庭其他成员供养明显高于城镇,占 62%,较城镇高 16%。无论是城镇还是农村,目前由家庭其他成员供养仍然是老年人生活来源的主体。在老年人的生活来源构成中,老年人由家庭其他成员供养来源比重与老年人年龄高低成正比。在农村,老年人随着年龄的上升,劳动能力逐渐丧失,生活来源依靠劳动收入的比例逐步下降,70 岁是农村老年人经济来源转折期,70 岁以前多数靠劳动收入,70 岁以后主要靠家庭其他成员的供养。

(二) 老年人的主要养老方式

1. 家庭养老仍是主要方式　我国老年人的养老方式目前仍然是以家庭养老为主,尤其是在农村仍然把家庭作为养老保障的主要形式。人口抽样调查结果显示,2007 年全国 65 岁及以上的老年人家庭中,55%的老年人与其子女或亲属在一起生活,另有 45%的老年人虽采取独居或其他养老方式,但也不同程度地得到家庭或子女在经济上的帮助、生活上的照料和精神上的慰藉。在现阶段,不论是城镇还是农村,在整个社会供养体系还不完善的情况下,家庭在养老方面所起的解决老年人经济供养、生活照料等多方面作用,暂时还难以用其他养老方式替代。

2. 社区养老已成为新型的养老方式　社区养老是近年来出现的一种新的养老方式,是对传统养老方式的创新。社区养老是以社区这个生活共同体为背景和依托的一种养

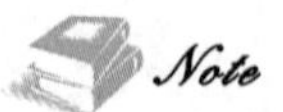

老方式。它有保障助养、服务解难、医疗保健、精神慰藉、参与社会等基本功能，既继承了家庭养老的传统，又富有市场经济的时代特征。形态上兼具家庭养老和社会养老的特征，其实质是家庭养老和社会养老的有机结合。但总体上社区养老服务设施比较少、规模小、功能单一，还远不能满足社区养老的多功能需求。

3. 社会集中养老是未来主要养老方式之一 随着人口老龄化和老年人口的增加，家庭规模的缩小，家庭类型趋于核心化，在市场经济社会里，子女们迫于竞争的压力，没有时间和精力照顾老年人。老年人自理能力下降，他们将有可能自愿到养老机构养老。但对于庞大的老年人群来说，社会集中养老能力还是显得不足。

（三）老年人口发展面临的问题

老年人如何幸福愉快地安度晚年，虽然涉及方方面面，但归根到底是老年人的赡养问题。长期以来，父母抚养子女，子女赡养父母，“哺育”与“反哺”的关系，形成了中华民族尊老敬老的传统美德。然而，目前家庭规模日益缩小，使传统的家庭养老模式受到冲击，人口的老龄化给社会带来的负担也不断加重，老年人口的发展面临着诸多问题，突出表现在以下几方面。

1. 家庭规模缩小，家庭养老功能削弱 我国从1990年以来家庭规模越来越小，核心家庭（指一对夫妻及其未婚子女构成的家庭）比重上升，使家庭养老功能逐渐弱化，这对于不享受退休金的城镇老年人和农村孤寡老年人来说是一个比较突出的问题。并且由第一代独生子女组成的“四二一”（四个老年人，一对夫妻，一个孩子）的家庭结构有逐渐增多的趋势，这样的家庭中一对夫妻既要抚养孩子，又要赡养双方年迈的父母，甚至祖父母。一方面需要赡养的老年人不断增加，另一方面赡养这些老年人的后代人数日益减少，造成家庭养老的负担加重，赡养老年人的能力相对降低，容易产生家庭中老少成员之间的矛盾，甚至会出现歧视老年人的现象。这种“四二一”家庭结构的出现说明传统的家庭养老模式负担过重，越来越不适应社会发展的要求，必须加快建立和完善社会养老和医疗保险体系。

2. 人口流动迁移加快，老年人赡养问题日益突出 随着城镇化建设步伐的加快，人口流动速度越来越快，特别是农村地区青壮年劳动力向外转移，难以照顾在家中的父母，使得“空巢”老年人日益增多。在城镇，年轻人迫于岗位的竞争压力，忙于工作和事业，无暇顾及年老的父母。在农村，大批青壮年劳动力向城镇转移，造成农村人口老龄化提前，许多农村已经出现只有幼儿和老年人“两头沉”的年龄结构，相当一部分老年人必须依靠继续劳动实现自养和供养下一代，农村养老社会化的要求比城镇更加迫切。与此同时，随着年龄的增长特别是75岁之后，老年人的患病率逐渐上升，自理能力下降，需要更多的日常护理和社会服务。国内外有关资料显示，人均医疗费用和年龄密切相关。一般情况下，60岁及以上年龄组的医疗费用是60岁以下年龄组医疗费用的3倍，这必将加大家庭的负担，也会导致年轻人赡养老年人的消极情绪上升。

3. 老年人口不断增加，负担系数逐步上升 老年人口抚养比是从经济角度反映人口老龄化的指标之一。调查资料显示我国老年人口（65岁及以上）抚养比为15.8%，即每100名适龄劳动人口至少要负担近16位65岁及以上老年人。老年人口的不断增加，老年人口抚养比的持续上升，不仅意味着国家和社会发放社会基本养老金、支付社会基本医疗保险费用等压力将大大加重，而且还意味着随着人口老龄化趋势的加重，将来由于适龄劳动人口数的减少将使缴纳各种社会保险费用的人群大大减少，面临着社会保险基金缺口不断增大的问题，从而严重影响国民经济发展的活力和劳动生产率的提高，不利

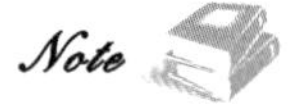

于社会经济的和谐和可持续发展。

老年人口队伍的急剧增大将会造成社会保障养老财政支出负担的加剧,不仅有可能使养老保险基金的供给陷入危机,也会因此增加年轻一代的养老负担,并进一步阻碍我国全面深化改革的进程。

二、我国养老政策

2021 年 11 月 24 日颁布了《中共中央、国务院关于加强新时代老龄工作的意见》(以下简称意见)。意见共分 8 个部分 24 条,主要部署了健全养老服务体系、完善老年人健康支撑体系、促进老年人社会参与、着力构建老年友好型社会、积极培育银发经济等方面的老龄工作任务,充分体现了把积极老龄观、健康老龄化理念融入经济社会发展全过程的指导思想。

(一) 挖掘老龄社会潜能,激发老龄社会活力

党的十八大以来,以习近平同志为核心的党中央高度重视老龄工作,精心谋划、统筹推进老龄事业发展。针对新时代我国人口老龄化的新形势新特点,党中央、国务院立足中华民族伟大复兴战略全局,坚持以人民为中心的发展思想,为全面贯彻落实积极应对人口老龄化国家战略,让老年人共享改革发展成果、安享幸福晚年,印发了上述意见,着力解决老年人在养老、健康、精神文化生活、社会参与等方面的现实需求问题,深入挖掘老龄社会潜能,激发老龄社会活力,切实增强广大老年人的获得感、幸福感、安全感。

(二) 努力实现老有所养、老有所医,凸显健康老龄化理念

我国老年人受传统文化影响,大多倾向于居家养老。在创新居家、社区养老服务模式方面,意见提出,以居家养老为基础,通过新建、改造、租赁等方式,提升社区养老服务能力,着力发展街道(乡镇)、城乡社区两级养老服务网络。

在促进养老机构规范发展方面,意见提出,各地要通过直接建设、委托运营、购买服务、鼓励社会投资等多种方式发展机构养老。公办养老机构优先接收经济困难的失能(含失智,下同)、孤寡、残疾、高龄老年人以及计划生育特殊家庭老年人、为社会作出重要贡献的老年人,并提供符合质量和安全标准的养老服务。

此外,意见提出,各地要根据财政承受能力,制订基本养老服务清单,对健康、失能、经济困难等不同老年人群体,分类提供养老保障、生活照料、康复照护、社会救助等适宜服务;大力发展企业(职业)年金,促进和规范发展第三支柱养老保险。

(三) 满足老年人多层次、多样化需求,提倡积极老龄观

意见提出,将老年教育纳入终身教育体系,采取促进有条件的学校开展老年教育、支持社会力量举办老年大学(学校)等办法,推动扩大老年教育资源供给。各地要通过盘活空置房、公园、商场等资源,支持街道社区积极为老年人提供文化体育活动场所。

意见还要求,把"老有所为"同"老有所养"结合起来,完善就业、志愿服务、社区治理等政策措施,充分发挥低龄老年人作用。在学校、医院等单位和社区家政服务、公共场所服务管理等行业,探索适合老年人灵活就业的模式。

三、国外养老模式及政策

随着人口老龄化不断加剧,劳动力价格日渐上涨,养老保障支出也随之上涨,养老保障需求也会越来越多。发达国家和发展中国家必须努力应对人口老龄化的挑战。发达国家最先进入人口老龄化社会,人口老龄化水平也最高,有较多经验值得我们学习,可以

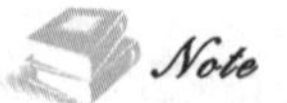

起到一定的借鉴和启示作用。

（一）欧洲应对人口老龄化采取的措施

1. 欧洲人口老龄化现状及特点　欧盟委员会发表的欧盟人口绿皮书显示，到 2030 年欧盟人口总数将达 4.687 亿，劳动力人口的缺口将达 2080 万。届时，2 名劳动力人口（即年龄在 15～64 岁的人口）要养活 1 名非劳动力人口（65 岁及以上）；2005—2030 年，欧盟 65 岁及以上的老年人口将增加 52.3%，而 15～64 岁的人口数量则将下降6.8%。要想弥补人口老龄化带来的就业缺口，欧盟平均就业率必须达到 70%，而 2001—2003 年欧盟的平均就业率仅为 63%。

2. 欧洲应对人口老龄化的措施

（1）鼓励劳动力自由流动，推行弹性退休政策。为了应对人口老龄化所带来的劳动力资源短缺，劳动力供给不足的问题，各国都积极从劳动力政策上做出调整。效果最为显著的就是鼓励劳动力自由流动及推行弹性退休政策。按照老年社会保障制度规定，人们到达退休年龄便自然解除其社会劳动的义务，但随着老年人预期寿命的延长，一些具有较强专业技能的人，延长退休年龄可以满足这部分人的特殊需求。一些国家的退休体制开始从强制性逐步改为自愿性，比如德国、法国、西班牙允许老年人在身体条件许可的情况下无限延长工作年限。增强劳动力自由流动及推行弹性退休政策，能缓解人口老龄化严重国家的劳动力资源短缺状况，为政府采取新的措施赢得宝贵时间。

（2）提供多种养老方式及养老服务。随着养老模式由家庭养老向社会养老的变化，养老服务的需求亦不断增加。对此，发达国家大都能提供多种养老方式，并提供全方位的社会养老服务，以满足老年人的多种养老需求。英国由地方政府组织管理的社区服务体系非常健全，政府在老年人照顾方面的职能更多的是进行宏观监督与控制，掌握财政权力。社会工作者自愿对老年人提供家政服务、夜间照顾，开办“托老所”和午餐食堂，目前德国约有 13 万人从事这一服务工作。大多数地方政府还兴建了老年公寓，私人或志愿组织也开办养老机构，老年人可以自己选择在什么地方生活。

（3）建立长期护理保险制度。老年人长期护理照顾是人口老龄化国家必须解决的问题，大多数发达国家为此建立了完整的长期护理保险制度，包括现金给付和提供服务两个方面。20 世纪 70 年代，长期护理保险制度开始在美国商业保险市场上出现，20 世纪 90 年代德国、法国、意大利等国家相继建立了长期护理保险制度。长期护理保险制度目前存在两种不同的模式，即商业保险模式和社会保险模式。

（二）美国应对人口老龄化采取的措施

1. 美国人口老龄化现状及特点　美国 65 岁及以上老年人口数占全国人口数的 12.5%左右，2050 年将达到20.7%，其中，85 岁及以上人口数将达到 1800 多万，将近是 1995 年的 6 倍。

与中国人口老龄化进程相比，美国人口老龄化具有以下特点：一是进入老年社会的时间长，美国从步入老年国家之列到现在已持续了 70 年；二是人口老龄化发展较慢，在西方发达国家中处于中等水平。一方面是由于较高的生育率，另一方面是因为美国吸纳了大量的青壮年移民，一定程度上缓解了美国人口老龄化发展进程；三是高龄老年人口比重大。随着人类预期寿命的延长，美国老年人口比重还将不断提高。

2. 美国应对人口老龄化的措施

（1）美国政府兴建了大批福利机构，为老年人提供全面的服务，包括医、食、住、行等涉及老年人生活中各个重要环节。同时，一些慈善机构和非营利机构在社会养老中也扮

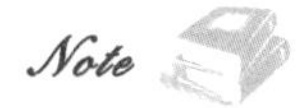

演着重要的角色。美国老年人福利的大量社会工作是由民间团体、慈善机构来承担的。

(2) 美国老年公寓主要以市场为主导,以物业为老年人提供陪助、护理和医药服务,公寓设施齐全,管理模式先进。目前美国老年公寓包括三种类型,即自住型、陪助型及特护型。自住型老年公寓不为老年居住者提供任何服务;陪助型老年公寓向老年居住者提供与日常生活有关的各种服务;特护型老年公寓还提供全面的医疗服务。美国入住老年公寓的手续很简单,入住费用根据所选择房间的大小而不同。目前,美国老年公寓数量每年平均增长幅度超过10%,28000多个老年公寓遍及全国,各式老年公寓成了美国许多老年人颐养天年的好去处。

(3) 美国自我养老和社会养老成主流。美国的养老金制度已经有上百年的历史,经过长期地发展和不断地调整,逐渐形成了现在的多支柱养老金体系,包括政府养老金、雇主养老金和个人储蓄养老金。除了养老金计划,美国还有老年人收入补贴和津贴政策。美国人参加的商业性医疗保险,其保险费用多根据被保险人的年龄以及健康状况进行调整,老年健康保健政策项目主要包括老年病诊所、口腔保健、用药指导和社区精神卫生中心等。政府在长期照料中主要的服务形式有养老院照料;有专人管理的长者住屋;老年之家,如老年人独立生活住宅和退休社区;居家照料和临终关怀等。

(三) 日本应对人口老龄化采取的措施

1. 日本人口老龄化现状及特点 日本早在20世纪70年代就已进入人口老龄化社会,现在已是世界上人口老龄化问题最突出的国家。日本人口的现状可概括为"超老"。日本是一个长寿国,2003年统计的平均寿命为男性78.36岁,女性85.33岁,65岁及以上的老年人口占19.24%,目前还呈上升趋势。专家预测,2050年65岁及以上的老年人口将上升到33.7%。同时,2003年未满15岁的年幼人口数占人口总数的14.03%,表明日本人口另一重要特点——"少子化"。到2100年日本人口总数将降到6736.6万人,仅相当于比1998年人口的一半略多一点。日本人口老龄化特点为老龄化速度快,老年人口高龄化趋势明显以及在人口老龄化进程中存在着地区之间的不平衡。

2. 日本应对人口老龄化的措施

(1) 法律法规。日本是世界上最早进入人口老龄化社会的国家,现在已建立起比较完备的法律体系,先后出台了《老人福利法》《看护保险法》《社会福利士及看护福利士法》《福利人才确保法》《关于社会福利服务基础结构改革》等,并在实践中逐步完善,这就从制度层面上保证了老年人的社会福利、医疗保健、经济收入等方面的基本权益,使老年人事业有法可依。

(2) 养老形式。日本老年人养老的主要形式一个是家庭养老,另一个是社区化居家养老。日本长期以来以家庭养老为主,随着人口老龄化的发展,传统的家庭养老形式已不能适应人口老龄化社会,主要因为年轻人很难有精力照顾家中的老年人,再就是年轻人的思想、观念与老年人传统的行为方式有碰撞,家庭养老形式影响家庭和睦,进而波及社会的稳定。现在,日本已经形成了相对独立、完善的社区化居家养老方式,该方式为老年人提供良好的室内外环境,保证其与社会的接触交流,尽可能长地保持其独立生活能力。在日本,80%以上的老年人选择社区化居家养老方式。从老年人的实际需求出发,注重开发护理、医疗、保健、娱乐等多项指标,旨在按照老年人的需求为其提供家里家外的全方位服务。这种以需求为导向、以服务为基础、以多项指标开发为原则,把家庭和社会结合起来的多元化养老方式,更符合日本现代社会养老事业发展的一般规律。

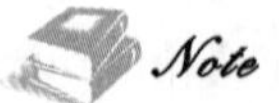

(3) 促进就业与增加所得。政府委托民间职业介绍机构从事老年人的再就业工作,

设立接纳老年人再就业补助金。由职业介绍机构为到退休年龄但暂时不想退休的老年人介绍工作，若被其他能发挥其知识和经验的企业聘用，政府则给予聘用单位资金补助。

（4）推进区域间的相互支援。为防止老年人的"孤立死"现象，采取区域配合，交换老年人信息，对区域配合的先进典型事例的经验进行总结，开展区域综合性配合的支援活动。此外，为了推进区域福利等，对独居老年人的生活给予特别的关注，开展老年人家庭医疗服务。加强对老年人医疗服务人才的培养，建设并增加老年人家庭医疗服务点，制订老年人家庭医疗服务目标，建立医疗合作体制，改善老年人家庭医疗服务。

四、借鉴发达国家经验对我国的启示

纵观我国人口老龄化的发展趋势，包括以下特征：老年人口绝对值为世界之最，人口老龄化发展速度快，来势猛，人口"未富先老"，经济压力很大，老年人口在区域分布上不均衡，老年人口高龄化趋势十分明显。

我国人口老龄化面临重大挑战，主要为人口老龄化速度快，社会养老压力增大，空巢老年人、高龄老年人增长较快，老年人服务和养老方式面临挑战，养老福利机构满足不了社会需要。发达国家在解决人口老龄化问题，促进经济增长方面取得的宝贵经验，对我国处理好人口转变与经济增长之间的关系，具有借鉴意义。

（一）建立科学完善的养老保障体系

1. 社会养老保障体系的建立是一个循序渐进的过程　我国人口老龄化进程具有老龄化速度比较快、水平比较高和时间、空间分布不平衡的特点。我国社会养老保障体系的构建要适应这样的特点，必须从社会经济发展的实际状况出发，走渐进式的、逐步完善的发展道路。即在2020年以前人口老龄化缓慢增长的时期内，形成社会养老保障基本框架；在2020—2040年人口老龄化加速增长，老龄化进入严重期内，逐步建立起比较完善的养老保障体系；在2040—2050年人口老龄化严重但增长趋缓的时期内，完善养老保障制度并形成完整的社会养老保障体系。要达到这样的目的，就要充分利用人口年龄结构变动的"黄金时期"，在经济发展和社会进步的基础上，加快养老保障体系的构建。

2. 在人口老龄化形势下，我国社会养老保险应走"自保公助型"道路　社会养老是人类养老事业发展的必然趋势，是社会化大生产的必然结果。尽管我国目前仍然盛行家庭养老，但在市场经济和人口老龄化的推动下，必将过渡到以社会养老为主要形式的新的养老模式。因此，我国为了适应人口老龄化进程和社会经济发展的需要，应建立一个城乡有别的社会养老、家庭养老与社区助老服务相结合的养老保障体系。城镇职工的养老保险应由国家基本保险、企业补充保险和个人储蓄保险组成，国家基本保险实行社会统筹与个人账户相结合的制度，保险费用由国家、单位和个人共同承担。养老保险基金的筹集宜采用现收现付与部分积累相结合的模式，即在现收现付的基础上，建立个人账户储存积累，多征集一部分保险费用作为积累基金，为21世纪人口老龄化高峰期的退休金激增做准备。这样，既能保障近期内老年人的基本生活，又能缓解未来的压力。据有关部门预测，如果按城镇职工工资总额的3%作为养老保险基金积累，到2030年积累基金总额可以达到142.518亿元，超过同年的退休金支出。同时，各单位应严格执行按法定退休年龄退休的规定，除特殊情况外，坚决禁止"内退"、提前退休和一次性买断工龄的做法。

农村养老则要以家庭保障为主。目前，要充分发挥家庭的养老功能，提倡签订家庭赡养协议。政府对有养老义务的子女给予适当的资助和优惠。经济比较发达的农村，可

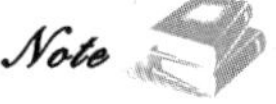

在政府引导和农民自愿的基础上,逐步发展农村社会养老保险。保险基金的筹集坚持“个人交费为主,集体补助为辅,国家予以政策扶持”的原则。此外,还可以发展商业保险和社会互助保险作为对社会养老保险的补充,满足个体劳动者、农民和部分职工对养老的特殊需求。

3. 社会养老保险金的缴纳要通过立法强制收取 在强制缴纳社会养老保险金方面,日本堪称典范。日本的养老保险金实行积累制,法律强制规定20岁至60岁的国民必须缴纳养老保险金,连续缴纳25年以上,年龄达到65岁才能领取养老金。以前年满20岁的学生可以不加入养老保险,现在已经规定年满20岁的学生在求学期间可以不交,但参加社会工作以后必须补交。

4. 推迟退休年龄与养老金领取时间 退休早和领取养老金的人口年龄偏低都会对养老保险制度构成压力。随着人们健康水平的提高,平均寿命的延长,过早退休不仅是对人力资源的浪费,也大大增加了整个社会的养老压力。德国、瑞典、日本为减轻人口老龄化对养老保险的压力,已把开始领取养老金的年龄从60岁提高到了65～68岁。

5. 探索新型养老方式,满足老年人的不同养老需求 我国传统养老方式主要依靠家庭养老,然而随着我国家庭结构发生巨大变化,即家庭规模小型化、家庭结构核心化,特别是“四二一”家庭、“空巢”家庭的出现,传统养老方式开始面临巨大挑战。因此,我们必须借鉴发达国家的经验从而探索新型养老方式,满足老年人不同的养老服务需求。居家养老为主、机构养老为辅,通过社区提供各种养老服务,家庭、社会共同承担养老费用的新型养老模式,是我国目前经济社会发展能够承担得起的养老方式。居家养老服务与机构养老服务相比,具有成本低、覆盖面广、服务方式灵活等优点。而且通过居家养老服务,可以让一部分家庭经济有困难但又有养老服务需求的老年人得到精心照顾,从而对稳固家庭、稳定社会起到良好的支撑作用。对于能够自理的老年人,提倡居家养老;而对于那些不能自理的老年人,还是要依靠机构养老。此外,为满足高收入人群对养老服务的较高需求,我们还可以开发商业模式的老年公寓,为这部分老年人提供更加周到、完善的养老服务。

直通护考
1-1

6. 建立老年护理保险制度,解决老年人长期照顾问题 解决好老年人的长期护理问题是全社会的共同责任和义务,而我国现有的社会保障制度在这方面尚属空白。根据发达国家老年护理保险的成功实践,我国应在完善现有医疗保障制度的同时,及早建立老年护理保险制度,为养老保障提供物质基础。

(于　雁)

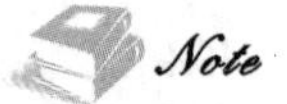

第二章　老年人日常生活护理

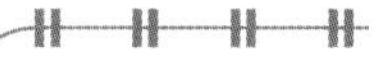

能力目标

1. 能说出老年人日常生活护理的注意事项和营养需求。
2. 能掌握老年人饮食和排泄障碍的护理技能。
3. 能运用本章相关知识为老年人提供日常生活指导。

扫码看 PPT

章节导言

老年期不同于人生的其他阶段，此期个体因老化而使健康受损，患各种慢性疾病的比例也较高。对老年人我们不仅要重视其生理状况，还应重视老年人的生活功能方面的健康。所以，老年人日常生活护理应强调帮助老年人在疾病和功能障碍的状况下恢复基本的生活功能，使其适应日常生活，或在健康状态下独立、方便地生活。老年人的日常生活护理包括居室环境、个人卫生、饮食营养、排泄、休息与活动、安全管理等方面。

第一节　概　　述

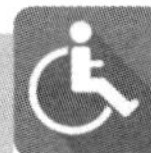

案例导入

80 多岁的罗老太太住院治疗髋关节疼痛，在出院前一天却意外坠床，两个多月后不治身亡。子女们无法接受老人在请了 24 h 护工的情况下还遭遇不测，而护工公司却说老人是在未呼叫护工的前提下自行下床导致的事故。事发凌晨，没有旁证，关键事实无法查清。最终北京市西城区人民法院判定护工公司无法证明自己对高龄老年人尽到审慎义务，承担赔偿责任。此案也给护理行业敲响了警钟。

请问：1. 事故发生时护工不在老年人身边，你认为 24 h 护理应如何界定？

2. 如何避免此类安全事件的发生？

案例导入答案 2-1

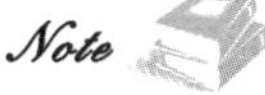

一、日常生活护理的注意事项

(一) 帮助老年人最大限度恢复自理能力

老年人由于疾病、治疗需要或卧床不起而无法独立完成日常生活活动时,需要我们提供部分协助或完全性护理。老年人由于疾病及衰老的原因,往往会对护理人员产生强烈的依赖心理,甚至有些老年人只是为了得到他人的关注和爱护而要求护理。因此,在制订护理计划前要对老年人进行全面评估,在生活功能方面,既要注意其丧失的功能,还应该看到残存的功能;在心理方面,要通过观察、交谈等途径了解其是否存在过度的依赖心理和其他心理问题如抑郁、孤独等。老年护理人员要明确护理的最终目标是帮助老年人恢复自理能力,鼓励老年人最大限度地发挥其残存功能,使其基本的日常生活能够自理,而不依赖他人,同时提供一些有针对性的心理护理。

(二) 保护老年人安全

有的老年人存在不服老或不愿给他人增添负担的心理,因此在个人生活小事上愿意自己动手,如有的老年人腿脚不方便仍要自行上厕所,导致摔跤引发脑血管意外;有的老年人在雨雪天仍坚持出门,不慎滑倒导致骨折;有的老年人想自己倒水,但提起暖瓶后没有力量将瓶里的水倒进杯子等。对此老年护理人员要多做健康指导,使老年人了解自身的健康状况和能力,认识到一些危险行为的严重后果。另外老年护理人员要熟悉老年人的生活规律和习惯,及时给予指导和帮助,使其生活自如。老年人常见安全问题及防范要点如下。

1. 跌倒 跌倒是指在平地行走或从高处摔倒在地。跌倒产生的后果严重威胁着老年人的健康及生存的质量。随着年龄的增加,跌倒的发生率不断上升,在美国已经是老年人的第六位死因。跌倒有内在、外在的原因。内在原因包括生理性、病理性、药物性的原因。如平衡功能失调、直立性低血压、视力障碍、虚弱、眩晕、心悸、意识障碍、高血压、骨质疏松症、关节炎、急性病发作、饮酒、药物不良反应等。外在原因主要是外界环境所导致的。如室内昏暗的灯光、过强的阳光刺激、浴室或楼梯缺扶手、马桶座椅过低、地面不平整或潮湿打滑、地毯松脱或花纹过度重复、家具挡道或稳定性差、床小或无栏杆、裤子太长、辅助器械使用不当等。

2. 坠床 应对老年人进行危险因素的评估,对于有坠床危险的老年人要使用床档及约束带,房间挂警示标识,做好交接班。夜间加强巡视,如果发现老年人靠近床沿,要及时采取措施,必要时把老年人推向床中央,以防坠床摔伤。

3. 交叉感染 老年人免疫功能低下,对疾病的抵抗力弱,应注意预防感染。在特殊时期,如流感暴发时,不宜多会客,病人之间尽量避免走访。尤其是患呼吸道感染或发热的老年人更不应串门。

4. 噎食 噎食是指进食过程中,由于各种原因导致的吞咽反射迟钝,食物堵塞在咽喉部或卡在食管狭窄处,甚至误入气管导致的通气障碍,可引起窒息。常因抢食、暴食、药物不良反应所致。对老年人而言,噎食发生的原因如下:一是由于口腔分泌的唾液减少,食物又没有经充分的搅拌,导致乳糜团形成;二是食管平滑肌萎缩,消化道蠕动及输送食物的功能减弱,食管黏膜液体分泌量减少。以上两个原因导致了老年人在吃干性和黏性食物时,容易发生噎食,当压迫到气管时很容易发生窒息而死亡。应正确评估老年人吞咽功能,劝导老年人细嚼慢咽,对吞咽反射迟钝者,给予软食或半流质饮食,必要时由专人守护进食或喂食,对暴食者适当控制进食量。

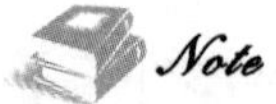

5. 用电安全 向老年人宣传安全用电常识,强调不要在电热器具旁放置易燃物品,

及时检修、淘汰陈旧电器；经常维护供电线路和安装漏电保护装置；在不使用或离开时关闭电源和熄灭火源。对记忆力明显减退的老年人应尽量选择带有明显温度标识、控温功能或过热/超时断电保护或鸣叫提醒功能的电器。

(三) 维护老年人尊严

老年人有丰富的社会经验，为社会贡献了毕生精力，为家庭做出了很大贡献，从生活经历而来的自我意识很强，如果受到侵害，其尊严将被损伤。同时，老年人躯体功能的改变、体弱多病，导致其心理较为脆弱，如果家属、照料者、老年护理人员在与老年人相处过程中，运用不良或不适当的语言及行为，老年人将受刺激，产生焦虑、抑郁，甚至自杀心理。因此，在护理老年人时，要注意保护其隐私，关怀其人格和维护其尊严。

二、生活环境的调整与安排

(一) 室内环境

要注意室内温度、湿度、采光、通风等方面情况，让老年人感受到安全与舒适。温度在 22～24 ℃，湿度在 40%～60%较为适宜。

(二) 室内设备

老年人居室内的陈设不要太多，一般有床、柜、桌、椅即可，且家具的转角处应尽量改为弧形，以免老年人碰伤。因老年人行动不便，家庭日常生活用品摆放位置应合理，如居室内家具杂乱，容易磕碰、绊倒老年人。

对卧床老年人进行各项护理活动时，较高的床较为合适。对能离床活动的老年人，床的高度应便于老年人上、下床及活动，其高度应使老年人坐在床沿时膝关节成直角、两脚足底全部着地，一般以从床褥上面至地面为 50 cm 左右为宜，这也是老年人的座椅应选择的高度。如有能抬高上身或能调节高度的床则更好。床上方应设有床头灯和呼唤铃，床的两边均安装活动护栏。

有条件的情况下室内应用冷暖设备，但取暖设备的种类应慎重考虑，以防发生事故。电暖炉不易使整个室内温暖，也使老年人不愿活动；由于老年人皮肤感觉下降，使用热水袋易引起烫伤，应用布袋或毛巾包裹后使用；电热毯的长时间使用易引起脱水，应十分注意，并及时更换老化的电热毯；冬天有暖气的房间较舒适，但容易造成室内空气干燥，可应用加湿器或放置水培植物以保持一定的湿度，并注意经常通风换气；夏天则应保持室内通风，使用空调时应注意避免冷风直接吹在身上且温度不宜太低。

(三) 厕所、浴室与厨房

厕所、浴室与厨房是老年人使用频率较高而且又容易发生意外的地方，因此其设计一定要考虑安全性，并考虑到不同老年人的需要。厕所应设在卧室附近，从卧室至厕所之间的地面不要有台阶，并应设扶手以防跌倒；夜间应设灯以便老年人看清便器的位置，对于使用轮椅的老年人还应将厕所改造成适合其需要的样式。老年人身体的平衡感下降，因此浴室周围应设有扶手，地面铺防滑砖；如使用浴盆，应带有扶手或放置浴板，浴盆底部还应放置橡皮垫；对于不能站立的老年人也可使用淋浴椅；沐浴时浴室温度应保持在 24～26 ℃，并设有排风扇以便将蒸汽排出，避免湿度过高而影响老年人呼吸；洗脸池上方的镜子应向下倾斜以便于老年人自己洗漱。厨房地面也应注意防滑，水池与操作台的高度应适合老年人的身高，煤气开关应尽可能便于操作，用按钮即可点燃者较好。

(罗金凤)

Note

第二节　老年人营养供给

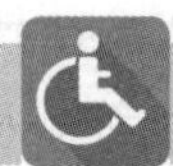

案例导入

今年78岁的谭先生性格开朗，一辈子不沾烟酒，身体一向很好，连感冒都很少。某日上午，谭先生想吃烧卖，就自己动手和馅，为了增加口感，他在馅料里加了几勺猪油。可是，吃完烧卖不到一个小时，他就感到很难受，像胸口压着什么东西，老伴看他脸色不太好，急忙给他吃了速效救心丸，观察了一阵仍然不见好转，反而越来越严重。于是家人赶紧把他送到了附近的医院。经急诊科医生检查，诊断为急性大面积心肌梗死。

请问：1. 案例中的老年人心肌梗死发作的诱因是什么？

2. 应对该老年人进行什么样的饮食指导？

案例导入

答案 2-2

随着年龄的增长，老年人的基础代谢以及机体细胞、组织、器官功能等都会有不同程度的减退，尤其是消化和代谢功能，直接影响人体的营养状况，从而影响老年人的身体健康，因此，要重视老年人的营养供给问题。

一、热量

随着年龄的不断增长，老年人的活动量逐渐减少，能量消耗降低，机体内脂肪组织增加，而肌肉组织和脏器功能减退，机体代谢速率明显降低，基础代谢一般要比青壮年时期降低10%～15%，75岁及以上老年人可降低20%以上。因此，老年人每日应适当控制热量摄入。45岁及以上老年前期热量供给标准依据劳动情况不同，男性为每日9240～12600 kJ(2200～3000 kcal)，女性为每日7980～10080 kJ(1900～2400 kcal)不等；60岁及以上老年人，男性为每日8400～10500 kJ(2000～2500 kcal)，女性为每日7140～8820 kJ(1700～2100 kcal)；70岁及以上老年人，男性为每日7560～8400 kJ(1800～2000 kcal)，女性为每日6720～7560 kJ(1600～1800 kcal)；80岁及以上老年人，男性为每日6720 kJ(1600 kcal)，女性为每日5880 kJ(1400 kcal)。老年人热量供给量是否合适，可通过观察体重变化来衡量。一般可用下列公式粗略计算：

老年男性体重标准值(kg)=[身高(cm)−100]×0.9

老年女性体重标准值(kg)=[身高(cm)−105]×0.92

实测体重在上述标准值±5%以内属正常体重，超过10%为超重，超过20%为肥胖，低于10%为偏瘦，低于20%为消瘦，在±5%～10%范围内为偏高或偏低。流行病学调查资料表明，体重超常或偏瘦、消瘦的老年人各种疾病的发病率明显高于体重正常者。因此，老年人应设法调整热量摄入，将体重控制在标准范围内，以减少疾病的发生。

二、碳水化合物

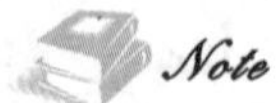

碳水化合物易于被消化吸收，是人体最重要的能源物质，能为人体提供大约70%的

热量。老年人体内的胰岛素对血糖的调节作用减弱，糖耐量低，故血糖有升高趋势。而且某些简单的碳水化合物摄入过多，在体内可转化为甘油三酯，易诱发高脂血症，所以老年人应控制糖果、精制甜点等的摄入量，一般认为每日摄入蔗糖量不应超过 50 g。碳水化合物主要来源为淀粉，大部分可从粮食中获取；其次也可从一些含果糖多的食物中获取，如各种水果、蜂蜜、果酱等。碳水化合物的摄入量一般应占总热量的50%～60%。

三、蛋白质

老年人对蛋白质的利用率下降，维持机体氮平衡所需要的蛋白质数量要高于青壮年时期，而且老年人对蛋氨酸、赖氨酸的需求量也高于青壮年时期。因此，老年人补充足够蛋白质极为重要，蛋白质对于维持老年人机体正常代谢，补偿组织蛋白消耗，增强机体抵抗力，均具有重要作用。我国规定老年人每日蛋白质供给量一般不低于青壮年时期，依据劳动强度不同，60～69 岁老年人，男性每日供给 70～80 g，女性每日供给 60～70 g；70～79 岁老年人，男性每日供给 65～70 g，女性每日供给 55～60 g；80 岁及以上老年人，男性每日供给 60 g，女性每日供给 55 g。大致相当于每日每千克体重供给蛋白质 1～1.5 g，蛋白质摄入量应相当于总热量的 12%～18%，而且要求蛋白质供给中有一半来自优质蛋白质，即来自动物性食品和豆类食品。

四、脂肪

老年人脂肪摄入量一般以不超过总热量的 25%为宜。适量的脂肪供给可改善菜肴风味，促进脂溶性维生素的吸收，供给机体必需脂肪酸，为机体提供热量，是人体不可缺少的营养素。但脂肪摄入过多，尤其是动物性脂肪摄入过多，可引起肥胖、高脂血症、动脉粥样硬化、冠心病等。故老年人脂肪摄入量一般应控制在每日每千克体重在 1 g 以下，除了各种食物中所含脂肪外，食用油的选择应尽量少用动物油脂，而选用豆油、葵花子油、花生油等植物油脂。老年人还应少食用含胆固醇过多的食品，如动物脑、肾、肝、鱼子等。一般认为空腹血胆固醇水平在正常范围内的老年人，每日膳食胆固醇以不超过 500 mg 为宜，高胆固醇血症的老年人则应控制在每日 300 mg 以内。

五、维生素

（一）维生素 A

维生素 A 能维护上皮组织健康，增强抗病能力，具有抗癌作用，对于老年人保持健康十分重要。由于富含维生素 A 的食品，如动物肝脏、蛋黄、奶油等，同时也是含胆固醇较高的食品，老年人需控制胆固醇的摄入量，因此，也应限制维生素 A 的摄入量。为了解决这一矛盾，从食物上可选择一些含有胡萝卜素的黄色或绿色蔬菜，因为胡萝卜素在体内可转变成为维生素 A；另外，也可口服维生素 A 胶丸，但切忌过量，以免中毒。

（二）维生素 D

维生素 D 缺乏可引起老年性骨质疏松症，妊娠、分娩次数较多的老年女性，因维生素 D 缺乏引起骨质疏松症的更为常见。老年人的含维生素 D 的食物供给量应高于青壮年时期，我国规定为每日 10 μg(400 国际单位)。由于皮肤中含有维生素 D 的前身物，经紫外线照射后可转变为具有生物活性的维生素 D_3，故提倡老年人适当增加一些户外光照时间，这样，一般不会发生维生素 D 缺乏。有些需口服维生素 D 制剂者，须当心因体内排泄较慢，容易发生蓄积中毒的问题，故一般应在医生指导下服用。

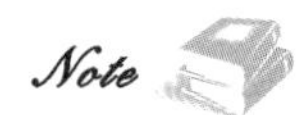

(三)维生素E

脂质过氧化物的产生,能损伤细胞膜,使衰老过程加速发展。维生素E是一种有效的抗氧化剂,能减少体内脂质过氧化物的产生,稳定生物膜结构,对机体具有保护作用。根据组织细胞学研究,人体细胞从发生到死亡,大部分细胞可分裂50次,每次分裂周期大约2.4年,所以人的自然寿命应为120年左右。体外细胞培养试验证明,维生素E可使细胞分裂次数增至120次以上,且使细胞保持比较年轻的状态,因此认为维生素E具有抗衰老、延年益寿的作用。随着年龄增长,细胞内脂褐质(老年色素)增多,其他组织也会发生脂褐质沉着,维生素E能消除脂褐质并增加皮肤弹性。此外,维生素E还具有降低血胆固醇浓度、抑制动脉粥样硬化发展的作用,还能增强机体免疫功能,具有抗癌作用。我国规定老年人维生素E每日供给量标准为12 mg,各种植物油是其良好的来源。也可口服维生素E制剂,一般认为对大多数人来说每日剂量小于300 mg是安全的。

(四)维生素C

维生素C是一种具有广泛生理作用的营养素。它能增强机体免疫力,增强机体对传染性疾病的抵抗力,既可用于防治感冒,又具有防癌作用;能维持毛细血管的完整性(如维生素C缺乏可引起维生素C缺乏病,出现牙龈、皮下出血);能促进铁的吸收,对缺铁性贫血有辅助治疗作用;具有解毒功能,能拮抗组胺和缓激肽,防止过敏性疾病和结缔组织病的发生;能参与脂肪代谢调节,促进血胆固醇转化,使血脂下降。临床上维生素C广泛应用于高脂血症、克山病、风湿病、出血性疾病、肝胆疾病、过敏性疾病、结缔组织病、化学性中毒等疾病的治疗。因此,维生素C对于老年人保持身体健康和防治疾病十分重要,特别是老年人由于消化吸收功能减退,体内血浆和白细胞内维生素C含量均明显下降,故给老年人补充充足的维生素C显得更重要。我国规定老年人每日膳食维生素C供给量为60 mg,故应经常进食足量的新鲜蔬菜及水果,若能每日增服100～200 mg维生素C片剂,可能会对老年人保持健康和防治疾病产生更好的效果。

(五)硫胺素(维生素B_1)

老年人对硫胺素的需求与一般成年人相似,但由于硫胺素在谷皮、谷胚中含量较多,所以喜食精白米面且饮食单调的老年人,易发生硫胺素缺乏症,病人可出现水肿、肢端发麻或感觉迟钝以及心音异常等。因此,老年人膳食不宜过于精细,适当吃点粗粮有利于预防硫胺素缺乏。还要注意硫胺素的其他食物来源,使饮食多样化。要注意煮粥时勿加碱,防止硫胺素被过多破坏。食物中粗粮、花生、瘦猪肉以及酵母中均含有丰富的硫胺素,市售谷胚、麦片类食品也是硫胺素的良好来源。我国规定老年人硫胺素每日膳食供给量为1.2 mg。

(六)核黄素(维生素B_2)

脂溢性皮炎和阴囊炎是核黄素缺乏的常见症状。核黄素在食品中分布不广,只集中于动物内脏、乳制品、蛋黄、紫菜、口蘑、鳝鱼等少数食品中,而且在烹调过程中核黄素还易损失或被破坏,故老年人应注意补充核黄素。我国规定老年人核黄素每日膳食供给量为1.2 mg。

(七)烟酸

烟酸缺乏可发生癞皮病,表现出皮炎、腹泻、老年痴呆等症状。烟酸具有扩张末梢血管和降低血胆固醇作用,可用于治疗高脂血症、缺血性心脏病、动脉粥样硬化等疾病,因此烟酸对于老年人来说也是十分重要的营养素。烟酸供给量是每供给1 kcal热量提供

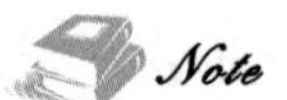

烟酸 5 mg。烟酸含量较多的食物有瘦肉、花生、粗粮及酵母等，但玉米中烟酸为结合型烟酸，不能被人体吸收利用，食用时可适当用碱处理，使结合型烟酸转变为游离型烟酸，方可被人体吸收。

六、无机盐和微量元素

（一）钙

老年人常因胃酸分泌减少、胃肠功能减退使钙的吸收减少，加上体内代谢过程中对钙的储存及利用能力下降，常发生钙负平衡状况。随着年龄增长，骨组织的重量逐渐减少，大约每 10 年，男性骨质可减少 4%，女性可减少 8%～10%，常发生骨质疏松症，特别是高龄老年人及妊娠、分娩次数多的老年女性更为常见，严重者易发生骨折。为避免这种情况的发生及恶化，老年人每日膳食应注意摄入一些含钙丰富的食品，如牛奶、大豆及豆制品、芝麻酱、木耳、海带等，并且应经常晒太阳使皮肤中 7-脱氢胆固醇转变为维生素 D_3，以促进钙的吸收利用，必要时还可口服钙制剂和维生素 D 制剂。我国规定老年人钙每日膳食供给量为 600 mg。

（二）铁

老年人对铁的吸收利用能力下降，容易发生缺铁性贫血。缺铁是世界性的老年营养问题。食物中铁的吸收率较低且受许多因素影响。植物性食物中的铁吸收率一般低于 10%，膳食中植酸盐、草酸盐的存在以及胃酸缺乏均可影响铁吸收。动物性食物中的铁一般多为血红素铁，可直接被人体吸收，吸收率高于植物性食物且影响因素较少，一般吸收率可达 20%左右。含铁较丰富的食物有大豆及其制品、黑豆、豌豆、芥菜、香菜、桂圆、猪肝、猪肾、乌鱼、虾、淡菜、芝麻酱等。此外，炒菜时宜选用铁锅，世界卫生组织出于预防缺铁性贫血的考虑，向全世界建议推广应用中国铁锅。

（三）锌

老年人缺锌时可致味觉失灵，严重时可使心肌梗死、慢性肾炎、关节炎等疾病的发病率增高，故老年人应注意膳食锌的补充。含锌量相对比较丰富的食物有瘦肉、鱼类、豆类及小麦，尤其是麸皮中锌的含量较高，所以老年人膳食不宜过于精细。必要时亦可服用硫酸锌口服溶液。

（四）氟

氟是人体必需的微量元素之一，饮食中氟的摄入不足，易致龋齿，易导致老年人发生骨质疏松症。氟在粮食及蔬菜中含量不高，许多地区饮用水中含量也很低，但茶叶中含氟量较高，故提倡老年人适当饮茶。

（五）钠

人体内的钠主要来自食盐中的氯化钠，一般情况下不易缺乏。但钠摄入过多却有很大危害，摄食过咸食物可能因钠在体内过多潴留，导致循环血量增加，易诱发高血压、心脏病及水肿等。故老年人应控制食盐摄入量，一般控制在每日 5 g 以下，尽量少食含盐较多的卤制品、腌制食品。

（六）其他

铬是体内葡萄糖耐量因子的重要组成成分，与葡萄糖耐量有关，还能降低血胆固醇，升高高密度脂蛋白，有利于防治动脉粥样硬化，故老年人应注意膳食铬的补充，含铬丰富的食物有啤酒、粗制糖、黑胡椒、瘦肉等。

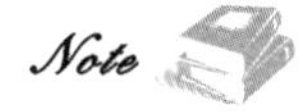

硒与心肌代谢有关,缺硒会引起心肌损害及使某些肿瘤发病率增加。老年人对硒的补给不容忽视,含硒量相对丰富的食品有瘦肉、豆类等。

钾是细胞内液中主要的阳离子,与心肌的正常生理功能关系密切,膳食中应有足够的钾供给方能满足机体需要。老年人体内含钾量较低,须注意从膳食中补充。富钾食品主要有各类水果和蔬菜。钾摄入量在每日 3～5 g。

(罗金凤)

第三节 老年人膳食管理

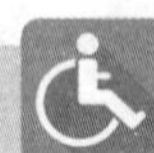

案例导入

案例导入
答案 2-3

张某某,女性,72 岁。半年来饮食以饼干、馒头、咸菜为主。因穿衣、讲话时出现心慌、气急而入院。体检:体温 37.8 ℃,脉搏 102 次/分,血压 114/60 mmHg。神志清,面色苍白,巩膜无黄染,皮肤无瘀点及瘀斑。浅表淋巴结未触及。胸骨无压痛,心率 102 次/分,心尖部可闻及Ⅰ级收缩期杂音。两肺未见异常。腹软,无包块,肝脾肋下未触及。下肢无水肿。实验室检查:血红蛋白 46 g/L,红细胞 1.28×10^{12}/L,白细胞 6.6×10^{9}/L,血小板 253×10^{9}/L,网织红细胞 1.9%,血清铁 11.1 μmol/L,铁蛋白 6 ng/L。

请问:1. 该病人的医疗诊断是什么?病因是什么?

2. 对该病人提供什么样的饮食指导?

随着年龄的增长,老年人的基础代谢以及机体细胞、组织、器官功能等都会有不同程度的衰退,尤其是消化和代谢功能,直接影响人体的营养状况,从而影响老年人的身体健康,因此要重视老年人的营养供给问题。

一、老年人膳食平衡

良好的饮食结构与习惯不仅有利于健康,还能延缓衰老、预防疾病,尤其能预防肥胖、癌症、心脑血管疾病、糖尿病和骨质疏松症等慢性疾病的发生。

为了让老年人容易记住平衡膳食的原则,中国营养学会老年营养分会制定了《中国老年人平衡膳食宝塔(2010)》,提出了老年人平衡膳食的“十个拳头”原则,即“肉∶粮∶奶和豆∶菜果＝1∶2∶2∶5”(以重量比计)。建议老年人经常根据自己拳头的大小来粗略估计自己每日各类食物的进食量(指生食量)。

不超过一个拳头大小的肉类(包括鱼、禽、蛋、畜肉)。

相当于两个拳头大小的谷类(各种主食,包括粗粮、杂豆和薯类)。

要保证两个拳头大小的奶和奶制品、豆制品。

不少于五个拳头大小的蔬菜和水果。

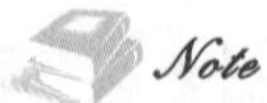

（一）一个拳头大小的肉类

随着年龄的增长，老年人的消化功能逐渐减弱，食量逐渐减少，容易产生蛋白质、维生素A、维生素B_1、维生素B_2、钙、铁等缺乏。而鱼、禽、蛋和畜肉是优质蛋白质、脂类、脂溶性维生素、B族维生素和矿物质的良好来源。因此老年人应经常吃些鱼、禽、蛋和畜肉，保证每日摄入鱼、禽肉50～100 g，畜肉50 g，蛋25～50 g。但需要注意的是，猪肉含有较高的饱和脂肪酸和胆固醇，摄入过多可能会增加患心脑血管疾病的风险。因此，老年人要少吃肥肉和动物内脏。鱼类的脂肪含量一般较低，且含有较多的不饱和脂肪酸，有些海产鱼类富含二十碳五烯酸（EPA）和二十二碳六烯酸（DHA），对预防血脂异常和心脑血管疾病有一定的作用。禽类的脂肪含量也较低，且不饱和脂肪酸含量较高，其脂肪酸组成也优于畜类脂肪。蛋类富含优质蛋白质，各种营养成分比较齐全。

（二）两个拳头大小的谷类

谷类的营养成分非常丰富，是人体所需维生素B_1、膳食纤维的重要来源。越来越多的科学研究表明，以植物性食物为主的膳食结构可以避免欧美等发达国家高热量、高脂肪和低膳食纤维的膳食模式带来的缺陷，对预防心脑血管疾病、糖尿病和癌症有益。

随着人们生活水平的提高和对食品口味要求的改变，粮食的加工越来越精细。精制米面虽然白净、细腻、口感好，但最大的缺点是营养损失多。谷类食品是B族维生素的主要来源，并含有丰富的可溶性膳食纤维、矿物质等，这些营养素大多存在于米面的皮层和谷胚中，粮食加工越精细，营养成分损失越多。如果长期吃精制米面，会引起B族维生素和膳食纤维摄入不足。

老年人每日应该选择3种以上的谷类食品，有意识地多选择粗粮、杂粮，做到粗细搭配。老年人每日最好能吃谷类200～300 g，其中粗粮、杂粮应占到50～100 g。

（三）两个拳头大小的奶和奶制品和豆制品

研究表明，我国老年人钙的摄入量远远低于推荐摄入量，而随着年龄增加，老年人对钙的需要量也大大增加。为了保护中老年人骨质和牙齿的健康，预防钙缺乏相关疾病，老年人要特别注意摄入奶和奶制品，且最好选择低脂牛奶。

大豆不仅含有丰富的优质蛋白质和人体必需的维生素，还含有大豆低聚糖以及异黄酮、植物固醇等多种植物化学物，有利于保护心血管、预防肿瘤。老年人每日应该摄入100 g左右的豆制品。

（四）五个拳头大小的蔬菜和水果

蔬菜和水果有“四宝”：丰富的维生素、矿物质、膳食纤维和多种抗氧化物质，而且在人体代谢中呈碱性，能中和动物性食物代谢造成的酸性体质，对维持人体健康有着特殊的作用。大量研究表明，蔬菜、水果是预防多数肿瘤的首选，且对预防心脑血管疾病、肥胖、白内障等也具有重要作用。特别是红、黄、绿等深色蔬菜、水果的作用更为明显。老年人要尽可能每日摄入蔬菜400～500 g，其中深色蔬菜最好能占到一半；吃水果200～400 g。保证每餐1～2种蔬菜，每日摄入2～3种水果。

二、营养素比例适当

（一）蛋白质供给量应丰富足量

蛋白质供给量每人每日每千克体重1～1.5 g，占总热量的13%～15%，优质蛋白质

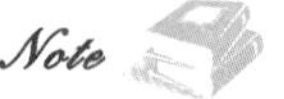

应占总热量的40%～50%。因消化功能不良,肝、肾功能下降的老年人,蛋白质供给量可适当调低至每人每日每千克体重1 g左右,多选用大豆制品。

(二) 脂肪摄入量要低

脂肪总量占总热量的20%～25%,尽量以植物性脂肪为主。多选用富含不饱和脂肪酸与多不饱和脂肪酸的鱼、虾等水产品。

(三) 碳水化合物以谷物为主

少食甜食和蔗糖等单糖制品,做到细粮和粗粮搭配,植物性食物和动物性食物混吃。搭配食物优于单一食物。

(四) 多摄取维生素和膳食纤维

多吃富含各种维生素和膳食纤维的新鲜蔬菜和水果。

(五) 口味稍淡

限制每日食盐摄入量在5 g以下,避免过多的钠在体内潴留。摄入盐过多对老年人的健康不利。

三、食物品种合理搭配

搭配合理的饮食就是要选择多样化的食物,使其所含营养素齐全,比例适当,以满足人体需要。

(一) 粗粮、细粮要搭配

粗粮、细粮合理搭配混合食用可提高食物的风味,有助于各种营养成分的互补,还能提高食品的营养价值和利用程度。

(二) 品种要多样,荤素搭配

肉类、鱼、奶、蛋等食物富含优质蛋白质,各种新鲜蔬菜和水果富含多种维生素和无机盐。两者搭配能烹调制成品种繁多、鲜香味美的菜肴,不仅富有营养,又能增强食欲,有利于老年人消化吸收。

(三) 主副食搭配

主食是指以碳水化合物为主的粮食作物食品。主食可以提供主要的热量及蛋白质,副食可以补充优质蛋白质、无机盐和维生素等。

(四) 干稀饮食搭配

主食应根据具体情况采用干稀搭配,这样一能增加饱腹感,二能帮助老年人消化吸收。

四、饮食管理

2017年8月1日,国家卫生健康委员会发布了我国的《老年人膳食指导(Dietary guide for elderly adults)》,该项标准规定了老年人膳食指导原则、能量及营养素参考摄入量、食物选择,适用于对65岁及以上老年人进行膳食指导。老年人膳食指导原则如下。

(1) 食物多样、搭配合理,符合平衡膳食要求。

(2) 能量供给与机体需要相适应,吃动平衡,维持健康体重。

(3) 保证优质蛋白质、矿物质、维生素的供给。

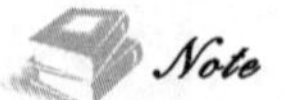

(4) 烹制食物适合老年人咀嚼、吞咽和消化。

(5) 饮食清淡，注意食品卫生。

(6) 食物摄入无法满足需要时，应合理进行营养素补充。

（罗金凤）

第四节　老年人休息与活动

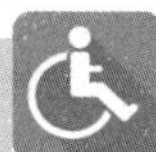

案例导入

生理学家谢切诺夫做过一个实验。为了消除右手的疲劳，他采取两种方式——一种是让两只手静止休息，另一种是在右手静止的同时又让左手适当活动，然后在疲劳测量器上对右手的握力进行测试。结果表明，在左手活动的情况下，右手的疲劳消除得更快。

请问：这个实验对你有什么启示？

案例导入答案 2-4

休息与活动是人类基本的生理需要。适当的休息与活动是维持人体健康，使机体处于最佳生理和心理状态的必要条件。

一、休息与睡眠

(一) 休息

休息并不意味着不活动，而是指在一定时间内采取适当的活动，使人在生理上和心理上得到放松，它是一个消除或减轻疲劳，恢复精力的过程。人的大脑皮层的一百多亿个神经细胞功能都不一样，它们以不同的方式排列组合成各不相同的联合功能区，这一区域活动时，另一区域就休息。所以，通过更换活动内容，就能使大脑的不同区域得到休息。英国广播公司(BBC)联合 Hubbub 做了一项万人参与的调查，得出有效的几种休息方式，排在前三位的是阅读、亲近大自然和独处。阅读可以使人宁静，大自然的景象会让人忘记自己，也能忘掉压力和疲惫，独处时远离人群，使自己静下心来，哪怕只是发发呆，想想事情，对大脑都是一种很大的放松。适合老年人休息的方式还有散步、种花、看电视等。

(二) 睡眠

1. 良好睡眠的好处　①消除疲劳，恢复体力。睡眠是消除身体疲劳的主要方式，因为睡眠期间体温、心率、血压下降，呼吸缓慢，使基础代谢率降低，从而使体力得以恢复。②保护大脑，恢复精力。睡眠不足者，表现为烦躁、激动或精神萎靡，注意力涣散，记忆力减退等；长期缺少睡眠还会导致幻觉。而睡眠充足者，精力充沛，思维敏捷，办事效率高。这是由于大脑在睡眠状态下耗氧量大大减少，有利于脑细胞能量储存。因此，睡眠有利于保护大脑。③增强免疫力，恢复机体功能。睡眠能增强机体产生抗体的能力，从而增强机体的抵抗力；同时，睡眠还可以使各组织器官自我康复加快。现代医学中常把睡眠

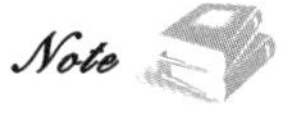

作为一种治疗手段，用来帮助病人更好的康复。④延缓衰老，促进长寿。近年来，许多调查研究资料表明，健康长寿的老年人均有一个良好而正常的睡眠习惯。⑤保护人们的心理健康。睡眠对于保护人们的心理健康与维护人们的正常心理活动是很重要的，因为短时间的睡眠不佳会导致注意力涣散，而长时间睡眠不佳则可造成思虑过多等异常情况。

2. 影响老年人睡眠的因素 ①大脑老化，老年人由于中枢神经系统结构和功能的退行性病变，导致睡眠周期节律受到影响。老年人睡眠障碍多表现为夜间多次觉醒、睡眠表浅、醒后难以再入眠、夜间睡眠时间缩短等，这些症状是脑功能衰退的表现。②疾病，老年人是各种躯体疾病的易感人群，多数躯体疾病都能不同程度地导致睡眠障碍，如冠心病、躯体疼痛、夜间尿频等。③药物，老年人服用各种药物的机会增多，尤其是患有心脑血管疾病、糖尿病等慢性疾病的老年人，需要长期服药，而很多药物对睡眠都有明显影响。④精神因素，老年人易受精神因素的影响。一方面，各种环境变化较中青年时期明显增多，如退休、丧偶、失去亲友、患病、无人照料等事件越来越多；另一方面，由于体力、精力下降，有些身体与精神因素的作用容易被强化，因此老年人多发孤独、焦虑及抑郁情绪。有关研究表明，老年人由于心理、精神因素而发生失眠的可能性高于因疾病、药物副作用等导致失眠的可能性。⑤其他因素，老年人的皮肤皮脂层逐渐变薄，使皮肤干燥、感觉神经末梢表浅，易出现皮肤瘙痒而影响睡眠；老年人对环境变化较为敏感，如光线、噪音等；老年人遇到时差变化时，也比中青年人更容易失眠；不良的睡前习惯，如饮浓茶、咖啡，从事某些令人兴奋的运动等，都会导致失眠。

3. 老年人睡眠障碍的表现 睡眠障碍是指睡眠质及量的异常，或在睡眠时发生某些临床症状，是睡眠和觉醒正常节律性交替紊乱的表现。其表现有：①入睡和维持睡眠困难，由于多种病因或干扰因素的影响，老年人常入睡困难或不能维持睡眠。表现为睡眠潜伏期延长，有效睡眠时间缩短，由于白天活动减少或小睡导致夜间睡眠觉醒周期缩短。早起或猫头鹰式的夜间活动在老年人中十分常见。②睡眠呼吸障碍，如睡眠呼吸暂停、夜间阵发性呼吸困难。睡眠呼吸暂停综合征（SAS）是老年人最常见的睡眠呼吸障碍，占睡眠疾病的 70%，且发病率随年龄的增长而增加，男、女性发病之比为 5∶1～10∶1。SAS 又分 3 型，即阻塞性睡眠呼吸暂停（OSA，指口鼻气流停止，但胸腹式呼吸运动存在）、中枢性睡眠呼吸暂停（CSA，指口鼻气流停止，同时胸腹式呼吸运动也暂停）和混合性睡眠呼吸暂停（MSA，指一次呼吸暂停中，先出现 CSA，继而出现 OSA）。阻塞性睡眠呼吸暂停（OSA）的特点是鼾声响、呼吸间歇＞10 s 后发生喘息或鼻音、梗阻缓解。OSA 反复出现，可使血氧含量显著减少、血压升高，轻者表现为打鼾（习惯性打鼾即使不是呼吸暂停，也可加重心脏病或高血压，是 OSA 的常见症状）、烦躁不安、白天嗜睡、抑郁、头痛、夜尿、阳痿，重者则可出现夜间睡眠心律失常、猝死、卒中、肺动脉高压、抽搐及认知功能下降等。有 SAS 发生者，其脑血管病发病率升高，尤其是缺血性脑卒中的发生机会增多。③嗜睡，是老年人睡眠障碍的另一常见现象，其原因有脑部疾病（脑萎缩、脑动脉硬化、脑血管病、脑肿瘤等）、全身病变（肺部感染、心力衰竭、甲状腺功能低下等）、药物因素（安眠药）及环境因素等。由于老年人对身体病变的反应迟钝或症状不明显，有时仅表现为嗜睡，因此，应明确老年人嗜睡的原因，并使之尽早得到治疗。

知识拓展
2-1

4. 促进睡眠的护理措施 ①仔细了解老年人日常睡眠习惯，如每晚需要睡眠几小时，每日几点就寝，早晨几点起床，睡前有没有特殊习惯，如喝饮料、坐浴或背部按摩，睡前是否需要服用安眠药等。②安排舒适的睡眠环境，夏季室温 26～30 ℃，冬季室温18～22 ℃，相对湿度 50%～60%；拉窗帘，关照明灯；睡前 1 h 开窗通风 20 min；护理操作集中，避开睡眠时间；保持安静，老年护理人员注意走路轻、操作轻、关门轻、说话轻。③促

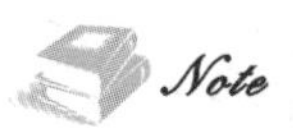

进老年人身体的舒适，诱导睡眠。做好睡前个人卫生，清洁口腔，用热水洗脸、洗手、洗脚、清洗会阴部或臀部；排空大小便；老年人双脚发凉时，要用热水泡脚，冬天可使用热水袋或其他方法温暖被褥，但要注意在老年人入睡前将热水袋取出，以防发生意外；铺好被褥，拍松枕头，枕头高度是6～9 cm，或按照老年人的习惯选择高度；协助老年人采取适当体位，如有腰部疼痛或关节痛，应协助其充分放松身体或选择舒适的体位入睡，实施按摩，以减轻其疼痛；如疼痛、气喘、胸闷、瘙痒等严重时应报告医生处理。④心理安慰。如老年人有不愉快或烦心的事情要耐心倾听、安慰，使其心理压力得以缓解。

二、活动

老年人由于新陈代谢明显降低，各器官的功能发生一系列退行性病变。科学研究已证明，老年人机体的结构和功能仍然存在着提高和改善的可能性，合理的体育锻炼使机体承受一定的运动负荷，可以促进全身的血液循环，为全身的组织细胞提供更多的氧气和营养物质，从而改善组织细胞的代谢，增进各器官、系统功能对运动负荷的适应，以减轻机体的老年性退变及减慢其发展进程，使老年人的生理机能得到改善和提高，从而达到推迟衰老和增进健康的目的。

（一）活动对老年人的重要性

1. 防治骨质疏松症，改善骨骼血液循环　活动能使老年人骨骼的血液循环得到一定的改善，骨骼的物质代谢增强，能有效防止无机成分的丢失，改善其与有机成分的比例，使骨的弹性、韧性增加，骨密质增厚，内层的松质结构发生适应性变化，坚固骨质，有利于增强骨骼的抗折断、抗弯曲以及扭转性，从而预防老年性骨质疏松症、老年性骨折，延缓骨骼的衰老过程。

2. 提高心脏功能，降血压　活动能提高心脏功能，使心肌兴奋性增强，心肌收缩力增强，冠状动脉扩张，改善血液循环，提高心肌利用氧的能力。另外，活动还能降低血脂，减少老年人心血管疾病的发病率。

3. 改善肺脏功能，增加吸氧能力　经常运动可增加呼吸肌的力量和耐力，增加肺通气量，提高肺泡张开率，保持肺组织的弹性、胸廓的活动度，延缓其因肺泡活动不足而加厚的老化进程。

4. 预防大脑衰老，减缓脑萎缩进程　活动能改善中枢神经系统的功能，使大脑皮层神经过程的兴奋性、均衡性和灵活性提高，反应的潜伏期缩短，从而使老年人精力充沛、动作敏捷；还可防止脑动脉粥样硬化，维持大脑良好的血液供应，使脑细胞供氧得到改善，从而减缓脑萎缩进程。

5. 增强消化液分泌，加速营养物质吸收　活动可以使胃肠道蠕动增强，改善血液循环，增加消化液的分泌，加速营养物质的吸收，同时还能改善和提高肝脏的功能。

6. 提高免疫力，减少疾病的发生　经常运动能提高老年人的免疫力，减少感冒和因感冒继发的扁桃体炎、咽炎、支气管炎、肺炎等疾病，以及因支气管炎引起的肺气肿、肺心病等。

（二）影响老年人活动的因素

1. 机体老化改变　①心血管系统老化：老年人心脏瓣膜变硬，心室壁弹性变差，心排血量减少；动脉管壁变厚，纤维化增加，弹性下降，管腔狭窄。②呼吸系统老化：老年人呼吸道上皮细胞减少，黏膜变薄，腺体萎缩，弹性组织和纤毛减少，防御功能下降；老年人肺泡数量减少，肺泡壁弹性逐渐下降，肺通气功能下降，肺活量减少。③运动系统老化：老年人肌细胞萎缩减少，肌张力下降，导致运动和反射动作无力及迟缓，而且动作不准确、

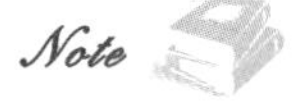

不协调;老年人关节的弹性及伸缩性均降低,关节僵硬及骨质增生等,导致关节活动障碍。

2. 疾病和用药 老年人常患有慢性疾病,使其对于活动的耐受力下降,如帕金森病可造成步态的迟缓及身体平衡感的丧失,骨质疏松症会造成活动受限,而且容易因为跌倒而骨折。此外,药物的使用也会影响到老年人的运动安全。

3. 其他 孤独、抑郁等心理因素导致老年人不愿意活动;行动不便的老年人因缺乏家庭及社会支持等也会影响老年人活动的开展。

(三) 老年人活动的指导

1. 老年人活动的种类和强度 ①活动种类:老年人要选择合适的活动,比较适合老年人锻炼的项目有散步、慢跑、游泳、跳舞、打太极拳与练气功等。②活动强度:锻炼要求有足够而又安全的活动强度,这对心血管疾病、呼吸系统疾病和其他慢性疾病病人尤为重要。老年人的活动强度应根据个人的能力及身体状态来选择。运动时的最高心率可反映机体的最大吸氧量,而吸氧量又是机体对运动量负荷耐受程度的一个指标,因而可通过心率情况来控制运动量。最简单方便的检测方法是以运动后心率作为衡量标准,具体标准如下:

运动后最宜心率(次/分)=170－年龄

身体健壮者则可用:运动后最宜心率(次/分)=180－年龄

判断活动强度是否适合的标准如下:运动后的心率是否达到最宜心率。运动结束后在 3 min 内心率恢复到运动前水平,表明活动强度较小,应加大活动强度;在 3～5 min 恢复到运动前水平表明活动强度适宜;而在 10 min 以上才能恢复者,则表明活动强度太大,应适当减少。

以上检测方法还要结合自我感觉综合判断,如运动时全身有热感或微微出汗,运动后感到轻松或稍有疲劳,食欲增进,睡眠良好,精神振作,表示活动强度适当,效果良好;如运动时身体不发热或无出汗,脉搏次数不增加或增加不多,则说明应增加活动强度;如果运动后感到很疲乏、头晕、胸闷、气促、心悸、食欲减退、睡眠不良,说明应降低运动强度;如果在运动中出现严重的胸闷、气喘、心绞痛或心率反而减慢、心律失常等应立即停止运动,并及时就医。

2. 老年人活动的注意事项 ①因人而异,选择适宜:应根据自己的身体状况、所具备的条件,选择适合自己的运动种类、时间、地点。一般而言,运动时间以每日 1～2 次、每次 30 min 为宜,每日运动的总时间不超过 2 h;运动的场地最好选择在空气新鲜、环境清净、地面平坦的地方。②循序渐进,持之以恒:活动或运动的强度应由小到大、逐渐增加,并长期坚持。③自我监护,确保安全:在活动或锻炼过程中,一定要注意自我感觉。当出现不适感觉时,应立即停止活动;出现严重不适感觉时,应及时就医。

(四) 患病老年人的活动

患病老年人如不注意保持适当的活动,活动耐受力会下降,主要表现为肌力减退,平衡和柔韧能力降低,较大携氧能力降低,稍加活动就会出现乏力、气促、心悸等症状。长期卧床的老年人,容易发生失用性肌肉萎缩,呼吸系统、泌尿系统并发症,严重影响老年人的健康。对于患病的老年人及其照顾者,应强调活动的重要性,使其从思想上认识活动对健康的重要意义;其次,针对不同的老年个体,选择适宜的活动方式,进行指导。其目的为较大限度地降低并发症,提高患病老年人的生活自理能力和改善生存质量。

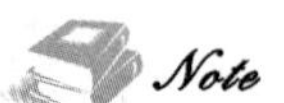

1. 偏瘫老年人 偏瘫老年人活动的目的是逐步恢复运动功能或减轻残肢功能缺损,

较大限度恢复其生活自理能力。训练活动的时间开展得越早，功能恢复的效率就越高。训练活动应遵循先大后小、先粗后细、先易后难的原则。初期可做上下肢抬举、伸展、旋转运动，逐渐开始一些精细动作，如握拳、持物、扣纽扣等。配合患肢做被动运动，预防老年人坠床和跌倒。

2. 需要制动治疗者　制动状态容易使机体出现肌肉萎缩、肌力下降和局部压疮，如股骨颈骨折和下肢脉管炎的老年人要求肢体制动。针对不同的制动治疗，老年护理人员或家庭照顾者应向医生了解较小的制动范围，以确定可以活动的部位及活动的方式。在不影响治疗的情况下，可采用肢体被动活动或肢体按摩的方式协助病人运动，防止肌肉萎缩，争取早日解除制动状态。

3. 体质虚弱害怕活动的老年人　结合老年人的心理特点做好心理护理。根据老年个体情况，制订合理、乐于接受、易于学习、容易开展的运动计划。另外，运动注意循序渐进的原则，先从卧床运动，床边、室内运动逐渐过渡到室外运动，运动时间的长短，以老年人自己感觉轻度乏力为宜。初期运动时，由专业人员现场指导，确保运动的安全性和有效性。

4. 老年痴呆病人　轻度老年痴呆病人，应鼓励其参加简单的劳动和社交活动，从事力所能及的脑力劳动和体力活动，选择适当的户外活动项目。外出活动时，最好有人陪伴，也可以在老年人的口袋中放置写有姓名、家庭住址和电话号码的卡片，便于走失时及时获得他人的帮助。中度老年痴呆病人，应尽可能协助其维持日常生活的自理能力，即便是操作不规范，也要尽可能让其自己完成。对生活完全不能自理、卧床的重度老年痴呆病人，应加强翻身和肢体的被动运动，防止压疮和其他并发症的发生。

直通护考 2-1

（罗金凤）

【护考提示】

护考越来越侧重考核实际应用能力，因此要求学生灵活掌握知识。

第五节　老年人皮肤清洁及衣着卫生

案例导入

李大爷，男性，86岁，一位离休的老党员。李大爷这些年遇到一件烦心事让他苦不堪言，全身湿疹反复发作，瘙痒难忍，由于经常搔抓，患处可出现抓痕、血痂、色素沉着及湿疹样变，有时可继发感染。以躯干及下肢最明显，每当就寝脱掉衣裤时，温暖的身体一旦受到室内较凉空气的刺激，便立即诱发皮肤瘙痒。内服药、外涂药齐齐上阵，还是不见好转。

请问：1. 李大爷护理问题有哪些？

2. 李大爷的皮肤护理要点是什么？

案例导入答案 2-5

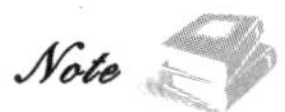

一、老年人的皮肤清洁

皮肤是保护机体的第一道防线,从面积和含量而论,皮肤是人体最大的器官。随着年龄的增加,皮肤上也会留下岁月的痕迹,老年人皮肤的触觉、痛觉、温觉减弱,表面的反应性减弱,对不良刺激的防御等功能降低,再生和愈合能力减弱,通常在40岁左右皮肤开始出现老化特征,如皱纹、腺体萎缩、老年斑及色素沉着,而且容易出现皮肤干燥、瘙痒、皲裂等问题,给老年人的日常生活带来影响。

除了皮肤清洁,衣着卫生与老年人的皮肤情况和健康状况也息息相关。材质优良的衣物有利于减少衣物对皮肤的摩擦和刺激,减轻老年人的不适感;大小合适、宽松度适中的衣物有助于老年人体位的变换,一定程度上促进其自理能力的改善;干净卫生的衣物也有利于促进老年人的身体舒适度和心情愉悦度。

注意老年人的皮肤清洁和衣着卫生有利于维持老年人身体的完整性,提高老年人的舒适度,预防感染、压疮等并发症的发生,同时,良好的皮肤清洁和衣着护理有利于维持老年人自身形象的完整性,提升老年人的自尊感和幸福感,促进老年病人的康复。

因此,做好老年人的个人卫生,保持皮肤清洁,保证衣着卫生、舒适,是日常生活护理的重要内容,有利于促进老年人生理和心理的健康发展,其重要性不言而喻。

(一)老年人皮肤生理变化特点

老年人的皮肤逐渐变得粗糙、干燥,失去正常光泽,经常出现局部或全身性瘙痒,皮肤疾病逐渐增加;皮肤生理功能和抵抗力下降,对各种损伤的防御、再生、修复能力也逐渐降低,影响伤口愈合速度;皮肤感受器逐渐出现萎缩,老年人皮肤触觉、痛觉、温觉、浅感觉功能和反应性减弱,对不良刺激防御能力降低,体温调节功能下降,老年人遇冷易感冒,遇热易中暑;皮肤弹性逐渐降低,出现明显皱褶、皮肤松弛,尤以面部皱纹明显增多,下眼睑肿胀,形成眼袋;皮肤上出现色素沉着或形成“老年斑”;老年人毛发逐渐失去光泽、稀少、变白、脱落甚至秃发;老年人皮肤毛细血管减少,脆性增加容易出血,致使老年人经常发生老年性紫癜等疾病;指(趾)甲因毛细血管硬化,供血不足使甲床变薄、变脆,失去光泽,呈黄色或浑浊状,易脱落或形成纵嵴,造成嵌甲;易患灰指(趾)甲。

(二)老年人皮肤的一般护理

老年人的身体清洁大致包括头发清洁、皮肤清洁、指(趾)甲修剪等。

1. 头发　干性头发每周清洗1次,油性头发每周清洗2次;用洗发液洗发,温水冲洗后涂上护发素,再次冲洗干净后用柔软的干毛巾包裹头发轻轻按压,让毛巾吸干头发上的水分;平时用木质或牛角梳梳理头发,每日3次,每次不少于30下,可以帮助疏通经络,促进血液循环。

2. 皮肤　冬季洗热水澡不但可以清洁皮肤,促进血液循环,还有解除疲劳的功效,但如果洗澡的方法不当,可导致皮肤瘙痒、干裂,对老年人来说,甚至会诱发心脑血管疾病。①通常沐浴的室温应调节在24～26 ℃,水温40 ℃左右。调节水温时应先放冷水,后放热水。②浴室内置座椅,沐浴一般安排在饭后1 h,以免影响消化吸收。沐浴时间不超过15 min。时间过长容易发生胸闷、晕厥等意外。③淋浴时,地面铺设防滑垫,盆浴时,浴盆边安装扶手,浴盆内放置防滑垫。老年人单独沐浴时,嘱老年人不要反锁浴室门。如有需要,在征得老年人同意后,入室协助其沐浴。④一般冬季每周沐浴2次,夏季多汗,要每日温水冲洗,但不必每日使用沐浴液。老年人的皮肤宜选弱酸性的硼酸皂、羊脂香

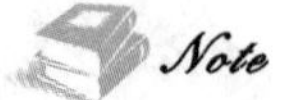

皂。在冬季，特别是有手足皲裂的老年人可在晚间沐浴后或热水泡手、足之后，涂上护手、护脚霜，再戴上棉质手套、穿上袜子，穿戴一晚上或者一两个小时，可有效改善皲裂情况。晚间热水泡脚后用磨石板去除过厚的角质层，再涂护脚霜，避免足部皲裂。

3. 指(趾)甲修剪　指(趾)甲修剪应放在沐浴后，这时指(趾)甲较软，便于修剪。平时若要修剪，可先用温水浸泡 10 min。修剪时注意：①修剪老年人指(趾)甲时不要太贴近皮肤，不宜剪得过短，如有倒刺应用剪刀剪掉，不要用手撕，以免损伤组织，造成嵌甲或甲沟炎；②为患有糖尿病或循环不良的老年人修剪时应特别小心，以免造成损伤引起发炎；③为灰指(趾)甲老年人修剪时，注意勿伤及甲床，需用专用刀具并做好消毒，避免交叉感染。

一般护理的注意事项：①老年人沐浴切忌在饱食后或空腹时进行，以免影响食物的消化吸收或引起低血糖；②老年人手指或脚趾关节僵硬、变形时，要注意洗净指(趾)缝内污垢，并用毛巾彻底擦干，保持干燥，减少微生物繁殖；③剃须前，先用 47～50 ℃的热水浸透毛巾后稍拧干，捂在胡须处 1～2 min，老年人皮肤松弛，剃刮时必须绷紧，刀刃与皮肤成 30°角，紧贴皮肤，以均匀刮力、轻柔动作剃刮，禁忌向皮肤垂直用力，避免割破皮肤；④不能自理的老年人可采取床上洗头的方法，常采用橡胶马蹄形圈式洗头法、扣杯式洗头法、洗头盆式洗头法等；⑤如果要进行染发，应注意染发剂要选择正规公司的产品，特别注意对苯二胺(PPD)、醋酸铅、过氧化氢等化学成分的浓度不宜超过国际安全标准，使用前务必进行皮肤测试，以免出现过敏反应。

(三) 老年人常见皮肤问题及护理方法

1. 老年性皮肤瘙痒　老年性皮肤瘙痒是一种与季节、天气、冷热变化和机体代谢变化有密切关系的皮肤病，常见于中老年人，容易在冬天发病。常见原因有喜欢用很烫的热水洗澡，次数过于频繁，使用强碱性的肥皂或药皂，使本来就干燥的皮肤失去了皮脂的滋润。而且老年性皮肤瘙痒与许多系统疾病有关，如内分泌的改变、消化不良和便秘、过敏性因素、动脉粥样硬化、糖尿病、肝胆疾病、部分肿瘤等。机体代谢紊乱和内分泌异常是引起皮肤瘙痒的重要原因。

现代医学认为，由于冬季气候寒冷干燥，人体皮肤也变得干涩、粗糙，甚至表皮脱落，使皮内神经末梢更易受到刺激而发痒。由于老年人皮肤腺体分泌功能减退，所以一到秋、冬季就容易发病。针对老年性皮肤瘙痒，可提供以下护理措施。

(1) 合理的皮肤保养，尽量避免搔抓，衣服宜宽大、松软，内衣选用棉织品或丝织品，不要穿化纤等刺激类材质的衣服，内衣不宜过紧。洗澡不要太勤，每周洗澡 1～2 次即可，不可用碱性太强的肥皂或摩擦过多，水温以 37～40 ℃为宜。若洗澡太勤、水温过高或肥皂用得太多，都会使原本干燥的皮肤失去皮脂滋润而更加干涩、粗糙，从而加重瘙痒。冬季应适量涂抹润肤膏保护皮肤。

(2) 饮食宜清淡、易消化，多食富含维生素 C 的蔬菜和水果，冬季应多吃养血润燥的食物，例如莲藕、芝麻等，保持大便通畅，将体内积聚的致敏物质及时排出体外。不食用易过敏或有刺激性的食物等。对已经证明有过敏的食品，包括同类食品均应绝对忌服。应戒烟酒，不喝浓茶、咖啡。

(3) 生活要有规律，心情要保持愉快，不要过度疲劳，避免发怒和急躁，保证充足的睡眠。

(4) 适当参加体育锻炼以促进皮肤的新陈代谢，提高皮肤对营养物质的吸收，还可以

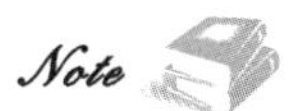

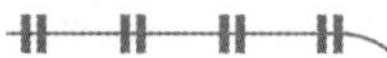

促进汗液的分泌,减轻或缓解皮肤干燥症状。平时可选择散步、打羽毛球、打太极拳、练气功等活动。

(5) 积极防治原发疾病,如糖尿病、黄疸、肠寄生虫病等,以去除加剧瘙痒的病因。

知识拓展
2-2

2. 失禁相关性皮炎 失禁相关性皮炎(IAD)是由于皮肤暴露于大小便中而引起的一种刺激性炎症,主要表现为红斑、红疹、浸渍、糜烂甚至皮肤剥脱,可伴或不伴有感染。皮肤的二重感染、大小便失禁、会阴部潮湿、糖尿病病史、高体重指数(BMI)是失禁相关性皮炎发生的高危因素。失禁相关性皮炎的发病率在5.6%~50%,在长期住院病人中为5.7%,在急症病人中为20%,发病率最高的是80岁以上的高龄老年人。

失禁相关性皮炎发生的根本原因是皮肤长期受到各种排泄物的刺激,因此预防更为重要。避免尿液和粪便对皮肤的浸渍,做好肛周皮肤的清洁及皮肤保护,避免受压是预防失禁相关性皮炎的关键所在。

失禁相关性皮炎病人在皮肤清洁时应选择接近人体正常皮肤pH的清洁剂清洁皮肤,擦洗时避免用力,应选择柔软的毛巾、湿巾进行蘸洗或者温水冲洗,手法轻柔,避免过多的机械摩擦加速皮肤的损害。有关文献显示,先用活性臭氧水清洗被大小便浸渍的皮肤,再用活性臭氧水湿敷15~20 min,失禁相关性皮炎的治愈率达100%。此外,3 M干洗洁肤液联合3 M液体敷料防治失禁相关性皮炎可以提高失禁相关性皮炎的治疗疗效,促进皮肤愈合。要为失禁相关性皮炎病人制订合理的饮食计划,在保证病人身体需求的前提下控制饮水,以免排泄次数过多。水样便会对皮肤产生更大的刺激,因此,针对大便失禁的病人,制订合理的饮食计划尤为重要,嘱病人饮食以低盐、低脂、清淡、易消化为主,少食高纤维食物,忌辛辣刺激食物,帮助其恢复正常的肠道功能。同时老年病人大多长期卧床或行动不便,需要老年护理人员和家属的照料。老年人常因大小便失禁需要清洁皮肤而影响睡眠质量,个人隐私也经常被暴露,对其心理造成一定的影响,常出现自卑、紧张、焦虑等负面情绪。照料者应积极与老年人进行沟通,及时掌握老年人的情绪,耐心倾听诉求,为其提供一个舒适的环境。

二、老年人的衣着卫生

步入老年,人体的各系统器官都在发生退行性病变,由于脊柱弯曲,身体各部位长度变短,关节硬化,使老年人可活动的范围减小,敏捷性、持久力降低,皮肤失去光泽和弹性,身体机能、活动能力减退。老年人的体质和年轻人有很大的差异,所以老年人的着装选择有讲究。

一般服装款式与颜色的选择原则应符合老年人的个性。穿着以舒适、端庄、合体为原则,服装要便于穿脱、活动;鼓励但不强求老年人穿色彩明快的服装;内衣应选用质地柔软、光滑、吸湿性好、透气性好的纯棉、麻、丝织品;袜子宜选择棉制的松口袜,既舒适,又不会引起局部瘙痒;冬衣、鞋的质地应松、软、轻,且保暖性好。

(一) 衣、裤、鞋、袜的选择与搭配

由于身体的原因老年人买衣服更多的是考虑衣服的实用性,夏天老年人要选择浅色的、易于吸汗、透气性好、开口部分宽、穿着舒服、便于洗涤的衣服,如丝绸、全棉材质的衣服。冬天老年人要选择保暖性好的衣服,实用远比时尚重要得多。同时,冬天早晚温差过大,注意不宜穿太多,避免出汗后冷风一吹,导致感冒。

穿衣时要特别注意身体重要部位的保暖,上半身要注意背部和上臂的保暖,下半身要注意腹部、腰部和大腿的保暖。穿背心,戴帽子,戴围巾,对防止受凉有很大帮助。

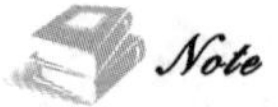

除了实用性，还要注重整洁和搭配，老年人需要年轻人对他的尊敬，所以老年人选衣服的时候会挑选整洁的服装，穿着整洁的衣服会显得精神饱满、自信，老年人受到尊敬会更高兴。而且整洁的衣服有利于身心健康，同时应注意一些装饰物的搭配，如帽子、眼镜、鞋子等物品的协调性，可达到事半功倍的效果。

老年人的衣服款式要简单，面料应柔软轻便，穿起来感觉舒适，同时应穿脱方便，避免穿套头、纽扣多的衣服，宜穿对襟服装，可以用橡皮筋或者魔术贴取代纽扣。此外，衣服要大气、合体，显出老年人的端庄大方、谦逊含蓄，老年长者的气质和风度，体现一种成熟美。老年人的贴身内衣不宜选用化纤材质，因为化纤材质的内衣带静电，对皮肤有刺激作用，容易引起老年人皮肤瘙痒。内衣、内裤一般选择纯棉布料，柔软舒适，行动也方便。

研究显示，65 岁及以上的老年人当中，有 1/3 的人存在足部健康问题，并且鞋子是导致足部问题的主要原因。老年人挑鞋子应遵循“鞋前宽、鞋中韧、鞋跟硬”的原则。

（1）脚趾前至少要留出 1 cm：预留足够的空间让脚趾活动。

（2）鞋子中段韧度适中，不易崴脚：挑鞋时可以用手扭转观察，扭不动或可以扭成麻花状都不行。

（3）老年人脚跟脂肪垫变薄，缓冲能力变弱，鞋跟要有一定硬度：一不留意踩到小石子，脚跟很容易疼痛，发生足底筋膜炎的概率也会变高，因此，鞋跟要有一定硬度，有助于分散脚底的压力。

（4）老年人应穿透气性好的鞋子：如运动鞋。

（5）老年人最好穿用尼龙搭扣、鞋扣等固定的鞋子：因为鞋带不仅容易松开，还会增加老年人被绊倒的风险。

（二）老年人衣着禁忌

1. 忌领口紧　冬天的时候，老年人为保暖，喜欢穿高领毛衣、保暖内衣等。要注意的是领口不能太紧，领口过紧可能会影响颈椎的正常活动，还会使颈部血管受到压迫，减少输送到大脑和眼部的血液，有引发脑供血不足的危险。领口过紧还会压迫颈动脉窦压力感受器，进而通过神经反射，引起心动过缓，甚至暂停，血压下降，脑部供血减少，头晕乏力。对于患有心血管疾病的老年人来说，领口过紧还会加重心脏负担，容易诱发心血管疾病，严重者还可出现休克。

2. 忌腰带紧　腰带束得太紧，勒着腰部的骨骼和肌肉，容易引起血液循环障碍，导致腰椎局部长期缺血缺氧，还易发生腰椎损伤、腰痛、下肢疼痛、麻木、水肿，另外还会影响胃肠道正常蠕动，日久会出现消化不良、食欲不振、便秘等症状。

3. 忌袜口紧　袜口紧不利于脚部血液回流到心脏，时间长了，会引起脚胀、脚肿、脚凉，腿脚麻木无力，导致行走不便。

4. 忌鞋不跟脚　老年人鞋不跟脚的 3 种情况：①鞋子大，容易与脚分离，走路时需要花更多的力气固定鞋子，长久下来脚部会感到疲劳。②布料太柔软，如布鞋等缺乏减震、包覆设计。③鞋跟过高，老年人在平衡感较差的状况下更容易扭伤脚踝。

直通护考
2-2

鞋子对老年人足部健康影响很大，不合适的鞋会导致拇趾外翻，还易增加扭伤发生概率，甚至造成骨折，所以要为老年人选择一双最跟脚、最舒适的鞋，鞋子的大小、款式、面料都很重要。

（曹明节）

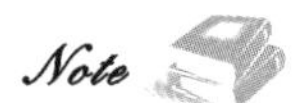

第六节　老年人的口腔护理

一、定义

口腔(oral cavity)是消化道的起始部分。前借口裂与外界相通，后经咽峡与咽相续。口腔内有牙、舌等器官。口腔前壁为唇、侧壁为颊、顶为腭、口腔底为黏膜和肌等结构。口腔借上、下牙弓分为前外侧部的口腔前庭和后内侧部的固有口腔；当上、下颌牙咬合时，口腔前庭与固有口腔之间可借第三磨牙后方的间隙相通。

老年人常见口腔问题有龋齿，牙周病，牙齿敏感，牙体、牙列缺损与缺失等，同时老年人由于唾液腺的退行性病变、疾病及用药等原因，也常出现口腔干燥的情况。据报道，65岁及以上老年人中25%～60%存在口腔干燥的问题。而对于昏迷、高热、禁食、长期卧床的老年病人，老年护理人员应重视其口腔护理工作，减少舌苔增厚、口腔溃疡、口腔异味、肺部感染等并发症发生。

二、常用口腔护理溶液

常用口腔护理溶液见表2-1。

表2-1　常用口腔护理溶液作用

口腔护理溶液	作　　用
生理盐水	清洁口腔，预防感染
1%～3%过氧化氢溶液	防腐、防臭，适用于口腔感染溃烂、组织坏死者
1%～4%碳酸氢钠溶液	碱性溶液，适用于真菌感染
0.02%氯己定溶液	清洁口腔，广谱抗菌
0.02%呋喃西林溶液	清洁口腔，广谱抗菌
0.1%醋酸溶液	适用于铜绿假单胞菌感染
2%～3%硼酸溶液	酸性防腐溶液，有抑制细菌的作用
0.08%甲硝唑溶液	适用于厌氧菌感染
复方氯己定含漱液	适用于牙龈出血、牙周脓肿、口腔黏膜溃疡等

除以上传统口腔护理溶液外，碘伏也能明显抑制大肠杆菌和表皮葡萄球菌的生长；0.5%聚维酮碘对于细菌、芽孢、真菌、病毒等均有较强的杀灭作用；近年来研制出的口康漱口液包含甲硝唑、葡萄糖酸氯己定、薄荷脑、乙醇、甘油等成分，既有抗厌氧菌感染的作用又有广谱抗菌的作用；维生素C可促进唾液分泌，同时能增强白细胞吞噬作用，与漱口液联用可促进口腔溃疡愈合。同时中药类漱口液效果也已显现出来，木糖醇提取物可缓解口腔干燥；柠檬酸锌可清洁牙齿、抑制牙菌斑形成；乌梅口腔护理喷雾剂对术后病人可起到益气生津、清热杀菌的作用。

三、口腔护理注意事项

(一) 选择合适的口腔护理用品

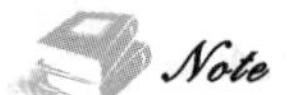

目前常用的口腔护理用品主要有口腔护理液(包括生理盐水、呋喃西林溶液等)、牙

刷(包括传统牙刷和电动牙刷)、牙线、牙膏、冲洗器、口腔灌洗工具等,老年护理人员应根据病人病情和耐受度选择合适的口腔护理用品。

(二) 掌握正确的口腔护理方法

(1) 严格遵循无菌技术操作原则,操作时动作要轻巧、细致,保持口腔黏膜的完整,避免不必要的损伤。

(2) 使用棉球时应用无菌持物钳夹紧,防止棉球遗留在病人的口腔中,注意棉球不要过湿,以免溶液被误吸入呼吸道。

(3) 酸性食物会使牙齿表面变得很软,因此进食酸性食物和饮料后,最好 1 h 后再刷牙,立即刷牙容易摩擦带走牙齿表面更多矿物质。

(4) 宜选择软毛牙刷和抗过敏牙膏,降低对牙龈的损害,同时采用正确的刷牙方法,避免过度用力和左右拉锯式刷牙。

(5) 做口腔护理时注意观察口腔黏膜的变化,如有无充血、炎症、糜烂、溃疡、肿胀及舌苔颜色的异常变化等。

(三) 养成良好的刷牙习惯

(1) 坚持每日刷牙的良好生活习惯。最佳刷牙时间是进食后的半小时内,尽量在三餐后刷牙,这样不仅可以使口气清新,还可以防止食物残渣为牙齿表面的细菌提供营养。

(2) 每次刷牙时间应控制在 2 min 左右,尽量选择竖刷法保护牙龈,大力横刷法会使牙根部过度磨损并刺激牙龈。

(3) 将牙刷刷毛与牙齿表面成 45°角,斜放并轻压在牙齿和牙龈交界处,轻轻地做小圆弧旋转,上排牙齿从牙龈处往下刷,下排牙齿从牙龈处往上刷。

(4) 用正确的刷牙角度和动作清洁上下颌牙齿的内侧和外侧。刷牙时应特别注意下前牙内侧和后牙的位置,避免形成牙石。刷前牙内侧时,要把牙刷竖起来。

(5) 用适中的力度前后方向刷牙齿咬合面,将刷毛深入智齿部分,清洁难刷部位。对于不易去除的食物碎屑、软垢、牙菌斑,要用牙线清洁。

(6) 刷牙后要用清水多次冲洗牙刷,将刷毛上的水分甩干,避免刷头潮湿导致细菌滋生。

(四) 牙齿缺损和缺失的护理

(1) 在结合老年人具体口腔情况、自身期望和经济条件的基础上,正确选择义齿。

(2) 佩戴活动义齿时应避免吃过硬、过黏的食物。

(3) 牙齿缺损和缺失的老年病人仍应坚持刷牙,因为刷一次牙可以减少 70%左右的细菌,同时刺激牙龈、牙槽,使中枢神经系统所支配的吞咽反射和咳嗽反射功能增强,防止发生吸入性肺炎。

(五) 义齿的护理

取下义齿后在流动水中用普通牙刷清洗干净,再浸泡于冷水杯中,切忌浸泡在热水或酒精等中,以免造成义齿基托树脂老化影响其使用寿命。义齿磨光面要轻轻刷洗,组织面由于粗糙不易清洗,要仔细彻底地用硬毛牙刷清洗。对于口腔无病变外伤者,注意告知老年人经常佩戴义齿,以防剩余牙移位或牙槽骨吸收变形而导致义齿摘戴困难。

(六) 改善饮食习惯

日常生活中多种蔬菜水果对牙齿清洁及保健有明显效果,同时应避免食用一些容易损伤牙齿的食物。

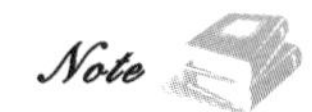

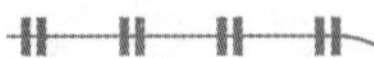

芹菜是"天然牙刷",有助于清洁牙齿表面。

奶酪是"丰富的钙矿",可修复牙齿损伤,使牙齿更加坚固。

香菇中所含的香菇多糖可以抑制口腔细菌,阻止细菌斑形成,进而避免龋齿的发生。

绿茶有抗酸防龋的功能,也可去除难闻的口气。

适量饮水可使牙龈保持湿润,刺激唾液分泌,带走残留在口腔中的食物残渣,避免细菌滋生而导致牙齿损伤。

避免进食槟榔,尽量戒烟,不要过量饮酒。

避免食用过酸、过甜、过黏、过硬的食物。

知识拓展 2-3

直通护考 2-3

(七) 定期进行口腔检查与洁牙

口腔医生建议每半年或一年洁牙一次,并做全面口腔检查,将口腔问题消灭在萌芽状态。

(杨青敏)

第七节　老年人的饮食及排泄

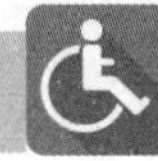

案例导入

案例导入答案 2-6

为了解杭州市老年人对平衡膳食知识的了解程度以及杭州市老年人对自身日常饮食的评价,从而了解老年人的饮食观念和饮食误区,为制订适合的健康饮食指导计划提供依据,研究者进行了问卷调查。调查发现:

杭州市老年人平衡膳食知识缺乏的现象较为普遍。绝大多数的受访老年人对平衡膳食的知识都缺乏必要的了解,不仅是不知道"平衡膳食宝塔"的存在,而且对各类食物的推荐摄入量也缺乏了解。老年人缺乏必要的基础营养知识,就很难做到日常生活中的健康饮食。调查还显示,老年人中绝大部分人主要在家中就餐,并且主要由老年人自己或配偶准备饭菜,这意味着老年人自身掌握的健康饮食知识在很大程度上决定着老年人能否做到健康饮食。值得注意的是,老年人中女性营养知识缺乏的情况比男性更为明显,而在我国传统的家庭功能中女性通常是买菜做饭的主角,她们的平衡膳食知识掌握情况对自己及配偶的饮食健康会有更直接的影响。

请问:1. 杭州市老年人饮食发生了什么问题?

2. 老年人应该如何做到合理膳食?

一、老年人消化道生理变化

饮食与营养是保证、恢复健康的基本手段。合理饮食可以推迟衰老,延长寿命。关注和改善老年人的饮食与营养不仅可以防止早衰和老年多发病的发生,而且是维持老年人健康,提高生活质量的一项重要护理内容。老年人由于大半辈子的忙碌奔波,过度劳

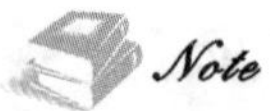

心劳体，出现脏腑功能受损，随着年龄的增长，也出现了脏腑功能的减退和气血津液的不足，加之青壮年时期所遗留的一些病根，往往虚实夹杂，以虚为主，出现心、肝、脾、肺、肾功能的不足，又夹有实证，血脉不畅通，痰湿内阻，此时饮食治疗应以补养为主。老年人应根据自身的生理变化，对膳食营养作相应的调理，以利于预防疾病、延缓衰老、健康长寿。

随着年龄的增长，老年人的消化道在结构上发生了改变，功能亦受到一定的影响，主要有以下几方面改变。

(1) 老年人因牙周病、龋齿、牙龈的萎缩性变化，而出现牙齿脱落或明显的磨损，影响对食物的咀嚼和消化。

(2) 嗅觉降低，以致影响食欲。每个舌乳头含味蕾的平均数，儿童为 248 个，75 岁及以上老人减少至 30～40 个，其中大部分老年人出现味觉、嗅觉异常。

(3) 黏膜萎缩，运动功能减退。60 岁及以上老年人中 50%可发生胃黏膜萎缩性变化，胃黏膜变薄、肌纤维萎缩，胃排空时间延长，消化道运动能力降低，尤其是肠蠕动减弱易导致消化不良及便秘。

(4) 消化腺体萎缩，消化液分泌量减少，消化能力下降。口腔腺体萎缩使唾液分泌减少，唾液稀薄，淀粉酶含量降低；胃液量和胃酸度下降，胃蛋白酶不足，不仅影响食物消化，也是老年人缺铁性贫血发生的原因之一；胰蛋白酶、脂肪酶、淀粉酶分泌减少、活性下降，对食物的消化能力明显减退。

(5) 胰岛素分泌减少，葡萄糖耐量减退。肝细胞数目减少、纤维组织增多，故解毒能力和合成蛋白质的能力下降，致使血浆白蛋白减少，而球蛋白相对增加，进而影响血浆胶体渗透压，导致组织液的生成及回流障碍，易出现水肿。

二、老年人的饮食

随着人的衰老，老年人的身体成分发生改变，细胞数量下降、身体水分减少、骨组织矿物质和骨基质均减少、骨密度降低、骨强度下降、体内氧化损伤加重、免疫功能下降，代谢功能与各系统功能均降低。因此，老年人的营养需要与一般人群存在差异，老年人膳食也相应存在特殊的地方。

(一) 老年人的膳食要求

1. 饮食多样化　吃多种多样的食物才能利用食物营养素互补的作用，达到全面营养的目的。不要因为牙齿不好而减少或拒绝食用蔬菜或水果，可以把蔬菜切细、煮软，水果切细，从而易于咀嚼和消化。

2. 主食中包括一定量的粗粮、杂粮　粗粮、杂粮包括全麦面、玉米、小米、荞麦、燕麦等，比精粮含有更多的维生素、矿物质和膳食纤维。

3. 每日饮用牛奶或食用奶制品　牛奶及其制品是钙的最好食物来源，摄入充足的奶制品有利于预防骨质疏松症和骨折。

4. 食用大豆或其制品　大豆蛋白质含量丰富，其丰富的生物活性物质大豆异黄酮和大豆皂苷可抑制体内脂质过氧化，减少骨丢失，增加冠状动脉和脑血流量，预防和治疗心脑血管疾病和骨质疏松症。

5. 适量食用动物性食品　禽肉和鱼类脂肪含量较低，较易消化，适于老年人食用。

6. 多食用蔬菜、水果　蔬菜是维生素 C 等几种维生素的重要来源，而且大量的膳食

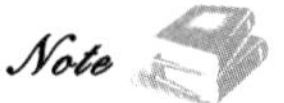

纤维可预防老年人便秘,番茄中的番茄红素对老年男性常见的前列腺疾病有一定的防治作用。

7. 饮食清淡、少盐 选择用油少的烹调方式如蒸、煮、炖、焯,避免摄入过多的脂肪导致肥胖。少用各种含钠高的酱油调料,避免钠摄入过多而引起高血压。

(二) 老年人饮食基本原则

1. 宜缓 老年人进食宜细嚼慢咽;戒吞食。不细嚼慢咽,会影响消化,极易造成胃病。糖尿病老年人尤应缓食,以免血糖突然升高。

2. 宜软 食物要熟、烂、软、可口。

3. 宜温 老年人不能进食过热或太凉的食物;戒烫食。过烫的食物易造成溃疡,还会引起牙龈溃烂和牙痛,也可能损伤食管。

4. 宜早 老年人要少食多餐,早餐必不可少,晚餐进食宜早,不可食后就睡。

5. 宜少 饮食不宜过饱,一般八成饱便可;如确需增加营养,亦应少食多餐。忌暴饮暴食,过量的食物会给胃部造成沉重的负担,容易触发胆道疾病和胰腺炎等。

6. 应以副食为主,主食为辅 老年人每日从饮食中摄取的能量应比青壮年人低。

7. 应以植物油为主,适当控制脂肪的摄入量,从而降低胆固醇的摄入量 过多的胆固醇会导致动脉硬化,增加心脑血管疾病的发生率。

【护考提示】

老年人饮食基本原则。

(三) 老年人常用的治疗饮食

1. 宜限制高脂肪、高胆固醇类饮食 应限制如红肉(猪、牛、羊肉)、动物脑髓、禽类的皮、蛋黄、蟹黄、鱼子、鸡肝、黄油等饮食的摄入。脂肪摄入量每日限制在 30～50 g。健康老年人每日胆固醇的摄入量应低于 300 mg,患有冠心病、高脂血症的病人每日胆固醇的摄入量应低于 200 mg。糖类食品也要限制,不吃甜食和零食,面食过量也会导致机体将糖类转化为脂肪储存起来,增加体重。

2. 多吃蔬菜和水果 食用油宜选用豆油、花生油、菜油、麻油等。蛋白质的摄入以白肉为主,如禽类、有鳞鱼类等。饥饱适度,每餐进食量以下一餐就餐前半小时有饥饿感为度,有的专家建议以六七成饱为度。

3. 糖尿病饮食

(1) 适合人群:患糖尿病的老年人。

(2) 饮食原则:①控制总热量、建立合理的饮食结构,每日摄入的总热量应根据糖尿病病人的体重和活动度来计算,保持理想体重。

$$标准体重(kg)=实际身高(cm)-105$$

$$体重状况(\%)=(实际体重-标准体重)\div标准体重\times100\%$$

②掌握食物的数量。开始采用饮食治疗时按称体重法将主副食称重,力求心中有数,最好自备一套专用的碗、碟、勺。简单的换算方法是 50 g(1 两)米或面粉=70 g 馒头(熟重)=130 g 米饭;一日三餐中最常用的分配方案是早餐占 1/5、午餐占 2/5、晚餐占 2/5或早餐、午餐、晚餐各占 1/3。

4. 老年人便秘的饮食调理 老年人便秘十分常见,虽非重病,但常引起病人痛苦。通过饮食调理,常可改善症状。

（1）常进多渣饮食，含渣量高即含膳食纤维多的食物。膳食纤维在肠道内不能被消化吸收，但可吸收大量水分使粪便容量显著增加，从而刺激肠道蠕动，将粪便向下推送，引起便意，帮助排便。多渣食物有芹菜、韭菜、豆芽、竹笋、大白菜、卷心菜等。

（2）多喝水，膳食纤维水解和膨胀需要水分，凉开水有刺激结肠蠕动的作用，每日定时如厕，如厕前10～20 min喝一大杯凉开水可引起便意。

（3）适当增加脂肪摄入量。

（4）少食辛香类及刺激性食品。

（5）浓茶及苹果等含鞣酸较多且有收敛作用，可致便秘，应控制食用量。

（6）蜂蜜、香蕉等有通便作用，可常食。

（杨青敏）

知识拓展

2-4

直通护考

2-4

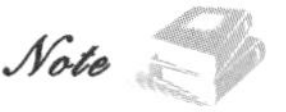

第三章　老年人用药安全及护理

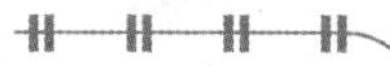

扫码看 PPT

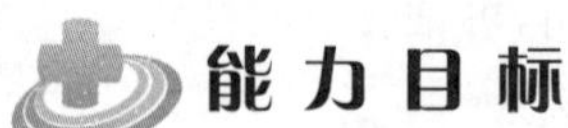

能力目标

1. 能描述老年人用药的药动学和药效学特点，及常见药物不良反应的特点。
2. 能掌握老年人药物应用的相关知识与技巧，指导老年人合理用药。
3. 能运用护理程序，正确地评估老年人的用药能力，实施安全用药的护理措施。

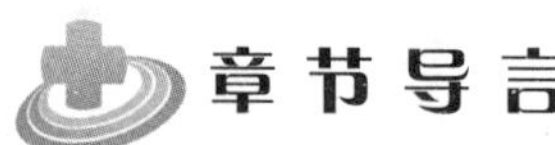

章节导言

随着社会的发展，医疗条件的改善和生活水平的提高，人的寿命逐渐延长，人口老龄化已成为当今世界面临的重要问题。老年人在疾病治疗和日常保健中的用药问题日益受到重视。然而，老年人随着年龄增长，机体的组织器官结构发生变化，各器官功能逐渐减弱、各脏器血流量减少等导致药物在体内的吸收、分布、代谢、排泄受到一定影响，使药物的半衰期延长且易造成体内蓄积，同时对药物的敏感性、耐受性也与正常成年人不同；其次，老年人常罹患多种疾病，治疗中应用药物的种类多，发生药物不良反应的概率相应增加。世界卫生组织的资料显示，因药物不良反应(adverse drug reaction，ADR)住院的病人占住院总人数的 5%～10%，住院病人的药物不良反应发生率在 10%～20%，老年人药物不良反应的发生率随年龄增长而增加，60～69 岁为 15.2%，70～79 岁为 18.1%，80 岁及以上为 24.1%。在我国引起药物不良反应的前 3 位因素是抗生素、中药、解热镇痛药的应用。因此，应着重了解老年人药动学与药效学的特点，在临床工作中注重老年人的用药安全与护理。

第一节　老年人药物代谢和药效学特点

案例导入

案例导入
答案 3-1

某病人，男性，72 岁，确诊高血压 16 年。长期服用贝那普利降压，血压 120～140/85～95 mmHg，一天前出现起立后双眼黑蒙、乏力、耳鸣，平卧数分钟后，症状缓解，病人平时常因失眠而服用安定等镇静药，还使用西洋参等滋补药品。

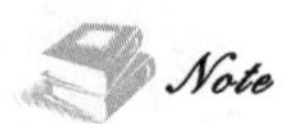

请问：1. 该病人可能的药物不良反应有哪些？
2. 预防该病人的药物不良反应措施有哪些？
3. 应如何加强病人的药疗健康指导？

随着年龄的增长，老年人机体会发生结构的退化，生理、生化功能的减退，自身稳定机制的下降等，并常伴有老年性疾病，进而影响药物对老年人的药理效应。只有充分了解老年人机体功能变化的特点，才能做到临床合理用药。

一、老年人药物代谢特点

药物代谢亦称药物代谢动力学，简称药动学，是应用动力学原理与数学模式，定量地描述与概括药物通过各种途径（如静脉注射、静脉滴注、口服给药等）进入人体内的吸收、分布、代谢、排泄过程及药物浓度随时间变化规律的一门学科。老年人随着年龄增长，各系统、脏器的组织形态与生理、生化功能均减退，其中基础代谢率、机体组织成分构成比、心血管系统、神经传导、胃肠道及肝肾功能减退对药物的吸收分布、代谢和排泄产生重要影响，使药物在体内代谢的动力学过程减慢，绝大多数药物的被动转运吸收不变而主动转运吸收减少，药物代谢能力减弱，药物排泄功能降低，血药浓度增高；因此，临床给药时了解药物在老年人体内代谢的特点，将有助于老年人的合理用药，减少药物的不良反应。

（一）药物的吸收

药物的吸收是指药物从给药部位进入血液循环的过程。口服给药是老年人最常用的给药途径，在老年人中大多数给药途径均存在药物吸收减慢的现象。

1. 胃黏膜逐渐萎缩、胃酸分泌减少导致胃液 pH 升高　①影响药物解离：老年人胃黏膜萎缩、胃壁细胞功能下降，分泌细胞数量减少，胃酸缺乏导致胃内 pH 升高，70 岁的老年人胃酸可减少 25%～35%，而胃酸缺乏对药物的解离和溶解有明显的影响，因解离型药物不易被吸收，未解离型药物易被吸收。所以，胃酸通过直接影响药物的离子化程度，进而影响药物的吸收，如阿司匹林在胃酸缺乏时解离的比例大，其在胃中的吸收必然减少。②影响药物代谢：地西泮必须在胃酸中水解后形成去甲地西泮才能起作用，胃酸分泌减少时胃内 pH 升高，使此种转化减少，血药浓度降低，用药时曲线下面积减少，其生物利用度必然受到影响。③影响药物溶解：胃酸减少及胃内容物 pH 的升高可使片剂崩解延缓，使有些药物如四环素的溶解度降低而吸收减少；老年人使用酮康唑时，需使用稀盐酸溶解后再口服，这种变化也使弱酸类和弱碱类药物的解离度与脂溶性发生变化从而影响吸收，如苯巴比妥和地高辛的吸收速率减低，起效变慢。

2. 胃排空和肠蠕动速度减慢　小肠是大多数药物的吸收部位。老年人多有胃排空减慢现象，延长了药物到达小肠的时间，使药物吸收延缓，血药浓度达峰时间延迟，峰浓度降低。这主要影响口服固体剂型药物的吸收，特别是对在小肠远端吸收的药物或肠溶片药物的吸收影响较大，对液体剂型则无影响。同时，老年人的肠蠕动速度减慢，使肠内容物在肠道内移动的时间延长，因此，药物的吸收延缓，代谢速率降低。但胃排空延迟、胆汁和消化酶分泌减少等因素均可影响药物的吸收。此外，老年人肠憩室发生率较高，导致细菌在小肠繁殖，也可能影响药物的吸收。

3. 胃肠道黏膜和肝血流量减少　胃肠道黏膜和肝血流量随年龄增长而减少，对药动学的影响较为明显。①结构功能改变：老年人小肠绒毛变厚、变钝、黏膜的吸收面积减

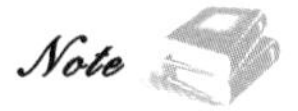

少，必然使口服药物的胃肠道吸收减少。如钙、铁、乳糖等，由于胃肠黏膜的老化使其吸收率明显下降。但对大多数通过肠道被动转运吸收药物的影响不大，如阿司匹林、对乙酰氨基酚、磺胺类药物等。②血流量改变：由于老年人心排血量减少而使胃肠道和肝血流量减少，65 岁的老年人，血流量较正常成人减少 40%～50%，胃肠道血流量减少会影响药物吸收速率，如奎尼丁、氢氯噻嗪；肝血流量减少，使首过消除效应减少，对于有些主要经肝氧化消除的药物（如普萘洛尔和维拉帕米等），因肝血流减少使首过消除效应减弱，因此消除减慢，生物利用度增加。故临床上应注意老年人服用普萘洛尔和维拉帕米后，血药浓度升高引起的不良反应，服用该药时应注意适当减量。

4. 其他给药途径 除口服给药外，临床上的其他给药方式，如肌内注射、舌下含服、直肠及局部给药等的药物吸收，也具有年龄相关性差异，如利多卡因的吸收速率受注射部位血流量的影响。由于老年人血流量减少，局部血液循环较差，所以绝大多数药物吸收速率和起效时间较慢。因此，急症老年病人宜采用静脉给药。

并非所有药物在吸收方面都存在年龄差异。当然，也可能老年人对药物的吸收虽有减少，但因增龄后药物消除速率减慢而致使血药浓度无明显改变。

（二）药物的分布

药物的分布是指药物进入血液循环后向组织器官或体液转运的过程。药物分布不仅关系到药物的储存蓄积、消除速率，也影响药物的效应和毒性反应。影响药物分布的因素除药物本身性质外，主要有机体组成成分、血浆蛋白结合率、组织器官的血液循环、体液 pH、组织器官对药物的亲和力等。

1. 机体组织构成比的改变 随着年龄的增长，老年人体液总量较年轻人明显下降，将 20～80 岁人体总水分进行比较，无论绝对值还是相对值均减少约 15%，细胞内液也相应减少，体内水分占总体重的比例由年轻时的 61%降为 53%。脂肪的含量则相对增加，15～60 岁有代谢活性的组织逐渐被脂肪取代。一般老年男性脂肪从占体重 18%增至 36%；女性从 33%增至 48%。这种变化使水溶性药物更易集中于中央室，如对乙酰氨基酚、安替比林、地高辛、哌替啶等水溶性药物的分布容积减少，血药浓度峰值增加，容易发生中毒反应。因此，老年人应用此类药物时应适当减少剂量。而脂溶性药物更易分布于周围脂肪组织，分布容积增大，作用持久。脂溶性较强的药物，如地西泮、苯巴比妥、利多卡因等，在脂肪组织中暂时的蓄积增加，且随年龄的增加而增大，导致血药浓度的峰值减小，半衰期延长，作用持久。因此，老年人使用该类药物时应适当延长给药间隔时间。

2. 药物与血浆蛋白结合能力的改变 药物进入血液循环后，依据药物的理化性质，与蛋白进行不同程度结合，结合后的药物一方面因分子变大而不能穿透细胞膜，不易转运，降低药物的效能；另一方面则使药物延缓、降低代谢和排泄速率。因此，药物与蛋白的结合程度会影响药物的分布、对靶组织的作用强度、药物代谢排泄或消除过程。

(1) 血浆蛋白含量的影响：血浆蛋白结合率对药物分布的影响取决于血浆蛋白含量和药物的竞争性置换作用。如注射等剂量的哌替啶，在老年人血浆中的游离药物浓度比年轻人约高 1 倍，这可能是哌替啶对老年人镇痛效果较好的原因之一，但药物与蛋白结合减少会引起血浆游离药物浓度增高，易致毒性反应。与白蛋白结合率较高的常用药物有华法林、呋塞米、地西泮、阿司匹林、萘普生、普萘洛尔、苯妥英钠等，老年人在临床用药时应注意减少剂量。

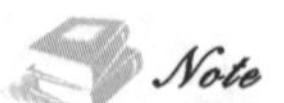

(2) 竞争性抑制的影响：老年人往往由于患有多种疾病，需要多药联合应用，这些药

物在体内竞争性地与蛋白结合，通过竞争性抑制使血药浓度升高。如水杨酸与甲苯磺丁脲合用时易导致低血糖，抗心律失常药胺碘酮与地高辛合用，可将地高辛从结合蛋白中置换出来，使地高辛游离型血药浓度升高而发生强心苷的毒性作用，应加以注意。另外，老年人同时应用多种蛋白结合型药物时，需要根据白蛋白含量的变化和药物相互之间的竞争性影响来调整剂量。

综上所述，药物的分布与年龄相关性变化较为复杂，既取决于老年人的解剖与生理变化，又取决于药物的理化性质和药动学特征。老年人药物分布的特点如下。①与血浆蛋白结合率高的药物，游离型药物血药浓度升高和分布密集增大，药物作用增强，易出现不良反应。②水溶性药物分布容积减少，脂溶性药物分布容积增大；一般除了蛋白结合率极高的药物，分布容积越小的药物排泄越快，在体内存留时间越短；分布容积越大则药物排泄越慢，在体内存留时间越长。因此，药物分布容积的改变会影响给药剂量和间隔时间。

（三）药物的代谢

药物的代谢是指药物被机体吸收后，在机体作用下发生的化学结构转化，又称生物转化。肝是药物代谢的主要器官。凡影响肝功能的因素也影响药物的代谢，主要包括以下几种。

1. 肝血流量减少　药物进入人体后在肝脏经氧化、还原、水解等一系列代谢过程后最终被排出体外。随着年龄的增长，老年人肝重量逐渐减轻，从20～80岁肝脏重量减轻约35%；肝血流量减少，从30岁后每年减少0.3%～1.5%，在65岁时减少达40%～65%。肝血流量减少使肝对药物的清除率降低，消除减慢，血药浓度升高。如口服普萘洛尔后，老年人的血药浓度明显高于年轻人。在多次给药时普萘洛尔的稳态血药浓度70岁者为40岁者的4倍；老年人肝脏合成蛋白能力及肝药酶活性下降。这些变化可对某些经肝脏代谢的药物产生影响。

2. 肝微粒体酶活性降低　老年人肝微粒体酶活性降低，受此酶灭活的药物半衰期（$t_{1/2}$）显著延长，血药浓度升高。如等剂量的异戊巴比妥，年轻人中约25%在肝氧化，老年人中只有12.9%，其在老年人中的血浓度比年轻人约高1倍，作用时间也有所延长。另外，地西泮半衰期的延长与年龄的增加呈正相关，20岁时$t_{1/2}$为20 h，80岁及以上约为90 h，其不良反应发生率从1.9%升至7.1%～39%。因此，药物代谢减慢，半衰期延长，易造成某些主要经肝脏代谢的药物蓄积。如老年人使用苯巴比妥、安替比林、对乙酰氨基酚、保泰松、吲哚美辛、利多卡因、氨茶碱、三环类抗抑郁药等，血药浓度增高，半衰期延长。

特别值得注意的是，一般的肝功能检查并不能有效地反映肝对药物代谢的能力。迄今尚无使人满意的测定肝代谢的定量指标，这也是强调老年人用药方案必须突出个体化的原因之一。对主要经过肝代谢灭活或经肝生物转化而显效的药物，肝功能降低使药物的代谢减慢，作用时间延长，不良反应增加，同时对肝的损伤增加。因此，老年人应用主要经肝脏代谢的药物时应减少剂量，一般为青年人剂量的1/3～1/2；给药的间隔时间也应延长，特别是患有肝病的老年病人，用药时更应注意剂量和给药的间隔时间。注意监测血药浓度。

（四）药物的排泄

药物的排泄是指药物及其代谢产物通过排泄器官或分泌器官排出体外的过程。大多数药物主要经肾排泄。由于老年人肾血流量减少，40岁以后的肾血流量每年减少

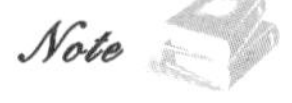

1.5%～1.9%,65 岁时肾血流量仅为年轻人的 50%;有效肾单位数量和体积也显著减少;肾小球滤过率下降,80 岁及以上的老年人肾小球滤过率仅为 60～70 mL/min,比年轻人下降 46%;肾小管的分泌和重吸收功能减退;血清肌酐清除率也降低等使老年人排泄能力下降。这些因素均可使主要以原型从肾排泄的药物如青霉素、头孢噻吩、氨基糖苷类、四环素、地高辛等清除率降低,在体内蓄积,致药物的血浆浓度升高,药物半衰期延长、不良反应增多,甚至出现毒性反应。庆大霉素、青霉素的半衰期在老年人体内可延长 1 倍以上,苯巴比妥和地高辛可延长 1.5 倍以上。因此,老年人在使用经肾脏排泄的药物时应特别注意监测血药浓度的变化及临床疗效,随时调整用药及观察药物毒副作用。常见老年人代谢与排泄减少的药物如表 3-1 所示。

表 3-1　常见老年人代谢与排泄减少的药物

药物类别	在肝内代谢减少的药物	经肾脏排泄减少的药物
抗生素		阿米卡星、庆大霉素、妥布霉素、环丙沙星、呋喃妥因、链霉素
镇痛药和消炎药	右丙氧芬、布洛芬、哌替啶、吗啡、萘普生	
镇静催眠药	阿普唑仑、三唑仑、氯氮雅量、地西泮、苯二氮䓬类、巴比妥类	
抗精神失常药	丙咪嗪、地昔帕明、去甲替林、曲唑酮	利培酮
心血管药	氨氯地平、硝苯地平、地尔硫卓、维拉帕米、普萘洛尔、奎尼宁	地高辛、卡托普利、依那普利、赖诺普利、喹那普利、普鲁卡因胺
利尿药		呋塞米、氢氯噻嗪、氨苯蝶啶、阿米洛利
其他	左旋多巴	金刚烷胺、氯磺丙脲、西咪替丁、雷尼替丁、氨甲蝶呤

二、老年人药效学特点

药物效应动力学简称药效学,是研究药物对机体的作用及作用机制的学科,包括药物的药理作用、作用机制、不良反应等,目的是为临床筛选疗效高、毒性小的药物,避免毒副作用,达到安全、合理用药。

老年人的生理、生化功能衰退,适应能力与内环境稳定调节能力下降使药效学发生改变。其特点包括:对大多数药物的敏感性增高、作用增强,对少数药物的敏感性降低,药物耐受性下降,药物不良反应发生率增加,用药依从性降低。

(一) 药物敏感性改变

1. 对中枢神经抑制药和镇痛药敏感性增高

(1) 由于中枢神经系统功能的退行性病变,老年人对中枢神经系统抑制药如抗抑郁药、镇静催眠药的敏感性增高,药物半衰期延长,不良反应发生率增高。

(2) 由于肝、肾解毒和排泄功能减退,老年人对中枢性镇痛药如吗啡、哌替啶的敏感性增高。

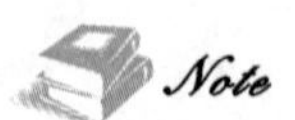

2. 对心血管系统药物反应的改变

(1) 由于心血管系统的结构和功能发生明显改变，老年人对洋地黄类强心药的敏感性降低，毒性反应敏感性增高，治疗安全范围变窄。

(2) 由于血压调节功能减退，老年人使用降压药、利尿剂、α受体阻滞剂、亚硝酸及吩噻嗪类药物时，易发生直立性低血压。

3. 其他

(1) 对胰岛素和口服降糖药的敏感性增高，易发生低血糖反应。

(2) 对抗凝药敏感性增高，用药须减量。

(3) 由于β受体数目和亲和力下降，老年人对β受体激动剂(如沙丁胺醇)的敏感性降低。

(二) 老年人机体各系统功能衰退对药效学的影响

1. 中枢神经系统

(1) 神经结构的改变：人类神经组织发育较迟，衰退较早，且中枢神经系统的神经细胞无再生能力。因此，随着年龄增长，脑皮质和脑白质均减少，脑皮质尤为显著；脑回萎缩；大脑重量可减轻20%～25%，脑内神经元数量逐年减少，导致神经传导速度减慢；80岁时脑重量可减少约10%，神经传导速度较50岁时减慢10%～15%。由于脑细胞及神经功能有足够储备，因此，在一般情况下，老年人仍能保持正常的脑及神经功能。但由于脑循环血管阻力增加，脑血流量、脑内各种生物活性物质如儿茶酚胺合成减少，酶活性改变等因素，老年人对中枢神经抑制药的敏感性趋于增高，易致药效增强、不良反应增多。此外，老年人中枢胆碱能神经功能障碍，学习和记忆力均减退，常不能按医嘱用药。

(2) 神经生理功能的改变：老年人中枢神经系统生理功能的改变，影响了对中枢神经系统药的敏感性。老年人对地西泮、硝西泮比年轻人敏感，如地西泮对老年人产生"宿醉"等副作用的发生率是年轻人的2倍，硝西泮引起的尿失禁、活动量减少等，仅见于老年人。老年人对苯二氮䓬类药物敏感性增高的原因可能是体内与苯二氮䓬受体结合的配体减少，使机体对外源性配体的敏感性增高。老年人使用巴比妥类常可引起精神症状，从轻度的烦躁不安到明显的精神病，因此，老年人不宜使用该类药物。另外，老年人对其他中枢抑制药的反应性也有变化，如氯丙嗪常可引起较强的中枢抑制效应；吗啡易产生呼吸抑制、敌对情绪；三环类抗抑郁药可引起精神错乱等。

老年人在使用降压药、抗组胺药等其他具有中枢抑制作用的药物时中枢抑制作用较明显，如利舍平可能引起精神抑郁、导致自杀倾向等。耳毒性药物(如氨基糖苷类抗生素、依他尼酸、丙酸类解热镇痛药等)易致老年人听力损害甚至耳聋。抗精神病药如甲硫哒嗪、氯丙嗪易使老年人产生锥体外系症状，还可引起直立性低血压并干扰体温调节等；老年人对疼痛的耐受性较高，但应注意镇痛药可破坏老年人的内环境稳定机制；解热镇痛药则多由于老年人的血浆白蛋白减少等而使药效学增强，故必须注意调节剂量。

2. 心血管系统　老年人的心血管系统功能减退，心肌收缩力减弱，心排血量减少30%～40%，导致各组织器官的血液灌流量也相应减少，其中肝、肾、脑的血流量减少较为明显；同时，老年人血管内弹性纤维减少，血管基底膜普遍增厚，使器官和组织的有效灌注量减少，均可影响药物的吸收和分布。因此，老年人通过口服、皮下注射、肌

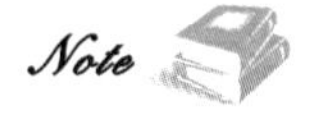

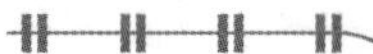

内注射给药时，由于药物的吸收和扩散能力下降，可导致药物的起效时间延迟或药物作用下降。

老年人循环功能的储备及自我调节能力减退，心脏对各种刺激的反应也明显下降。如老年人对异丙肾上腺素的正性频率作用的敏感性降低，对β受体阻断药如普萘洛尔的负性频率作用也减弱。可能与β受体数目或密度减少、亲和力降低、受体后腺苷酸环化酶的活性降低有关。老年人由于对儿茶酚胺转化能力下降，引起血浆去甲肾上腺素浓度增高，而使β受体数目向下调节，但也有报道称老年人β受体数目无明显减少。故老年人应用β受体激动药或阻断药的剂量必须因人而异。

老年人血压随年龄增长而上升，压力感受器反应障碍，血压调节功能不全。老年人对降压药的耐受性较差，易产生直立性低血压；对升压药的反应也较强，应考虑到动脉粥样硬化的潜在危险性，在应用拟交感胺类药物时可引起血压骤升，诱发脑出血等。

地高辛是治疗心力衰竭常用药物之一，老年人由于肾清除率降低等变化，使药物敏感性增高，毒性反应上升，出现恶心、低钾血症、心律失常等，地高辛中毒的发生率与死亡率均明显高于年轻人。因此，给药应突出个体化方案。另外，糖皮质激素、保泰松等有水钠潴留作用的药物，β受体阻断药、钙通道阻滞药等对心脏有负性肌力作用的药物均可诱发或加重心力衰竭，老年心力衰竭病人应慎用。

3. 内分泌系统 老年人随着年龄增长，机体内分泌功能发生变化。胰、甲状腺、睾丸、肾上腺重量减轻，各种激素水平明显降低，老年女性雌激素减少尤为明显，与之相对应的各种受体的数量也有所改变，糖皮质激素、促甲状腺激素、生长激素受体也随细胞老化而减少，从而导致反应性的差异。因此，老年人糖皮质激素对葡萄糖代谢的抑制作用较年轻人可降低3～5倍，机体对糖皮质激素的反应性降低。老年人耐受胰岛素及葡萄糖的能力均下降，大脑耐受低血糖的能力也较差，易发生低血糖昏迷。

老年人性激素分泌减少可出现各种不适症状甚至引发疾病，适当补充性激素具有缓解作用，但大量长期应用时会引起新的激素平衡紊乱，如雌激素引起女性子宫内膜及乳腺的癌变，雄激素引起男性前列腺肥大或癌变等，应慎用。

4. 免疫系统 老年人随着年龄增大，免疫系统产物减少，如T细胞数量减少及T细胞应答缺陷，T细胞调控网络失去平衡等影响细胞免疫效应。因此，老年人易患严重感染性疾病、免疫性疾病、肿瘤等；老年人体液免疫和细胞免疫功能均衰退，在病情严重或全身状况不佳时，往往伴有机体防御功能的严重损害或完全消失，可致抗生素治疗失败，因此，排除肝、肾功能不足等因素后，抗生素用量宜略增加并适当延长疗程以防复发；值得注意的是老年人对药物的变态反应发生率并未因免疫功能下降而降低，特别是骨髓抑制、过敏性肝炎、间质性肾炎、红斑狼疮等疾病的发生率与年轻人无明显差异。

5. 其他方面的变化对药效学的影响 老年人肝细胞及肾单位大量自然衰亡，肝、肾血流量明显减少，功能相应降低。因此，对损害肝、肾功能的药物耐受性明显下降。主要经肝代谢和灭活的药物，如氯霉素、四环素、红霉素等，在肝中浓度升高可引起异常毒性反应，应慎用或禁用；具有肾毒性的药物，如氨基糖苷类抗生素等，其毒性增加。

老年人由于脂肪组织增多，细胞内水分较年轻人减少21%，因此，作用较强的利尿药、泻药易致老年人失水、失钠、失钾，严重时可发生休克。

老年人肝细胞减少，凝血因子的合成不足，对药物的敏感性增高，尤其对肝素和口服抗凝血药非常敏感，一般剂量下即有可能引起出血反应或持久性血凝障碍。

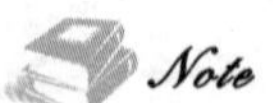

（王江波）

第二节　老年人常见药物不良反应和用药原则

按照世界卫生组织国际药物监测合作中心的规定，药物不良反应是指正常剂量的药物用于预防、诊断、治疗疾病或调节生理功能时出现的有害的和与用药目的无关的反应。该定义排除有意或意外的过量用药及用药不当引起的反应。老年期药动学和药效学的变化有老年人因同时患多种疾病，常先后或同时应用多种药物，容易出现药物相互作用，老年人药物不良反应的发生远比年轻人多见，表现更为复杂，其中有些不易察觉或是无预兆症状，甚至可加重原发病或导致死亡。但是，由于目前多数疾病并没有老年人药物治疗的特殊规范，在常规用药的情况下，也易出现不良反应。由此可见，老年人用药治疗过程复杂，应该特别加强对药物不良反应的观察，以便及早发现、及时处理，力争减轻药物不良反应造成的伤害。

一、老年人常用药物的不良反应

（一）药物不良反应

1. 药动学参数对药物不良反应的影响　药动学参数是反映药物在体内动态变化规律性的一些参数，定量描述了药物在体内经过过程的动力学特点及作用变化规律。其中药物半衰期、血浆蛋白结合率、分布容积在肝代谢方式、肾的排泄速率及其形式方面均与老年人药物不良反应的发生关系密切。因此，了解药物的药动学特点对预测药物不良反应发生的概率有一定临床意义。药动学参数对药物不良反应的影响有以下几点。

（1）药物半衰期：应用半衰期长的药物，容易引起蓄积，药物不良反应的发生率增高。

（2）血浆蛋白结合率：药物的血浆蛋白结合率在1%～9%，由于老年人血浆蛋白减少，在使用蛋白结合率高的药物时，游离型血药浓度高，易出现药物不良反应。

（3）药物分布容积：反映药物在体内分布情况的参数，分布容积在0.14～0.29 L/kg（10～20 L）表示药物主要在细胞外液（血浆、组织间液）分布；0.3～0.6 L/kg（21～42 L）表示药物主要在细胞外液和细胞内液分布；分布容积很大（显著大于0.6 L/kg）时，表示药物主要在周围组织或器官分布，容易出现蓄积，导致药物不良反应增多。

（4）肝功能：老年人肝功能减退，当药物需通过肝生物转化成活性物质后才发挥药效时，药效可能降低或延迟。而主要在肝代谢灭活和首过消除明显的药物，则可因血药浓度增高，药物不良反应发生率增高。

（5）肾功能：老年人肾功能减退，容易导致药物半衰期延长和蓄积，这是老年人药物不良反应发生率增高常见的原因之一。

2. 药效学改变对药物不良反应的影响　药效学改变对药物不良反应的影响有以下几点。

（1）中枢神经系统：老年人脑萎缩，脑神经细胞数目减少，脑血流量降低，导致中枢神经系统功能减退；中枢抑制药的作用增强，如服用巴比妥类催眠药后，常出现兴奋躁狂或次晨的“宿醉”现象；吗啡的镇痛作用时间显著长于年轻人，呼吸更易抑制；地西泮可引起醒后困倦或定位不准反应；利舍平可引起明显的精神抑郁和自杀倾向。

（2）心血管系统：老年人每搏排血量、心脏指数及动脉顺应性下降，总外周阻力上升，

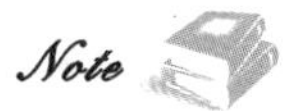

压力感受器的敏感性降低,对缺氧、儿茶酚胺等刺激的反应明显下降,对β受体激动剂和阻断药反应性均降低,应用降压药、利尿药易引起直立性低血压。

(3)血液系统:老年人肝合成凝血因子的能力衰退,血管发生退行性病变,止血反应减弱,故对肝素和口服抗凝血药物非常敏感,一般治疗剂量可引起持久血凝障碍,并有自发性内出血的危险。

(4)内分泌系统:随着增龄,老年人体内各种激素受体数量改变,导致对药物反应性的差别。更年期后适当补充性激素可缓解机体的不适症状和防止骨质疏松症。但不宜大量长期使用,因雌激素过量可引起子宫内膜癌和乳腺癌,雄激素过量可造成前列腺肥大或癌变。老年人对胰岛素和葡萄糖的耐受力下降,大脑对低血糖的耐受力亦差,在使用胰岛素时易引起低血糖反应或昏迷。老年人的细胞和体液免疫功能减弱,一般主张无肝功能、肾功能障碍病人,可稍增加抗菌药物的剂量或适当延长疗程,以防感染复发。

3. 老年人药物不良反应发生率高的原因

(1)剂量过大:多数老年人需药量比年轻人少,若不注意调整剂量,将发生过量中毒反应。

(2)多药合用且疗程长:老年性疾病的一个明显特点是多病并发,且患病的频率随年龄的增长而增加。如同时患有高血压、慢性支气管炎、肺气肿等慢性疾病,且常并发其他疾病。因此,老年人用药机会和种类明显增多,疗程延长。在工业化国家,65岁及以上老年人的药品消耗量占总人群药品消耗量的1/4～1/2,老年人病床占用率约达33%,如英国医疗保健的药物开支中有30%用于老年人,75岁及以上的老年人中有3/4是常规用药者,其中2/3的老年人每日用药1～3种,1/3的老年人每日用药4～6种。因合并用药的机会多,导致体内药物产生相互作用而出现不良反应。研究发现,使用5种以下药物时不良反应发生率为4.2%,合用6～10种时发生率为10%,11～15种时为28%,16～20种时高达54%。

(3)依从性差:老年人因记忆力下降、担心药物不良反应等导致依从性差,用药剂量不当。服药剂量不足使症状不能控制,而擅自增量往往导致毒性反应;突然停药在许多情况下可引起停药综合征及症状反跳。

(4)对药物敏感性增高:如某些镇静药可导致中枢神经过度抑制,中枢性抗胆碱药可引起老年痴呆,抗精神病药可引起行为异常等。

(5)自身稳定机制降低:老年人许多重要器官的储备能力和对内环境的调节功能减弱,致使药物不良反应的发生率随年龄增长而增高。

(6)滥用非处方药物:老年人生活阅历丰富,有一定的用药经验,也常从医生、病友、科普读物、报纸广告中获得某些用药知识。因此,老年病人本身对用药的主观选择愿望高,盲目地追求新药、贵药、进口药、补药等他们心目中的"好药"。

(二)老年人常用药的不良反应

1. 中枢神经系统药

(1)镇痛药:老年人应用阿片类镇痛药时,由于中枢神经系统功能减退和分布容积减小,药物的镇痛作用和持续时间,可随年龄增长而延长;同时中枢抑制剂降压作用增强。因此,用药时必须注意呼吸抑制及直立性低血压的发生,老年人对阿片类镇痛药引起的便秘、消化道作用也较敏感,故用药期间常需要合用泻药。

(2)镇静催眠药:本类药物中最常用的是苯二氮䓬类药物,小剂量可减轻或消除焦虑、紧张及恐惧,对各种原因引起的焦虑症均有显著疗效;中等剂量有明显镇静、催眠作

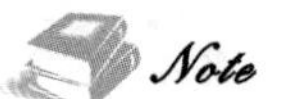

用。常用药物有地西泮、艾司唑仑等，老年人对这类药物的敏感性增加，而且由于这类药物的蛋白结合率高，分布容积较大，其活性代谢产物的半衰期显著延长，如地西泮的活性代谢产物去甲地西泮的半衰期在老年人体内为 128 h，中青年人为 48～60 h。因此，老年人应用的剂量必须减半或更少，否则有引起严重中枢抑制的可能。已有中枢兴奋性降低的病人尤应慎用。一般临床经验认为老年人应用中枢神经抑制药的剂量仅为年轻人的 1/2。

治疗剂量常见不良反应有轻度头晕、乏力、困倦、口干、腹泻、便秘及视物模糊等；嗜睡、困倦等不良反应在老年人中仍常见。大剂量可导致共济失调、意识障碍、精神错乱，严重时可引起昏迷、呼吸抑制。

(3) 抗抑郁药：以三环类抗抑郁药为主，老年人常用的丙咪嗪、去甲丙咪嗪及阿米替林等药物，其血药浓度比年轻人高，分布容积较大，清除半衰期是年轻人的 2 倍，其治疗作用和毒性反应均与血药浓度密切相关。因此，老年人易出现不良反应，主要为 M 胆碱受体阻断所致的阿托品样副作用，如口干、便秘、肌肉震颤及直立性低血压，严重者会出现心律失常、心力衰竭等毒性反应。

(4) 抗帕金森病药：左旋多巴及其复方制剂是治疗帕金森病的重要药物。胃内 pH 增高和肠蠕动减慢可增加药物的吸收，药物的分布容积较小。老年人对左旋多巴作用的耐受力减低，并由于外周多巴脱羧酶随年龄增长而减少，故通过血脑屏障入脑组织后脱羧为多巴胺而起效的药量相对增多，故需要减少药量。

常见不良反应包括：消化道症状、直立性低血压、心律失常、不自主异常运动、精神障碍、症状波动等。

2. 解热镇痛药及抗炎药　非甾体抗炎药是治疗老年人慢性疼痛的最常用药物。这类药物的血浆蛋白结合率高，分布容积小，因此在老年人蛋白减少和肾功能减退的情况下会导致游离药物浓度升高，特别是在加大用药剂量时，容易出现不良反应。常见的不良反应有胃肠道反应，如恶心、呕吐、食欲下降、腹痛等，严重时可引起胃肠道出血；过敏反应也常见；水杨酸类还可引起眩晕、耳鸣、听力下降等症状。

3. 心血管系统药物

(1) 强心苷类：主要用于治疗急慢性心功能不全。血浆蛋白结合率低，其在体内主要以原型经肾小球滤过排出。以地高辛为例，大部分以原型经肾排出，地高辛清除率与肌酐清除率呈线性关系，有报道称老年人平均地高辛半衰期为 70 h，较中青年的 30～40 h 高 1 倍，且临床发现老年人地高辛中毒者明显增多，这与老年人肾功能降低，肾血流量下降及心肌退行性病变有关。对非急性心力衰竭者地高辛用量为 0.5 mg/d，4 日后改为 0.125 mg/d 维持剂量，但应注意老年人个体差异很大，临床应用一定要强调个体化，找出适合老年人的用量是极为重要的，住院病人应检测地高辛血浆浓度。

强心苷类药物中毒表现有消化道反应，如食欲缺乏、恶心、呕吐；中枢神经及视觉影响，如眩晕、视力障碍、黄视、绿视；心脏毒性(如快速异位心律失常)常见于心室期前收缩、二联律；窦性心动过缓及房室传导阻滞。当心室率突然由慢增快为 120 次/分以上，或低于 60 次/分，发现以上中毒表现的任一情况，应立即报告，以便及时处理。老年人用药后由于分布容积减小，肝、肾对药物的消除减慢，即使给予相等剂量，其血药浓度还是比中青年人高 2 倍；加上老年人均趋于心动过缓和血钾偏低，对强心苷的敏感性增高。所以老年人发生心律失常、消化道症状等不良反应的概率较高。

(2) 血管紧张素转换酶抑制剂和血管紧张素Ⅱ受体阻断剂两类药均能使血管张力降低，血管扩张，常用于治疗高血压、心功能不全，心肌梗死及其他肾病。本类药物作用强、

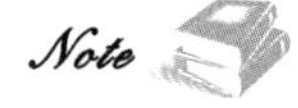

疗效高,不易产生直立性低血压,长期用药对脂肪和糖代谢无不良影响。因为对老年人降压作用较敏感,老年人应从小剂量开始并监测血压以调整剂量。该类药口服易吸收,24 h 内 92%以上的药物由尿排出,如卡托普利、培哚普利等血浆蛋白结合率较低,分布容积小,药物主要以原型从肾排出。

常见的不良反应有皮疹和瘙痒、干咳、味觉障碍、高钾血症等,血管紧张素Ⅱ受体阻断剂与血浆蛋白结合率较高,不良反应较少。

(3) β受体阻滞剂:常用于治疗高血压、心绞痛及心律失常。以普萘洛尔、美托洛尔为例,药物的脂溶性较高,分布容积较大,对药物的代谢与排泄能力均降低,常见的不良反应有乏力、嗜睡、直立性低血压和心动过缓,老年人还可出现神志模糊。此类药物可引起支气管平滑肌收缩,故有支气管哮喘史、慢性阻塞性肺疾病的病人慎用;能延缓胰岛素使用后血糖水平变化,易掩盖胰岛素引起的低血糖反应,因此糖尿病病人慎用。

阿替洛尔口服吸收快,85%～100%以原型由尿排出,血浆药物半衰期为 6～8 h,老年人可延长达 22 h,故老年人用药应适当延长给药间隔。不良反应为易诱发加重心力衰竭,故心力衰竭者不宜使用。

(4) 钙离子通道阻滞剂:常用于高血压和冠心病的治疗。氨氯地平的血浆蛋白结合率较高,分布容积大,主要通过肝代谢,肝功能损害者应减少剂量,由于其代谢产物不具药理作用,所以,肾功能下降对剂量的影响较小。常见不良反应有直立性低血压、心动过缓、踝部水肿、乏力、眩晕等。老年人压力感受器敏感性减退,调节血压功能稍差,易造成血压波动及直立性低血压,尤其在使用降压药治疗时,一定要严密监测血压,嘱病人变换体位时要缓慢。

(5) 利尿药:利尿药直接作用于肾,促进肾排出过多水和电解质,使尿量增多,临床多用于治疗各种水肿、心功能不全及高血压。常用的利尿药有呋塞米、氢氯噻嗪及保钾利尿剂等。呋塞米作用强且迅速,多用于严重水肿,如急性肺水肿和急性脑水肿等;氢氯噻嗪是临床常用的口服利尿药和降压药;保钾利尿剂包括螺内酯和氨苯蝶啶。这类药物的血浆蛋白结合率及分布容积均在中等水平。氢氯噻嗪与洋地黄类药物同时使用治疗心力衰竭,当发生低血钾时更易诱发洋地黄中毒,故应注意补钾或与保钾利尿剂合用以防发生低血钾;低血钾的表现为腹胀、肌无力、恶心、呕吐等。另外老年人体液调节功能逐渐减退,肾浓缩功能减退和口渴感觉较迟钝,还容易出现过度失水,易致摄入液体量不足,更易导致低血容量和低血压发生,造成全身重要脏器供血不足,甚至发生功能障碍。呋塞米、氢氯噻嗪可使尿酸排出减少,易引起高尿酸血症;氢氯噻嗪可抑制胰岛素分泌及葡萄糖利用,使血脂、血糖升高,长期用药应监测血尿酸、血糖及血脂,对痛风病人禁用该类利尿药;糖尿病、高脂血症病人慎用。

(6) 硝酸甘油:老年心绞痛病人舌下含服吸收迅速,2～3 min 起效,4～5 min 达血药浓度高峰,持续时间 10～45 min。主要在肝代谢、肾排泄,药效维持 24 h,老年人肝、肾功能减退,故硝酸甘油作用明显增强,用量不宜过大,青光眼者慎用。

不良反应主要有血管扩张作用引起的血管搏动性头痛头晕、皮肤潮红,一般用药数日后自行消退;血压下降、心动过速,偶尔有体位性晕厥。

4. 呼吸系统药物

(1) 茶碱类:主要用于支气管哮喘的治疗。以氨茶碱为例,药物的血浆蛋白结合率不高,分布容积较小,加之药物在体内的生物转化率个体差异大,老年人较易发生药物不良反应,常见不良反应有恶心、呕吐、头痛、烦躁、易激动,静脉注射浓度过高、速度过快可出现心律失常、肌肉颤动、血压骤降等,与β受体激动剂合用有协同作用,但大剂量合用可

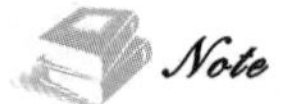

导致不良反应增加。

（2）β受体激动剂：用于治疗各种原因引起的支气管阻塞性疾病，以常用药物沙丁胺醇为例，药物的血浆蛋白结合率较高、分布容积较大，老年人和长期用药者对药物的敏感性降低。主要不良反应有头痛、头晕、心悸、手震颤等，加大用药剂量会导致不良反应增加。

5. 化学治疗药物

（1）抗菌药：抗菌药种类繁多，依据其作用机制、抗菌谱和亲组织性的不同选择用药，药物不良反应依据其药动学而异。

各类抗菌药的主要不良反应如下：①青霉素类较常见过敏反应，少见粒细胞和血小板减少、肝肾损害；②头孢菌素类较常见过敏反应，消化道反应少见，如转氨酶升高；③喹诺酮类药物常见消化道反应，其他有过敏反应、眩晕、肝肾损害等；④氨基糖苷类药物低浓度为抑菌作用，高浓度为杀菌作用，肌内注射吸收迅速，在体内半衰期为 2～4 h，大部分以原型由肾排出。本类药物主要用于革兰阴性菌感染。链霉素、庆大霉素先影响前庭功能，出现眩晕、恶心，如不及时停药，继之出现耳鸣、耳聋，则不易恢复；卡那霉素耳毒性较大，易致难以恢复的神经性耳聋；老年人听力原本易减退，感觉迟钝，加之肾功能减退，则更易出现耳毒性副作用，应严密观察病人有无眩晕、耳鸣，及时发现并向医生报告。本类药物对肾有损害，可引起蛋白尿、血尿等，停药后一般可恢复；新霉素毒性强，目前已少用。卡那霉素、庆大霉素、链霉素三种药物肾毒性依次递减，但用药超过 5 日应做尿常规检查。老年人由于肝肾功能的减退，影响对药物的消除作用，使血药浓度升高，代谢过程发生改变，可能导致药物不良反应增加或加剧，使用利尿药治疗老年高血压也是加重抗菌药肾损害的重要因素之一。

（2）抗病毒药：抗病毒药大致可分为化学合成药和生物药两类。化学合成药的常见不良反应有消化道反应、眼震、肌痛，有些药物可导致骨髓抑制和肝肾损害。生物药如干扰素可引起过敏反应、消化道反应及肝肾功能异常，脱发也较常见。

（3）抗恶性肿瘤药：抗恶性肿瘤药主要通过影响核酸生物合成、直接破坏 DNA 并阻止其复制、干扰转录过程阻滞 RNA 合成、影响蛋白质合成、影响激素平衡等途径发挥作用。用药后病人大多会出现不同程度的不良反应，主要包括：①骨髓抑制，常引起白细胞、血小板减少；②胃肠反应，如口腔炎和胃炎；③心肌损害、肝损害、肾损害及膀胱毒性；④毛囊损害，如脱发；⑤免疫抑制；⑥神经毒性及耳毒性等。

6. 降血糖药　降血糖药包括胰岛素和口服降糖药。胰岛素常用的有速效及长效胰岛素，分别于餐前 0.5 h 及餐前 1 h 皮下注射。胰岛素促进糖、脂肪、蛋白质代谢，使血糖降低，多用于 1 型糖尿病及 2 型糖尿病病人中不宜用口服降糖药控制者。口服降糖药常用类型有磺脲类及双胍类，甲苯磺丁脲餐前服用，持续作用 6～12 h；格列本脲作用比甲苯磺丁脲强，口服吸收快，作用可持续 24 h，上述药物均在肝内代谢，经肾排出。

其主要不良反应有低血糖和过敏反应。低血糖常由胰岛素过量，进食不足，运动过度引起。表现为饥饿感、软弱无力、出汗、心悸，严重者致昏迷、死亡。嘱病人注射胰岛素必须与饮食配合好，运动时随身带糖果，且不要剧烈运动。胰岛素可引起轻度皮肤过敏，偶见过敏性休克，反复注射部位皮下组织可出现红肿、硬结、脂肪萎缩。服用 α 葡萄糖苷酶抑制剂常出现消化道反应。磺脲类中格列齐特副作用最小，很少发生低血糖；而对磺胺类药物过敏者禁用。老年人由于肝肾功能减退，调节功能和适应能力下降，对低血糖反应特别敏感，易发生用药后低血糖反应，若与β受体阻滞剂合用更易发生低血糖，特别是夜间低血糖已成为老年糖尿病病人不可忽视的死亡原因，故老年病人应随身携带

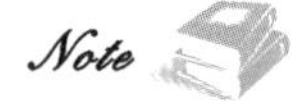

糖果。

7. 糖皮质激素 老年病人应用糖皮质激素较年轻病人更易出现消化性溃疡、出血和穿孔,易致骨质疏松症,延缓创伤愈合。故老年病人使用时应特别重视对各类药物不良反应的观察。

8. 中药及中成药 老年人对中药及中成药接受程度高,而对其不良反应认知程度低。近年来随着临床药学研究的进展,显示中药及中成药导致的不良反应并不少见。其中老年人是高发人群。常见的不良反应主要有过敏反应、肾损害、肝损害和心脏损害。其中含马兜铃酸的中药引起的肾损害在近年来备受关注;中成药特别是提取物引起的过敏反应屡有报道,一些中药(如雷公藤)及其制剂甚至可引起肝肾及造血器官等多系统多脏器的广泛损害。一直被认为是滋补药的人参等药物也被观察到可引起神经精神异常、心律失常等不良反应。此外,老年人由于肾功能减退,服用含钾、钠高的中药可能会导致或加重电解质紊乱,而使病情恶化。同时服用某些中药和合成药物可能导致相同作用叠加及不良反应,如同时服用银杏叶制剂与阿司匹林,可能引起出血现象。

二、老年人用药原则

据统计,我国每年 500 万住院病人中,至少有 250 万人的入院与药物不良反应有关,其中重症 50 万人,死亡 19 万人。老年人数量比年轻人高 3 倍以上,在所有药物不良反应致死病例中占一半。因此,老年人用药护理是一项复杂又具体的工作。工作成效直接关系到老年人的身体健康和生命安危,临床上必须给予足够的重视。老年人由于机体生理特点与年轻人有差异,药物在体内的过程及药理效应均发生改变,同时还存在着影响药物作用的其他因素,使老年人用药与年轻人相比有许多不同之处。这就要求老年护理人员要了解老年人的生理变化特点及药动学和药效学的改变,结合病人病情全面综合分析,权衡利弊缓急,做到合理用药。

(一) 老年人用药的特点

1. 个体差异大 老年人健康状况各不相同,其实际年龄和生理年龄并非一致,即老龄和老化间存在差异。如有的人未到 60 岁就老态龙钟、精力衰退;而有的人 80～90 岁还白发红颜、步履稳健。现在还缺乏按生理年龄分组的标准,用药也不可能像婴幼儿那样有各种年龄或体重折算用药剂量的公式。这就造成了老年人用药的个体差异较其他年龄组更大。因此,老年人用药也就必须根据老年人的生理、心理、病理、药理等各个方面的具体特点进行个体化的综合考虑。

2. 依从性差 依从性是指病人对医嘱执行的程度,就用药而言,即病人能否按医生处方规定用药。许多调查资料表明,老年人用药的依从性降低,如调查 60 位新近出院的老年病人,出院 6 周后有 48%的人服药量比医嘱规定少了一半,而 26%的人多服了规定量的一倍;经过对 357 位老年糖尿病或心脏病病人的调查,只有 42%的病人按医嘱规定使用了镇静催眠药等。据统计,老年病人平均用药依从性为 59%,亦即有将近一半的病人不能按规定用药,值得引起注意。病人不能严格按医嘱用药,不仅影响药物疗效,也影响对新药或不同用药方法的正确评价。影响老年人用药依从性的主要因素有病人的生活环境、社会地位和文化程度、疗程的长短(疗程越长,依从性越低)、服药种类(同时用药种类超过 4 种,则依从性显著降低)及病人的精神状态等。监测病人依从性的方法如下:①直接法,即测定病人血药浓度或尿药排泄量;②间接法,即疗效观察,与病人交谈了解,检查剩药数量等。

知识拓展
3-1

3. 不良反应发生率高 老年人药物不良反应比年轻人多见，且随增龄呈上升趋势。有报道称老年人的药物不良反应发生率为年轻人的2～7倍，20～29岁组不良反应发生率为3%，61～70岁组为15.7%，71～80岁组为18.3%，80岁以上组为24%。

老年人用药研究是针对老年人生理、生化与病理生理特点，研究药物在老年人体内的药动学、药效学和不良反应，其目的在于提高药物对老年人的治疗效果，减少药物不良反应，做到合理用药。同时，通过药物对老年人机体功能影响的研究，有助于了解和掌握老年人机体活动与衰老的规律，为预防早衰、延年益寿提供科学依据。

4. 药物的不良反应与原发病不易鉴别 一般而言，药物出现不良反应，其表现不同于原有疾病的症状。如药物过敏性休克、药物性皮疹，其表现与原发疾病的表现可能完全不同。但是老年人由于药动学和药效学的特点，可能出现一些药物所致不良反应与原有疾病症状相同或症状的不典型表现，以致药物的不良反应与原发病不易鉴别，影响老年人继续用药。如用普萘洛尔治疗高血压，症状控制后停药而发生反跳性高血压，钙拮抗剂治疗心绞痛致发作等。

（二）老年人安全用药的原则

1. 严格掌握适应证，恰当选择药物及剂型 合理用药，其目的是治疗及预防疾病。因此，在诊断明确之后，权衡利弊，严格选药。排除禁忌证后，选择疗效可靠、作用温和的药物。应劝告病人不要自选药物，尤其不要偏信广告，也不要滥用新药，避免发生不良反应。

（1）重视非药物治疗原则。并非所有疾病或症状都需药物治疗，如对失眠、多梦的老年人，有时只需调节生活习惯，晚间节制烟酒、咖啡等其他精神兴奋因素，而不必应用镇静催眠药；又如对轻度老年抑郁症病人，可通过丰富生活内容，调节生活节奏，使其不再感到孤独等。

（2）执行种类少原则。老年人用药种类宜少，最好不超过5种，应避免同时应用有相同作用或相同副作用的药物，以免药物相互作用而出现或加重不良反应，如镇静药、抗抑郁药、利尿药、降压药、血管扩张药等均可引起直立性低血压反应，同时应用可导致严重不良反应。①了解药物的局限性。由衰老导致的多种老年疾病一般无相应有效的药物治疗，如用药过多，会增加药物的不良反应，所致危害大于疾病本身。②严格遵守5种药原则。老年人在疾病加重期治疗的过程中可适当增加药物种类，但病情稳定后要严格遵守5种药原则。有资料报道，同时使用2种药可以使药物的相互作用增加6%，5种药增加50%，8种药增至100%。因此，患慢性疾病的老年人，治疗中应考虑抓住主要矛盾，用药种类尽量简单，选择兼顾治疗作用的药物。③治疗应选用具有兼顾性作用的药物。如高血压合并前列腺肥大时可选用α受体阻滞剂；高血压合并心绞痛者可选用β受体阻滞剂及钙离子通道阻滞剂。④减少和控制补药。体弱多病的老年人应在医生的指导下适当用补药，健康的老年人无须服用补药。

（3）小剂量原则。《中华人民共和国药典》规定60岁及以上老年人用药时只用成年人剂量的3/4或1/2，原则上老年人用药剂量应低于中青年人，老年人对药物反应个体差异大，要根据个体健康情况、疾病轻重及体重等酌情确定个体化的用药剂量，选择适合老年人的药物剂型。对同时患有多种慢性疾病，长期用药的老年人，须以口服给药为主。对吞药困难的老年人，在药物剂量大时，宜选用液体剂型，必要时可注射给药。对老年人选用缓释剂型时应注意其胃肠功能的不稳定，胃排空时间延长，肠道运动减慢，均可使药

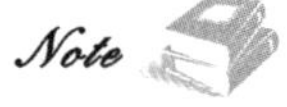

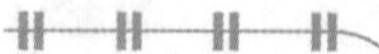

物释放增加而致严重或罕见的不良反应,应尽量避免同时应用。

(4) 择时原则。择时即根据时间生物学和时间药理学的原理,选择最合适的用药时间进行治疗,以提高疗效和减少不良反应。因为许多疾病的发作、加重与缓解都具有昼夜节律变化,如变异型心绞痛、脑血栓形成和哮喘容易在夜间发生,类风湿关节炎常在清晨出现关节僵硬等。在进行择时治疗时,主要根据疾病的发作、药动学、药效学的昼夜节律变化来确定最佳用药时间。如抗心绞痛药物的有效时间应能覆盖心绞痛发作的高峰时段,变异型心绞痛多在0—6时发作,因此,主张睡前用长效钙拮抗剂;劳力型心绞痛多在上午6—12时发作,因此应在晚上用长效硝酸盐、β受体阻滞剂及钙离子通道阻滞剂。

知识拓展

3-2

(5) 暂停用药原则。许多药源性疾病往往是由于用药时间过长或剂量过大所致。因此,当病情好转或经治疗达到疗程时应及时停药或减量,治疗无效时应及时更换其他药物,即使需要长期应用的药物也应定期停用1～2日,以便及时发现或减少药物的不良反应。当病人出现新的病诉时要分辨是原有疾病加剧还是药源性疾病所致。因此,暂停用药原则是老年人在疾病治疗中最简单、最有效的合理用药的保证措施,值得高度重视。

(6) 及时停药原则。老年人长期用药是导致药物不良反应的原因之一,且有些药物没有必要长期使用。因此,老年人用药应采用及时停药原则,避免不必要的长期用药。在病情得到控制、疗程结束后应根据情况及时停药,凡是疗效不确切、耐受性差、未按医嘱使用的药物均应及时停药。

2. 提高老年人遵医嘱用药水平 是否遵医嘱用药可直接影响药物疗效。有报道称75岁及以上病人有近半数不能按医嘱规定用药,分析原因可能与对医嘱理解不清楚,记忆力减退忘记服药,视力听力减退导致用药错误,患多种疾病用药多等有关。为提高遵医嘱用药水平,对老年病人应简化用药,减少用药种类、用药次数,对病人及其照料者说明正确用药方法,并将药品标签用大字标出或做出明显标识,注明用法用量。

3. 合理使用保健药品 老年人服用保健药品的目的是增强体质、预防疾病、促进健康,颇具吸引力的是抗衰老药物,但目前尚缺乏抗衰老药物是否有效的充分证据。企图依靠应用滋补药物补养身体、延年益寿、返老还童、永葆青春还有待进一步研究。由于我国经济发展迅速,人民生活水平不断提高,社会盛行为老年人提供各种保健药品,大致分为蜂产品制剂、滋补强壮中药类、维生素类、微量元素类等。因此,保健药品合理应用是极为重要的。老年人在选用保健药品时应根据药理试验和临床疗效评价结果,特别是对60岁及以上老年人的药效评价,并在医生指导下采用个性化的服用方式。

4. 给药方案应突出个体化原则 根据老年人药动学及药效学特点确定给药方案。许多药物在老年人体内半衰期延长,若用成年人的常规剂量和间隔往往容易导致中毒。原则上老年人用药剂量宜小,间隔宜长。故须仔细观察老年人用药效果与反应,找出不同个体间的用药规律。一般推荐用成年人剂量的半量或1/3量作为起始量,也有人建议65岁及以上老年人剂量减少10%,75岁及以上减少20%,85岁及以上减少30%。经肾排泄的药物可按肌酐清除率的高低计算用药剂量(表3-2)。老年人用药剂量的个体差异很大,同龄老年人的剂量可相差数倍。因此,老年人给药方案应个体化,定期检测药物浓度及肝肾功能,以正确评价疗效,同时及时发现不良反应。有条件时应进行治疗药物监测,指征如下:①治疗指数小、毒性大的药物,如地高辛等;②具有非线性动力学特征的药物,如苯妥英钠、阿司匹林等;③心、肝、肾疾病病人;④多种药物联合应用时等。

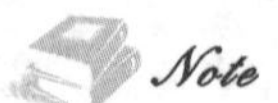

表 3-2　老年人用药时须调整剂量的常用药物

药　物	建议剂量改变	机　制
抗生素		
氨基糖苷类	按肾小球滤过率减量	肾小球滤过率降低
青霉素类	按肾小球滤过率减量	肾小球滤过率降低
抗心律失常药		
奎尼丁	减量	血浆清除率降低
普鲁卡因胺	按肾小球滤过率减量	肾小球滤过率降低
丙吡胺	按肾小球滤过率减量	肾小球滤过率降低
利多卡因	减量	肝血流量减少
强心苷类		
地高辛	按肾小球滤过率减量	肾小球滤过率降低
精神活性药物		
地西泮	减量，给药间隔延长	中枢神经系统敏感性增高，半衰期延长
氯氮䓬	减量，给药间隔延长	中枢神经系统敏感性增高，血浆清除率降低，分布容积增大
丙咪嗪	减量（有时达 50%～70%）	未明（可能生物利用度增加）
阿米替林	减量（有时达 50%～70%）	未明（可能生物利用度增加）
H_2受体阻断药		
西咪替丁	减量	肾小球滤过率降低
利尿药		
噻嗪类	减量	反应增强
呋塞米	减量	反应增强
抗凝药		
华法林	减量	阻止凝血因子生成的敏感性增高

5. 适当联合用药　临床经验证明，药物不良反应发生率随用药种类增加而增加，用药种类越少，不良反应发生率就越低。故用一种药物有效，就无须用两种药，以免发生不必要的相互作用。如抗生素的联合应用，一般不应超过三种。老年人往往患有多种疾病，联合用药应保持警惕，在心血管疾病及肝肾功能不全时尤应注意。

6. 注意定期随访　老年病人长期用药须定期随访，掌握影响药物疗效的各种因素，找到未能取得预期疗效的原因，发现有不良反应时应及早处理。应用对骨髓、肝、肾等有损害的药物时，还应定期检查，及时发现早期毒性反应。

三、老年人用药的护理

老年人由于营养状况、衰老进程、基础疾病等方面的个体差异，有较年轻人更为显著的药物代谢过程的个体差异，同时由于记忆力减退，对药物治疗的目的、服药时间和方法等理解能力下降，往往会影响老年人安全、及时、有效地用药。因此，老年人用药的护理十分重要。

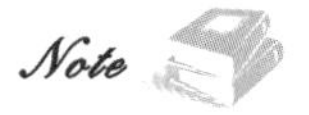

(一) 老年人用药评估

1. 用药情况的综合评估

(1) 用药史:老年护理人员应详细评估老年人的用药史,建立完整的用药记录,包括既往和现在的用药记录、药物过敏史、引起不良反应的药物及老年人对药物的了解情况等。

(2) 各系统老化程度评估:老年护理人员应仔细评估老年人各系统的功能情况,如肝、肾功能的生化指标。如胃肠功能不稳定的老年人不宜服用缓释剂,因为胃肠功能的改变会影响缓释药物的吸收。

(3) 用药能力评估:老年护理人员应评估老年人的理解力、记忆力和阅读能力,评估其是否能区别药物的种类,说出正确的服药方法及注意事项,能否坚持服药;评估老年人的视力、听力、吞咽能力(有无吞咽困难)、口腔状况(有无义齿)、获取药物的能力(手足能力、自理能力)和发现不良反应的能力。根据老年人的服药能力,选择恰当的药物剂型和给药方式(尽量简单),以便老年人自行给药。

(4) 作息时间和饮食习惯评估:老年护理人员应评估老年人的作息时间,如是否规律,是否有早睡早起的习惯;评估老年人的饮食是否规律,食物种类,有无特殊饮食嗜好,饮食习惯对服药时间、方法及疗效等是否有影响等。

(5) 心理反应:老年护理人员应了解老年人对使用药物的心理反应,对药物有无依赖、期望、反感及恐惧等心理。

(6) 社会经济状况:老年护理人员应了解老年人的文化程度,家庭经济状况,对当前治疗方案和护理计划的认识程度、满意度和家庭的支持情况,以及是否会因为经济困难而有自行停药或减量服药等情况发生。

2. 给药途径的评估 老年人的常见给药途径包括口服给药、静脉注射、皮下注射和肌内注射、舌下含服等。

(1) 口服给药:口服给药是最常用、方便、经济、安全的给药途径,且不会给老年人造成太大的痛苦,容易被老年人接受。老年人一般以口服给药为主,对吞咽困难的老年人不宜选用片剂、胶囊制剂,宜选用液体剂型,如冲剂、口服液等。由于口服给药吸收慢,疗效易受胃肠功能、胃肠道内容物等的影响,因此,不适用于需要急救、吞咽功能障碍、呕吐、禁食的老年人,必要时可注射给药。

(2) 静脉注射:静脉注射给药时要考虑老年人心脏的功能状况,降低给药的速度和减少输入的液体量。一般每日静脉注射的输液量应控制在 1500 mL 以内,输入生理盐水的量每日不超过 500 mL,输入葡萄糖注射液时要事先明确老年人是否患有糖尿病,若有糖尿病,则应在注射液中加适量胰岛素和钾盐。

(3) 皮下注射和肌内注射:由于老年人皮肤弹性差,皮下组织疏松,肌肉组织因萎缩而不宜采用肌内注射。如果必须采取肌内注射,应选择合适的注射部位,注射针头不宜太粗,长短要适宜,注意严格无菌操作,可采用 Z 路径肌内注射法,以增加药物的吸收,减少局部不良反应。长期注射胰岛素和低分子肝素钙的老年人,应制订好注射计划,有计划地选择注射部位,避免在同一部位反复注射,造成药物吸收不良及组织坏死。

(4) 舌下含服:舌下含服是指使药剂直接通过舌下毛细血管吸收入血,完成吸收过程的一种给药方法。舌下含服的给药量有限,但因无首过消除,药物可以通过毛细血管壁被直接吸收,药物分子能顺利通过较大的分子间隙,吸收完全且速度快。舌下含服是用于需要快速、紧急给药或避免药物首过消除的给药方法。例如,硝酸甘油通过舌下含服可迅速起效。

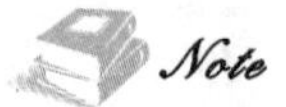

（二）老年人用药护理

1. 密切观察用药反应 向用药者详细介绍药物的治疗作用和药物不良反应的表现，用药后应注意观察药物的治疗效果和是否发生药物不良反应。由于老年人反应较迟钝，脏器的储备能力差，而且个体差异大，药物不良反应的表现可能较为隐匿和更为复杂。加上老年人常存在沟通障碍，特别是脑卒中后遗症老年痴呆的病人，因此，必须细心观察用药后出现的药物不良反应的表现，不能用原来疾病解释的临床表现或病情突然加重，均应考虑是药物不良反应。对于个体差异大、肝肾功能对药物代谢影响大、有效药物浓度范围狭窄的药物，如普萘洛尔、地高辛、利多卡因、阿米替林、庆大霉素、水杨酸等，通过血药浓度监测，可有效预防和减少药物不良反应的发生。

2. 控制影响药效和药动学的因素 用药者是否能按时、按剂量用药及其生活习惯和饮食习惯等会对药物疗效和药动学产生影响，如吸烟可以显著降低茶碱、普萘洛尔的血药浓度，影响利多卡因在体内的分布；饮酒可加速巴比妥类的代谢；有些药物与浓茶、牛奶、豆浆等同时服用会影响药物的吸收；长期低蛋白饮食会导致蛋白结合率高的药物游离，血药浓度升高；高钠饮食会降低利尿剂的治疗效果等。因此，针对个体的实际情况，对影响药效和药动学的因素进行干预，是用药护理过程所必需的。按时、按剂量用药是保证用药疗效，减少药物不良反应最基本的措施。

3. 提高用药依从性 研究显示 75 岁及以上老年人的用药依从性指数（compliance index，CI＝已服药量/处方所开药量×100％）只有 60％左右，在某些需要长期用药的慢性疾病，如支气管哮喘、高血压、糖尿病等，老年人用药依从性低已成为影响治疗效果最重要的因素。影响老年人用药依从性的主要因素有记忆力下降；活动不便而缺乏照料；担心药物的不良反应和存在偏见；用药种类、剂量、次数过于复杂；用药时间、剂量、疗程及注意事项等阅读或理解错误；不能正确掌握用药方法；药物的剂型不合适或口感差；受以往用药经验、广告宣传、经济条件等因素影响。由此可见，影响老年人用药依从性的因素众多，应有针对性地采取相应措施，以提高用药依从性。提高老年人用药依从性的基本措施包括以下几方面。

（1）用药方式尽量简单，尽可能减少用药种类和次数；用药途径应结合老年人的生活习惯及自理能力，如果口服给药与注射给药效果相近，尽量采用口服给药方式，方便老年人自己用药。

（2）指导老年人采取措施防止漏用、错用药物。如把药物放在水壶、饭桌等经常接触或显眼的地方，将用药剂量、用药次数等用大号字体或用不同的颜色做标记，用小药盒将每次服用的药物配好放置在老年人易于取用的地方等。

（3）详细解释用药方法、剂量和注意事项，训练老年人掌握正确用药方法，观察其是否能正确复述和操作。

（4）应协助独居、活动不便的老年人取得家属、邻居和社区服务机构的帮助，定时提醒和协助老年人用药。

（5）及时了解老年人对药物剂型、口感的反应，更换影响接受程度的药物。

（6）详细解释药物的治疗作用、可能出现的不良反应及应对方法。

（7）对需要长期治疗的老年人，强调遵医嘱规范用药的重要性。同时，应依据其经济条件选择药物，尽量减轻老年人的负担，消除顾虑，增强医患间的信任感。

4. 指导合理用药 合理用药是指安全、有效、经济的个体化给药。老年人基础疾病、价值观、经济条件、医疗卫生条件、文化水平、信息来源渠道及判断力的差异均会对其用

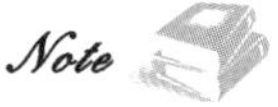

药观念产生影响。随着生活水平的提高,老年人追求健康的意识增强,以及部分媒体不科学的宣传影响,在合理用药教育及药物规范管理相对滞后的情况下,老年人不合理用药,特别是非处方药的不合理使用已经成为广受关注的健康问题,因此,把合理用药的教育纳入用药过程护理和健康指导的内容很有必要。

(1) 老年人不合理用药的主要表现如下:①根据经验决定用药,老年人特别是有慢性疾病者,常喜欢根据以往的用药经验,固执己见地选择药物和用药剂量;有时甚至拒绝医护人员和药师的指导,跟随广告宣传选择用药。②部分老年人错误认为新药、进口药、高价药的治疗效果更好,不考虑自身情况而盲目跟随用药,追求新药、进口药、高价药。③由于不了解药物的化学成分造成多种商品名不同、化学成分相同的药物合用;面面俱到用药,认为每种药物各有作用。中药和合成药各有优点,难以取舍而造成用药种类繁多,增加药物不良反应。④迷信和过度依赖药物的作用。主要表现在迷信抗感染药物、解热镇痛抗炎药、维生素、抗衰老药、滋补药等在强身健体、益智延年方面的作用,长期或大量使用这类药物。

(2) 老年人合理用药健康指导如下:①强调专业用药代替经验用药,并通过讨论说服来改变病人不合理用药的行为。②强调在治疗过程中根据具体疾病、个体差异等综合因素选择药物。③强调应在药师的指导下使用非处方药,了解药物的成分以避免重复用药。④强调简单用药原则,用药种类越多,药物不良反应的发生率越高,如同时使用 5 种药物,药物不良反应的发生率为 4.2%,超过 10 种时增加到 24.2%。⑤强调理性用药,避免在没有明确适应证情况下随意用药,尤其是预防性使用抗感染药、解热镇痛抗炎药,大量长期服用维生素、抗衰老药和包括中药在内的滋补药等。

【护考提示】

老年慢性肺源性心脏病急性加重期用药注意事项

(1) 利尿剂:为避免大剂量使用导致血液浓缩、痰液黏稠,加重气道阻塞及低钾血症,肺源性心脏病病人使用利尿剂时应以缓慢、小剂量、间歇为原则。

(2) 洋地黄:肺源性心脏病病人因长期缺氧,对洋地黄类药物的耐受性低,容易中毒,故使用洋地黄类药物应以快速、小剂量为原则。

(三) 家庭用药的指导

老年人常一人同时患有多种疾病,需要长期服用多种治疗药物,由于缺乏正确的用药知识,老年人常存在不安全用药行为,为了提高老年人的自我管理能力和服药依从性,避免盲目滥用各种保健品,应积极开展健康教育,加强社区、家庭等社会支持系统的功能,达到帮助老年人安全用药的目的。

1. 老年人家庭用药注意事项

(1) 明确诊断和用药指征:在选用药物时必须诊断明确,有用药指征,尤其是使用抗生素和抗菌药时,采用合理的用药方案,少而精的选用药物,防止多用、滥用。

(2) 科学选药:选用疗效肯定、副作用少、不良反应轻的药物,尽量少用补药。

(3) 正确用药:选择合适的剂量与合理的疗程。老年人用药宜从小剂量开始,一般推荐以成年人用量的 1/2 或 1/3 为起始量,然后根据病情及疗效再调整剂量;对于肾功能减退者,应根据其肌酐清除率水平酌情调整剂量及给药间隔时间,疗程应视病情与主要脏器功能而定。服药目的要明确,剂量、疗程、减量及停药与否要遵医嘱,忌盲目服用任何药物。一

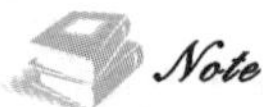

般疾病的用药种类以单一用药为宜，注意个体差异，合并用药时最好不超过 4 种药。

（4）加强协调、监督，提高用药依从性。

（5）密切观察药物的副作用：老年人对药物的副作用表现不典型，但神经、精神症状较突出，用药中出现类似老化现象加重（如健忘、意识模糊、焦虑、抑郁、食欲下降等）应首先考虑是药物副作用。对曾发生过不良反应的药物应及时记录，便于今后治疗时参考；首次用药应严密观察，出现副作用须及时停药。

（6）常用药物的注意事项：①抗生素类，选择对肝肾功能损害较小的药物，剂量及疗程应适当，避免因使用抗生素不当而致肠道菌群失调。②强心苷类，地高辛是老年人常用的强心药，因老年人肾功能减退，药物排泄速度慢，半衰期延长，故应定期监测或严密观察用药后的毒副作用，如食欲减退、黄绿视等。③利尿药，老年人心力衰竭时食欲差，加上肝肾功能降低，易出现水、电解质紊乱及酸碱平衡失调，故应用排钾利尿剂时应严密观察病情变化及监测血气、电解质，防止出现血钾紊乱情况，若出现心率突然缓慢应立即报告医生，及时处理，以免造成不良后果。④降压药，老年高血压病人用药时应找出最佳剂量及用药时间，使血压稳定在一定的水平，不应因用药不当导致血压不稳定而造成心、脑、肾的缺血或脑出血。⑤解热镇痛药，老年人对解热镇痛药的作用较敏感，半衰期延长，故老年人用此类药物时应从小剂量开始，以免出现虚脱症状。如长期服用小剂量阿司匹林，易刺激胃黏膜，甚至诱发消化道出血，因此要特别注意。⑥降血脂类药，老年人因胃肠道老化，应用降血脂类药时易出现副作用，即胃黏膜出血，故应用此类药物时应慎重。⑦胰岛素类，老年人因肾功能减退，对胰岛素的灭活功能降低，而致胰岛素作用时间延长，易发生低血糖反应；用胰岛素时应监测血糖及尿糖，以便调整胰岛素用量，避免低血糖发生；有些老年人肾糖阈高，血糖在 200 mg/d 以上时尿糖才显示阳性，故应定期监测血糖及做糖耐量试验。

综上所述，老年人用药应注意个体差异，综合药理学、药动学和生理病理情况等准确选择用药，并注意用药途径、疗程。提高用药的安全性及有效性，防止因用药不当而给老年人造成痛苦和不可逆的损失。

2. 老年人家庭用药管理

药品保存：①将内服、外用注射类药物分类放入瓶中保存，放药的瓶子应密封，否则，药物潮湿后易变质。②瓶外要贴上药名、剂量、服药次数、有效时间。标签清晰，名称完整，字要大。③一个瓶中或盒内不要存放多种药。④家庭储存药物，数量或品种不宜过多，须定期检查；凡发现过期、发霉、变色、混浊、沉淀等现象不能使用。⑤药柜或药箱应存放在显眼、方便取药的地方，但须注意避免儿童取到，且要阴凉、通风、干燥，避免阳光直射。⑥液体、胰岛素注射剂、栓剂、生物制品须存放在冰箱内。⑦奎宁、硝酸甘油、硝普钠等在光线作用下易分解失效的药物应储存在棕色瓶内并须避光保存，严防阳光直射。⑧外用药物要用红色标签或其他醒目颜色标明，以免内服后中毒。

3. 协助用药

（1）给药时间及药物种类如表 3-3 所示。

表 3-3　给药时间及药物种类

给药时间	药物种类
餐前药	空腹时：迅速对全身起到作用，如泻药、驱虫药、抑酸药 餐前：促进胃酸分泌药、增进食欲药、镇咳药、止吐药、健胃药、胃黏膜保护药、抗酸药、胃解痉药、收敛药、吸附药、肠溶片、滋补药

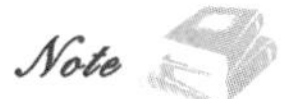

续表

给药时间	药物种类
餐后药	餐后即服:易刺激胃黏膜的药、缓慢吸收的药(如铁剂) 餐后 30 min:易刺激胃肠的药、促进消化吸收的药
餐间药	一般餐后 2 h 服用,吸收迅速、对胃肠刺激性小的药,直接作用于胃壁的药
固定时间服用的药	为维持血液中的药物浓度(如抗生素)
睡前药	镇静催眠药、抑酸药
随时药	发热、疼痛等对症药

直通护考

3-1

(2) 服药管理:①监督老年人按时按量正确服药;②为了避免药物误入气管而引起呛咳,要帮助老年人取坐位或半坐位后再服药;③可自制家庭药盒,每日早晨将一日的药物放在规定的药盒中,提醒老年人按时服药;④进行用药指导,解释用药目的、时间、方法,帮助老年人记忆服药方法;⑤协助危重或拒绝服药的老年人服药,将药片粉碎后,再加水溶解,从口内喂服或从胃管内注入;⑥提高老年人的自我服药能力。

(王江波)

Note

第四章　老年人的心理卫生与精神护理

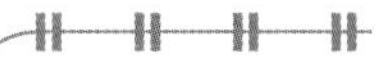

能力目标

扫码看 PPT

1. 能说出抑郁症、焦虑症、老年痴呆的定义。
2. 能应用所学知识，为精神心理障碍老年人制订护理措施，维护老年人心理健康。
3. 能运用护理程序为精神心理障碍老年人进行整体护理。

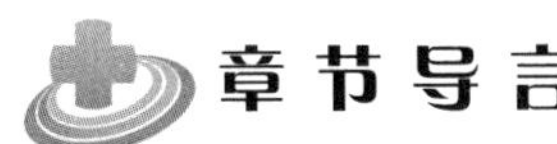

章节导言

随着我国人口老龄化进程的加快，如何提高老年人的生命质量和健康水平，已逐步引起全社会的重视。而老年人的心理健康是老年人健康的一个重要方面，直接关系着老年人晚年生活的幸福度。因此，正确掌握老年人的心理活动特点，深入了解老年人常见的心理问题，采取有的放矢的心理护理，维护和促进老年人的心理健康是老年期护理的重要内容。

第一节　老年人的心理卫生

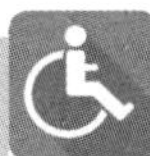

案例导入

杨奶奶，退休职工。去年，她的大女儿出嫁到另一个城市，小儿子结婚后搬到单位分的新房另住。自此杨奶奶便思维迟钝，郁郁寡欢，成天闭门发呆，愁眉不展，不同亲友往来，老伴找她说话她也不爱搭理，拉她出去参加老年人的活动，她也不去，时常自个唠叨说别人对她冷淡，这个世界上人情淡漠，孤苦伶仃地活着没意思。

请问：杨奶奶出现了什么精神心理问题，该采取何种干预措施？

案例导入答案 4-1

一、老年人的心理特点及影响因素

进入老年期，人的心理功能会伴随生理功能的减退而出现老化，同时面临退休、丧偶等诸多生活事件，老年人常会出现一些特殊的心理变化，包括感知觉、智力、情感、人格特

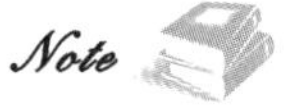

征等方面。

(一) 老年人的心理特点

1. 老年人的感知觉特点 感知觉个体发展最早,衰退最早,老年人的心理变化是从感知觉渐变开始的。各感知器官老化、功能衰退,导致老年人的视、听、嗅、味等感觉功能下降,其中视觉、听觉较明显,其次是味觉、痛觉等,引起反应迟钝、行为迟缓、注意力不集中、易跌倒等,容易使老年人产生悲观、孤独、冷漠、猜疑等心理。

2. 老年人的记忆特点 老年人初级记忆较次级记忆好。次级记忆随年龄增长而减退明显多于初级记忆,年龄差异较大。老年人再认能力明显优于回忆能力,表现在能认出熟人但叫不出名字。老年人意义记忆比机械记忆减退缓慢,对有逻辑联系和有意义的内容,尤其是一些重要的事情或与自己的专业、以前的经验和知识有关的内容,记忆保持较好;相反,老年人对于需要死记硬背,无关联的内容很难记住,机械记忆减退较多,出现减退较早,40 岁已开始减退,60～70 岁减退已很明显。

3. 老年人的智力特点 智力是指认识、理解客观事物并运用知识、经验等解决问题的能力,包括记忆、观察、想象、思维、判断等。按照心理功能上的差异,智力分为液态智力和晶态智力两个方面。液态智力主要和神经的生理结构和功能有关,例如注意力、反应速度和思维敏捷度等。成年后,这些能力随年龄的增长而减退较快,出现较早,40 岁已开始下降,60～70 岁下降明显。而晶态智力主要是后天获得的,它与知识、文化和经验的积累有关,如知识、词汇和理解力等。成年后,这些能力非但不随年龄的增长而减退,反而有所提高,直到七八十岁才出现减退。所以不应笼统地说智力随年龄的增长而减退。晶态智力可以弥补液态智力的减退,而使老年人的智力基本保持正常。

4. 老年人的情感与意志特点 一般情况下,老年人情绪状态比较稳定,对于普通刺激趋于冷漠,喜怒哀乐不溢于言表或对事物的反应强度降低。但是,老年人的情绪一旦被激发,恢复平静需要较长的时间。由于各种"丧失感"的产生,如身心健康的丧失,经济独立的丧失,与家庭、社会关系的丧失,生存目的的丧失等,老年人比较容易产生消极的情绪,这些"丧失感"也成为老年人发生负性情绪体验的最重要的激发条件。

5. 老年人的人格特点 老年人的个性是他们中年人格的延续,老年人仍具有他们青年和中年时期的人格特征。但是,老年人人格的变化又是必然的,随着年老与退休,老年人的社交活动迅速减少,他们不愿主动与人接触,变得内向和孤独。年老过程中所出现的变化,各种欲望和要求的日趋减少,体力和精神能量日益减退,使老年人变得被动和退缩。很多老年人尊重传统,反对改革,反对激进,不愿接受新的事物,做事求稳妥,显得保守古板。

(二) 老年人心理变化的影响因素

1. 各种生理功能的减退 随着年龄的增加,各种生理功能减退,如神经组织,尤其是脑细胞逐渐萎缩,导致精神活动减弱,反应迟钝,视力、听力下降,记忆力减退。由于骨骼和肌肉系统功能减退,运动能力也随之降低。

2. 营养状况的改变 营养不良会造成智力功能下降,食道和胃的生理老化会使老年人比年轻人更快地感觉到"饱了",这会造成营养素的缺乏。当营养不足时,常可出现精神不振、乏力、对外界事物不感兴趣,甚至发生抑郁及其他精神症状。

3. 疾病的影响 脑动脉粥样硬化等疾病会使脑组织供血不足,使脑功能减退,记忆力减退加重,从而影响老年人的心理状态,晚期甚至会发展成老年痴呆等。脑梗死等慢性疾病,常可使老年人卧床不起,生活不能自理,以致产生悲观、孤独等心理。

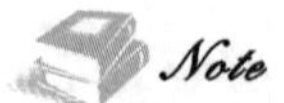

4. 经济状况的影响　目前我国老年人的经济收入一般都低于在职人员，加上医疗服务费用逐渐上升，老年人的经济来源缺乏独立可靠的保障。农村老年人的经济来源主要靠自己的劳动和儿女供给，直接影响了老年人的生活条件和所能享受的医疗服务水平，从而影响身心的健康。

5. 社会地位和人际关系的变化　退休后老年人的主要活动场所由工作场所转为家庭，家庭成员间的关系，如子女对老年人的态度，代沟产生的矛盾等，对老年人的心理会产生影响。此外，随着其社会地位的改变，特别是政治地位的下降、权力的丧失等，一些老年人可发生种种心理上的变化，如孤独、自卑、抑郁、烦躁、消极等。

【护考提示】

老年人的心理特点及影响因素。

二、老年人常见的心理问题与护理

进入老年期，人的各种生理调节功能都逐渐进入衰退阶段，承受心理负担和压力的能力都有所降低。有关资料表明，当生活中遇到各种事件和挫折，如丧偶、子女离家出走、自身年老体弱、社会地位下降等问题，85%的老年人存在着不同程度的心理问题。

（一）老年人常见的心理问题

1. 孤独　孤独是一种被疏远、被抛弃和不被他人接纳的情绪体验。随着人口老龄化的加剧，老年人的心理孤独问题表现得越来越突出。

(1) 原因：①离退休后远离社会生活，不参加任何工作。②无子女或因子女长大成人后与老年人分开居住成为“空巢”家庭。③子女或他人对老年人不理解。④老年人性格内向或孤僻。⑤体弱多病，行动不便，降低了与亲朋来往的频率。⑥丧偶。

(2) 临床表现：孤独、无助、自尊降低，产生伤感、抑郁情绪，精神萎靡不振，常偷偷哭泣，顾影自怜。如体弱多病，行动不便时，上述消极感会加重。长期孤独，身体免疫功能降低，易患躯体疾病。为摆脱孤独，有的老年人会选择某些不良生活方式，如吸烟、酗酒等，严重影响其身心健康。

(3) 护理：①积极地适应新变化。老年人走出孤独的最好办法就是要积极地适应新变化，自信有能力建立新的生活。如适应退休后的角色变化，适应疾病和衰老的变化，有的老年人还要适应丧偶的心理打击等。只有积极地、勇敢地、自信地适应这些变化，才能走出孤独，走向新的生活。②发挥余热，奉献社会。老年人应有一个正确的人生观和老年价值观，应乐观开朗，生活态度积极。活到老，学到老，干到老，尽力为社会多做贡献。离退休以后，奉献余热的天地是广阔的，完全不必有被社会遗弃的孤独感。③广交朋友，培养多方面的生活兴趣。老年人应多与外界接触、联系，参加适合老年人的聚会，到公园里打太极拳、跳舞、下棋、打牌，交同龄的退休朋友，丰富日常生活。另外，要注重培养多方面的兴趣，如写字作画、种花养鸟等，既可陶冶情操，又可摆脱烦恼，驱除孤独寂寞。对于单身老年人，如果情况允许，可给自己找个老伴，双方有个依靠，亦可消除孤独。④做子女的应从内心关心父母。充分认识到老年人不仅有满足物质赡养的要求，而且期盼心灵慰藉，希望得到满意的精神赡养。与父母同住的子女，茶余饭后陪父母聊聊天，听听父母的心声；身在异地，与父母天各一方的子女，应尽量常回家看看父母，或经常通过书信、电话、互联网等方式进行情感和思想的交流，这些将使老年人感到莫大的欣慰。对于丧

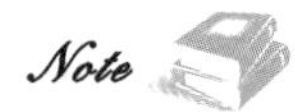

偶的老年人,子女应支持老年人的求偶需要。⑤政府、社会、单位、社区应对老年人给予关心、安慰、同情和支持。大力发展老年人服务事业,建立老年人公寓,开设老年大学,开展丰富多彩的适合老年人的文体益智活动,媒体节目中增添老年人关心和喜爱的内容,以满足老年人精神生活的需求,排解孤独。

2. 脑衰弱综合征

(1) 原因:①长期烦恼、焦虑。②离退休后,生活太清闲,居住环境太清静,与周围人群交往太少,信息不灵通。③脑动脉粥样硬化,脑损伤后遗症,慢性酒精中毒及各种疾病引起的脑缺氧等。

(2) 临床表现:整日筋疲力尽,做脑力和体力活动时均极易疲劳;头晕,记忆力下降、注意力不集中;睡眠不安稳、不易入睡、多梦易醒、早醒、醒后不解乏,有时出现晨起头痛、眩晕感;情绪不稳定,易激惹、焦虑。

(3) 护理:有些老年人及其亲属认为脑衰弱是人体衰老的自然规律,不引起重视;而另一些老年人则过度重视,产生焦虑、疑病症,四处就医,补药不离身。二者均会影响老年人的晚年幸福。

3. 离退休综合征 离退休综合征是指老年人由于离退休后不能适应社会角色、生活环境和生活方式的变化而出现的一种适应性心理障碍。多发生在老年人离退休后的半年之内,半年之后老年人就会慢慢适应离退休生活,心平气和地安度晚年。通常女性比男性发生率低。

(1) 原因:①离退休前缺乏足够的心理准备,离退休前后生活境遇反差过大。②离退休后缺乏社会支持。③个人适应能力差等。平时工作繁忙、事业心强、好胜、固执和毫无心理准备而突然离退休的老年人较易发生离退休综合征。退休前有广泛的兴趣爱好、善于交朋友的老年人则较少发生。

(2) 临床表现:强烈的失落感、孤独感、空虚感、衰老无用感;坐卧不安、心神不定、犹豫不决、不知所措;情绪不稳、喜怒多变、急躁冲动、难以自控;对事物毫无兴趣、懒散乏力、不爱活动、反应慢;由于注意力不集中而容易做错事;对任何事情都不满或不快;常回忆或叙述以往的经历;有的老年人因不能客观地评价事物,甚至发生偏见;各种躯体不适,常出现头痛、头晕、胸闷、乏力、失眠、多梦、心悸等。

(3) 护理:①调整心态,顺应规律。衰老是不以人的意志为转移的客观规律,退休也是人生必然经历的过程。这既是老年人应有的权利,是国家赋予老年人安度晚年的一项社会保障制度,也是老年人应尽的义务,是促进职工队伍"新陈代谢"的必要手段。老年人必须在心理上认识和接受这个事实。而且,离退休后,要消除"树老根枯""人老珠黄"的悲观思想和消极情绪,坚定美好的信念。将退休生活视为另一种绚丽人生的开始,重新安排自己的学习和生活,做到老有所为、老有所学、老有所乐。②发挥余热,奉献社会。离退休老年人如果身体健康、精力旺盛,可积极寻找机会,做一些力所能及的工作,发挥余热,为社会继续做贡献,实现自我价值,完善并提升自己的人生境界。③善于学习,渴求新知。学习能促进大脑的使用,使大脑越用越灵活,延缓智力的衰退;通过学习可以更新知识,树立新观念,跟上时代的步伐。因此,老年人应加强学习,善于学习。④培养爱好,寄托精神。退休后有意识地培养一些爱好,以丰富和充实自己的生活。如写字、作画、种花、养鸟、跳舞、打球、下棋、打牌、垂钓等,既可益智怡情,又可增进身心健康。⑤扩大社交,排解孤独。退休后,老年人不仅应该努力保持与旧友的联系,更应该积极主动地去结交新朋友,建立新的人际网络,从而开拓生活领域,排解孤独寂寞。⑥生活自律,保健身体。离退休后给自己制订一个切实可行的作息时间表,早睡早起,按时休息,适时活

动，适应新的生活节奏。同时要养成良好的饮食卫生习惯，戒除有害于健康的不良嗜好。采取适合自己的休息、运动和娱乐形式，建立起以保健为目的的生活方式。⑦社会对离退休老年人应给予更多的关注，家庭应关心和尊重离退休老年人的生活权益，包括精神和物质的关怀，从而使离退休老年人感到精神愉快，心情舒畅。⑧必要的药物和心理治疗。老年人出现身体不适、心情不佳、情绪低落时，应该主动寻求帮助，切勿讳疾忌医。对于患有严重焦躁不安和失眠症的离退休老年人，必要时可在医生的指导下适当服用药物以及接受心理治疗。

4. “空巢”综合征　所谓“空巢”家庭是指无子女或虽有子女，但子女长大成人后离开老年人另立门户或因各种原因（工作、求学、外出打工等）剩下老年人独自居住的家庭。“空巢”综合征是指老年人生活环境中，由于人际疏远而产生被分离、舍弃的感觉，出现孤独、寂寞、精神萎靡、情绪低落等一系列心理失调症状。

（1）原因：①子女由于各种原因无法与老年人同住，导致老年人独居时间多，形成“空巢”。②“养儿防老”的传统观念受冲击，部分老年人对子女情感依赖性过强，而子女却无法在身边照顾。③部分已婚子女家庭观念淡薄，长久不探望老年人。④社会养老保障机制不健全，老年人无法到养老院或由社区安排安度晚年。

（2）临床表现：情绪不稳，烦躁不安，精神萎靡，抑郁焦虑，孤独悲观，空虚伤感，常偷偷哭泣，行为活动减少，兴趣减退，深居简出，很少与社会交往。常伴有头痛、乏力、食欲减退、失眠等躯体症状与体征。

（3）护理：①老年人应加强自我调节，如多参加社会活动。②子女们应尽量与老年人一起生活或经常回家看看，使老年人精神愉快，心理上获得满足。③社会、社区、单位、左邻右舍应多给“空巢”老年人以关心和帮助。

5. 高楼住宅综合征　高楼住宅综合征是指长期居住于城镇的高层闭合式住宅里，很少到户外活动，从而引起一系列生理、心理上异常反应的一组综合征。

（1）原因：①离退休后久居高楼且深居简出。②久居高楼而与外界接触少。③久居高楼户外活动减少。

（2）临床表现：老年人体质虚弱，四肢无力，面色苍白，对气候变化的调节和适应能力下降，不爱活动，性情孤僻，急躁，难以与人相处等。有的老年人因孤独、压抑丧失生活意义而自杀。

（3）护理：①应尽可能让居住在高楼的老年人参加社交活动，增加与他人的交往，增强与外界的沟通和交流。②平时左邻右舍应经常走动，从而消除老年人的孤独寂寞感。③加强运动。依据身体状况自行或在医生指导下选择适宜的运动项目，如散步、打太极拳、跳舞等，但运动量要适当，要循序渐进，持之以恒。否则，不仅无益，反而有害，特别是高龄、体质衰弱、慢性疾病者，需要在医生的指导下进行运动，以免发生意外。

6. 自卑　自卑是指自我评价偏低，就是自己瞧不起自己，是一种消极的情感体验。当人的自尊需要得不到满足，又不能恰如其分、实事求是地分析自己时，就容易产生自卑心理。

（1）原因：①老化引起的生活能力下降。②疾病引起的部分或全部生活自理能力和环境适应能力的丧失。③离退休后，角色转换障碍。④家庭矛盾。

（2）临床表现：老年人形成自卑心理后，往往过低评价自己的能力，觉得低人一等，把自己看得一无是处，认为自己“老不中用”，是“傻子”，失去信心，放弃追求，看不到人生的希望，领略不到生活的乐趣，也不敢去憧憬美好的明天。

（3）护理：①用乐观的态度对待老年人。人到老年丝毫没有自卑的理由，只要尽力

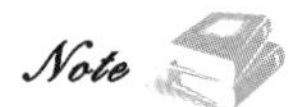

而为就会博得众人的理解与尊重。乐观地对待一切,勇敢地对待疾病,对克服自卑心理至关重要。②遇事无争,修养心境。人到老年,不必和青壮年相比,遇事应避让无争,做到安心处之。性格豁达、光明磊落,不与人争强斗胜,不自寻烦恼,更不要为不快之事大动肝火,终日心平气和,宽厚待人,没有嫉贤妒能的忧虑,始终保持泰然自若。③丰富晚年生活。人到老年,往往对生活缺乏兴趣,应尽力培养兴趣爱好,烹调、养殖、栽种、工艺制作等是老年人克服自卑心理、保持安乐的好方式。④为老年人创造良好、健康的社会心理环境。尊老敬老,鼓励老年人参与社会活动,做力所能及的事情,挖掘潜能,满足其自我实现的需要,增加生活的价值感和自尊。⑤对生活完全不能自理的老年人,应注意保护,在不影响健康的前提下,尊重他们原来的生活习惯,使老年人被尊重的需要得到满足。

(二) 护理评估

1. 健康史

(1) 了解老年人肢体感觉和运动情况。

(2) 了解老年人有无感知觉障碍,包括视觉、听觉、嗅觉、触觉、味觉等。

(3) 了解老年人的记忆力、思维能力、注意力、应答力、理解力、阅读和书写能力、分析综合能力以及心智的敏捷度。

(4) 了解老年人对高难度的快速学习作业及紧张状态下的智力反应如何;个体对环境的适应能力、动作协调能力和综合认知能力。

(5) 评估老年人情绪的强度和紧张度,有无焦虑、抑郁、神志淡漠或烦躁不安、心神不宁、情绪低落或波动、伤感流泪、气愤发怒等表现。

(6) 了解老年人的人格变化,有无爱静、孤僻、固执、离群、主观、自私、多疑、妒忌与懒散、焦躁、过度紧张、烦躁不安等现象。

(7) 评估老年人脑功能衰退情况及程度,平时的睡眠,有无易醒多梦现象,自控能力等。

(8) 评估老年人对离退休的态度和适应能力。

(9) 评估老年人是否独居;有无朋友、邻居、家人的帮助;有无利用社会资源的能力。

2. 护理体检

1) 一般护理体检

(1) 生命体征:体温过低、过高或骤降,脉搏细速或过缓,呼吸急促、过慢或暂停,高血压或低血压,均会使老年人流露出紧张、忧郁、焦虑、恐惧或痛苦的表情。

(2) 面容与表情:注意观察老年人由于疾病或情绪改变所引起的面容和表情的变化,如快乐或忧伤貌、轻松或紧张貌、焦虑貌、痛苦貌、愤怒貌、惧怕貌等。

(3) 姿势与步态:注意观察老年人是否有因情绪和情感活动所引起的身体姿势与步态的改变。如激动或发怒时是否出现手足发抖或步态不稳;焦虑、恐惧、悲伤、悔恨或自豪时是否出现不经意的手势、坐势等身段、表情的变化等。

(4) 行为与动作:注意观察老年人的动作和行为,有无举止不端,不爱清洁,不修边幅,衣衫褴褛的现象,有无动作不灵活、不协调,动作缓慢或笨拙的现象。

(5) 情绪与情感:注意观察老年人内在的情感反应,如自责、内疚、悔恨、忧郁、失望、自豪、激动、骄傲、愤怒、恐惧、悲伤等,同时注意观察老年人对自己内心世界的描述与反应是否一致,描述时语调是低沉还是高昂,是否有主动性语言过少的现象。

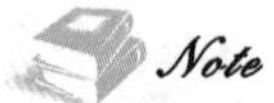

(6) 精神与睡眠:注意观察老年人的精神面貌与睡眠情况。有无精神萎靡不振,情绪

低落，唉声叹气，悲观厌世，入睡困难，多梦易醒，失眠等现象。

2）与心理活动有关的能力检查

（1）一般能力的检查：一般能力是指从事任何活动都需要具备的能力，如观察、想象、思维、语言、判断、记忆、计算等能力。一般能力通常指智力，具体检查内容包括：①对观察能力的检查，采用播放日常生活中的某些情景录像的方式，让老年人仔细观察并说出所观察的内容，判断是否正确。②对想象能力的检查，给老年人出一个与他们自己有关的题目，并根据题意的要求，设想出符合现实生活中的梦境。③对思维能力的检查，采用某些日常生活常识、某些概念，让老年人进行思维、逻辑推理、应答的方式，观察其综合分析能力。④对语言能力的检查，采用和老年人交谈的方式，评估其用词是否恰当，语言表达是否自然，态度是否诚恳，富有表达性。⑤对判断能力的检查，出一些较简单的有关政治、历史、地理、社会等方面的问题，请老年人回答，观察其概括能力与判断能力。⑥对记忆力的检查，采用和老年人交谈的方式，了解其对过去和近期内一些事情的记忆情况。⑦对计算能力的检查，依据老年人原来从事工作的性质，针对性地进行简单和复杂的计算。

（2）特殊能力的检查：特殊能力是指为某项专门活动所具备的能力，只在特殊活动领域内发生作用，如音乐、体育、数学和写作等能力。老年护理人员可以采用实地测试来进行特殊能力的观察，以评估老年人对文娱、体育的兴趣爱好是否转变，音乐情感能力如何，对曲调、节奏的感知程度，对社会环境的适应能力如何，能否独立生活，是否失去精神生活支柱，是否还会像过去一样顺利、杰出和创造性地完成某项复杂的活动。

3. 心理测验　正确评估老年人的心理卫生状况，为老年人提供良好的社会环境，使老年人心境保持最佳状态，以保障老年人晚年的身心健康，提高其生命质量。

（三）护理诊断和护理措施

1. 语言沟通障碍

（1）主动关心老年人，与其交谈，稳定情绪，热情地介绍有关知识，对失语老年人应使用易于理解的语言，且说话要缓慢、清晰。

（2）采用非语言交流的方式加强与老年人的沟通，如触摸、手势、眼神、面部表情等，以正确理解和帮助表达老年人的需求。

（3）采用由简单到复杂的方式反复进行语言训练，注意其发音、节奏及语言的清晰度。必要时咨询言语治疗专家。

（4）正确选用助听器和眼镜，以改善老年人的沟通障碍。

2. 记忆受损

（1）教育老年人注意脑的保健，保证有充足的睡眠，有利于脑的代谢和脑功能的恢复。

（2）指导老年人合理用脑，注意学习与运动相结合，促使其智力发挥，加强记忆。

（3）注意老年人智力活动或感知活动的合理锻炼，延缓神经系统的衰老。

（4）指导老年人适当扩大社交范围，提供社交机会，以增强社交能力。

3. 社交障碍

（1）鼓励老年人以积极的态度对待生活，保持良好的心境。

（2）从老年人的角度着想，充分理解他们的情感，抚慰其病痛，满足其需求。

（3）加强与老年人接触频率，增加信任感。

（4）在老年人身体条件许可的情况下，扩大其社交范围。

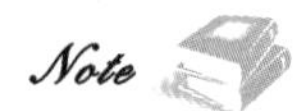

4. 角色紊乱

(1) 指导老年人进行适当的活动和保持良好的心态,延缓其退行性病变,定期进行体格检查,做到无病早防,有病早治。

(2) 帮助丧偶老年人克服社会、家庭、经济等多方面的阻力与干扰,协调多方关系,教育子女理解老年人,帮助其积极寻觅新伴侣,建立新家庭,享受晚年幸福。

(3) 向老年人耐心介绍角色过渡与转换的必然性,培养老年人新的兴趣,建立新的生活方式,并逐步适应离退休后的新角色。

(4) 多与老年人进行心理沟通,遇事主动与其商量,尊重其成就感和权威感。

(5) 鼓励老年人多参与社会活动,合理安排晚年生活,使老年人的尊重需求得到满足。

5. 精神困扰

(1) 为老年人创造一个安静、整洁、舒适的休养环境。

(2) 评估老年人对离退休的态度和适应能力,帮助老年人成功地进行角色转换,并指导老年人重新建立离退休后规律的生活作息,科学地安排好家庭生活,戒烟、酒,养成良好的起居、饮食等生活习惯。

(3) 组织老年人参加一些有益的娱乐活动和适当的社会活动,以丰富老年人的精神生活,减少孤独、空虚和消沉感。如适合老年人的体育活动,音乐欣赏会,文学赏析讲座,书法、棋类活动,养花、养鱼、钓鱼等。

(4) 帮助老年人采用宣泄、自我安慰、转移注意力、遗忘等方式自我调节情绪,以积极乐观的心理状态克服消极悲观的不良情绪,防止"病从心生"。

(5) 提高老年人对各种精神障碍性疾病的认识,用安慰、解释、启发、诱导等方法,使老年人正确对待疾病,主动配合治疗,战胜疾病。

(6) 开展老年期精神心理卫生教育,树立"老有所学""老有所为""老有所用"的新观念。

6. 思维过程改变

(1) 积极开展老年教育,采用多种方式,向老年人介绍卫生保健知识,必需的营养常识,运动的原则、种类、时间、强度,老年期疾病的防治等知识,并根据老年人的兴趣、爱好,建议有关方面开办各种类型的学习班,以保持老年人原有的思维能力与创造力。

(2) 改变独居现状,扩大生活圈。可与家人或他人同居,以积极的态度对待生活,这是提高或维持智力的有效途径。

(3) 对于日常生活能力减退的老年人,要建立稳定、简单及固定的生活日程,如个人的生活用品、桌、椅等摆放位置应固定,并采取适当的安全保护措施。

(4) 加强与老年人的沟通,谈话时,语调要温和,慢而清楚,语句要简短,不要一次给予太多的指示,必要时可多次重复。

(5) 鼓励老年人运用尚存的感觉,并尽量强调其完好的知觉,帮助其减少挫折感。

(6) 鼓励并帮助老年人保持适当的活动,如游览故乡、故居,参加怀旧性的社会集体活动,参加音乐治疗等,同时教育其家属也参与此类活动。

(7) 由于老年痴呆等疾病具有慢性进展和认知衰退的不可逆性等特点,对老年人及其家属的影响均很大。因此,应给家属以心理情绪支持,帮助家属认识到虽然老年性痴呆是进行性的,但某种状态引起的认知减退是可治的,建立支持性的治疗方法,会使促发因素得到控制。同时指导家属合理应对因长期照顾这类病人所带来的紧张情绪和压力,做出合适的安排,如将病情严重的老年人送到养老院照顾,增加对老年人的全面关心。

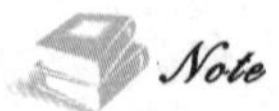

7. 自尊紊乱

(1) 为老年人创造一个良好、健康的社会心理环境。如经常与老年人沟通，耐心听取并尊重老年人的意见；礼貌待人，主动和老年人打招呼，积极解决老年人提出的问题。

(2) 鼓励老年人参与社会活动，做力所能及的事。挖掘其潜能，使某些需要能自我实现，体现生活价值。

(3) 对生活不能完全自理的老年人，要注意保护，在不影响健康的前提下，尽量尊重他们原来的生活习惯，使老年人的尊重需求得到满足。

8. 家庭作用改变

(1) 为老年人提供机会表达关心、恐惧、期望，促进老年人与家庭成员间的沟通。

(2) 鼓励老年人及家庭成员寻找增加应对技巧的信息和资源。

(3) 帮助老年人制订家庭收支计划，合理安排经济生活。

(4) 在提高老年人的自我保健与自我护理意识的同时，提供良好的社会服务条件，开展多层次、多形式的老年服务。

(5) 鼓励丧偶老年人再婚，达到共同生活、互相照顾、安享晚年的目的，同时解决子女由于工作、学习繁忙不能全日照顾的问题。

(6) 充分调动社会支持系统的作用，为老年人提供医疗服务、社会福利、医疗及养老保险等，解决老年人生活问题。

三、老年人心理健康的维护与促进

（一）老年人的心理健康

1. 心理健康的概念　1947 年世界卫生组织在其宪章中提到"健康，不仅仅是没有躯体疾病，还要有完整的生理、心理状态和良好的社会适应能力"。依据这一整体健康概念，心理健康是指个体心理在本身及环境条件许可范围内所能达到的适应与完好状态，也就是指在身体、智力及情感上与他人的心理健康不相矛盾的范围内，将个人心境发展成为最佳状态。

2. 老年人心理健康标准　老年人的心理是否健康，可以从以下几方面进行检测。

(1) 智力正常：人的智力主要由观察能力、记忆能力、思维能力、想象能力和操作能力构成。这五种能力相对平衡，才能防止智力发展畸形。老年人如果能适应生活，具有一般生活能力，思路清晰，即谓智力正常。

(2) 情绪健康：情绪稳定与心情愉快是情绪健康的重要标志。心理健康的老年人能经常保持愉快、乐观、开朗、平稳的情绪。一旦遭遇困难和不幸，能用自己的理智驾驭情感，很快恢复平静，重新适应环境。

(3) 意志坚强：行动的自觉性、果断性和顽强性，是意志坚强和健康的重要标志。心理健康的老年人能自觉地确定行动目标，具有按此目标行动的决心和毅力，有独立自主的能力，用自己的意志调节和支配自己的行为。

(4) 心理协调：人的思想与行动相统一，称为心理协调。老年人尽管动作迟缓，但并不慌乱，做事头尾相顾，讲话条理清楚，处理问题恰当，即为心理协调。

(5) 反应适度：人对外界事物的反应有个体差异，但应在一定的限度以内，如果过于敏感或迟钝，均为心理不健康的表现。

(6) 关系融洽：作为老年人，乐于与他人交往，既对别人施予感情，也能欣赏并接受别人的感情，与大多数人心理相容，关系融洽，是心理健康的表现。总之，老年人有其独特

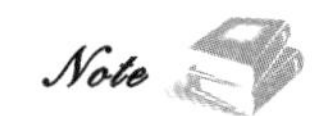

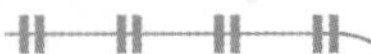

的心理表现。判断一个老年人的心理是否健康，应视其思想行为是否符合客观规律，这样才能做出比较全面、公正、客观的判断。

(二) 维护与增进老年人的心理健康

1. 维护和增进心理健康的原则

(1) 适应原则：心理健康强调个体与环境的和谐一致，达到动态平衡，以保持良好的适应状态。适应除被动的顺应和妥协外，主要是积极意义上的主动调节和发挥潜能。适应不能脱离个体年龄和身体状况，来追求最佳状态，而应注重身心统一，把握现实做出适度反应，以带来快乐和稳定情绪。

(2) 发展原则：人和环境都是在发展变化的，增进心理健康要考虑到处于不同年龄阶段的个体内部心理的可变动性及现实环境所能提供的条件和变化。因此，每个人的心理健康状态都不是静止的，而是动态发展的过程。健康可以因个体内部心理状态和外部环境条件的变化转变为不健康。所以在人的一生中，都存在着维护和增进心理健康的问题。

(3) 系统原则：人的生命活动与健康的基本条件是人体内外环境的协调与平衡。因此，维护和增进心理健康要考虑到人既是生物的人，社会的人，也是具有自我意识，善于思考、情感丰富、充满内心活动的人。而人所生活的环境也是一个历史发展的综合体，所以只有从自然、社会、文化、道德、生物等多方面、多角度、多层次提出和解决问题，才能达到内外环境的协调与平衡。

2. 维护和增进老年期心理健康的措施

1) 加强老年人自身的心理保健

依据老年期的生理、心理和社会生活变化与发展的特点，老年人自身心理卫生保健应从以下几个方面着手。

(1) 教育老年人树立正确的生死观，克服对死亡的恐惧，不要忌讳谈论衰老。虽然世界卫生组织有老年人年龄划分标准，但大多数老年人并不是以此评价自己是否已经衰老，而是在传统的社会观念影响下，形成衰老的自我意识。因此，树立正确的生死观，克服对死亡的恐惧是非常必要的。只有这样，才能以无畏的勇气面对日益逼近的死亡，才能找到日常生活的意义和乐趣。

(2) 指导老年人正确评价自我健康状况：Bonn 等对志愿受检者连续随访 15 年以上，结果仅 20%～40%受检者的自我评价与医生检查的健康状况相一致。这一现象在老年期尤为突出，Levkoff 等将 406 名 45～89 岁的中老年人分为中年组(45～64 岁)和老年组(65～89 岁)进行比较，研究结果显示：①被诊断为患有同一种疾病的老年人，其平均自我感受情况比中年人差；②心理因素是造成老年人自我健康评价欠佳的重要因素；③75 岁及以上老年人对健康的自我评价明显较 65～74 岁的老年人差。老年人对健康状况的消极评价，对疾病过分忧虑，更感衰老、无用，对老年人心理健康十分不利。因此，在老年人身心健康的实践指导和健康教育中，应实事求是，指导老年人正确评价自身健康状况，对健康保持积极乐观的态度。

(3) 教育老年人正确认识离退休问题，树立“老有所为”“老有所用”的新观念：老年人随着年龄增加，带来的是职业功能的下降，从原来的职位上退下来，这是一个自然的、正常的、不可避免的过程。只有充分理解新老交替的规律，才能对离退休这个生活变动泰然处之。离退休必然会带来社会角色、地位的变动，对此，要教育老年人有足够的思想准备，必须认识与适应离退休后的社会角色转变，才能生活得轻松愉快。老年人如何继续

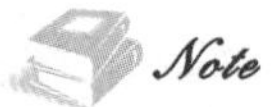

发挥作用，需根据自身的具体情况及客观条件而定。对于身体好、精力充沛、仍可继续从事职业生活的离退休老年人来说，退休后的继续工作——再就职十分常见。可以把老年人的再就职看成是第二次青春，第二个职业生命。

(4) 教育老年人充分认识“老有所学”的必要性，丰富精神生活：老年人退出工作岗位后，仍然需要学习，学习不仅是老年人的精神需要，而且可以增长知识，活跃思维，开阔眼界，端正价值观等，同时也有益于身心健康。完全不用脑或很少用脑会导致脑力衰退，勤用脑可以防止脑力衰退。从这个角度来说，老年人也应该学习和用脑。应指导老年人根据自身的具体条件和兴趣，学习和参加一些文化活动，如阅读、写作、绘画、跳舞、下棋等，不但可以开阔视野、陶冶情操，丰富精神生活，减少孤独、空虚和消沉之感，而且可以健脑、健身，有人称之为“文化保健”。它既可以通过使用大脑来锻炼大脑的思维、逻辑、想象、识别、运算、感知觉等功能，而且由于大脑和眼睛、四肢等并用，又可使老年人的感官、肌肉、关节都得到锻炼。因此，合理用脑既可以促进大脑健康，提高老年人的智力，也可以作为一种适合老年人的健身方法。

(5) 指导老年人安排好家庭生活，将“代沟”问题处理好：家庭是老年人晚年生活的主要场所。老年人需要家庭和睦与温馨，家庭成员的理解、支持和照料。在中国传统文化的影响下，老年人在家庭中一般起着主导作用，维系家庭关系，调节生活气氛。但老年人与子女之间在思想感情和生活习惯等方面有时因看法和处理方法不同，而产生所谓“代沟”即不相适应、难以沟通或保持一致的状况。两代人均负有责任和义务，作为子女应尽孝道，赡养与尊重老年人；作为老年人不可固执己见，独断专行或大摆长辈架子，应理解子女，以理服人，遇事多和老伴、子女协商，切不可自寻烦恼和伤感。性生活是老年人家庭生活的重要组成部分，老年夫妻也需要性生活，从而获得身心的满足感。老年夫妻恩爱，互相关怀、体贴，使老年夫妻生活充满了情趣与温馨，是老年人长寿的良药。在家庭生活中，经济生活水平太差，尤其是老年人自身无足够的经济来源和无独立支配的经济收入是影响老年人心理健康的因素之一，会使老年人产生不安全感和自叹自怜的消极心理。总之，指导老年人安排好家庭生活，充分享受天伦之乐，对老年人的心理健康具有特殊的意义。

(6) 培养良好的生活习惯：良好的生活习惯如早睡早起、戒烟、节酒等，对老年人心理健康至关重要。古人云“饮食有节、起居有常、不妄作劳”是很有道理的。适当修饰外貌，改善形象；适当扩大社会交往，多交知心朋友，多接触大自然的美景或欣赏优美的音乐艺术；搞好居室卫生，在室内做一些装饰和布置，赏玩一些花、草、工艺品或字画等，使生活环境幽雅宁静，心情舒畅，有助于克服消极心理，振奋精神。所以，应帮助老年人养成良好的生活习惯。

2) 改善和加强社会的老年心理卫生服务

(1) 进一步树立和发扬尊老敬老的社会风气：我国是一个古老而文明的国家，早已形成了对老年人的赡养义务和尊老的社会美德。这种敬老、养老的社会风尚也成为我国老年人心理健康的社会心理环境。但是，不容忽视的是随着社会变革，生产方式的改变，竞争与商品意识的价值观念，同样会使敬老、养老的社会风尚发生改变。因此，就宏观社会心理环境而言，应继续大力倡导养老、敬老。

(2) 尽快立法：应制定我国“老年人保护法”“老年人福利法”等法规，维护老年人的合法权益，增强老年人安全感，解除后顾之忧，为老年人安度晚年提供社会保障。

(3) 加强老年人问题的科学研究：这也是增进老年期心理卫生的一个重要方面，包括开展衰老及老年病的基础和应用性的战略研究项目；各国政府对本国的人口结构，流行

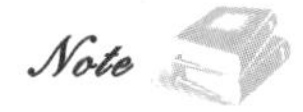

病学,社会、经济等建立有效的监测体系;制定明确及行之有效的政策及规定;鼓励对衰老进行跨学科多层次的科学研究,对老年人的衣、食、住、行、家庭问题、就业问题等的研究;加强对为老年人群工作的专业人员的培训及教育,提高其技能及服务能力。只有开展老年人问题全方位的研究与实施,才能实现老年人健康老龄化的远景。

(4) 充分发挥社会支持系统的作用:老年期是许多危机和应激因素集中在一起的时期。如离退休后引起的原角色的丧失,收入减少,离开热爱的工作和熟悉的朋友,晚年丧偶,同龄朋友相继死亡,体弱多病等,都是使老年人心情不安的应激因素。在这些因素的威胁下,老年人的晚年幸福被破坏。因此,政府、社会、单位、邻里、家庭及亲友等都应对老年人给予关心、安慰、同情和支持,为老年人建立起广泛的社会支持系统网,形成尊老、敬老的社会风尚,满足老年人的物质和文化需求。如医疗与经常性体检,常见病的预防,娱乐场所、学习场所、住房拥挤与不便等基本生活条件的满足。尽快发展老年人服务事业,提供老年人食品、服装,开设老年人门诊,方便老年人就医和保健。完善老年人社会保障制度,加强老年人福利设施建设,为老年人提供良好的社会环境和心理环境等,为“健康老龄化”的实现奠定基础。

【护考提示】

维护老年人心理健康的措施。

(卞　倩)

第二节　老年期常见精神障碍病人的护理

一、老年期抑郁症病人的护理

老年期抑郁症泛指发生于老年人(60 岁及以上)这一特定人群的抑郁症,多指 60 岁以后首次发病的原发性抑郁,以持久的抑郁心境为基础,表现为情绪低落、思维迟缓、意志活动减退和繁多的躯体不适症状,且不能归同于躯体疾病和脑器质病变。抑郁症是老年期常见的精神障碍,据世界卫生组织统计,抑郁症老年人数占老年人口数的 7%~10%。随着人均寿命的延长和老年性疾病发病率逐渐增高,老年期抑郁症的患病率也相应增高,严重危害了老年人的身心健康。

(一) 护理评估

1. 危险因素

(1) 抑郁症有家族遗传倾向,直系亲属,如父母或兄弟姐妹有抑郁症的老年人,更有可能在人生的某个时候出现抑郁症。

(2) 从性别上来讲,女性患抑郁症的确诊人数高于男性。

(3) 躯体疾病增加了老年人患抑郁症的风险,而老年人抑郁的时候免疫系统会受到抑制,增加了患严重疾病的可能性,形成恶性循环。

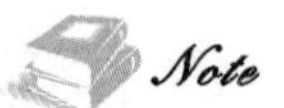

(4) 心理、社会因素是患老年期抑郁症的常见诱因,据调查,失去配偶、兄弟姐妹或最

要好的朋友等生命中重要的人与老年人患抑郁症有非常强的相关度，独居又缺乏社会支持系统的老年人患抑郁症的风险也比较高。

2. 临床表现

（1）早期症状：多数病人在抑郁症未明确之前有数月的躯体症状，如头痛、头晕、乏力、全身部位的不适、失眠、便秘、咽喉部堵塞感等。

（2）典型症状：情绪低落、兴趣缺失、乐趣丧失是抑郁症发作的核心症状，若老年人具有持续两周以上的抑郁、悲观、焦虑情绪，伴有下述 9 项症状中的任意 4 项以上者，都可能是老年期抑郁症。①对日常生活丧失兴趣，无愉快感。②精力明显减退，无原因的持续疲乏感。③动作明显缓慢，焦虑不安，易发脾气。④自我评价过低，自责或有内疚感，严重感到自己犯下了不可饶恕的罪行。⑤思维迟缓或自觉思维能力明显下降。⑥反复出现自杀观念或行为。⑦失眠或睡眠过多。⑧食欲不振或体重减轻。⑨性欲明显减退。

（3）老年期抑郁症特点：老年期抑郁症病人不仅存在以上症状，还具有下述特点。

①迟滞性：抑郁症的行为阻滞通常是以随意运动缺乏和缓慢为特点，影响躯体及肢体活动，并发面部表情减少、言语阻滞。多数老年期抑郁症病人表现为闷闷不乐、愁眉不展、兴趣索然、思维迟缓，对提问常不立即答复；病人大部分时间处于缄默状态，行为迟缓，重则双目凝视；情感淡漠，无欲无求，对外界动向无动于衷。

②激越性：据研究，激越性抑郁症患病率随年龄增长而增加，最常见于老年人。焦虑、激越往往是比较严重的抑郁症的继发症状，也可能成为病人的主要症状。表现为焦虑，恐惧，终日担心自己和家庭将遭遇不幸，搓手顿足，坐卧不安等。轻者喋喋不休诉其体验及"悲惨境遇"，寻求安全的人物或地点。重者则勒颈、触电、撕衣服、揪头发、满地翻滚、焦虑万分，甚至企图自杀。

③疑病性：表现为以自主神经症状为主的躯体症状，大约 1/3 的病人以疑病为抑郁症的首发症状。疑病内容常涉及消化系统症状和心血管病症，对于如便秘、胸腹部不适等症状的后果过分悲观，对医师的解释及客观检查的阴性结果持怀疑态度。

④妄想性：有学者发现 60 岁及以后起病的抑郁症病人比 60 岁以前起病者有较丰富的妄想症状，认为妄想性抑郁症倾向于老年人。在妄想状态中，以疑病妄想和虚无妄想最为典型，其次为被害妄想、关系妄想、贫穷妄想和罪恶妄想。

⑤隐匿性：许多否认抑郁的老年病人表现为各种躯体症状，主要为躯体多部位的疼痛及内脏功能性障碍，如腹部不适、便秘、胸部闷胀等。而情绪障碍很容易被家人所忽视，直到发现老年人有自杀企图或行为时方到精神科就诊。因此，在临床实践中对有各种躯体诉述（尤其各种疼痛），查不出相应的阳性体征，或是有持续的疑病症状的老年病人，应考虑隐匿性抑郁症。

⑥抑郁性假性痴呆：抑郁性假性痴呆即可逆性的认知功能障碍，常表现为淡漠、思维迟缓、计算力减退、理解力和判断力减退等。抑郁性假性痴呆常见于老年人，这种认知障碍经过抗抑郁治疗可以改善。但必须注意，某些器质性的、不可逆性痴呆也可以抑郁为早期表现，需加以鉴别。

⑦自杀倾向：老年期抑郁症自杀的危险性比其他年龄组大得多，自杀往往发生在伴有躯体疾病的情况下，且成功率高。重度抑郁障碍的老年人，易出现自杀观念与行为，表现为晨重暮轻的特点，凌晨是抑郁症病人发生自杀的最危险时期，需加强巡视。

3. 辅助检查　可采用抑郁自评量表、老年抑郁量表和汉密顿抑郁量表进行评定。

4. 心理-社会状况　老年期遭遇的负性生活事件如丧偶、退休、独居、经济窘迫、躯体疾病等对老年人构成心理刺激，影响其情绪。当达到一定程度时，常引起心因性抑郁。

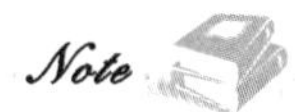

(二)护理诊断

1. 有自杀的危险 与严重抑郁悲观情绪、自责自罪观念、无价值感有关。

2. 睡眠形态紊乱 与精神压力有关。

3. 应对无效 与不能满足角色期望、无力解决问题、社会参与改变、对将来丧失信心有关。

4. 营养失调(低于机体需要量) 与老年人躯体症状严重有关。

(三)护理计划与实施

治疗和护理的总体目标是病人住院期间不会伤害自己,未出现自杀倾向;病人在营养、水分、排泄、休息和睡眠等方面得到护理协助;病人对于自我、过去的成就和对未来的展望持正向态度并能用言语表达出来,病人在出院前能显现自我价值感的增强。具体护理措施如下。

1. 心理护理 老年护理人员首先应鼓励病人抒发自己的想法,协助病人确认负向的想法并加以取代和减少。其次可以帮助病人回顾自己的优点、长处、成就等来增加正向的看法。此外要协助病人检视自我认知。

2. 安全护理

(1) 预防病人采取伤害自己的行为:首先应与病人建立良好的人际关系,要密切观察病人自杀的先兆症状,如焦虑不安、失眠、沉默少语或心情豁然开朗、在出事地点徘徊、忧郁烦躁、拒餐、卧床不起等。不应让病人单独活动,可选看一些电视风光片、音乐片和喜剧片,给予心理上的支持,使他们振作起来。

(2) 将病人安置在老年护理人员易观察的大房间里:选择设施安全,光线明亮,空气流通,整洁舒适的治疗休养环境。墙壁以明快色彩为主,并且挂壁画及放置适量的鲜花,以利于调动病人积极良好的情绪,焕发其对生活的热爱。

(3) 要加强对病房设施的安全检查:严格做好药品及危险物品的保管工作,杜绝不安全因素,发药时应仔细检查病人口腔,严防藏药或蓄积后一次性吞服。

3. 日常生活护理

(1) 改善睡眠状态:睡眠障碍是抑郁症老年人最常见的症状。

(2) 加强营养:抑郁常导致老年人食欲减退、拒食而导致营养不良。

(3) 督促自理:抑郁者常无力照料自己的日常生活,老年护理人员应督促、协助其完成自理,并使之养成良好的卫生习惯。

4. 用药护理 注意观察药效和不良反应。服用抗抑郁药时要注意观察各种药物的相互作用、不良反应和毒性反应。不良反应有头晕、恶心、呕吐、颤动、心悸、意识模糊、昏迷等;用药期间避免驾驶和进行危险性运动;服用抗抑郁药期间应忌酒。

5. 鼓励引导病人积极参与社会活动 指导病人参加集体活动及简单的劳动。当病人任务完成时,应给予真诚的赞赏,使其感到自己是对社会、家庭有用的人。逐渐增加其工作量及工作的复杂性和与其他人的合作性,完成后都给予表扬,避免老年人长时间孤独。

6. 健康指导 向病人及家属介绍有关抑郁症的知识;指导家庭应对技巧;日常生活指导,协助老年人维持适当的营养、排泄、睡眠、休息和活动及仪表。

(四)护理评价

经过治疗和护理,效果是否达到:①病人住院期间不会伤害自己,未出现自杀倾向;②病人在营养、水分、排泄、休息和睡眠等方面得到护理协助;③病人对于自我、过去的成

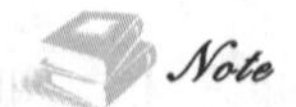

就和对未来的展望持正向态度并能用言语表达出来；④病人在出院前能显现自我价值感的增强。

【护考提示】

老年期抑郁症的临床特点及护理措施。

二、老年期痴呆病人的护理

痴呆是以后天获得的持续时间较长的精神神经功能多方面障碍为特点的临床综合征。其基本特征是近远期记忆损害，伴有抽象思维、判断力以及其他高级皮质功能障碍或人格改变。痴呆主要发生于老年人，是老年人群中危害甚大的疾病之一。老年期痴呆主要包括老年性痴呆（亦称阿尔茨海默病）、血管性痴呆（亦称为多梗死性痴呆）、混合性痴呆（即老年性痴呆和血管性痴呆同时存在）及其他类型痴呆，如外伤、颅内血肿等。其中以老年性痴呆和血管性痴呆为主，占全部痴呆人数的70％～80％。

（一）护理评估

1. 病因与病理　老年期痴呆的发生主要与年龄、性别、文化程度、遗传、免疫功能降低、过多应用铝制品、脑外伤、丧偶、独居、情绪抑郁、脑器质性疾病及高脂血症、高血压、糖尿病、心脏病等因素有关。其病理变化主要有弥散性大脑皮质萎缩，神经细胞丧失，出现大量的老年斑、神经原纤维缠结和颗粒空泡变性等。

2. 健康史

（1）询问发病情况：询问病人或家属发病的时间，是否逐渐起病。了解病人发病有无明显的病因和诱因。

（2）询问有无智能减退：①认知障碍：记忆逐渐减退是最早、最主要的症状，特征是远期记忆保留和近期记忆减退甚至丧失，如刚做的事情不能回忆起来，刚放置的物品也记不清放在何处。随着病情加重，出现定向力障碍，在自家附近迷路，不识家门；计算力减退，购物时算账困难；思维迟缓、贫乏，反应迟钝。②行为障碍：早期出现轻度人格改变，孤僻、自私；行为与原来的身份、素质和修养不相符合，幼稚笨拙，不修边幅，甚至行为怪癖，凭空怀疑老伴有外遇，或者怀疑子女偷其财物，有时出现贪食、偷食行为；以后动作日渐减少，晚期不能行走，卧床不起，大小便失禁，生活完全不能自理。此外语言逐渐退化，言语减少、刻板、单调、重复，不主动与人交流，严重时出现失语。③情感障碍：起初情感幼稚，易发脾气、固执、小气、多疑，随后情绪低落，消极悲观，或表情呆板，情感迟钝。

（3）询问既往史：询问病人既往健康状态，了解有无脑外伤史、既往服药史。长期、大量服用巴比妥、溴化物及其他镇静药有引起痴呆的可能。

（4）了解病人有无重金属接触史，有无酗酒、吸烟等不良生活嗜好，了解病人的爱好、价值观、信仰和兴趣对发病有无影响。

（5）了解病人是否存在内外环境的心理压力，了解病人家庭和社会的支持系统情况。

（6）了解家族中有无痴呆病人。

3. 临床表现　老年期痴呆起病缓慢，病程一般在5～10年。根据其表现特征，大致可分为3期。第1期（遗忘期）：主要表现为记忆力及认知力减退，空间定向不良，主动性减少，但日常生活能力尚能保持。第2期（混乱期）：认知能力进一步减退，痴呆加重，出现失语、失认和失用及一些神经系统定位症状和体征，部分病人生活需要人照顾。第3

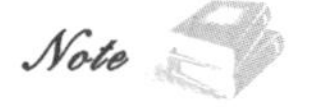

期(极度痴呆期):无自主运动,缄默不语,生活完全不能自理,显示躯体变老,成为植物人状态。

4. 鉴别诊断 老年性痴呆主要与血管性痴呆相鉴别。有些血管性痴呆病人早期因短暂性缺血发作轻而被忽视,痴呆呈隐袭性发展且神经系统无明显局灶体征时,两种类型痴呆相似(表 4-1)。

表 4-1 老年性痴呆与血管性痴呆比较

项　目	老年性痴呆	血管性痴呆
性别	女性多见	男性多见
发病年龄	较晚	较早
起病	较慢	较急
病程	进行性恶化	起伏性或阶梯性恶化
人格保存	差	较好
强笑强哭	常无	常有
智能缺陷	全面性	非全面性
自知力	常无	常有
高血压史	常无	常有
卒中史	常无	常有
心脏疾病	常无	常有
局限性体征	常无	常有
CT 扫描	脑萎缩明显	中枢性脑萎缩常见
脑电图	弥散性异常,局限性阵发性活动少见	弥散性异常,局限性阵发性活动多见

5. 辅助检查

(1) 脑电图检查、CT 扫描和 MRI 检查:可提示本病生理和病理变化的特征。

(2) 神经心理学检测:常用韦氏成人智力量表、简易智能精神状态检查量表、临床痴呆评定量表等对病人的精神状态、情感、行为、认知等方面进行测评,有助于痴呆的诊断。

6. 心理-社会状况

(1) 心理表现:孤独、寂寞、羞愧、抑郁、消极厌世,甚至有自杀行为。

(2) 社会表现:老年人因长期患病,常给家庭生活、家庭交往带来很大的烦恼,使家庭和社会负担加重,导致有些家属失去信心,甚至冷落、嫌弃老年人。

(二) 护理诊断

1. 思维过程改变 与认知功能障碍有关。

2. 语言沟通障碍 与意识障碍或相关的言语功能区域受损有关。

3. 行为异常 与意识障碍有关。

4. 躯体移动障碍 与意识障碍、肢体瘫痪有关。

5. 生活自理缺陷 与认知、感知及肢体瘫痪有关。

6. 大小便失禁 与意识障碍或中枢神经系统自主控制发生障碍有关。

7. 有感染的危险 与长期卧床、活动减少、长期受压有关。

8. 有受伤的危险 与知觉障碍、意识丧失有关。

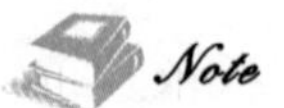

9. 有冲动伤人、毁物行为的危险 与错觉、幻觉等有关。

（三）护理计划与实施

治疗和护理的总体目标是病人的意识障碍无进一步加重，意识恢复清楚；病人能与外界有效地沟通；病人会正确摆放瘫痪肢体，保持身体平衡，躯体活动能力增强；病人能部分或完全恢复生活自理；病人无便秘、尿路感染；皮肤完整，无烫伤、坠床等意外发生；病人能正确应对不良的情绪，表现出自信、自尊和自强。

具体护理措施如下。

老年期痴呆的治疗至今尚缺乏理想的药物，通常在疾病的早期应用一些药物使智能有所改善，但在疾病的中、晚期应用任何药物均不见病情好转。亦无任何药物能肯定控制疾病的发展。

1. 心理护理

(1) 帮助病人和家庭成员正确了解痴呆的有关知识，消除恐惧和紧张情绪，增强他们对治疗的信心。

(2) 根据病情发展的不同，向病人和家属耐心说明需要配合的事项。随着社会人口老龄化，痴呆病人越来越多，大多数的痴呆老年人生活在家里，照顾者多数是病人的亲属，在长期护理病人过程中会遇到很多困难和压力，因此，应有充分的思想准备，一方面要正确地对待病人，了解疾病的相关知识，掌握相关护理技巧，做好病人全方位的护理；另一方面也应照顾好自己，使自己保持良好的身心健康，这样才能承担长期照顾痴呆病人的重担和辛苦。另外，也可积极寻求社会支持，如送到托老站、福利院等，以获得帮助，使家属可以放松，甚至恢复正常工作，心理得到平衡。

(3) 鼓励病人承担力所能及的个人生活照顾，参加家庭和社会活动，提高其生活的乐趣，分散他们对疾病的不良情绪和注意力。

(4) 积极与痴呆病人沟通、交流，防止语言功能障碍加重。与失语者沟通时，老年护理人员应注视病人，耐心倾听，询问其需求。当老年人主动参与沟通时，应给予鼓励，并仔细倾听，尽力理解，给老年人足够的时间组织语句，表达自己的意思，老年护理人员或点头微笑，或伸出大拇指赞扬病人，不随意打断病人的讲话，以激发病人语言交流的信心。

(5) 痴呆病人虽然因脑萎缩使各方面功能在逐渐减退，但病人的意识始终是存在的，他们仍保持着自尊和感情，因此，对待痴呆老年人更需要爱心和耐心，要善待、尊重他们，多理解、关心他们，不能歧视、嘲笑或责备他们，否则会使他们的心灵受到伤害，丧失信心。

2. 一般护理

(1) 提供安全、有效的护理环境：为老年人提供安全、稳定、简单的环境及制订一个合理的日常活动时间表。痴呆病人由于认知功能全面下降，对自身的保护能力下降，容易发生不安全事件，如摔伤、走失、自伤或伤人等。居室里的布置力求简单、整齐，避免堆放过多的杂物，地面要用防滑地板，有水及时擦干，给病人提供防滑拖鞋；适当调整床的高度，必要时加护栏，厕所安装扶手；光线应充足，尤其是晚上，通往厕所的路上应配照明灯。将可以伤人的锐利物品以及药品、清洁剂等物品存放好，以防发生意外。设专人陪护、安排指导老年人固定生活日程，减少陪护的更换，以减少对老年人的刺激。外出时一定要有人陪伴，并让老年人随身携带联系卡，写上姓名、住址、电话、联系人和病情等，防止老年人走失。

(2) 饮食护理：保证足够的热量、蛋白质、维生素和水分的摄入以满足老年人机体的

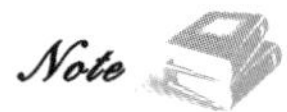

消耗和康复的需要。①痴呆老年人的饮食要有规律,定时定量,切忌暴饮暴食。饮食以容易咀嚼,易消化的清淡食物为主,适当配以高蛋白健脑食物如鱼类、蛋类和含糖的健脑食物,如玉米、黑米、红枣、桂圆等。三餐之间可以适当加一些水果、酸奶、点心等。另外,督促病人多饮水,可结合病人的口味,提供果汁和汤类,避免咖啡和浓茶。②清醒病人如果呕吐反射和吞咽功能正常,可鼓励病人经口进食;若病人因吞咽障碍而无法经口进食,应替病人插胃管,鼻饲喂食。喂食时,病人应采取半坐卧位或坐位,进食后 30 min 方可躺下。食物以糊状或固体为佳,流质饮食应以汤匙喂食,但应避免引发咳嗽而使病人不适。进食环境应安静、轻松,不要催促病人。③昏迷病人在发病 48 h 内应予以禁食,此后若无上消化道出血可予以鼻饲流质饮食。意识转为清醒、咳嗽反射良好、能吞咽时可拔除胃管,经口进食。

(3) 睡眠护理:痴呆病人易出现睡眠紊乱,如白天嗜睡,夜里难以入睡、早醒等,老年护理人员应了解老年人的睡眠情况,早醒的原因,安眠药使用情况和效果,以及促进睡眠的有效方式。指导老年人做睡前情绪行为治疗,如喝热牛奶,洗热水澡或热水足浴,即用适量热水浸泡双脚 5～10 min 后揉搓足底 20～30 min,特别是涌泉穴等,揉搓过程中加热水保持水温,目的是使足部发热并加速全身的血液循环。傍晚避免喝咖啡、浓茶,晚餐不过量饮酒,保证规律的休息时间,睡前避免进行过度紧张的脑力和体力活动。

(4) 安置合适的体位:病人卧床期间,应安排各种适当的卧位。①头部略抬高,既保持脑部血液供应,又保证呼吸道通畅;切忌无枕仰卧。意识清楚的病人可给予自动体位;凡有意识障碍的病人宜头偏向一侧,以利口腔分泌物流出。②维持关节的正常活动范围和保持关节的功能位。正确使用支撑物如枕头、卷筒、足托板等协助病人矫正或维持正常的身体姿势,避免足下垂、髋关节外翻或肩关节脱臼。每日做 3～4 次四肢关节的主动、被动运动及肌肉的活动,保持关节的正常活动和肌肉的张力,防止关节僵硬和肌肉萎缩。③对长期卧床病人,至少每 2 h 改变体位 1 次,避免患侧受压时间太久。为病人翻身时,应扶住关节,以免关节扭伤或脱臼。应教会病人及家属掌握床上锻炼和翻身技巧,防止压疮发生。

(5) 排便和排尿护理:①让病人在隐蔽的环境中排便、排尿,减少病人因大小便失禁所产生的不良情绪的影响;②定时给病人使用便盆或便壶,并保持会阴部清洁干燥;③尽量避免留置导尿管,一旦放置应设法尽早拔除,以防发生尿路感染。鼓励病人多饮水,增加尿量以预防泌尿系结石的发生;④增加饮食中的纤维素或服用通便剂以预防便秘的发生,但禁止灌肠,以免增加颅内压,诱发脑疝或脑出血;⑤大便失禁或腹泻时,由于碱性粪便频繁刺激肛周皮肤,使其表面的酸性膜被破坏而致肛周皮肤红、肿、痛或糜烂。因此,每次排便后应用温水清洗肛周并拭干。

3. 症状护理

(1) 预防或减少行为异常的发生:①了解老年痴呆病人常见的行为异常,包括拒绝照料及指导;喋喋不休、哭闹不停、反复谈论往事;玩粪便、不停敲打物件;不适当的性行为;囤积各种物品等。②观察、了解促使病人异常行为加重的常见因素,如陌生环境和陌生人的过多刺激;同时发出太多的指令,强迫病人做不愿意做的事情;生理状态不适如疲劳、疼痛、发热及便秘等。③避免和及时排除促使病人异常行为加重的因素。④一旦发现病人有异常行为,要避免刺激性语言,用适当的方法制止病人的活动,并分散病人的注意力。

(2) 建立有效的沟通:①在病人面前应尽量强调其完好的知觉,并鼓励病人运用尚存的知觉,减少病人的挫折感。②对理解能力有缺陷的病人,交谈时应减少外来的干扰,如

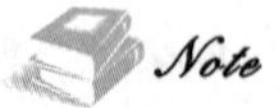

关掉收音机；如病人的注意力分散，应走进其视野，反复叫病人的名字，以引起病人的注意；一次只让一个人对病人说话。③对表达能力有缺陷的病人，让病人用"是""不是"来回答；语速应缓慢，并给病人充分的时间回答问题；与病人约定手势或用卡片写下日常生活的某些需求，如喝水、翻身、排便、排尿等，并主动询问其需求。

(3) 加强日常生活技能的训练：①鼓励病人自行进食；②给病人穿容易穿脱的衣服，并训练其自行穿脱衣服；③协助病人进行行走训练和维持身体平衡；④让病人独立完成每日的个人清洁卫生；⑤进行排便排尿训练；⑥鼓励病人用语言表达个人的感受。

(4) 关节的功能锻炼和瘫痪肢体的按摩：①病情稳定后应尽早开始关节的功能锻炼和瘫痪肢体按摩；②鼓励病人做健侧肢体运动，并以健侧肢体协助患侧肢体做关节功能锻炼；③根据患肢的肌力和关节最大活动度选择被动运动、辅助-主动运动或主动运动。每日2～3次，每次每个动作做5～8次。

(5) 保持呼吸道的通畅：①病人床单位配置吸氧和吸痰装置；②注意观察病人有无呼吸困难、发绀及气管内分泌物增加或黏稠等现象，及时给予吸氧、雾化吸入，并随时吸出呕吐物和痰液；③预防舌后坠阻塞呼吸道；④对意识清醒者，老年护理人员应协助其翻身、叩背，鼓励深呼吸和进行有效咳嗽。

4. 健康指导

(1) 病人出院前，除了训练病人自理生活外，还应指导家属掌握一些基本的护理技术如鼻饲、清洁身体、进行关节功能锻炼和瘫痪肢体按摩等。

(2) 根据危险因素和致病因素进行相应的知识宣教：①积极治疗全身疾病，如控制高血压，治疗糖尿病和心、肾疾病。②饮食均衡，生活有规律，预防动脉粥样硬化、原发性高血压。避免摄取过多的盐及动物性脂肪，一日盐的摄取量应控制在5 g以下，少吃动物脂肪及糖；蛋白质、膳食纤维、维生素、矿物质等都要均衡摄取；戒烟限酒。③每日有适度的、规律的体力活动，适当进行腰部及四肢的运动和语言的训练。④积极用脑，预防脑力衰退，如烹调、下棋、绘画、吹奏乐器、写信、写日记都是简单而有助于锻炼脑力的方法。避免各种因素的刺激，预防大脑功能性的损害。高龄者应避免跌倒，头部摔伤会导致痴呆，必要时可以使用拐杖。⑤鼓励老年人多做些感兴趣的事及参加公益活动，对外界事物常保持高度的兴趣及好奇心，可以提高老年人的注意力，防止记忆力减退。

（四）护理评价

经过治疗和护理，病人的意识障碍无进一步加重，意识恢复清楚；病人能与外界有效地沟通；病人会正确摆放瘫痪肢体，保持身体平衡，躯体活动能力增强；病人能部分或完全恢复生活自理；病人无便秘、尿路感染；皮肤完整，无烫伤、坠床等意外发生；病人能正确应对不良的情绪，表现出自信、自尊和自强。

知识拓展

4-1

【护考提示】

老年期痴呆的病因及护理措施。

直通护考

4-1

（卞　倩）

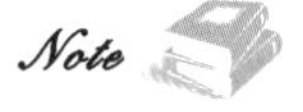

第五章　老年专科专病护理

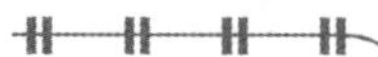

项目一　呼 吸 系 统

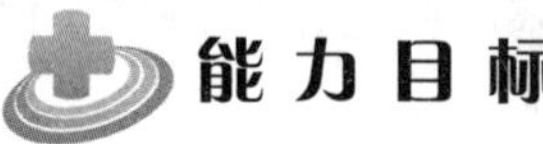

能力目标

扫码看 PPT

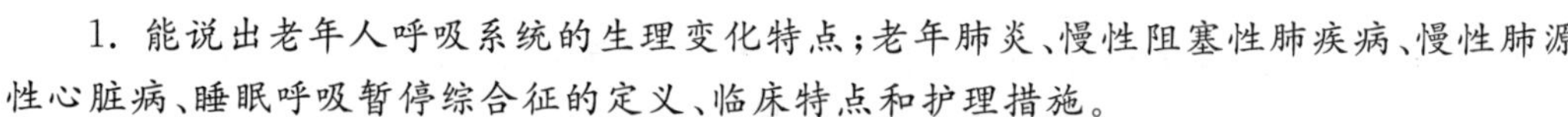

1. 能说出老年人呼吸系统的生理变化特点；老年肺炎、慢性阻塞性肺疾病、慢性肺源性心脏病、睡眠呼吸暂停综合征的定义、临床特点和护理措施。

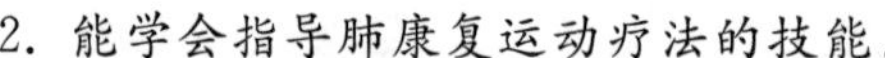

2. 能学会指导肺康复运动疗法的技能。

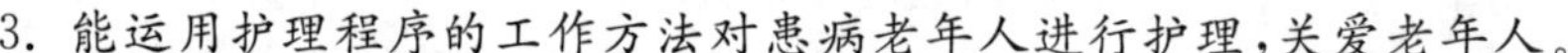

3. 能运用护理程序的工作方法对患病老年人进行护理，关爱老年人。

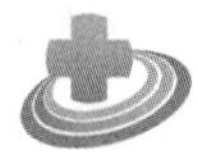

项目导言

呼吸系统是人体重要的生命器官，包括鼻、咽、喉、气管、支气管和肺。老年病人随着年龄的增长，呼吸系统器官出现退行性病变，尤其是 60 岁以后，呼吸系统结构与功能的老化日趋明显，老年人呼吸系统疾病发病率高，其中老年肺炎、慢性阻塞性肺疾病、慢性肺源性心脏病、睡眠呼吸暂停综合征等是严重影响患病老年人生活质量的重要因素。

第一节　老年呼吸系统生理变化

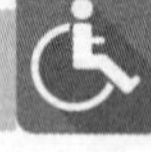

案 例 导 入

案例导入
答案 5-1

李婆婆，79 岁，因精神萎靡，不思饮食 5 日，在社区医院静脉滴注氨基酸、葡萄糖能量合剂等无效转院。入院体检，体温正常，血压偏低，白细胞偏高，肺部听诊呼吸音低，胸片提示右下肺阴影。

请问：1. 李婆婆可能的诊断是什么？

2. 诊疗过程中，应特别警惕李婆婆出现哪些并发症？

3. 应该从哪些方面对李婆婆进行护理？

一、鼻、咽、喉

老年人鼻部软骨弹性减弱，黏膜及腺体萎缩，鼻腔对气流的过滤和加温功能减退或丧失，加重下位气道的负担，使整体气道防御功能下降。咽喉部黏膜和淋巴细胞萎缩，易引起上呼吸道感染。

二、气管与支气管

老年人小气道杯状细胞数量增多，分泌亢进。同时，气管、支气管黏膜上皮萎缩，黏膜下腺体和平滑肌萎缩，弹性组织减少，支气管软骨钙化、变硬，管腔扩张，部分纤毛倒伏，咳嗽反射减弱，清理呼吸道的能力下降。痰液潴留，增加气道内在阻力，尤其是呼气阻力增加而容易发生呼气性呼吸困难，常使小气道萎陷、闭合。管腔内分泌物排出不畅，容易引起感染。

三、胸廓与肺

老年人因骨质疏松症、脊柱后凸、胸骨前凸，使胸廓前后径增大，横径相对变小而呈桶状胸。肋软骨钙化、肋间肌和辅助呼吸肌萎缩，收缩力下降。老年人胸椎与肋骨、肋骨与胸骨之间的关节发生生理性病变，使关节强直，再加上呼吸肌无力，使胸廓的呼吸运动受影响，进而影响肺通气和呼吸容量。

随着年龄增加，肺组织萎缩，体积变小，重量减轻。肺泡壁断裂，肺泡相互融合，使肺泡数目减少而肺泡腔变大，肺泡面积减少，气体交换面积减少。肺泡壁弹性纤维减少，肺泡回缩能力减弱，导致老年人呼吸末肺残气量增加，肺活量及最大呼吸量减少。肺毛细血管黏膜表面积减少，肺灌注量减少，通气/血流比值改变，肺泡与血流气体交换能力降低。老年人动脉血氧分压水平随年龄增长而下降。

（孙天聪）

第二节　老年肺炎

老年肺炎是指发生于老年人终末气道、肺泡和间质的炎症，是老年人常见的呼吸系统疾病。老年肺炎症状不典型，死亡率高，是住院老年人、高龄老年人、长期卧床老年人最常见的并发症。

一、护理评估

（一）健康史

老年人呼吸道的保护性反射减弱，使得病原体极易进入下呼吸道。老年人体弱多病，各系统、器官功能均下降，御寒能力降低，易受凉感染。由于行动障碍或长期卧床及吞咽动作不协调，老年人易误吸而致肺部感染；心肌梗死或心力衰竭等老年卧床病人，因活动受限，肺淤血，气道分泌物排出困难，致使肺部感染不易痊愈；睡眠障碍时应用镇静剂，会抑制呼吸，抑制保护性反射。老年肺炎大部分由感染所致，病情的严重程度与病原体及老年人自身身体状况有关。老年肺炎的病原体中，细菌占主要地位。肺炎链球菌是

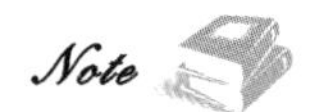

引起老年社区获得性肺炎的最主要的致病菌。革兰阴性杆菌是引起老年医院获得性肺炎的主要致病菌,其中以铜绿假单胞菌及肺炎克雷白杆菌较常见,金黄色葡萄球菌、肺炎链球菌和厌氧菌也比较常见。

(二)身体状况

老年肺炎的临床表现极不典型,其表现因病原体毒性、身体状态不同而有较大差异。具体有以下特点。

1. 起病隐匿 肺部症状不典型,主诉较少而含糊,常有低热、呼吸急促、心动过速,半数以上老年人无明显高热、咳铁锈色痰、胸痛等症状。

2. 全身中毒症状较常见并可早期出现 表现为精神萎靡、乏力、食欲不振、恶心、呕吐、心率增快、心律失常、谵妄、意识模糊,严重者血压下降、休克,甚至昏迷。

3. 并发症多而重 易发生呼吸衰竭、心力衰竭、休克、弥散性血管内凝血(DIC)、电解质紊乱和酸碱平衡失调等严重并发症。

4. 病程较长 老年肺炎常为多种病原菌合并感染,耐药情况多见,病灶吸收缓慢。

(三)心理-社会状况

病人会因病程长而引起烦躁或抑郁等情绪反应,同时要注意评估家属有无对老年人病情和预后的担忧,家庭的照顾和经济能力能否应对。

(四)辅助检查

1. 血常规检查 有无白细胞计数升高,中性粒细胞增高及核左移、淋巴细胞升高。衰弱、重症和免疫功能低下的老年病人白细胞总数正常或降低,但多有中性粒细胞升高和核左移现象。

2. 胸部X线检查 有无肺纹理增粗、炎性浸润影等。

3. 痰培养 有无细菌生长,药敏试验结果。

二、常见护理诊断与医护合作性问题

1. 清理呼吸道无效 与痰液黏稠及咳嗽无力或无效有关。

2. 气体交换损伤 与肺炎所致的有效呼吸面积减少有关。

3. 营养失调 与机体营养消耗较大有关。

4. 潜在并发症 呼吸衰竭、心力衰竭、感染性休克。

三、治疗原则

(1) 一般治疗:卧床休息,加强营养,观察病情。

(2) 对症治疗:化痰止咳。

(3) 抗休克治疗:补充血容量,纠正酸中毒,给予血管活性药。

(4) 控制感染:抗生素的使用原则为早期、足量、针对致病菌选药、重症者联合用药、适当延长疗程。

(5) 防治并发症。

四、护理措施

(一)休息与环境

保持室内空气新鲜,温度和湿度适宜。住院早期应卧床休息,减少活动,以防止加重呼吸困难。一般情况下病人的体位应为半卧位,有助于改善呼吸状况和利于咳痰。如并

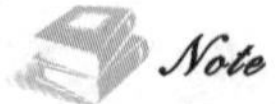

发休克者取仰卧中凹位，同时给予高流量吸氧。

（二）病情观察

密切观察病人的神志、呼吸、血压、心率及心律等变化，警惕呼吸衰竭、心力衰竭、休克等并发症。

（三）排痰护理

鼓励和指导老年人有效咳嗽、咳痰，给予翻身、叩背，应用祛痰剂和雾化剂，必要时吸痰。

（四）饮食护理

饮食宜清淡易消化，含高热量、高蛋白、高维生素的流质或半流质食物，以补充高热引起的营养物质消耗。

（五）口腔护理

长时间使用抗生素治疗，病人易因敏感菌的抑制而导致真菌滋生与繁殖，特别是口腔白色念珠菌的感染率高。因此，护理过程中要加强病人的口腔护理和观察，鼓励病人多喝水，勤漱口，每日做一次口腔黏膜检查，尤其要注意检查舌缘及颊黏膜部位，观察有无白色点状或片状的白膜。

（六）用药护理

遵医嘱使用抗生素，观察疗效和不良反应。应用头孢唑林钠（先锋霉素 V）可出现发热、皮疹、胃肠道不适等不良反应；喹诺酮类药物（如氧氟沙星、环丙沙星）偶见皮疹、恶心等不良反应；氨基糖苷类抗生素有肾、耳毒性，老年人或肾功能减退者应特别注意有无耳鸣、头晕、唇舌发麻等不良反应，出现不良反应应及时与医生沟通，并做相应处理。

（七）心理护理

关心安慰老年人，耐心倾听其主诉，细致回答老年人提出的问题，引导老年人以积极的心态配合医护人员工作。

（八）健康指导

1. 疾病预防指导　避免上呼吸道感染、淋雨受寒、过度疲劳等诱因。加强体育锻炼，增加营养。长期卧床者应注意经常改变体位、翻身、叩背，随时咳出气道内痰液。接种流感疫苗、肺炎疫苗等以预防发病。

2. 生活指导　为增强机体的抵抗力，指导老年人坚持有氧运动、饮食营养均衡、戒烟忌酒、保持口腔清洁卫生。

五、护理评价

老年人学会有效咳嗽和呼吸的方法，呼吸功能得到改善；能够按照要求摄入营养及进行运动锻炼，机体抵抗力有所增强；用药科学规范；焦虑程度减轻或消失。

（孙天聪）

第三节　慢性阻塞性肺疾病

慢性阻塞性肺疾病（chronic obstructive pulmonary disease，COPD）是一种常见的以

持续气流受限为特征的可以预防和治疗的疾病,气流受限进行性发展,与气道和肺对有毒颗粒或气体的慢性炎性反应增强有关。COPD 致残率和病死率高,全球 40 岁及以上人群发病率已高达 9%～10%。

一、护理评估

(一) 健康史

目前 COPD 的确切病因尚不清楚,一般认为与慢性支气管炎和阻塞性肺气肿发生有关的因素都可能参与 COPD 的发病。已经发现的危险因素大致可以分为外因(环境因素)与内因(个体易感因素)两类。外因包括吸烟,粉尘和化学物质的吸入,空气污染,呼吸道感染及社会经济地位较低(可能与室内和室外空气污染、居室拥挤、营养较差及其他与社会经济地位较低相关联的因素有关)。内因包括遗传因素,气道反应性增高,在孕期、新生儿期、婴儿期或儿童期由各种原因导致肺发育或生长不良等。

(二) 身体状况

与一般成年人相比,老年 COPD 具有以下特点。

1. 呼吸困难更严重 在日常生活甚至休息时也感到气促。

2. 机体反应能力差 典型症状弱化或缺失,老年人表现为厌食、胸闷、少尿、精神萎靡、颜面发绀、呼吸音低或肺内啰音密集等。在炎症发作时体温不升,白细胞不高,咳嗽不重,气促不显著。

3. 易反复感染 肺源性心脏病、休克、呼吸性酸中毒、肺性脑病、DIC 等并发症的发生率增高。

4. 心理-社会状况差 老年人因明显的呼吸困难导致自理能力下降,从而产生焦虑、孤独等消极反应,病情反复可造成忧郁症及失眠,对治疗缺乏信心。需评估老年人有无上述心理反应,以及其家庭成员对此疾病的认知和照顾能力如何。

(三) 辅助检查

1. 肺功能检查 肺功能检查结果是判断气流受限的主要客观指标。对 COPD 诊断、严重程度评价、预后判断等有重要意义。第一秒用力呼气容积(FEV_1)和用力肺活量(FVC)分别为评价气流受限的敏感指标和评估 COPD 严重程度的良好指标。吸入舒张剂后,FEV_1<80%预计值及 FEV_1/FVC<70%时,可确定为气流受限不能完全可逆。

2. 胸部 X 线检查 胸部 X 线检查早期可无变化,以后可出现肺纹理增粗、紊乱等非特异性改变,也可出现肺气肿改变。

3. 血气分析 血气分析对确定低氧血症、高碳酸血症、酸碱平衡失调以及判断呼吸衰竭的程度及类型有重要价值。

4. 其他 COPD 并发细菌感染时,外周血白细胞增高,核左移。痰培养可检出病原菌。当 PaO_2<55 mmHg 时,血红蛋白及红细胞可增高。

二、常见护理诊断与医护合作性问题

1. 气体交换受损 与气道阻塞、通气不足、呼吸面积减少有关。

2. 清理呼吸道无效 与分泌物增多、黏稠及无效咳嗽有关。

3. 焦虑 与健康状况的改变、病情危重有关。

4. 活动无耐力 与呼吸困难、氧供与氧耗失衡有关。

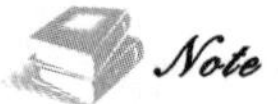

5. 潜在并发症　呼吸衰竭、慢性肺源性心脏病、酸碱平衡失调、水电解质紊乱、自发性气胸等。

三、治疗原则

1. 防治原发病　如积极治疗慢性支气管炎、支气管哮喘、肺尘埃沉着病等，改善气道阻塞，控制肺气肿的发生和进一步恶化。

2. 控制呼吸道感染　选择敏感的抗生素。

3. 纠正或改善缺氧　可采用家庭氧疗，呼吸衰竭者建议长期低流量吸氧，每日 15 h 以上。

4. 肺康复训练　通过运动疗法，改善肺功能。

四、护理措施

（一）休息与活动

COPD 急性期应卧床休息，协助病人采取舒适体位。稳定期根据病情安排适当的活动，以不感到疲劳、不加重症状为宜。

（二）病情观察

观察咳嗽、咳痰及呼吸困难的程度，监测动脉血气分析和水电解质、酸碱平衡等情况。

（三）氧疗护理

对晚期严重的 COPD 病人应给予控制性氧疗。氧疗的目的是使老年人在静息状态下，达到 $PaO_2 > 60$ mmHg 和（或）SaO_2 升高至 90%。具体指征为：①$PaO_2 < 55$ mmHg 或 $SaO_2 < 88\%$，有或无高碳酸血症；②PaO_2 55～70 mmHg 或 $SaO_2 < 89\%$，并有肺动脉高压、心力衰竭、水肿或红细胞增多症。一般采用鼻导管持续低流量吸氧，氧流量 1～2 L/min，每日湿化吸氧 15 h 或以上。

（四）用药护理

COPD 反复感染多需长期应用抗生素，治疗方案应视感染严重程度并根据病原菌药物敏感试验及时调整。选用抗生素时，应考虑到老年人肾功能减退慎用氨基苷类，因老年人对药物的耐受性差，药物在体内的半衰期长，易产生毒副作用，故用药过程中需密切监测各种药物的不良反应。如氨茶碱类有恶心、呕吐等胃肠道反应；抗胆碱能药可出现口干、口苦反应；大剂量 β_1 受体激动剂可引起心动过速、心律失常，长期使用可发生肌肉震颤；糖皮质激素可引起老年人高血压、白内障、糖尿病、骨质疏松症及继发性感染等。

（五）心理护理

忧郁会使老年 COPD 病人变得畏缩，与外界隔离，对自己的生活满意度下降，同时会进一步加重失眠。医护人员应与家属相互协作，指导老年人互动的技巧，鼓励老年人参加各种团体活动，发展个人的社交网络，情绪的改善和社交活动的增加可有效改善睡眠质量。

（六）健康指导

1. 疾病预防指导　教育和督促老年人戒烟；避免或减少有害粉尘、烟雾及气体吸入；防寒保暖，防治呼吸道感染。

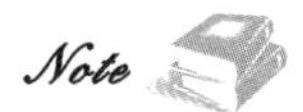

2. 康复锻炼指导 向老年人及家属介绍疾病相关知识，使之能理解康复锻炼的意义，并发挥主观能动性；根据老年人情况制订个体化锻炼计划，进行腹式呼吸或缩唇呼吸训练及步行、慢跑、打太极拳等体育锻炼。

3. 饮食指导 指导老年人进食高热量、高蛋白、高维生素食物，避免摄入产气或引起便秘的食物。

4. 长期家庭氧疗指导 家庭氧疗可改善老年人心肺功能，提高生活质量和延长寿命。应指导老年人及家属了解氧疗的目的、必要性、方法和注意事项。一般化学法制氧、氧气枕达不到效果，氧气筒放在家中不安全，有条件时最好购置制氧机。要注意供氧装置周围严禁烟火，注意安全；导管每日更换、清洁、消毒，防止感染；氧流量监测 1～2 L/min(氧浓度 25%～29%)；吸氧时间每日大于 15 h。

(七) 肺康复运动疗法指导

1. 腹式呼吸法 采取平卧位或立位或坐位，两手分放胸腹部，吸气时用鼻吸入，腹壁尽量突出，膈肌收缩，呼气时腹部内收，用力呼出，7～9 次/分，每日早、中、晚各一次，每次 5～10 min。

2. 缩唇呼吸法 呼气时将口唇略微缩小，徐徐将气体呼出以延长呼气时间 2～3 倍。目的是增加呼气时口腔和气道压力，防止小气道过早陷闭，减少肺泡内的过多残气。可通过练习减少呼吸频率，增加潮气量，从而改善肺泡的有效通气量，有利于氧气的摄入和二氧化碳的排出。

3. 上肢锻炼 老年 COPD 病人上肢运动耐力差，可通过做上肢体操，如太极拳、气功等锻炼胸大肌、胸小肌等辅助呼吸肌。

4. 放松锻炼 放松训练的目的，一是解除病人恐惧和焦虑不安情绪，二是使病人肌肉放松、精神放松，减少不协调呼吸，建立有效的呼吸方式。放松训练可以在家中进行。采取舒适的体位，可坐可卧，打开录音机放轻松柔和的音乐，使身心都得到充分的放松和休息。当然也可将放松锻炼、上肢锻炼和呼吸锻炼融为一体，使其成为一套呼吸体操，易于掌握，便于练习，从而提高病人的锻炼兴趣。另外游泳、唱歌等活动对肺功能康复也有帮助。鼓励病人长期坚持康复锻炼，才能取得良好的效果。

知识拓展 5-1

五、护理评价

经过积极的配合与护理，老年人呼吸功能改善，能有效咳嗽，呼吸道通畅；焦虑程度减轻或消失；无并发症的发生。

(孙天聪)

第四节 慢性肺源性心脏病

慢性肺源性心脏病简称肺心病，是由肺组织、肺动脉血管或胸廓的慢性病变引起肺组织结构和功能异常，导致肺血管阻力增加，肺动脉压力增高，使右心扩张、肥大，伴或不伴有右心衰竭的心脏病。我国绝大多数肺心病病人是在慢性支气管炎或肺气肿基础上发生病变的。

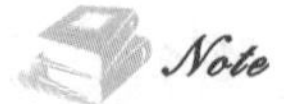

一、护理评估

（一）健康史

详细询问病人有无慢性支气管炎、支气管哮喘及肺气肿等病史，慢性阻塞性肺疾病（COPD）是我国肺心病最主要的病因。肺部感染是肺心病急性加重常见的原因，过度的体力活动、劳累、精神紧张、情绪过度激动等也是重要诱因。

（二）身体状况

1. 肺、心功能代偿期（包括缓解期） 本期主要临床表现为慢性阻塞性肺气肿。表现为咳嗽、咳痰、喘息、活动后感心悸、气短、乏力和劳动耐力下降。

2. 主要临床表现 本期主要临床表现以呼吸衰竭为主，或有心力衰竭。

（1）呼吸衰竭低氧血症表现为胸闷、心慌、气短、头痛、乏力及腹胀等。当动脉血氧饱和度低于90%时，出现明显发绀。缺氧严重者出现躁动不安、昏迷或抽搐。高碳酸血症表现为皮肤温湿多汗、浅表静脉扩张、洪脉、球结膜充血水肿、瞳孔缩小，甚至眼球突出、两手扑翼样震颤、头昏、头痛、嗜睡及昏迷。合并有肺性脑病时以精神改变为主要症状，如精神紊乱、烦躁不安、表情淡漠、睡眠规律改变、嗜睡、注意力不集中等。

（2）心力衰竭：失代偿期出现右心衰竭、心慌、气短、颈静脉怒张、肝大、下肢水肿，甚至全身水肿及腹腔积液，少数病人还可伴有左心衰竭，也可出现心律失常。

3. 心肺检查 听心率、心律、心音、杂音及有无舒张期奔马律；有无桶状胸，肺部有无湿性啰音、哮鸣音等。体检时需注意剑突下心脏搏动，其为老年人肺心病的重要特征。

（三）辅助检查

1. X线检查 观察有无肺气肿、肺动脉段突出及右心扩大的X线表现。

2. 心电图 观察有无"肺性P波"，右心室肥大，ST-T波变化以及心律失常等改变。

3. 超声心动图 超声心动图比X线检查更能准确地反映各心腔大小变化及心脏瓣膜结构情况。肺心病主要表现为右心室肥大，右心室流出道增宽等改变。

二、常见护理诊断与医护合作性问题

1. 气体交换受损 与肺血管阻力增高引起肺淤血、肺血管收缩导致肺血流量减少有关。

2. 清理呼吸道无效 与呼吸道感染、痰多黏稠、体质虚弱、咳嗽无力有关。

3. 活动无耐力 与心肺功能减退有关。

4. 体液过多 与心排血量减少、肾血流灌注量减少引起排尿减少有关。

5. 潜在并发症 肺性脑病、水电解质紊乱。

6. 有皮肤完整性受损的危险 与水肿、长期卧床有关。

7. 营养失调 低于机体需要，与呼吸困难、疲乏等引起食欲减退有关。

三、治疗原则

（一）控制呼吸道感染

呼吸道感染是肺心病急性加重的最常见的原因，有效地控制呼吸道感染是治疗的关键。早期、足量应用抗生素，同时根据痰培养分离致病菌和药物敏感试验，指导抗生素的调整，适当延长疗程。

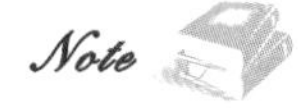

(二)保持呼吸道通畅

可使用解痉、祛痰的药物,必要时进行气道湿化,以便分泌物排出体外。对于分泌物过多、发生明显气道阻塞者,则需建立人工气道,包括口咽导管、气管插管和气管切开。

(三)纠正缺氧和二氧化碳潴留

合理氧疗。

(四)纠正酸碱平衡失调和水电解质紊乱

积极纠正酸中毒是使用抗生素和解痉药疗效的保证。

(五)控制心力衰竭

首选利尿药,对于有中等程度以上的水肿,可选择作用温和的利尿药如氢氯噻嗪类,小剂量、间歇性给药,防止出现严重的水电解质紊乱,注意补充氯化钾。血管扩张药具有扩张肺小动脉,降低右心负荷,增加心排血量的作用。强心药应慎重使用,老年病人因长期缺氧、低钾性碱中毒等原因,对洋地黄类药物的耐受性差,容易发生洋地黄中毒。

四、护理措施

(一)观察病情

监测病人的呼吸、脉搏、血压及神志状况,定时监测血气分析、24 h液体出入量、水电解质变化,如有异常情况及时通知医生并协助抢救。

(二)基础护理

提供安静、整洁的环境,保持空气新鲜,温度、湿度适当。病人在肺、心功能失代偿期应绝对卧床休息,协助老年病人定时翻身,做好口腔护理。

(三)饮食护理

给予清淡易消化饮食,有心力衰竭的病人适当限制钠盐和水的摄入。营养支持对肺心病病人的康复治疗十分重要,60%~80%的肺心病病人体重低于理想体重,其中多数属于“成人干瘦型”营养不良(血清蛋白仍在正常水平),少数属于“混合型”营养不良。营养不良可造成免疫功能低下,病人出现反复感染,呼吸肌萎缩和无力,呼吸道上皮修复功能减弱。原则上应给予高热量、高蛋白质及较低碳水化合物的营养支持。临床补充时要注意循序渐进,从少量开始,逐渐增加到所需的能量。

(四)合理给氧

一般为低流量(1~2 L/min)、低浓度(25%~29%)持续给氧,氧疗期间注意保持病人气道通畅,观察氧疗效果,监测氧流量及血气分析指标。

(五)保持气道通畅

清除呼吸道痰液,定时更换体位,叩击病人背部帮助排痰。昏迷病人可进行机械吸痰。如严重通气不足、痰液黏稠阻塞呼吸道者,应及时建立人工气道。

(六)用药护理

老年肺心病病人长期缺氧,对洋地黄耐受性差,在使用过程中应密切观察。在使用呼吸兴奋剂过程中应密切观察其神志、呼吸频率和节律的变化,注意保持气道通畅。

(七)肺性脑病的护理

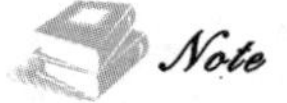

严重的缺氧和二氧化碳潴留可引起失眠、精神错乱、狂躁或神志恍惚、嗜睡、昏迷等

肺性脑病的表现，应及时报告医生并协助抢救。严密观察和记录病人的体温、脉搏、呼吸、血压、尿量和血气分析变化。对于烦躁的病人加床档或约束肢体。合理用氧，一般持续低流量、低浓度给氧，防止高浓度吸氧抑制其呼吸，加重肺性脑病。注意保持病人气道通畅，遵医嘱应用呼吸兴奋药，观察药物疗效。如发现药物过量引起心悸、呕吐、震颤甚至惊厥，应立即通知医生采取相应的处理措施。

（八）心理护理

老年人因长期患病，对治疗失去信心，应做好其心理护理，解除老年人对疾病的忧虑和恐惧，增强与疾病斗争的信心。

（九）健康教育

(1) 积极防治呼吸道感染，避免各种诱因，减少急性发作，延缓疾病进展。

(2) 积极地进行营养支持，改善全身状况。老年人常伴有不同程度的营养不良，根据老年人的特点，合理进行营养搭配，补充各种维生素和足够的热量。

(3) 鼓励病人戒烟酒，根据病人心肺功能状况指导其进行适当的体育活动，如散步、慢跑、打太极拳等，以增强体质，改善其心肺功能。

(4) 调节免疫功能，可通过注射核酸酪素注射液、疫苗等提高病人的免疫力。

(5) 长期家庭氧疗的指导。

五、护理评价

经过积极的配合与护理，老年人在失代偿期间基本生活需要得到满足，心肺功能改善，能有效咳嗽、咳痰；焦虑程度减轻或消失；无并发症的发生；老年人及家属了解本病的防护知识。

（孙天聪）

第五节　睡眠呼吸暂停综合征

睡眠呼吸暂停综合征（sleep apnea syndrome，SAS）是一种睡眠时呼吸停止的睡眠障碍。最常见的原因是上呼吸道阻塞，经常以大声打鼾、身体抽动或手臂甩动结束。由于呼吸暂停引起反复发作的夜间低氧和高碳酸血症，可导致高血压、冠心病、糖尿病和脑血管疾病等并发症及交通事故，甚至出现夜间猝死，是一种有潜在致死性的睡眠呼吸疾病。

临床上将睡眠呼吸暂停综合征分为三型：①阻塞型，虽有呼吸运动，但鼻咽部气流阻断；②中枢型，膈肌和肋间肌运动停止及口鼻气流中断；③混合型，中枢型与阻塞型呼吸暂停同时存在，开始呈中枢型，后为阻塞型。

一、护理评估

（一）健康史

病人常有口咽较正常人小，悬雍垂粗长，舌肥大或舌根后置，扁桃体肥大等症状，有

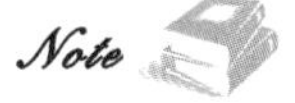

的可合并鼻炎、鼻息肉、鼻中隔偏曲，少数病人颈短粗或合并下颌后缩、小颌畸形等心血管疾病、糖尿病和脑血管疾病。

（二）身体状况

睡眠呼吸暂停综合征多表现为睡眠时打鼾，常常夜间憋醒，有异常动作及幻觉，白天嗜睡和困倦，严重者在吃饭、开车、与人谈话或者看电视时也经常打瞌睡，晨起头疼、头晕，智力减退或记忆力下降，体重增加，遗尿，阳痿，可出现抑郁、焦虑、易激怒等。

（三）辅助检查

1. X线头影测量 间接了解气道阻塞部位。

2. 多导睡眠监测 多导睡眠监测(PSG)是诊断阻塞型睡眠呼吸暂停综合征最重要的方法，它不仅可判断疾病严重程度，还可全面评估病人的睡眠结构，睡眠中呼吸暂停、低氧情况，以及心电、血压的变化。

3. 纤维鼻咽镜检查 X线头影测量可在静态下对气道情况做出诊断，而纤维鼻咽镜检查则偏重于动态诊断。

二、常见护理诊断与医护合作性问题

1. 气体交换受损 与疾病致肺通/换气障碍有关。

2. 营养失调 营养素高于机体需要量，与疾病致内分泌紊乱有关。

3. 睡眠形态紊乱 与疾病致嗜睡和睡眠中呼吸暂停有关。

4. 活动无耐力 与疾病致体力下降有关。

5. 焦虑 与担心疾病预后有关。

6. 有皮肤完整性受损危险 与使用呼吸机面罩有关。

7. 知识缺乏 缺乏睡眠呼吸暂停综合征的相关知识。

三、治疗原则

（一）非手术治疗

1. 经鼻持续气道正压通气(CPAP) 此法是目前治疗中重度阻塞型睡眠呼吸暂停综合征最有效的治疗方法，大部分病人通过CPAP治疗，都可以达到满意的治疗效果。

2. 口腔矫治器 睡眠时佩戴口腔矫治器可以抬高软腭，牵引舌主动或被动向前，以及下颌前移，达到扩大口咽及下咽部的目的，是治疗单纯鼾症的主要手段或阻塞型睡眠呼吸暂停综合征非外科治疗的重要辅助手段之一，但对中、重度阻塞型睡眠呼吸暂停综合征病人无效。

（二）手术治疗

手术治疗的目的在于减轻和消除气道阻塞，防止气道软组织塌陷。选择何种手术方法要根据病人气道阻塞部位、严重程度、是否有病态肥胖及全身情况来决定。常用的手术方法有扁桃体、腺样体切除术；鼻腔手术；舌成形术；腭垂、腭、咽成形术；正颌外科等。

四、护理措施

（一）一般护理

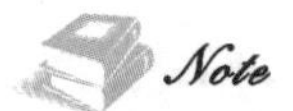

1. 控制饮食 对过度肥胖而导致本病的病人应劝其控制饮食。

2. 戒烟酒　研究表明，酒精能抑制呼吸，吸烟可使呼吸道黏膜抵抗力下降，同时引起肺血管收缩，加重肺动脉高压，降低肺的功能。

3. 适宜的卧位　建议病人入睡时采取侧卧或半卧位，以减轻阻塞症状，减少呼吸暂停次数。

（二）药物治疗的护理

甲羟孕酮能兴奋呼吸。对鼻塞病人滴用血管收缩剂，可减轻鼻塞及吸气时咽部负压，缓解阻塞症状。普罗替林及氯丙咪嗪可减少睡眠呼吸暂停次数，缩短呼吸暂停的时间，减轻低氧血症，并且可提高颏舌肌活性，有助于上气道开放。

（三）持续气道正压通气(CPAP)

用鼻面罩持续正压气道通气治疗阻塞型睡眠呼吸暂停征，可以解除病人睡眠呼吸时上气道的阻塞，消除低氧血症，改善症状。一般用持续正压 0.686～0.981 kPa(7～10 cmH_2O)。使用面罩应严密罩住鼻，闭嘴，与治疗仪作同步呼吸，防止气流从口漏出。

（四）特别护理

1. 对呼吸的监护　病人夜间频繁发生呼吸暂停，在没有解除呼吸暂停现象之前，对病人应进行特别护理。当病人入睡后要观察有无打鼾、呼吸暂停、憋气、发绀等症状，如果呼吸暂停时间过长，应及时叫醒病人，以免发生因窒息缺氧所致猝死。床旁应备有压舌板、舌钳、气管切开包、氧气、呼吸器等抢救物品，以便在病情严重时，配合医生采取抢救措施。有条件的应给予血氧饱和度监测仪持续监护，以便观察病人缺氧情况，掌握处理时机。

2. 对循环系统的监护　因严重的低氧血症会发生心律失常，故应观察脉搏、心率、心律的变化。在午夜至清晨这段时间，病人最易发生心律失常，应做持续心电监护。

（五）气管切开及护理

详见基础护理气管切开护理。

（六）保持呼吸道通畅

手术的治疗，如扁桃体摘除，悬雍垂腭咽整形术，切除咽喉部过多的软组织，可使口咽腔扩大，减轻阻塞，使打鼾症状减轻或消失。舌骨悬吊或切除，下颌骨向前滑动术，对下颌后缩、小颌畸形者，由于舌根后置引起上气道狭窄者疗效较好，但需一定设备条件。为了保证有效的通气，必须保持呼吸道的通畅，清除气道分泌物。当病人憋气烦躁不安时，禁用吗啡类和巴比妥类药物以及对中枢神经产生抑制作用的药物。

（七）健康指导

戒烟酒，减轻对气道黏膜的刺激，提高气道的抵抗力，减少炎症的发生。节制饮食，加强锻炼，控制体重，可以降低气道阻力，改善缺氧症状。

直通护考

5-1

五、护理评价

老年人及家属了解本病的自我护理知识；焦虑程度减轻或消失；症状得到有效改善，无意外事故发生。

（孙天聪）

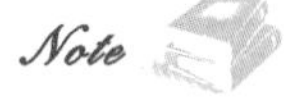

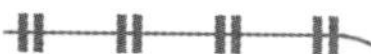

项目二　循环系统护理

能力目标

扫码看 PPT

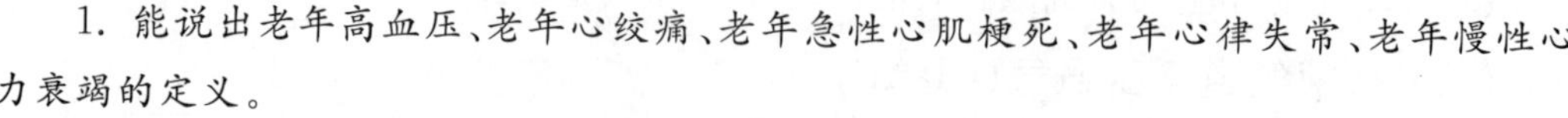

1. 能说出老年高血压、老年心绞痛、老年急性心肌梗死、老年心律失常、老年慢性心力衰竭的定义。

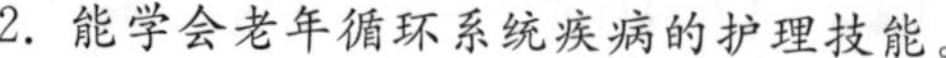

2. 能学会老年循环系统疾病的护理技能。

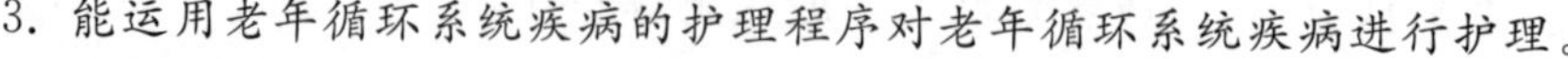

3. 能运用老年循环系统疾病的护理程序对老年循环系统疾病进行护理。

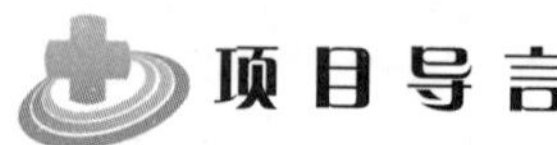

项目导言

循环系统是分布在全身各部位的连续封闭管道系统，它包括心血管系统和淋巴系统。老年人随着年龄增长，血液循环系统发生一系列退行性适应性变化。老年人动脉内膜逐渐增厚，中层胶原纤维增加，造成大动脉扩张而屈曲，小动脉管腔变小，动脉粥样硬化，易发生血压上升及直立性低血压。心肌纤维组织增多，心肌细胞增大，心脏收缩功能减退，心肌和组织供血不足，易患冠心病等缺血性疾病。主动脉增多，瓣膜功能减退，易发生心功能不全。

第一节　老年循环系统生理变化

一、老年循环系统的变化

(一) 心肌的变化

心脏的泵血功能取决于组成心室壁的心肌细胞的功能。在进入老年期后，由于生理需要和体力活动减少，有功能的心肌细胞逐渐减少，为心肌细胞活动提供能量的 ATP 酶的活性降低，导致对心肌能量和氧的供应减少；心肌细胞纤维化，心肌细胞中脂褐素的沉积也不断增加，心内膜逐渐增厚，心外膜的脂肪增多，影响了心脏的功能。由于这些变化，心肌收缩力以平均每年 1%的速度减弱，其结果是心肌的收缩期延长，心排血量从 30 岁到 80 岁减少了约 40%，心脏向组织的供血量和供氧量减少，向心脏本身的供血量也减少，这是冠心病发生和发展的原因之一。

(二) 心脏传导系统的变化

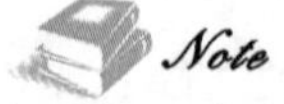

正常心脏搏动的启动点是窦房结，它具有很强的自律性，每分钟的冲动频率是 60～100 次。由窦房结发出冲动(兴奋)，再沿着传导途径传递下去，从而维持心脏的正常搏

动。老年人的窦房结等与传导有关的结构出现脂肪浸润、水肿或退行性病变和纤维化，以及窦房结内起搏细胞数量减少，所以老年人常有心律不齐、窦性心动过缓、病态窦房结综合征和心脏传导阻滞等。

(三) 心脏瓣膜的变化

随着年龄的增长，由于脂肪沉积、淀粉样变、纤维化和钙化，心脏瓣膜也增厚、变硬，瓣膜、瓣环的钙化增加，常累及主动脉瓣及二尖瓣。由于主动脉瓣及二尖瓣变形，影响了瓣膜的正常开放与关闭，从而产生狭窄与关闭不全，影响心脏的血流动力，造成心功能不全。

(四) 血管的变化

老年人血管壁的弹性纤维减少，胶原纤维增多，使血管的弹性降低，血管阻力增加，导致高血压的发生率随增龄而增高，一般以收缩压升高最为常见。管壁的钙化使得血管变厚、变硬，其弹性和舒张性降低。小动脉的外膜纤维化，孔径变小，它是血管正常老化的结果。在大、中动脉血管(包括冠状动脉)内壁上可见动脉粥样硬化，血管的老化和粥样硬化造成管腔狭窄，血流的阻力增加，会导致组织的缺氧和缺血。如果血管内有粥样斑块脱落或血栓形成，就会发生更为严重的疾病，例如心肌梗死以及脑卒中，这两类疾病发生和发展的根源就是心血管系统的变化。

二、老年循环系统疾病病人常见症状体征的护理

(一) 心源性呼吸困难

心源性呼吸困难(cardiac dyspnea)是指由于各种心血管疾病引起老年病人呼吸时感到空气不足，呼吸费力，并伴有呼吸频率、深度与节律异常。最常见的病因是左心衰竭，亦见于右心衰竭、心包积液、心脏压塞时。心源性呼吸困难常表现为：①劳力性呼吸困难：在体力活动时发生或加重，休息后缓解或消失，常为左心衰竭最早出现的症状。因运动使回心血量增加，左心房压力升高，加重了肺淤血。开始多发生在较重体力活动时，休息后缓解，随着病情进展，轻微体力活动时即可出现。引起呼吸困难的体力活动类型包括上楼、步行、吃饭、讲话、穿衣、洗漱等。②夜间阵发性呼吸困难：老年病人在夜间已入睡后因突然胸闷、气急而憋醒，被迫坐起，呼吸深快。轻者数分钟至数十分钟后症状逐渐缓解，重者可伴有咳嗽、咯白色泡沫样痰、气喘、发绀、肺部哮鸣音，称为心源性哮喘。其发生机制包括平卧睡眠时血液重新分配使肺血流量增加；横膈高位，肺活量减少；夜间迷走神经张力增高，小支气管收缩等。③端坐呼吸：老年病人常因平卧时呼吸困难加重而被迫采取高枕卧位、半卧位或坐位。因抬高上身能减少回心血量并使横膈下降，有利于缓解呼吸困难。

1. 护理评估

(1) 病史：评估老年病人呼吸困难发生的急缓、时间、特点、严重程度，何种方法可使呼吸困难减轻，是否有咳嗽、咳痰、乏力等伴随症状，痰液的性状和量；是否影响睡眠，对日常生活和活动耐力的影响；老年病人是否有精神紧张、焦虑不安甚至悲观绝望的情绪。

(2) 身体评估：包括呼吸频率、节律、深度，脉搏、血压、意识状况、面容与表情、体位，皮肤黏膜，有无发绀。两侧肺部是否可闻及湿啰音或哮鸣音，啰音的分布是否可随体位变化而改变，心脏有无扩大，心率、心律、心音的改变，有无奔马律。

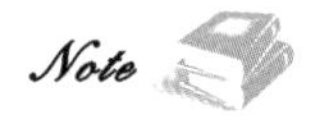

(3) 实验室及其他检查:评估血氧饱和度(SaO_2)、血气分析,判断老年病人缺氧程度及酸碱平衡状况。胸部X线检查有助于判断肺淤血、肺水肿或肺部感染的严重程度,有无胸腔积液或心包积液。

2. 护理诊断

(1) 气体交换受损:与肺淤血、肺水肿或伴肺部感染有关。

(2) 活动无耐力:与呼吸困难所致能量消耗增加和机体缺氧状态有关。

3. 护理目标

(1) 老年病人呼吸困难减轻或消失。

(2) 老年病人主诉活动耐力逐渐增加,活动时心率、血压正常,无明显不适。

4. 护理措施

1) 气体交换受损

(1) 休息:老年病人有明显呼吸困难时应卧床休息,以减轻其心脏负荷,利于心功能恢复。劳力性呼吸困难者,应减少活动量,以不引起症状为度。对夜间阵发性呼吸困难者,应加强夜间巡视,协助老年病人坐起。对端坐呼吸者,需加强生活护理,注意口腔清洁,协助大小便。此外,应保持病室安静整洁,利于老年病人休息,适当开窗通风,每次15～30 min,但注意不要让风直接对着老年病人。衣着应宽松,盖被轻软,以减轻憋闷感。

(2) 体位:根据老年病人呼吸困难的类型和程度采取适当的体位,如给病人2～3个枕头、摇高床头。严重呼吸困难时,应协助端坐位,使用床上小桌,让老年病人扶桌休息,必要时双腿下垂。半卧位、端坐位可使横膈下移,增加肺活量,双腿下垂可减少回心血量,均有利于改善呼吸困难,注意老年病人体位的舒适与安全,可用枕或软垫支托肩、臂、骶、膝部,以避免引起不适或下滑,必要时加用床栏防止坠床。

(3) 氧疗:对于有低氧血症者,纠正缺氧对缓解呼吸困难、保护心脏功能、减少缺氧性器官功能损害有重要意义。氧疗的指征包括急性肺水肿,有明确缺氧表现如 $SaO_2 < 90\%$ 或 $PaO_2 < 60$ mmHg,睡眠性潮式呼吸或合并夜间低通气、睡眠呼吸暂停。氧疗方法包括鼻导管吸氧(氧流量一般为2～4 L/min)、面罩吸氧、无创正压通气吸氧等。

(4) 心理护理:呼吸困难的老年病人常因影响日常生活及睡眠而心情烦躁、痛苦、焦虑,应与家属一起安慰鼓励老年病人,帮助其树立战胜疾病的信心,稳定老年病人的情绪,以降低交感神经兴奋,有利于减轻呼吸困难。

(5) 输液护理:控制输液量和速度,防止加重老年病人心脏负荷,诱发急性肺水肿。24 h输液量以控制在1500 mL以内为宜,并将输液速度控制在每分钟20～30滴。

(6) 病情监测:密切观察老年病人呼吸困难有无改善,发绀是否减轻,听诊肺部湿啰音是否减少,监测血氧饱和度,血气分析结果是否正常等。若病情加重或血氧饱和度降低到94%以下,应报告医生。

2) 活动无耐力

(1) 评估活动耐力:了解老年病人过去和现在的活动形态,确定既往活动的类型、强度,持续时间和耐受力,判断老年病人恢复以往活动形态的潜力。

(2) 制订活动目标和计划:与老年病人及家属一起确定活动量和持续时间,循序渐进地增加活动量。病人可遵循卧床休息→床边活动→病室内活动→病室外活动→上下楼梯的活动步骤。根据老年病人身体状况和活动时的反应,确定活动的持续时间和频次。当老年病人活动耐力有所增加时适当给予鼓励,增强老年病人的信心。

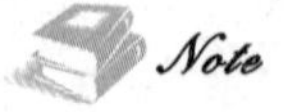

(3) 监测活动过程中反应：若老年病人活动中出现明显心前区不适、呼吸困难、头晕眼花、面色苍白、极度疲乏时，应停止活动，就地休息。若休息后症状仍不缓解应报告医生，协助处理。

(4) 协助和指导老年病人生活自理：老年病人卧床期间加强生活护理，进行床上主动或被动的肢体活动，以保持肌张力，预防静脉血栓形成。在活动耐力可及的范围内，鼓励老年病人尽可能生活自理。教育家属对老年病人生活自理给予理解和支持，避免老年病人养成过分依赖的习惯。老年护理人员还应为老年病人的自理活动提供方便和指导：抬高床头，使老年病人容易坐起；利用床上小桌，让老年病人可以坐在床上就餐；指导老年病人使用病房中的辅助设备如床栏杆，椅背，走廊、厕所及浴室中的扶手等，以节省体力和保证安全；将经常使用的物品放在老年病人容易取放的位置；教给老年病人保存体力，减少氧耗的技巧，如以均衡的速度进行自理活动或其他活动，在较长活动中穿插休息，有些自理活动如刷牙、洗脸、洗衣服等可坐着进行。

(5) 出院指导：出院前根据老年病人病情及居家生活条件如居住的楼层、卫生设备条件以及家庭支持能力等进行活动指导；指导老年病人在家庭、社会关系等方面进行必要的角色调整。

5. 护理评价

(1) 老年病人呼吸困难减轻或消失，夜间能平卧入睡，发绀消失，肺部无啰音，血气分析恢复正常。

(2) 老年病人能根据自身耐受能力，完成活动计划，自诉活动耐力增加，活动时无明显不适且心率、血压正常。

（二）心源性水肿

水肿(edema)是指液体在组织间隙过多聚积。心源性水肿最常见的病因是右心衰竭，其发生机制主要是有效循环血量不足，肾血流量减少，肾小球滤过率降低，水钠潴留；同时体静脉压增高，毛细血管静脉压增高，组织液回收减少。心源性水肿的特点是首先出现在身体最低垂的部位，如卧床老年病人的背骶部、会阴或阴囊部，非卧床老年病人的足踝部、胫前。用指端加压水肿部位，局部可出现凹陷，称为压陷性水肿。重者可延及全身，出现胸腔积液、腹水。此外，老年病人还可伴有尿量减少，近期体重增加等。

1. 护理评估

(1) 病史：评估水肿出现的部位、时间、特点、程度，水肿与饮食、体位及活动的关系；评估导致水肿的原因，了解病人饮水量、摄盐量、尿量等。了解老年病人目前休息状况，用药名称、剂量、时间、方法及其疗效；是否因水肿引起躯体不适和形象改变而心情烦躁，或因病情反复而失去信心。

(2) 身体评估：检查水肿的部位、范围、程度，压之是否凹陷，水肿部位皮肤是否完整。观察生命体征、体重、颈静脉充盈程度，还应注意有无胸腔积液、腹水。

(3) 实验室及其他检查：有无低蛋白血症及电解质紊乱。

2. 护理诊断

(1) 体液过多：与水钠潴留、低蛋白血症有关。

(2) 有皮肤完整性受损的危险：与水肿所致组织细胞营养不良、局部长时间受压有关。

3. 护理目标

(1) 老年病人能叙述并执行低盐饮食计划，水肿减轻或消失。

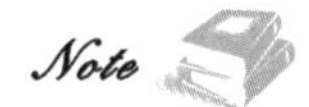

(2) 老年病人皮肤完整,不发生压疮。

4. 护理措施

1) 体液过多

(1) 休息与体位:休息有助于增加肾血流量,提高肾小球滤过率,促进水钠排出,减轻水肿。因此,轻度水肿病人应限制活动;重度水肿病人应卧床休息,伴胸腔积液或腹水病人宜采取半卧位。

(2) 饮食护理:给予病人低盐易消化饮食,少量多餐,伴低蛋白血症病人可静脉补充清蛋白。限制钠盐摄入,每日食盐摄入量在 5 g 以下为宜。告诉老年病人及家属低盐饮食的重要性以提高其依从性。限制含钠量高的食品如腌或熏制品、罐头食品、冰激凌、乳酪、爆米花、薯条、坚果、海产品、发酵面食、苏打饼干、菠菜、胡萝卜、味精、番茄酱、啤酒、碳酸饮料等。注意老年病人口味,学习烹饪技巧以促进食欲,可适当使用一些调味品如醋、葱、蒜、香料、柠檬、酒等。控制液体摄入,一般每日摄入水量限制在 1500 mL 以内。

(3) 用药护理:使用利尿剂的护理见本章第五节中心力衰竭的护理。

(4) 病情监测:每日在同一时间、着同一服装、用同一体重计测量体重,时间安排在老年病人晨起排尿后、早餐前最适宜。准确记录 24 h 液体出入量,若病人尿量$<$3 mL/h,应报告医生。有腹水者应每日测量腹围。此外,询问老年病人有无畏食、恶心、腹部不适,注意其颈静脉充盈程度、肝脏大小、水肿消退情况等,以判断病情进展及疗效。

2) 有皮肤完整性受损的危险

(1) 保护皮肤:保持床褥清洁、柔软、平整、干燥,严重水肿病人可使用气垫床。定时协助或指导老年病人变换体位,膝部及踝部等骨隆突处可垫软枕以减轻局部压力。使用便盆时动作轻巧,勿强行推、拉,防止擦伤皮肤。嘱老年病人穿柔软、宽松的衣服。用热水袋保暖时水温不宜太高,防止烫伤。心力衰竭病人常因呼吸困难而被迫采取半卧位或端坐位,最易发生压疮的部位是骶尾部,应对骶、踝、足跟等部位经常给予按摩,保持会阴部清洁干燥,男性老年病人可用托带支托阴囊部。

(2) 观察皮肤情况:严密观察水肿部位、肛周及受压处皮肤有无发红、起水疱或破溃现象。

5. 护理评价

(1) 老年病人能遵从低盐饮食计划,水肿减轻或消失。

(2) 老年病人皮肤无破损,未发生压疮。

(三) 胸痛

多种循环系统疾病可导致胸痛(chest pain)。常见病因包括各种类型的心绞痛、急性心肌梗死、梗阻性肥厚型心肌病、急性主动脉夹层、急性心包炎、心血管神经症等,其特点见表 5-1。

表 5-1 几种常见胸痛特点比较

病因	特点
稳定型心绞痛	多位于胸骨后,呈阵发性压榨样痛,于体力活动或情绪激动时诱发,休息或含服硝酸甘油后多可缓解
急性心肌梗死	疼痛多无明显诱因,程度较重,持续时间较长,伴心律、血压改变,含服硝酸甘油多不能缓解
梗阻性肥厚型心肌病	含服硝酸甘油无效甚至加剧

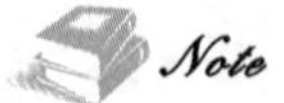

续表

病　因	特　点
急性主动脉夹层	可出现胸骨后或心前区撕裂样剧痛或烧灼痛，可向背部放射
急性心包炎	疼痛可因呼吸或咳嗽而加剧，呈刺痛，持续时间较长
心血管神经症	可出现心前区针刺样疼痛，但部位常不固定，与体力活动无关，且多在休息时发生，伴神经衰弱症

1. 护理评估

(1) 病史：评估胸痛出现的部位、性质、诱因、持续时间与缓解方式，评估本次发病特点与目前病情，老年病人的患病及治疗经过。评估老年病人的心理-社会状况，是否有焦虑情绪，对预后的担心、对生活的顾虑等。

(2) 身体评估：评估老年病人的精神意识状态，尤其注意有无面色苍白、表情痛苦、大汗或神志模糊、反应迟钝甚至晕厥等表现。观察生命体征有无异常及其程度，还应注意心脏听诊情况，注意心率、心律、心音的变化，有无奔马律、心脏杂音及肺部啰音等。

(3) 实验室及其他检查：观察有无常规十二导联心电图的特征性、动态性改变。定时抽血检验血清心肌标志物、血常规、血清电解质、血糖、血脂等有无异常。X 线及超声心动图检查。

2. 护理诊断

(1) 疼痛、胸痛：与心脏器质性疾病致心肌缺血、缺氧有关。

(2) 活动无耐力：与心肌氧的供需失调有关。

(3) 焦虑：与胸痛频繁发作有关。

(4) 知识缺乏：缺乏控制胸痛的诱发因素及预防胸痛发作的知识。

(5) 潜在并发症：心律失常、心力衰竭、猝死。

3. 护理目标

(1) 老年病人胸痛发生能得到有效控制。

(2) 老年病人主诉活动耐力逐渐增加，活动时无胸闷、胸痛等明显不适。

(3) 老年病人睡眠安好，焦虑情绪有效缓解。

(4) 老年病人能知晓控制胸痛的诱发因素及预防胸痛发作的知识。

(5) 老年病人心律失常能被及时发现和处理，能自觉避免诱发心力衰竭的因素，不发生心力衰竭。

4. 护理措施

护理措施见本项目第三节中老年心绞痛及老年急性心肌梗死的相关内容。

5. 护理评价

护理评价见本项目第三节中老年心绞痛及老年急性心肌梗死的相关内容。

(四) 心悸

心悸(palpitation)是一种自觉心脏跳动的不适感。常见的病因有心律失常，如心动过速、心动过缓、期前收缩、心房扑动或颤动等；心脏搏动增强，如各种器质性心血管病(如二尖瓣、主动脉瓣关闭不全等)及全身性疾病(如甲亢、贫血、发热、低血糖反应)；心血管神经症。此外，生理性因素如健康人剧烈运动，精神紧张或情绪激动，过量吸烟、饮酒、饮浓茶或咖啡，应用某些药物如肾上腺素、阿托品、氨茶碱等可引起心率加快、心肌收缩力增强而致心悸。心悸严重程度并不一定与病情成正比。初次、突发的心律失常，心悸

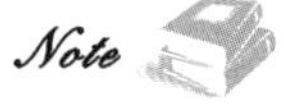

多较明显。慢性心律失常者,因逐渐适应可无明显心悸。紧张、焦虑及注意力集中时心悸易出现。心悸一般无危险性,但少数由严重心律失常所致者可发生猝死,因此,需要对其原因和潜在危险性做出判断。心悸的护理见本章第四节中心律失常的护理。

(五) 心源性晕厥

心源性晕厥(cardiogenic syncope)是由于心排血量骤减、中断或严重低血压而引起脑供血骤然减少或停止,出现短暂意识丧失,常伴有体张力丧失而不能维持一定的体位。近乎晕厥指一过性黑蒙,体张力降低或丧失,但不伴意识丧失。心脏供血暂停 3 s 以上可发生近乎晕厥;5 s 以上可发生晕厥;超过 10 s 则可发生抽搐,称阿-斯综合征(Adams-Stokes syndrome)。心源性晕厥的常见病因包括严重心律失常(如病态窦房结综合征、房室传导阻滞、室性心动过速)和器质性心脏病(如严重主动脉瓣狭窄、梗阻性肥厚型心肌病、急性心肌梗死、急性主动脉夹层、心脏压塞、左房黏液瘤)。晕厥发作时先兆症状常不明显,持续时间甚短。大部分晕厥病人预后良好,反复发作的晕厥系病情严重和危险的征兆。心源性晕厥的护理见本项目第四节中心律失常的护理。

(陈燕华)

第二节 高 血 压

高血压(hypertension)是一种以体循环动脉血压升高为主要特点,由多基因遗传、环境及多种危险因素相互作用所致的全身性疾病。老年高血压指的是年龄在 60 岁及以上人群血压超过正常值。据世界卫生组织报道,60 岁及以上老年人约 1/3 患有高血压,70 岁及以上者约半数患有高血压,老年高血压中一部分是由中青年高血压延续而来,另一部分是因动脉粥样硬化,血管弹性减弱,收缩压升高而来。老年高血压的临床特点:①以收缩压增高为主,单纯收缩期高血压占相当大的比例,收缩期高血压对心脏的危害性更大,更易发生心力衰竭,同时也更易发生脑卒中;②血压波动大;③直立性低血压多见;④并发症多且严重,老年高血压病人血管功能障碍明显,心排血量降低,因此是冠心病、脑卒中的重要危险因素;⑤低肾素型高血压多见;⑥假性高血压较中年人多见,老年人间接测压法测量血压由于气囊压不住僵硬的肱动脉,有时可出现读数过高,产生“假性高血压”。

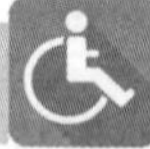

案例导入

李爷爷,65 岁。1 年前发现患有高血压,平时生活无规律,经常熬夜打麻将,口味偏咸,有烟酒嗜好,不能按医嘱服用降压药,因近期情绪激动,自感头晕、头痛,血压增高,入院治疗。

请问:1. 如何全面评估李爷爷存在的健康问题?

2. 如何对李爷爷进行高血压的健康指导?

案例导入答案 5-2

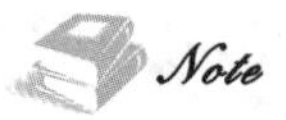

1. 护理评估

(1) 健康史：询问是否有运动少、饮酒、高盐饮食等不良生活方式；详细了解病人高血压病史、药物治疗史及治疗效果等。

(2) 身体状况：老年高血压起病隐匿，进展缓慢，早期临床症状不明显，或无任何症状，多于查体时发现。老年高血压具有患病率高，单纯收缩期高血压多见，心、脑、肾等并发症多且严重，病死率较高的特点。老年人的血压波动增大。收缩压 1 日内波动达 40 mmHg，舒张压波动达 20 mmHg。一年四季波动可达 110 mmHg，表现为冬季较高，夏季较低。较大的血压波动性使老年人易发生直立性低血压，且恢复的时间较长。老年高血压常伴发糖尿病、缺血性心脏病、心功能不全、慢性肾病、脑血管病等，并发症的临床症状常掩盖高血压自身的症状体征。

(3) 心理-社会状况：老年高血压病人由于躯体症状的影响可出现不同程度的紧张、焦虑、抑郁等心理反应，尤其是治疗不当或效果不佳时，会使病人丧失信心，产生恐惧心理。

(4) 辅助检查：依据 24 h 血压监测结果，判断血压程度及血压波动情况，根据实验室检查、心电图、X 线检查、CT 检查及眼底检查情况了解靶器官受损情况。

2. 护理诊断

(1) 慢性疼痛，头痛：与血压升高有关。

(2) 有受伤的危险：与高血压时眩晕、视物模糊或意识障碍，降压药引起低血压反应有关。

(3) 焦虑：与血压不稳定或出现并发症有关。

(4) 知识缺乏：缺乏高血压的相关治疗与保健知识。

(5) 潜在并发症：心力衰竭、高血压危象、脑血管意外等。

3. 护理目标

(1) 老年病人能有效控制血压，头痛等症状缓解。

(2) 老年病人学会自我防护知识，能够避免意外及身体伤害。

(3) 老年病人能正确对待自己的疾病，消除或缓解焦虑。

(4) 老年病人能描述高血压的预防、保健及用药知识，坚持合理饮食、运动治疗及坚持长期合理用药。

(5) 老年病人的并发症得到有效防治。

4. 护理措施

(1) 一般护理：为老年人提供安全、安静、舒适、温暖的环境。改变体位时，动作要缓慢，以防直立性低血压引起晕厥而发生意外。治疗护理应相对集中，尽量减少人员探视，避免病人出现劳累、精神紧张。提醒病人注意休息，血压升高明显时要增加卧床休息时间，保证充足睡眠。适当活动，尽量选择有氧运动，以降压减肥，改善脏器功能。

(2) 病情观察：老年人血压波动较大，应严密监测血压变化，同时注意有无靶器官损伤现象。一旦发现血压急剧升高，剧烈头痛，呕吐，烦躁不安，视物模糊，意识及肢体运动障碍，应立即报告医生并配合处理。

(3) 用药护理：药物治疗是老年高血压的主要治疗手段。老年人服用降压药物应从小剂量开始，逐渐增加剂量，防止血压骤降而产生心、脑、肾的供血不足。坚持长期用药，突然停药、过度劳累及情绪激动等情况下，可能出现高血压危象、高血压脑病等急症，从而威胁病人生命。当出现副作用时应及时报告医生，调整用药。在应用降压药物过程中，注意防范直立性低血压。老年高血压病人选择药物治疗应遵循根据高血压的严重程度、并发症的临床类型及心血管危险因素的种类选择药物等原则。

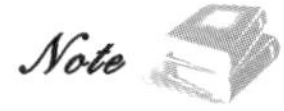

(4) 心理护理:老年高血压病人要保持心情舒畅和心态平衡。避免情绪激动、过度紧张和焦虑。及时有效进行心理疏导,帮助其树立战胜疾病的信心。

(5) 健康教育:①向病人和家属宣传高血压的防治知识,强调长期治疗的重要性;②指导病人调整饮食,坚持适当运动,减肥,戒烟限酒,防止便秘;③合理安排工作和休息,避免过度劳累和剧烈运动,生活规律,保证充足的睡眠;④遵循医嘱,坚持规范化治疗;⑤告知病人药物的名称、用法与副作用,强调规律用药的重要性;⑥教会病人和家属正确测量血压的方法,按时测量血压并记录,监测血压的变化,定期门诊复查,血压升高或病情变化时及时就医。

5. 护理评价

(1) 老年病人是否能有效控制血压,头痛等症状是否缓解。

(2) 老年病人是否学会自我防护知识,能够避免意外及身体伤害。

(3) 老年病人是否能正确对待自己的疾病,消除或缓解焦虑。

(4) 老年病人是否能描述高血压的防治知识。

(5) 老年病人的并发症是否得到有效防治。

(陈燕华)

第三节　冠状动脉性心脏病

冠心病是冠状动脉性心脏病(coronary heart disease,CHD)的简称,是指冠状动脉粥样硬化,使血管腔狭窄或阻塞,和(或)因冠状动脉功能性改变(痉挛)导致心肌缺血、缺氧或坏死而引起的心脏病。其患病率随年龄的增加而增高,70 岁及以上的老年人几乎都患有不同程度的冠心病。除了年龄因素,老年冠心病的发生与高血压、糖尿病有关,老年女性还与雌激素水平下降有关。

老年冠心病病人的临床特点表现为:①病史长、病变累及多支血管,常有陈旧性心肌梗死,且可伴有不同程度的心功能不全;②可表现为慢性稳定型心绞痛,也可以急性冠状动脉综合征(包括不稳定型心绞痛、急性心肌梗死及冠心病猝死)为首发症状;③常伴有高血压、糖尿病、阻塞性肺气肿等慢性疾病;④多存在器官功能退行性病变,如心脏瓣膜退行性病变、心功能减退等。由于上述特点,老年冠心病病人发生急性冠状动脉综合征的危险性相对较大。1979 年世界卫生组织将冠心病分为无症状性心肌缺血、心绞痛、心肌梗死、缺血性心肌病、猝死 5 型,因心绞痛是冠心病最常见的类型,而急性心肌梗死(acute myocardial infarction,AMI)在老年人中的发病率较一般成年人高,且高龄者 AMI 的病死率较高,故本节重点介绍老年心绞痛和老年心肌梗死的护理。

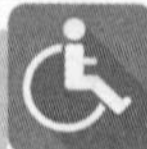

案例导入

王爷爷,61 岁。退休闲居在家,没什么业余爱好,有烟酒嗜好,社交活动较少。退休半年后,经常无缘由地感到胸闷不适,常伴有心悸、气短,白天、晚上均有发作,去医院检查心电图,确诊为冠心病,自此病人精神紧张,反复要求住院

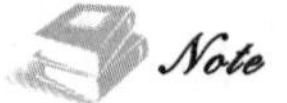

案例导入答案 5-3

治疗，刚刚出院不久，又再次要求住院，且经常性失眠、焦虑、心烦，家属也变得高度紧张不安。

请问：1. 如何全面评估王爷爷的健康状况？

2. 针对评估的情况，应为王爷爷制订何种护理计划？

一、老年心绞痛

老年心绞痛是冠状动脉机械性或动力性狭窄致冠状动脉供血不足，心肌急剧、暂时地缺血、缺氧所引起的以短暂胸痛为主要表现的临床综合征。90%的老年心绞痛是因冠状动脉粥样硬化引起，也可由冠状动脉狭窄或两者共同引起。

（一）护理评估

1. 健康史　老年心绞痛的诱因与一般成年人有所不同，应注意评估。

（1）非疾病因素：除一般诱因，如饱餐、受寒、酷热外，体力活动和情绪激动是老年心绞痛的常见诱因。老年人躯体承受能力降低，易受外部环境的影响；老年人易遭受地位改变、丧偶、孤独等心理应激，且脾气大、固执等易造成情绪激动。

（2）疾病因素：高血压、肺部感染、血糖控制不良等各种并发症是老年心绞痛的常见诱因。

2. 身体状况　老年心绞痛表现多不典型，以不稳定型心绞痛为多。

（1）疼痛部位不典型：疼痛可以在上颌部与上腹部之间的任何部位。其特点是每次发作多在同一部位，同样原因诱发。

（2）疼痛性质不典型：由于痛觉减退，其疼痛程度往往较轻，而疼痛以外的症状，如气促、疲倦、喉部发紧、左上肢酸胀、胃灼热等表现较多，且会有无症状心肌缺血的发生。

（3）体征少：大多数老年心绞痛病人可无阳性体征。

3. 辅助检查

（1）心电图：老年心绞痛病人最常见的心电图异常是非特异性 ST-T 改变，即心绞痛发作时一过性的完全性左束支传导阻滞，常提示有多支冠状动脉病变或左心功能不全。

（2）活动平板运动试验：阳性结果虽对冠心病诊断有一定价值，但老年人可因肺功能差或体力不支而影响结果判断。

（3）核素心肌显像检查：可早期显示缺血区的部位和范围，结合其他临床资料，对老年心绞痛诊断有较大价值。

（4）冠状动脉造影：老年人做冠状动脉造影是安全可靠的。此检查不但可以确诊或排除冠心病，而且对评估病人是否需行冠状动脉血运重建也是必不可少的。

4. 心理-社会状况　评估老年人有无因心肌缺血所引起的恐惧、抑郁，有无因对病情及预后不了解而产生焦虑反应。老年人的家庭成员能否支持、配合医护方案的实施。

（二）护理诊断

1. 急/慢性疼痛　与心肌缺血、缺氧有关。

2. 活动无耐力　与心肌供血、供氧不足有关。

3. 知识缺乏　与缺乏控制诱发因素及药物应用的知识有关。

4. 潜在并发症　心肌梗死。

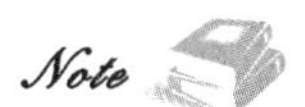

(三)护理目标

(1)老年病人胸痛缓解或消失。

(2)老年病人生活自理能力改善,生活质量提高。

(3)老年病人了解疾病的有关知识,主动避免诱发因素,积极配合治疗。

(4)老年病人的并发症得到有效防治。

(四)护理措施

老年心绞痛的治疗护理目标是控制心绞痛的发作,提高运动耐量,延缓冠状动脉粥样硬化的进展,改善生活质量。

1. 一般护理 心绞痛发作时,应立即停止原有活动,协助老年人取舒适体位休息。有条件者及时给予间歇氧气吸入,调节流量为 4～6 L/min。

2. 监测病情 严密观察胸痛的特点及伴随症状,随时监测生命体征、心电图的变化,注意有无急性心肌梗死的可能。

3. 用药护理 老年心绞痛治疗所使用的药物种类与一般成年人相同,但在使用的细节上要注意结合老年人的特点。

(1)硝酸甘油:老年心绞痛病人的常备药,对缓解心绞痛最为有效。针对老年人口干的特点,口服硝酸甘油前应先用水湿润口腔,再将药物嚼碎置于舌下,这样有利于药物快速溶化生效,有条件的老年人最好使用硝酸甘油喷雾剂。因老年人易出现减压反射导致血容量降低,首次使用硝酸甘油时宜平卧。

(2)β受体阻滞剂:应遵循剂量个体化的原则,从小剂量开始,使心率维持在 55 次/分以上。老年人用药剂量较中年人要小。伴有慢性阻塞性肺疾病、心力衰竭或心脏传导病变的老年人对β受体阻滞剂很敏感,易出现副作用,故应逐渐减量、停药。

(3)钙拮抗剂:钙拮抗剂可引起老年人低血压,应从小剂量开始使用。长效制剂氨氯地平血药浓度与肾功能损害无关,故适用于老年心绞痛合并高血压的病人。维拉帕米有明显的负性肌力和负性传导作用,用于老年心绞痛治疗时应密切观察其副作用。

(4)血小板抑制剂:除了临床上使用较广的阿司匹林、噻氯匹定、氯吡格雷外,糖蛋白Ⅱb/Ⅲa(GPⅡb/Ⅲa)被认为是抗血小板治疗最有希望的一类药,老年人使用不会增加颅内出血的危险性。在使用血小板抑制剂期间应密切观察病人有无出血倾向,定期监测出、凝血时间及血小板计数。

(5)他汀类降脂药:具有降脂、抗炎、稳定动脉粥样硬化斑块和保护心肌的作用。对于伴有高脂血症的老年人,应坚持使用此类药物治疗。

4. 心理调适 老年人的负性情绪往往来自对疾病的不合理认知,如冠心病等于不治之症等,可通过对疾病本质和预后的讲解改善其不合理认知。也可以指导病人通过自我暗示改变消极心态,如告诫自己沉着、冷静,暗示自己"心绞痛是可以战胜的"等。

5. 健康指导 健康指导应采取综合性措施,包括控制病情发展,恢复、维持和增强病人躯体功能及社交能力。

(1)健康教育:通过教育和咨询,使病人及家属了解心绞痛的发生机制、常见的危险因素、治疗和康复的方法。改善他们在治疗、护理和康复中的配合程度。

(2)生活指导:老年人心脏储备功能差,稍微增加心脏负荷的活动即可诱发心绞痛,故防止诱因特别重要。日常生活中指导病人养成少食多餐的习惯,提倡清淡饮食,戒烟限酒;根据老年人的心功能状态合理安排活动,避免过度劳累;保持乐观、稳定的情绪;天气转冷时注意防寒保暖;及时控制各种并发症。

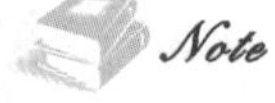

(3) 康复运动:对稳定型心绞痛病人可在全面评估其病情的基础上,结合自身的运动习惯,有针对性地制订运动处方,运动处方要求基本同老年高血压病人。运动处方实施要循序渐进,一般分三个阶段:第一阶段为适应期,经过一段时间适应性锻炼逐渐达到运动处方规定的条件,此阶段所需时间为 6～8 周;第二阶段为增强期,按运动处方坚持锻炼,通常为 24 周;第三阶段为维持期,增强阶段结束后,长期保持运动疗法的阶段,此期要对运动效果做出全面评估,制订出适合自己的运动计划。

(4) 中医康复:我国传统中医药对心绞痛的康复有一定效果,如适合于老年人的气功强调"放松、入静、意守丹田"和"意到、气到、力到"等原则,可使神经系统的兴奋和抑制得以平衡,对心绞痛老年人十分有益。在心绞痛康复早期应练静气功,每次练 10 min,每日 2～3 次,逐渐增加至每次 20～30 min。病情稳定后可改练动气功。

(五) 护理评价

(1) 老年病人疼痛是否缓解或消失。

(2) 老年病人生活自理能力是否改善。

(3) 老年病人是否了解疾病的有关知识,主动避免诱发因素,积极配合治疗。

(4) 老年病人的并发症是否得到有效防治。

二、老年急性心肌梗死

老年急性心肌梗死(elderly acute myocardial infarction)是在冠状动脉粥样硬化的基础上,冠状动脉内斑块破裂出血,血栓形成或冠状动脉严重持久地痉挛,发生冠状动脉急性阻塞,冠状动脉供血急剧减少或中断,相应心肌发生持续而严重的缺血,引起部分心肌缺血性坏死。老年急性心肌梗死的发生率明显高于中青年。年龄是影响急性心肌梗死(acute myocardial infarction,AMI)预后的重要因素,美国致死性心肌梗死病人中,85%年龄大于 65 岁,60%年龄大于 75 岁。

(一) 护理评估

1. 健康史

(1) 外部因素:与年轻人不同,缺乏体育锻炼及社交活动是老年人 AMI 的主要危险因素。老年 AMI 发作的诱因少于中青年,常可在休息或睡眠过程中发生。另外,发热和感染(大多为呼吸道感染)也是老年人,尤其是高龄老年人的常见诱因。

(2) 内在因素:大部分老年 AMI 病人存在多支血管严重病变,3/4 粥样斑块有破溃出血,继发血栓形成。另外,老年 AMI 病人因神经体液调节障碍,导致代谢产物血栓素 A_2 增多,可诱发冠状动脉强烈痉挛。

(3) 发病特点:老年 AMI 病人发病表现差异较大,1/3 的病人发病急骤,约 1/2 症状轻微,应仔细评估,防止延误病情。

2. 身体状况　老年 AMI 病人的临床特征如下。

(1) 症状不典型:有典型临床症状的老年 AMI 病人不到 1/3,高龄老年人更少。胸痛轻微,伴有糖尿病的高龄老年人可无胸痛,有的老年人表现为牙、肩、腹等部位的疼痛或出现胸闷、恶心、休克、意识障碍等表现。AMI 首发症状中,胸痛随增龄而减少,气促、意识障碍随增龄而增多。

(2) 并发症多:老年 AMI 病人各种并发症的发生率明显高于中青年,其中室壁瘤的发生率是中青年的 2 倍,70 岁及以上的心肌梗死病人心脏破裂的发生率较中青年高 3 倍,水电解质紊乱发生率为 56.7%(中青年为 31.3%),院内感染发生率为 20.4%(中青

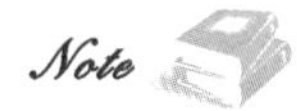

年为5.7%)。

(3) 其他:老年AMI病程长,长期慢性缺血有助于侧支循环的建立,因此,老年AMI病人非Q波性心肌梗死较多。且再梗死及梗死后心绞痛发生率高,易发生心肌梗死扩展。

3. 辅助检查

(1) 心电图:除特征性、动态心电图的改变外,老年AMI病人的心电图可仅有ST-T改变,且无病理性Q波检出率较高。

(2) 心肌酶:老年AMI病人的心肌酶可显示不同于中青年的特点,肌酸激酶(CK)、天门冬氨酸氨基转移酶(AST)及乳酸脱氢酶(LDH)峰值延迟出现,CK和AST峰值持续时间长,CK峰值低。

(3) 其他:血常规、血沉检查可反映组织坏死和炎症反应情况。冠状动脉造影对判断病变部位、病变程度、侧支循环建立情况及选择治疗方案具有重要价值。

4. 心理-社会状况 老年AMI因发病急骤和病情严重会造成病人及家属强烈的恐惧和慌乱。病人可表现为语调低沉、不敢活动,担心死亡降临;家属常常神情紧张、手足无措。有的病人或家属外表看似平静,实际内心的恐惧却非常强烈。

(二) 护理诊断

1. 急性疼痛 与心肌缺血、缺氧或坏死有关。

2. 活动无耐力 与心肌梗死心排血量减少引起全身氧供需失衡有关。

3. 恐惧 与胸痛产生的濒死感、担心预后有关。

4. 潜在并发症 心律失常、心源性休克、心力衰竭。

(三) 护理目标

(1) 老年病人胸痛缓解或消失。

(2) 老年病人生活自理能力改善,生活质量提高。

(3) 老年病人情绪稳定。

(4) 老年病人的并发症得到有效防治。

(四) 护理措施

老年AMI的治疗护理目标是挽救濒死的心肌,防止梗死扩大,保护和维持心脏功能,减少并发症的危害,使老年病人度过急性期后保持尽可能多的有功能的心肌。

1. 一般护理 老年AMI病人的饮食、给氧等一般护理与中青年相似,但对有严重并发症以及高龄、体弱者应适当延长卧床时间,下床活动时需有人照顾。

2. 用药护理 侧重介绍老年人不同于中青年的特点。

(1) 溶栓治疗:目前认为,高龄本身不是拒绝溶栓的理由,关键在于有无除年龄以外导致脑出血的危险因素,对有适应证的老年AMI病人应积极、谨慎地开展溶栓治疗。在此过程中,应密切观察病人有无头痛、意识改变及肢体活动障碍,注意血压及心率的变化,及时发现脑出血的征象。

(2) 急性介入治疗:老年AMI病人介入治疗的并发症相对较多,应密切观察病人有无再发心前区疼痛,心电图有无变化,及时判断有无新的缺血性事件发生。

(3) 常规药物治疗:①镇痛剂,老年病人对吗啡的耐受性降低,使用时应密切观察有无呼吸抑制等不良反应。对伴有阻塞性肺气肿等肺部疾病病人忌用。②抗凝制剂,阿司匹林能降低AMI的死亡率,大于70岁的老年人受益更大,已成为老年AMI的标准治疗用药,但老年人在使用过程中要注意观察胃肠道反应及有无出血。③β受体阻滞剂,早期应用可降低老年AMI的死亡率,可选用对心脏有益的比索洛尔或美托洛尔,从小剂量开始逐渐增量,以静止心率控制在60次/分为宜。④血管紧张素转化酶抑制剂,可有头晕、

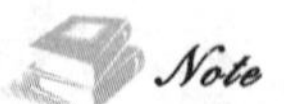

乏力、肾功能损害等副作用，故老年 AMI 病人应使用短作用制剂，从小剂量开始，几日内逐渐加至耐受剂量，且用药过程中要严密监测血压、血清钾浓度和肾功能。

(4) 并发症治疗：①并发心律失常，老年 AMI 病人窦性心动过缓发生率高于中青年，而老年人多患有前列腺增生或青光眼，用阿托品治疗时易发生尿潴留和青光眼急性发作。用异丙肾上腺素治疗可导致室性心律失常甚至扩大梗死面积，故应慎重选用并密切观察。②并发心力衰竭，利尿剂对老年 AMI 伴中度心力衰竭有较好疗效，但老年人过度利尿可引起头晕、心慌等不良反应，故应尽量口服给药。老年人易发生洋地黄中毒，故在选用快速制剂和控制剂量的基础上，还应动态监测肾功能和电解质。老年病人对多巴胺易产生依赖性，不宜长期使用。③并发心源性休克，有适应证者应立即溶栓或介入治疗，可明显降低死亡率。

3. 心理调适 老年人入住监护室时要及时给予心理安慰，告知医护人员会随时监测其病情变化并及时治疗。医护人员工作应井然有序，避免因忙乱带给老年人及其家属不信任和不安全感。

4. 健康指导 老年 AMI 健康指导的大部分内容与老年心绞痛相同，不同点主要体现在健康教育和康复运动两个方面。

(1) 健康教育：因为心肌梗死是心脏性猝死的高危因素，应教会老年 AMI 病人照顾者心肺复苏的技术，以便紧急情况下在家庭实施抢救。

(2) 康复运动：美国学者 Wenger 提出心肌梗死后急性期的康复模式可适用于老年 AMI 病人。Wenger 将心脏康复分为四个阶段，第一阶段为急性期，即病人从入院至出院阶段；第二阶段为恢复期，即病人在家延续第一阶段的训练直至心肌梗死疤痕成熟；第三阶段为训练期，即心肌梗死愈合后的安全有氧训练阶段；第四阶段为维持期，即终生有规律的运动。从第二阶段正规康复训练开始，运动处方要求基本同心绞痛。关键是第一阶段要按照表 5-2 的七步康复程序安排运动。

表 5-2 AMI 住院阶段七步康复程序

步骤	康复运动	自理活动	健康教育
第一步	床上做四肢关节的主动、被动运动，非睡眠时间每小时 1 次	部分活动自理。自己进食，垂腿于床边，使用床边便盆。每日坐椅子 1～2 次，每次 15 min	介绍病房环境、个人急救和社会支援
第二步	坐于床边做四肢关节的主动运动	床上活动完全自理。每日坐椅子 2～3 次，每次 15～30 min	帮助戒烟，介绍康复程序，需要时给予教育材料
第三步	做 2MET 的伸展运动；慢速行走 5 m 并返回	在病房里走动；随时坐椅子；坐轮椅在病房邻近区域活动	介绍心脏解剖功能，讲解动脉粥样硬化、心肌梗死的发病机制
第四步	做 2.5MET 的体操；中速行走 23 m 并返回	监护下在病房邻近区域走动	介绍心肌梗死的危险因素及其控制方法，教会自测脉搏
第五步	做 3MET 的体操；走 92 m，每日 2 次；试着下几级台阶	随时在病房、走廊走动；走到距病房较远的区域	介绍健康饮食和节省体力的方法
第六步	继续以上活动；走 153 m，每日 2 次；下楼（乘电梯返回）；介绍家庭运动	监护下温水淋浴	介绍医护方法，药物、手术，运动、家庭及社区调节

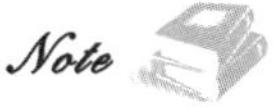

续表

步骤	康复运动	自理活动	健康教育
第七步	继续以上活动;上楼;继续介绍家庭运动	继续以前所有活动	出院计划,提供教育资料和药物卡;指导院外药物使用、活动、饮食、娱乐、随诊等

注:MET,代谢当量(metabolic equivalent),常用于评价有氧训练的强度和热量消耗,1MET被定义为每千克体重每分钟消耗3.5 mL氧气,相当于一个人在安静状态下坐着,没有任何活动时,每分钟氧气消耗量。

(五) 护理评价

(1) 老年病人掌握了减轻心脏负担的技巧,胸痛缓解或消失。

(2) 老年病人活动耐力逐渐提高。

(3) 老年病人负性情绪有所改善,情绪稳定。

(4) 老年病人能遵医嘱科学合理用药,并发症得到有效防治。

(陈燕华)

第四节 心律失常

心律失常(cardiac arrhythmia)是由于窦房结激动异常或激动产生于窦房结以外,激动的传导缓慢、阻滞或经异常通道传导,即心脏活动的起源和(或)传导障碍导致心脏搏动的频率和(或)节律异常。心律失常是心血管疾病中重要的一组疾病。它可单独发病,亦可与其他心血管疾病伴发。其预后与心律失常的病因、诱因、演变趋势、是否导致严重血流动力障碍有关,可突然发作而致猝死,亦可持续累及心脏而致其衰竭。老年人因为其特殊的生理病理,心律失常与成年人有一定的区别。老年人心律失常的特点如下。

(1) 老年人心律失常发病率高,且随着年龄增加而升高。其原因为老龄心肌的解剖、生理和生化变化使心肌的正常生理性质发生改变,产生较高的兴奋性,较慢地传导。心脏传导系统内胶原纤维灶性增生和脂肪组织浸润、自主神经系统功能失衡导致老年人易患各种心内外疾患。

(2) 老年人心律失常与年轻人不同,老年人较常见的心律失常为窦性心动过缓、房室传导阻滞、心房颤动和室性期前收缩等。

(3) 老年人心律失常的病因与年轻人不同,常见病因为冠心病、高血压、心房颤动、病态窦房结综合征、慢性阻塞性肺病、甲状腺功能亢进或减退、老年退行性心脏瓣膜病、电解质紊乱以及药物毒副作用等。由于窦房结动脉或其发源动脉的动脉粥样硬化引起心房缺血及炎症纤维化等,导致房性心律失常。冠心病引起的心肌梗死和心室扩大,可以引起室性心律失常。心肌缺血,可以诱发折返而引起反复发作或持续的室性心动过速。肺心病时多源性房性期前收缩心动过速较多见。在老年性心肌淀粉样变性中,心房颤动见于心房内有多量淀粉样物质沉着。老年人二尖瓣环可有退行性病变及钙化,可引起房室或束支传导阻滞。

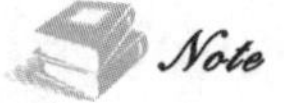

(4) 老年人对药物的耐受性较低,在用药物治疗中比年轻人容易发生毒性反应,且老

年人常有二氧化碳潴留，可以增加心肌的兴奋性，也可促进心律失常。

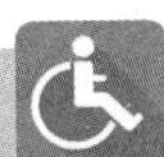

案例导入

李奶奶，60 岁。最近女儿刚生完宝宝，李奶奶为了照顾好女儿，白天做家务，晚上带宝宝睡觉，最近几天一直感到胸闷疲乏，似有“心跳漏跳”感。李奶奶的母亲就是多年前死于心脏病，所以李奶奶十分紧张，胡思乱想，晚上睡不好，又怕影响女儿，不敢告诉家人，天天处于紧张焦虑的状态。

请问：1. 如何全面评估李奶奶存在的健康问题？

2. 如何对李奶奶进行相关的心理护理及有针对性的健康指导？

案例导入
答案 5-4

一、护理评估

（1）评估老年病人既往有无器质性心脏病、内分泌代谢失常、酸碱失衡、电解质紊乱、药物中毒、感染、贫血、心脏手术或创伤等病史，有无诱发因素，发作的频率及对老年病人生活的影响。

（2）评估老年病人发作时有无心悸、乏力、头晕、胸痛、晕厥、抽搐、心绞痛、心力衰竭、休克等症状，触诊脉搏及心脏听诊的特点。

（3）评估老年病人有无焦虑、恐惧等情绪反应。

（4）评估老年病人心律失常发作时的心电图检查结果。

二、护理诊断

1. 活动无耐力　与心律失常导致心排血量减少有关。

2. 有受伤的危险　与心律失常引起的头晕、晕厥有关。

3. 潜在并发症　猝死。

三、护理目标

（1）老年病人自理能力改善，生活质量提高。

（2）老年病人未发生因头晕、晕厥而引起的受伤。

（3）老年病人情绪稳定。

（4）老年病人的并发症得到有效的防治。

四、护理措施

1. 活动无耐力

（1）体位与休息：嘱老年病人当心律失常发作导致胸闷、心悸、头晕等不适时采取高枕卧位、半卧位或其他舒适体位，尽量避免左侧卧位，因左侧卧位时病人常能感觉到心脏的搏动而使不适感加重。做好心理护理，保持情绪稳定，必要时遵医嘱给予镇静剂，保证老年病人充分的休息与睡眠。

（2）给氧：伴呼吸困难、发绀等缺氧表现时，给予 2～4 L/min 氧气吸入。

（3）制订活动计划：评估老年病人心律失常的类型及临床表现，与老年病人及家属共同制订活动计划。对无器质性心脏病的良性心律失常老年病人，鼓励其正常工作和生

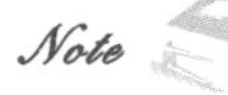

活，建立健康的生活方式，保持心情舒畅，避免过度劳累。窦性停搏，第二度Ⅱ型或第三度房室传导阻滞，持续性室性心动过速等严重心律失常老年病人应卧床休息，以减少心肌耗氧量。卧床期间加强生活护理。

(4) 用药护理：严格遵医嘱按时按量给予抗心律失常药物，静脉注射时速度宜慢(腺苷除外)，一般 5～15 min 内注完，静滴药物时尽量用输液泵调节速度。观察病人意识和生命体征，必要时监测心电图，注意用药前、用药过程中及用药后的心率、心律、PR 间期、QT 间期等的变化，以判断疗效和有无不良反应。

2. 有受伤的危险

(1) 评估危险因素：向老年病人及知情者询问病人晕厥发作前有无诱因及先兆症状，了解晕厥发作时的体位、晕厥持续时间、伴随症状等。必要时心电监护，动态观察心律失常的类型。

(2) 休息与活动：有头晕、晕厥发作或曾有跌倒病史者应卧床休息，加强生活护理，老年病人避免单独外出，防止发生意外。

(3) 避免诱因：嘱老年病人避免剧烈活动、情绪激动或紧张、快速改变体位等，如有头晕、黑蒙等先兆时立即平卧，以免跌伤。

(4) 遵医嘱给予治疗：如心率显著缓慢的病人可予阿托品、异丙肾上腺素等药物或配合人工心脏起搏治疗；对其他心律失常病人可遵医嘱给予抗心律失常药物。

3. 潜在并发症　猝死。

(1) 评估危险因素：评估引起心律失常的原因，如有无冠心病、心力衰竭、心肌病、心肌炎、药物中毒等，有无电解质紊乱和低氧血症、酸碱平衡失调等。

(2) 心电监护：对严重心律失常者，应持续心电监护，严密监测心率、心律、心电图、生命体征、血氧饱和度变化。发现频发(每分钟在 5 次以上)、多源性，成对的呈 R-on-T 现象的室性期前收缩，阵发性室性心动过速，室性停搏，第二度Ⅱ型或第三度房室传导阻滞等，应立即报告医生。安放监护电极前注意清洁皮肤，用乙醇棉球去除油脂，电极放置部位应避开胸骨右缘及心前区，以免影响做心电图和紧急电复律；1～2 日更换电极片 1 次或电极片松动时随时更换，观察有无皮肤发红、发痒等过敏反应。

(3) 配合抢救：建立静脉通道，备好抗心律失常药物及其他抢救药品、除颤器、临时起搏器等，及时遵医嘱给予药物治疗，如心率显著缓慢的病人可先给予阿托品、异丙肾上腺素等药物；对其他快速性心律失常者可予抗心律失常药物。必要时配合临时心脏起搏或电复律。

五、其他护理诊断

1. 焦虑　与心律失常反复发作、疗效欠佳有关。

2. 潜在并发症　心力衰竭、脑栓塞。

六、健康指导

1. 疾病知识指导　向老年病人及家属讲解心律失常的常见病因、诱因及防治知识。说明继续按医嘱服用抗心律失常药物的重要性，不可自行减量、停药或擅自改用其他药物。告诉老年病人药物可能出现的不良反应，嘱有异常时及时就诊。

2. 避免诱因　嘱老年病人注意劳逸结合、生活规律，保证充足的休息与睡眠；保持乐观、稳定的情绪；戒烟酒，避免摄入刺激性食物如咖啡、浓茶等，避免暴饮暴食；避免劳累、感染，防止诱发心力衰竭。

3. 饮食　嘱老年病人多食纤维素丰富的食物，保持大便通畅，心动过缓老年病人避

免排便时过度屏气，以免兴奋迷走神经而加重心动过缓。

4. 家庭护理　教给老年病人自测脉搏的方法以利于自我监测病情；对反复发生严重心律失常，危及生命者，教会家属心肺复苏术以备应急。

七、护理评价

（1）老年病人活动耐力逐渐提高。

（2）老年病人未发生安全意外。

（3）老年病人负性情绪有所改善，情绪稳定。

（4）老年病人能遵医嘱科学合理用药，并发症得到有效防治。

（陈燕华）

第五节　心力衰竭

心力衰竭（heart failure）是一种复杂的临床综合征，是各种心脏病的失代偿阶段，是由于各种心脏病导致心脏结构和功能的变化，心室泵血功能低下，心脏不能泵出足够的血液以满足组织代谢的需要。老年心力衰竭病人人数占心力衰竭病人总数的75%，心力衰竭是导致老年人反复住院及死亡的常见原因。老年人心力衰竭的病因以冠心病、高血压性心脏病、肺源性心脏病为主，主要的诱因是感染、心肌缺血及心律失常。老年心力衰竭的临床特点：①通常没有活动后气促、夜间阵发性呼吸困难和端坐呼吸等典型表现；②可有一些非特异性症状，如精神神经症状、疲乏、虚弱、恶心、呕吐及恶病质等；③发绀常较明显，心率可以不快；④并发症多见。

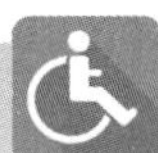

案例导入

张大爷，72岁，患高血压、冠心病多年。近日常感疲乏无力，人很虚弱，体重也有所减轻。儿子、儿媳要带他去医院就诊，张大爷死活不愿意，说是那么长的病史了，家中配的药还有，吃些药休息下就可以了。

请问：1. 如何全面评估张大爷存在的健康问题？

2. 老年人心力衰竭的患病特点是什么？

案例导入答案5-5

一、护理评估

1. 病史

（1）心力衰竭的病因和诱因：老年病人有无冠心病、高血压、风湿性心瓣膜病、心肌炎、心肌病等病史；有无呼吸道感染、心律失常、劳累过度等诱发因素。

（2）病程发展经过：有无劳力性呼吸困难，老年病人产生呼吸困难的体力活动类型，如上楼、步行或洗漱等。有无夜间阵发性呼吸困难或端坐呼吸；有无咳嗽、咳痰或痰中带血；有无疲乏、头晕、失眠等。以上症状常是左心衰竭病人的主诉。还应了解病人是否有

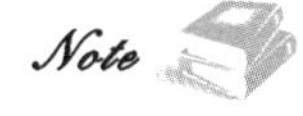

恶心、呕吐、食欲不振、腹胀、体重增加及身体低垂部位水肿等右心衰竭表现。了解相关检查结果、用药情况及效果，病情是否有加重趋势。

(3) 心理-社会状况：心力衰竭往往是心血管疾病发展至晚期的表现。长期的疾病折磨和心力衰竭反复出现，体力活动受到限制，甚至不能从事任何体力活动，生活上需他人照顾，常使老年病人陷入焦虑不安、内疚、绝望甚至对死亡的恐惧之中。家属可因长期照顾病人而忽视病人的心理感受。

2. 身体评估

(1) 一般状态：①生命体征，如呼吸状况、脉搏快慢、节律、有无交替脉和血压降低。②意识与精神状况。③体位，是否采取半卧位或端坐位。

(2) 心肺：心脏是否扩大，心尖搏动的位置和范围，心率是否加快，有无心尖部舒张期奔马律、病理性杂音等。两肺有无湿啰音或哮鸣音。

(3) 其他：有无皮肤黏膜发绀；有无颈静脉怒张、肝颈静脉反流征阳性；肝脏大小、质地；水肿的部位及程度，有无胸腔积液、腹水。

3. 实验室及其他检查 重点了解胸部X线检查、超声心动图等检查结果，以判断有无心力衰竭及其程度。另外，还应定期检查电解质，进行血气分析，以判断有无电解质紊乱和酸碱平衡失调。

二、护理诊断

1. 气体交换受损 与左心衰竭致肺淤血有关。

2. 体液过多 与右心衰竭致体循环淤血、水钠潴留、低蛋白血症有关。

3. 活动无耐力 与心排血量下降有关。

4. 潜在并发症 洋地黄中毒。

三、护理目标

(1) 老年病人呼吸困难明显改善，发绀消失，肺部啰音消失，血气指标维持在正常范围。

(2) 能叙述并执行低盐饮食计划，水肿、腹水减轻或消失。

(3) 能说出限制最大活动量的指征，遵循活动计划，主诉活动耐力增加。

(4) 能叙述洋地黄中毒的表现，一旦发生中毒，可及时发现和控制。

四、护理措施

1. 气体交换受损

(1) 参见本项目第一节“心源性呼吸困难”的护理措施。

(2) 用药护理：血管紧张素转换酶抑制剂的主要不良反应包括咳嗽、低血压和头晕、肾损害、高钾血症、血管神经性水肿等。在用药期间需监测血压，避免体位的突然改变，监测血钾水平和肾功能。若老年病人出现不能耐受的咳嗽或血管神经性水肿应停止用药。β受体阻滞剂的主要不良反应有液体潴留(可表现为体重增加)和心力衰竭恶化、疲乏、心动过缓和心脏传导阻滞、低血压等，应监测心率和血压，当心率低于50次/分时，暂停给药。

(3) 难治性终末期心力衰竭病人的护理：鼓励老年病人表达内心感受，针对老年病人的实际情况提出护理建议，并且适当地与病人及家属交流。主张建立适合缓解痛苦的临终关怀病房。视老年病人的情况遵医嘱随时使用利尿剂，连续静滴正性肌力药，甚至使用抗焦虑剂、催眠药物等，目的是尽力减轻病人的呼吸困难和临终前的痛苦。

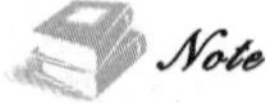

2. 体液过多

(1) 参见本项目第一节“心源性水肿”的护理措施。

(2) 使用利尿剂的护理：遵医嘱正确使用利尿剂，注意药物不良反应的观察和预防。如袢利尿剂和噻嗪类利尿剂最主要的不良反应是低钾血症，从而诱发心律失常或洋地黄中毒。故应监测血钾及有无乏力、腹胀、肠鸣音减弱等低钾血症的表现，同时多补充含钾丰富的食物，如鲜橙汁、西红柿汁、香蕉、枣、杏、无花果、葡萄干、梅干、马铃薯、菠菜、花菜等，必要时遵医嘱补充钾盐。口服补钾宜在饭后或将水剂与果汁同饮，以减轻胃肠道不适；外周静脉补钾时每 500 mL 液体中氯化钾含量不宜超过 1.5 g。噻嗪类利尿剂的其他不良反应有胃部不适、呕吐、腹泻、高血糖、高尿酸血症等。氨苯蝶啶的不良反应有胃肠道反应、嗜睡、乏力、皮疹，长期用药可产生高钾血症，尤其是伴肾功能减退，少尿或无尿者应慎用。螺内酯的不良反应有嗜睡、运动失调、男性乳房发育、面部多毛等，肾功能不全及高钾血症者禁用。另外，非紧急情况下，利尿剂的应用时间选择早晨或日间为宜，避免夜间排尿过频而影响病人的休息。

3. 活动无耐力

(1) 制订活动计划：告诉老年病人运动训练的治疗作用，鼓励老年病人(心力衰竭症状和体征急性加重期或怀疑心肌炎的病人除外)增加体力活动，督促其坚持动静结合，循序渐进增加活动量。可结合 6 min 步行试验、超声或核素检查测定左室射血分数(LVEF)，老年病人年龄等与老年病人及家属一起制订个体化的运动方案。

(2) 活动过程中监测：若病人活动中有呼吸困难、胸痛、心悸、头晕、疲劳、大汗、面色苍白、低血压等情况时应停止活动。如病人经休息后症状仍持续不缓解，应及时通知医生。ACC/AHA 指出，运动治疗中需要进行心电监护的指征包括：LVEF＜30%；安静或运动时出现室性心律失常；运动时收缩压降低；心源性猝死、心肌梗死、心源性休克的幸存者等。

4. 潜在并发症　洋地黄中毒。

(1) 预防洋地黄中毒：①洋地黄用量个体差异很大，老年人对洋地黄较敏感，心肌缺血、缺氧，重度心力衰竭，低钾、低镁血症，肾功能减退等情况也对洋地黄敏感，使用时应严密观察老年病人用药后反应；②与奎尼丁、胺碘酮、维拉帕米、阿司匹林等药物合用，可增加中毒机会，在给药前应询问有无上述药物及洋地黄用药史；③必要时监测血清地高辛浓度；④严格按时按医嘱给药，给药前数脉搏，当脉搏＜60 次/分或节律不规则应暂停服药并告诉医师。用毛花苷 C 或毒毛花苷 K 时务必稀释后缓慢(10～15 min)静注，并同时监测心率、心律及心电图变化。

(2) 观察洋地黄中毒表现：洋地黄中毒最重要的反应是各类心律失常，最常见者为室性期前收缩，多呈二联律或三联律，其他如房性期前收缩、心房颤动、房室传导阻滞等。胃肠道反应如食欲下降、恶心、呕吐和神经系统症状如头痛、倦怠、视力模糊、黄绿视等在用维持量法给药时则相对少见。

(3) 洋地黄中毒的处理：①立即停用洋地黄；②低血钾者可口服或静脉补钾，停用排钾利尿剂；③纠正心律失常，快速性心律失常可用利多卡因与苯妥英钠，一般禁用电复律，因易致心室颤动。有传导阻滞及缓慢性心律失常者可用阿托品静注或安置临时心脏起搏器。

五、护理评价

(1) 病人呼吸困难减轻或消失，发绀消失，肺部啰音消失，血气指标恢复正常。

(2) 能说出低盐饮食的重要性和服用利尿剂的注意事项，水肿、腹水减轻或消失。

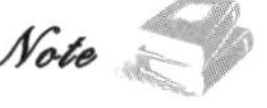

(3) 疲乏、气急、虚弱感消失,活动时无不适感,活动耐力增加。

(4) 未发生洋地黄中毒。

六、其他护理诊断

1. 有皮肤完整性受损的危险　与长时间卧床、水肿、营养不良有关。

2. 焦虑　与慢性病程、病情反复发作呈加重趋势、担心疾病预后有关。

3. 营养失调,低于机体需要量　与长期食欲下降有关。

七、健康指导

1. 饮食与活动　饮食宜低盐、清淡、易消化、富营养,每餐不宜过饱,多食蔬菜、水果,防止便秘。指导老年病人根据心功能状态进行体力活动锻炼。

2. 预防病情加重　对A期心力衰竭病人应强调控制血压、血糖、血脂异常,积极治疗原发病。避免可导致增加心力衰竭危险的行为(如吸烟、饮酒),注意避免各种诱发因素,如感染(尤其是呼吸道感染)、过度劳累、情绪激动、输液过快过多等。

直通护考

5-2

3. 提高对治疗的依从性　教育家属给予老年病人积极的支持,帮助病人树立战胜疾病的信心,保持情绪稳定,积极配合治疗。教会老年病人及家属服用地高辛前自测脉搏,当脉搏在60次/分以下时暂停服药,到医院就诊。当发现体重或症状有变化时亦应及时就诊。

(陈燕华)

项目三　内分泌系统护理

能力目标

扫码看PPT

1. 能说出老年人内分泌系统的生理变化特点;老年糖尿病、老年甲状腺功能亢进症、老年甲状腺功能减退的定义、临床特点和护理措施。

2. 能学会指导老年糖尿病饮食、运动和胰岛素使用技能。

3. 能运用护理程序的工作方法对患病老年人进行护理,关爱老年人。

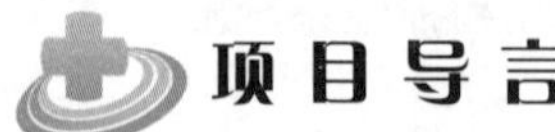

项目导言

人体的内分泌腺主要有脑垂体、甲状腺、甲状旁腺、胰岛、肾上腺、性腺(睾丸和卵巢)等;下丘脑、前列腺亦属内分泌腺范畴。至于松果体和胸腺,由于在成年时期已退化,因此对老年人无直接影响。内分泌腺几乎对全身各个器官和组织都有重要的控制与调节作用,与人体的生长发育、新陈代谢的关系更为密切,因此,内分泌腺的老化会引起其他器官功能与形态的改变。至于内分泌腺衰退从何年龄开始,则有很大的个体差异。另外,不同的内分泌腺的老化情况也有很大差异,例如性腺衰老的到来较其他内分泌腺要早一些。一般而言,老年人内分泌腺变化,是严重影响患病老年人生活质量的重要因素。

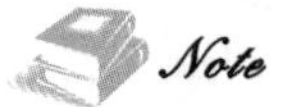

第一节　老年内分泌系统生理变化

老年人内分泌系统从腺体组织结构到激素水平、功能活动均发生了一系列的变化，这既是机体老化的过程，更是老年疾病呈现出不同于非老年病人临床表现的重要病理生理基础。衰老受到基因控制，也有学者认为，衰老是由下丘脑"生物钟"控制的。老年人内分泌腺的组织形态学改变主要表现为：①腺体重量减轻；②结缔组织增生、纤维化；③血液供应减少。内分泌腺功能的主要变化是绝大多数内分泌腺的功能减退，其中最明显的是：①雌激素缺乏（女性）和雄激素缺乏（男性）；②脱氢表雄酮（DHEA）及硫酸脱氢表雄酮（DHEAS，来源于肾上腺皮质）分泌减少；③生长激素及胰岛素样生长因子Ⅰ（IGF-Ⅰ）缺乏。

一、下丘脑

下丘脑为接受内外信息的皮质下中枢，被称为体内最重要的神经内分泌"换能器"，能将传入的神经信号转变为神经激素信号，对内分泌系统起着中枢性调节作用。随着增龄，下丘脑的重量减轻，血液供应减少，结缔组织增加，细胞形态发生改变。睡眠-醒觉和神经内分泌活动的昼夜节律的神经生物学机制仍未阐明。近年来认为调节这些生理活动的结构不单是一个或几个神经核团（如视上核），而是一个复杂的网络系统。老年人的生物节律，尤其是昼夜节律都有改变，突出表现为神经内分泌系统对环境周期变化的反应能力（整合能力）下降，对光刺激和非光照性刺激的反应减弱。老年人的视上核神经元数目减少，产生昼夜节律冲动的振幅和数目也减少，但通过增加光照-黑暗授时因子（light-dark zeitgeber）或增加活动量可强化下丘脑的昼夜节律调节功能。

老年人下丘脑单胺功能改变可能是老年人内分泌障碍的关键环节。某些下丘脑激素受增龄的影响，如下丘脑内促性腺激素释放激素（GnRH）的活性随增龄降低，生长激素释放激素（GHRH）的含量随增龄而减少，垂体对外源性促甲状腺激素释放激素（TRH）的刺激反应随增龄而降低，潜伏时间延长。一般认为，老年人中枢调节功能失常与此有关。

【护考提示】

老年下丘脑生理变化特点。

二、垂体

老年人垂体重量较中青年减少约20%，细胞有效分裂锐减，其外形呈现纤维性收缩及皱褶改变，血液供应减少，结缔组织增加，嫌色性及嗜碱性细胞相对增多，嗜酸性细胞相对减少，细胞形态与细胞器结构改变或被破坏。垂体功能改变对老年人的代谢、应激、衰老等生命活动具有重要影响。促肾上腺皮质激素（ACTH）、促甲状腺素（TSH）、促黄体素（LH）的释放及储备功能不受增龄的影响；老年女性促卵泡激素（FSH）、催乳素（PRL）分泌增加，FSH/LH明显增高；老年男性也可见血浆PRL水平升高。

成年后随着年龄的增长，垂体的促生长素（GH）脉冲式分泌呈进行性下降，至老年期

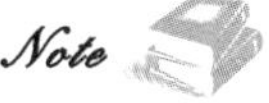

这种与年龄有关的 GH 分泌减少可类似于 GH 缺乏综合征(生长静止综合征),表现为肌肉的容量减少,脂肪容量相对或绝对增加,血清脂蛋白升高;中枢神经系统的胆碱能活动减弱,导致生长抑素分泌增多,后者抑制 GH 的分泌;有氧代谢能力下降,所导致的"中心性肥胖"又可进一步抑制 GH 分泌。

三、肾上腺

随着增龄,肾上腺皮质呈现以纤维化为特征的退行性病变和腺体增生,皮质结节多见,皮质和髓质细胞减少;脂褐素沉积,细胞微结构变化。老年人皮质醇的变化规律如下。

(1) 肾上腺皮质束状带对 ACTH 的反应性下降,易导致应激失当,这是多种老年人危重疾病的发展和转归不同于非老年人的重要基础。

(2) 皮质醇分泌的昼夜节律维持正常。

(3) 皮质醇的分泌速率和排泄率均减少,血浆皮质醇水平在非应激状况下与非老年人相同。老年人的肾上腺皮质网状带明显萎缩甚至消失,生成性激素的功能明显低于非老年人,DHEA 和 DHEAS 水平随着年龄的增高而进行性下降,尤其是后者在 20 岁后随增龄而直线降低,因此常以血浆 DHEAS 水平作为判断衰老的指标之一。

老年人肾上腺皮质球状带萎缩,血浆醛固酮水平随增龄而降低,尿醛固酮排出量减少。老年人肾素活性降低,致使血管紧张素-2 生成减少,可能是老年期醛固酮降低的重要原因,即继发性醛固酮减少症。此可部分解释为什么高龄老年人常常对缺钠、体位改变的调节功能甚差。

肾上腺髓质分泌的肾上腺素、去甲肾上腺素等儿茶酚胺类物质随增龄其血浓度升高。用胰岛素诱发低血糖刺激肾上腺髓质分泌儿茶酚胺,老年人呈现明显的反应延迟或反应缺失,故老年人低血糖反应表现出心动过速等交感神经兴奋症状者远不及非老年人多见。

四、甲状腺

成年后,甲状腺主要起着调节物质代谢和行为活动的作用。60 岁及以上的老年人,甲状腺的重量减少 40%～60%,滤泡间结缔组织增加,伴纤维化并有炎性细胞浸润及结节形成,甲状腺滤泡缩小,滤泡内胶质染色异常。老年人甲状腺功能变化的特点如下。

(1) 下丘脑-垂体-甲状腺轴的活动减弱,对外界的反应能力下降,应激能力减退。

(2) 甲状腺合成三碘甲状腺原氨酸(T_3)、甲状腺素(T_4)减少,但外周组织降解的能力也下降,故一般可维持血 T_3、T_4 水平在正常或基本正常的范围内。

(3) 许多慢性或危重疾病可影响血 T_3、T_4 的水平与功能,T_3 在外周组织转化为 T_4 而减少,而 TSH 正常,故临床上老年病人出现正常甲状腺性病态综合征(ESS)远较非老年人多见。

(4) 老年人常长期服用一些含碘药物治疗心脑血管疾病及其他慢性疾病,这些药物可导致甲状腺肿大、甲状腺结节或甲状腺功能异常。

老年人下丘脑-垂体-甲状腺轴的活动减弱,基础代谢率和耗氧量下降以适应新的代谢变化。老年人甲状腺对 TSH 的反应性下降,总 T_3(TT_3)、游离 T_3(FT_3)、甲状腺结合球蛋白(TBG)无增龄变化,总 T_4(TT_4)、游离 T_4(FT_4)随增龄降低,rT_3 增高。应激状态时,老年人 T_4 的分泌及代谢仍加速,以适应机体的需求。一般老年人甲状腺 ^{131}I 摄取率与非老年人无明显差别。

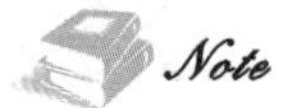

【护考提示】

老年甲状腺的生理变化特点。

五、性腺

1. 卵巢　女性约于50岁进入更年期，卵巢功能开始衰退，体积逐渐缩小，重量减轻，最后萎缩成一小片结缔组织。老年女性卵巢表面的膨隆消失，呈扁平状，表面无卵泡存在，偶见已失去功能的囊性卵泡。镜检呈老化萎缩状态，皮层仅有少数闭锁的卵泡或囊性卵泡，富含结缔组织，可见钙质沉着或陈旧性出血灶，血管显示硬化征象。生育期女性卵巢的类固醇激素合成依赖于促性腺激素的调节。在绝经期，卵巢中的卵泡不再发育，但合成雄性类固醇激素的卵泡膜细胞——间质细胞仍保留着，老年女性卵巢生成的雌激素量很少，血循环中的雌二醇主要来源于外周组织的雄激素芳香化作用（女性雄激素来源于卵巢和肾上腺）。但随着年龄的增长，肾上腺和卵巢的雄激素合成和分泌也明显减少，此时性激素结合球蛋白（SHBG）便成为性激素作用的主要调节物，SHBG一方面影响睾酮和雌二醇的生物作用，另一方面又受睾酮和雌二醇的反馈调节。雌激素不足是引起衰老、更年期综合征和绝经后骨质疏松症的直接原因。

2. 睾丸　老年男性的睾丸萎缩变小，质地变软，精囊腺重量减轻，输精管基底膜增厚，生精上皮减少，管腔硬化变窄，毛细血管减少。80岁的老年男性与20岁的年轻男性比较，血清总睾酮略有下降，游离睾酮下降约50%，而来自肾上腺的DHEA和DHEAS显著减少，同时外周的雄激素向雌激素的转化率有上升趋势。雄激素水平下降程度与遗传、肥胖、慢性疾病、精神心理因素、吸烟、药物使用、饮食习惯等有关。雄激素不足是导致老年男性衰老、肌力下降和骨质疏松症的重要原因。

六、胰岛、胰岛素及胰岛素受体

老年人血浆胰岛素水平不随增龄而减少，但对内生胰岛素的敏感性较年轻人降低约40%。据组织学观察，大鼠胰岛B细胞与A细胞和D细胞的比例随增龄而变化，胰岛增生能力随增龄而下降。老年人的糖耐量呈进行性减退，其发生机制未完全阐明，可能主要与下列因素有关。

（1）体力活动不足。

（2）肌肉组织的容量减少，糖原储存不足。

（3）胰岛B细胞功能减退，胰岛素分泌不足。

（4）胰岛素抵抗，抵抗部位可能主要在受体后缺陷。

此外，胰高血糖素的基础分泌量、对刺激的反应性及血浓度不随增龄而变化。由于老年人胰岛素敏感性下降及胰岛B细胞储备功能不足，故危重病应激较易诱发糖尿病或发生应激性高血糖症，易诱发糖尿病急性并发症。

直通护考

5-3

（王光鹏）

第二节　老年糖尿病

随着生活水平的提高及医疗条件的改善，人群平均寿命延长，老年糖尿病患病率逐

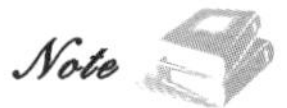

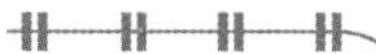

年增加。与年轻糖尿病病人相比,老年糖尿病病人症状相对隐匿、肝肾功能较差、易发生低血糖、并发症或合并症较多、心理问题比较突出。因此,临床治疗时要充分考虑到老年糖尿病的自身特点,确保治疗安全有效。

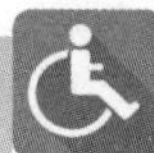

案例导入

案例导入
答案 5-6

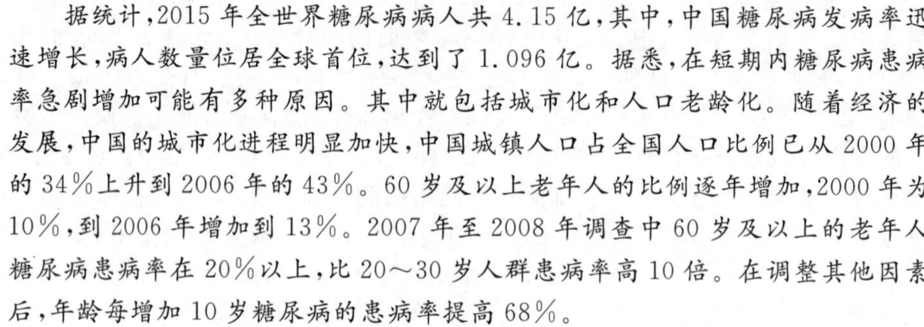

据统计,2015 年全世界糖尿病病人共 4.15 亿,其中,中国糖尿病发病率迅速增长,病人数量位居全球首位,达到了 1.096 亿。据悉,在短期内糖尿病患病率急剧增加可能有多种原因。其中就包括城市化和人口老龄化。随着经济的发展,中国的城市化进程明显加快,中国城镇人口占全国人口比例已从 2000 年的 34%上升到 2006 年的 43%。60 岁及以上老年人的比例逐年增加,2000 年为 10%,到 2006 年增加到 13%。2007 年至 2008 年调查中 60 岁及以上的老年人糖尿病患病率在 20%以上,比 20~30 岁人群患病率高 10 倍。在调整其他因素后,年龄每增加 10 岁糖尿病的患病率提高 68%。

请问:1. 您认为随着社会的发展中国老年糖尿病将如何发展?

2. 面对老年糖尿病的严重困境,我们应该做些什么?

一、老年糖尿病的定义及特点

对于老年糖尿病的年龄概念目前尚不统一,国内多采用 1980 年联合国提出的 60 岁及以上者的糖尿病为老年糖尿病的划分,有些国家以 65 岁为分界线。老年糖尿病按其发病时间可分为老年期起病的糖尿病和青壮年期起病而延续至老年期的糖尿病。前者几乎均为 2 型糖尿病;后者多数为 2 型糖尿病,但也包括极少数 1 型糖尿病。

(一) 糖尿病的定义

糖尿病(diabetes)是一组以高血糖为特征的代谢性疾病。高血糖则是由于胰岛素分泌缺陷或其生物作用受损,或两者兼有引起。糖尿病时长期存在的高血糖,导致各种组织,特别是眼、肾、心脏、血管、神经的慢性损害和功能障碍。

【护考提示】

糖尿病的定义。

(二) 老年糖尿病的特点

老年糖尿病起病隐匿,易漏诊,但超重及肥胖者占多数。虽然餐后血糖已有升高,仅有一些非特异性症状如乏力、视力模糊、外阴瘙痒、阳痿等,也常以并发症为首发症状,如高血压、脑血管病、视网膜病变和肾脏疾病等。易出现低血糖症状,可能与热量控制过低有关,病重卧床、活动量不足、优降糖或胰岛素用量过大时出现。常出现严重的并发症,以心血管及神经病变、泌尿系感染、肾病、眼病为常见,而高渗性非酮症性糖尿病昏迷为严重急性并发症,多发生于原来轻症糖尿病或无糖尿病史者,病死率常高达 50%左右。主要诱因为感染、胃肠功能紊乱、停用胰岛素,或在对症治疗时补充过多葡萄糖,应用皮质激素等药物所致。

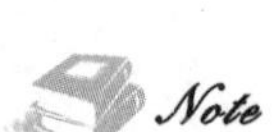

(三) 老年糖尿病的病因

老年糖尿病的发病存在三方面因素:遗传、环境和生理性老化引起胰岛素抵抗和胰岛素作用不足。

1. 遗传基因 研究结果表明,中国人糖尿病遗传方式以多基因遗传为主。

2. 环境因素 促使有遗传基础的老年人发生糖尿病的后天发病因素很多。

3. 胰岛素原因素 人体逐渐衰老时,其总胰岛素虽有一定水平,但其中胰岛素原相对增多。人类胰岛素原抑制肝葡萄糖生产作用的活性只有胰岛素的1/10,在相同的基础状态下,年轻人的胰岛素原总分泌数和老年人相同;但在葡萄糖负荷后,血液循环中可测知的胰岛素原老年人为22%,而青年人只有15%,胰岛素原较多,也可能是老年人糖尿病增多的原因之一。

4. 基础代谢因素 人体逐渐衰老过程中,基础代谢率逐渐下降,参与人体活动的各级组织尤其是肌肉代谢下降,机体对葡萄糖的利用能力下降。

5. 人体组织改变因素 人体逐渐衰老过程中,即使不超重,由于体力活动减少,身体组织即肌肉与脂肪之比也在改变,脂肪相对增加则会使胰岛素敏感性下降。

二、护理评估

(1) 评估病人有无多尿、多饮、多食、体重减轻等代谢紊乱综合征。

(2) 了解病人有无糖尿病家族史,既往饮食习惯,饮食结构,进食及排泄情况。

(3) 了解病人的生活方式,有无特殊嗜好,体重变化情况等。

(4) 评估病人有无低血糖表现,泌尿系统、皮肤、肺部感染情况。

(5) 评估病人有无糖尿病慢性并发症,如心、肾、眼等重要脏器功能改变;血管、神经病变、糖尿病足等。

(6) 实验室检查。

①血糖:诊断糖尿病的唯一标准。有明显"三多一少"症状者,只要一次异常血糖值即可诊断。无症状者诊断糖尿病需要两次异常血糖值。可疑者需做75 g葡萄糖耐量试验。

②尿糖:常为阳性。血糖浓度超过肾糖阈(160～180 mg/dL)时尿糖阳性。肾糖阈增高时即使血糖达到糖尿病诊断可呈阴性。因此,尿糖测定不作为诊断标准。

③尿酮体:酮症或酮症酸中毒时尿酮体阳性。

④糖基化血红蛋白:葡萄糖与血红蛋白非酶促反应结合的产物,反应不可逆,糖基化血红蛋白水平稳定,可反映取血前2个月的平均血糖水平。其是判断血糖控制状态最有价值的指标。

⑤糖化血清蛋白:血糖与血清白蛋白非酶促反应结合的产物,反映取血前1～3周的平均血糖水平。

⑥血清胰岛素和C肽水平:反映胰岛β细胞的储备功能。2型糖尿病早期或肥胖型血清胰岛素正常或增高,随着病情的发展,胰岛功能逐渐减退,胰岛素分泌能力下降。

⑦血脂:糖尿病病人常见血脂异常,在血糖控制不良时尤为明显。表现为甘油三酯、总胆固醇、低密度脂蛋白胆固醇水平升高,高密度脂蛋白胆固醇水平降低。

⑧免疫指标:胰岛细胞抗体(ICA)、胰岛素自身抗体(IAA)和谷氨酸脱羧酶抗体(GAD-Ab)是1型糖尿病体液免疫异常的三项重要指标,其中以GAD-Ab抗体阳性率高,持续时间长,对1型糖尿病的诊断价值大。其在1型糖尿病的一级亲属中也有一定

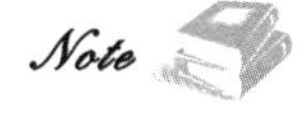

的阳性率,有预测1型糖尿病的意义。

⑨尿白蛋白排泄量:放射免疫法或酶联方法可灵敏地检出尿白蛋白排泄量,早期糖尿病肾病尿白蛋白轻度升高。

三、治疗

(一) 一般治疗

1. 教育 要教育糖尿病病人懂得糖尿病的基本知识,树立战胜疾病的信心;普及糖尿病控制方法及控制好糖尿病对健康的益处。根据每个糖尿病病人的病情特点制订恰当的治疗方案。

2. 自我监测血糖 随着小型快捷血糖测定仪的逐步普及,病人可以根据血糖水平随时调整降血糖药物的剂量。1型糖尿病进行强化治疗时每日至少监测4次血糖(餐前),血糖不稳定时要监测8次(三餐前、后,晚睡前和凌晨3:00)。强化治疗时空腹血糖应控制在7.2 mmol/L以下,餐后两小时血糖小于10 mmol/L,糖基化血红蛋白小于7%。2型糖尿病病人自我监测血糖的频度可适当减少。

(二) 药物治疗

1. 口服药物治疗

(1) 磺脲类药物:2型糖尿病病人经饮食控制、运动、降低体重等治疗后,疗效尚不满意者均可用磺脲类药物。因降糖机制主要是刺激胰岛素分泌,所以对有一定胰岛功能者疗效较好。对一些发病年龄较小,体形不胖的糖尿病病人在早期也有一定疗效。但对肥胖者使用磺脲类药物时,要特别注意饮食控制,使体重逐渐下降,与双胍类或α-葡萄糖苷酶抑制剂降糖药联用效果较好。下列情况属禁忌证:一是严重肝、肾功能不全;二是合并严重感染,创伤及大手术期间,临时改用胰岛素治疗;三是糖尿病酮症、酮症酸中毒期间,临时改用胰岛素治疗;四是糖尿病孕妇,妊娠高血糖对胎儿有致畸形作用,早产、死产发生率高,故应严格控制血糖,应把空腹血糖控制在105 mg/dL(5.8 mmol/L)以下,餐后2 h血糖控制在120 mg/dL(6.7 mmol/L)以下,但控制血糖不宜用口服降糖药;五是对磺脲类药物过敏或出现明显不良反应。

(2) 双胍类降糖药:降血糖的主要机制是增加外周组织对葡萄糖的利用,增加葡萄糖的无氧酵解,减少胃肠道对葡萄糖的吸收,降低体重。①适应证,肥胖型2型糖尿病,单用饮食治疗效果不满意者;2型糖尿病单用磺脲类药物效果不好,可加双胍类药物;1型糖尿病用胰岛素治疗病情不稳定,用双胍类药物可减少胰岛素剂量;2型糖尿病继发性失效改用胰岛素治疗时,可加用双胍类药物,能减少胰岛素用量。②禁忌证,严重肝、肾、心、肺疾病,消耗性疾病,营养不良,缺氧性疾病;糖尿病酮症,酮症酸中毒;伴有严重感染、手术、创伤等应激状况时暂停双胍类药物,改用胰岛素治疗;妊娠期。③不良反应,一是胃肠道反应,最常见表现为恶心、呕吐、食欲下降、腹痛、腹泻,发生率可达20%。为避免这些不良反应,应在餐中或餐后服药。二是头痛,头晕,口内有金属味。三是乳酸酸中毒,多见于长期、大量应用苯乙双胍,伴有肝、肾功能减退,缺氧性疾病,急性感染、胃肠道疾病时,二甲双胍引起酸中毒的机会较少。

(3) α葡萄糖苷酶抑制剂:1型和2型糖尿病均可使用,可以与磺脲类、双胍类药物或胰岛素联用。①伏格列波糖餐前即刻口服。②阿卡波糖餐前即刻口服。主要不良反应有腹痛、肠胀气、腹泻、肛门排气增多。

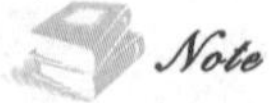

(4) 胰岛素增敏剂:有增强胰岛素作用,改善糖代谢。可以单用,也可与磺脲类、双胍

类药物或胰岛素联用。有肝病或心功能不全者不宜应用。

(5) 格列奈类胰岛素促分泌剂：①瑞格列奈为快速促胰岛素分泌剂，餐前即刻口服，每次主餐时服，不进餐不服。②那格列奈作用类似于瑞格列奈。

2. 胰岛素治疗　胰岛素制剂有动物胰岛素、人胰岛素和胰岛素类似物。根据作用时间分为短效、中效和长效胰岛素，并已制成混合制剂，如诺和灵 30R，优泌林 70/30。

(1) 1 型糖尿病：需要用胰岛素治疗。非强化治疗者每日注射 2～3 次，强化治疗者每日注射 3～4 次，或用胰岛素泵治疗。需经常调整剂量。

(2) 2 型糖尿病：口服降糖药失效者先采用联合治疗方式，方法为原用口服降糖药剂量不变，睡前(晚 10：00)注射中效胰岛素或长效胰岛素类似物，一般每隔 3 日调整 1 次，目的是让空腹血糖降到 4.9～8.0 mmol/L，无效者停用口服降糖药，改为每日注射 2 次胰岛素。胰岛素治疗的最大不良反应为低血糖。

(三) 运动治疗

增加体力活动可改善机体对胰岛素的敏感性，降低体重，减少身体脂肪量，增强体力，提高工作能力和生活质量。运动的强度和时间长短应根据病人的总体健康状况来定，找到适合病人的运动量和病人感兴趣的项目。运动形式可多样，如散步，快走、健美操、跳舞、打太极拳、跑步、游泳等。

(四) 饮食治疗

饮食治疗是各种类型糖尿病治疗的基础，一部分轻型糖尿病病人单用饮食治疗就可控制病情。

1. 总热量　总热量需要根据病人的年龄、性别、身高、体重、体力活动量、病情等综合因素来确定。首先要算出每个人的标准体重，可参照下述公式：标准体重(kg)＝身高(cm)－105 或标准体重(kg)＝[身高(cm)－100]×0.9，女性的标准体重应再减去 2 kg。也可根据年龄、性别、身高查表获得。算出标准体重后再依据每个人日常体力活动情况来估算出每千克标准体重热量需要量。

根据标准体重计算出每日所需要热量后，还要根据病人的其他情况做相应调整。儿童期、青春期、哺乳期、营养不良、消瘦以及有慢性消耗性疾病者应酌情增加总热量。肥胖者要严格限制总热量和脂肪含量，给予低热量饮食，每日总热量不超过 1500 kcal，一般以每月降低 0.5～1.0 kg 体重为宜，待接近标准体重时，再按前述方法计算每日总热量。另外，年龄大者较年龄小者需要热量少，成年女性比男性所需热量要少一些。

2. 碳水化合物　每克碳水化合物产热量 4 kcal，是热量的主要来源，现认为碳水化合物应占饮食总热量的 55%～65%。

根据我国人民生活习惯，可进主食(米或面)250～400 g，可做如下初步估计，休息者每日主食 200～250 g，轻度体力劳动者 250～300 g，中度体力劳动者 300～400 g，重体力劳动者 400 g 以上。

3. 蛋白质　每克蛋白质产热量 4 kcal，占总热量的 12%～15%。蛋白质的需要量：成年人每千克体重约 1 g；儿童、孕妇、哺乳期妇女，营养不良、消瘦、有消耗性疾病者宜增加至每千克体重 1.5～2.0 g；糖尿病肾病者应减少蛋白质摄入量，每千克体重0.8 g，若已有肾功能不全，应摄入高质量蛋白质，摄入量应进一步减至每千克体重 0.6 g。

4. 脂肪　脂肪的能量较高，每克脂肪产热量 9 kcal，约占总热量的 25%，一般不超过 30%，每日每千克体重摄入脂肪 0.8～1.0 g。动物脂肪主要含饱和脂肪酸。植物油中含

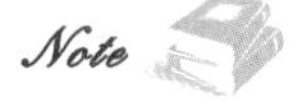

不饱和脂肪酸多,糖尿病病人易患动脉粥样硬化,日常生活中应以植物油为主。

四、护理诊断

1. 潜在并发症 低血糖/高血糖与糖尿病病人血糖控制不稳或突发事件有关,与糖尿病病人用药不当或感染、创伤等有关。

2. 营养失调 低于/高于机体需要量。

3. 有感染、受伤的危险 与糖尿病病人组织中糖含量高及免疫功能受损有关,与糖尿病病人末梢感觉功能障碍有关。

4. 活动无耐力 与糖尿病病人体内糖、脂肪、蛋白质代谢紊乱有关。

5. 知识缺乏 与糖尿病病人缺乏相关知识及保健措施有关。

6. 焦虑 与血糖控制不稳定及需长期治疗有关。

五、护理措施

(1) 病人血糖控制基本平稳的情况下可进行日常活动和工作,避免过度疲劳。如果出现任何症状加重或不适感觉,应适当休息。

(2) 严格饮食管理,给予糖尿病饮食。

(3) 遵医嘱进行糖尿病治疗,观察降糖药的副作用,及时处理低血糖。如病人出现心慌、脉速、出汗、饥饿感,甚至昏迷等低血糖反应时,及时报告医师并协助处理。处理方法为一旦确诊低血糖发生,嘱病人立即口服能快速升高血糖的物品,如饮料(雪碧、可乐、果汁等)、糖果(水果糖、奶糖、巧克力糖)、糖水(温开水冲白糖或葡萄糖 25～50 g)、口服葡萄糖片、蜂蜜或果酱等,如果 5 min 内症状仍无改善,应再服糖 1 次,若 10 min 仍无改善,考虑静脉输注葡萄糖溶液。切不可用低热量饮料或甜味剂食品治疗低血糖。

(4) 评估病情变化,注意监测病人生命体征、血糖、血酮、尿酮、电解质及体重等情况,预防糖尿病并发症。若出现异常,及时报告医师并处理。

(5) 指导病人进行运动疗法,注意运动安全。如病人出现下列情况,应禁止运动:血糖＞16.7 mmol/L 或空腹血糖＜4.5 mmol/L(应适当加餐后再运动);尿中有酮体;足部或下肢感觉异常;心悸、气促、恶心、眩晕;身体突然发生的剧烈疼痛;视物模糊等。

(6) 协助口腔及皮肤护理,注意保护足部,避免穿过紧的鞋、袜,防外伤致足部感染。

(7) 向病人及家属提供系统规范化的糖尿病健康教育。

六、健康指导

知识拓展 5-2

(1) 向病人及家属讲解糖尿病知识,提高遵医行为。

(2) 引导病人生活规律,戒烟酒,避免过度劳累,保持情绪稳定。

(3) 向病人讲解运动疗法的方法及注意事项。外出随身携带识别卡,以便发生紧急情况时及时处理。

直通护考 5-4

(4) 指导糖尿病病人自我照顾,包括口服降糖药的服用方法和不良反应观察,胰岛素注射,低血糖反应防治,足部护理及血糖监测等。

(5) 交代病人赴医院定期复查和体检。告诉病人如出现任何症状加重或特殊不适,及时就医。

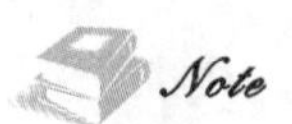

(王光鹏)

第三节　老年甲状腺功能亢进症

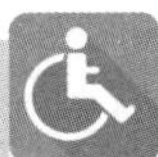

案例导入

案例导入
答案 5-7

陈阿姨，74 岁，以往身体健康，性格开朗。近半年来食欲不振、腹胀、腹泻，体重下降 5 kg，阵发性心悸，少言寡语，抑郁淡漠，反应迟钝。曾在外院做过消化系统的全面检查，未发现明显异常，按老年抑郁症服药，效果仍不佳。体格检查：消瘦，甲状腺对称性肿大Ⅰ度，眼球不突出，双手平举有细小震颤，心率快而不齐，有房颤。实验室检查：血 T_3、T_4 均明显升高，TSH 降低。

请问：1. 陈阿姨最有可能是何种医疗诊断？

2. 考虑采用哪些治疗方案？

3. 护理中应注意哪些问题？

一、定义

甲状腺功能亢进症简称甲亢，指甲状腺腺体本身产生甲状腺激素（TH）过多，引起以神经、循环、消化等系统兴奋性增高和代谢亢进为主要表现的一组临床综合征。各种病因所致的甲亢中，毒性弥漫性甲状腺肿（Graves 病）是最多见的类型。淡漠型甲亢是老年人甲状腺功能亢进的常见类型，起病隐匿，症状多不典型，常因心血管、胃肠道、神经精神系统表现被误诊。

二、病因

（一）免疫因素

免疫因素是最主要的病因，免疫异常表现为抑制性 T 淋巴细胞功能缺陷，辅助性 T 淋巴细胞功能相对增强，而后者具有辅助 B 淋巴细胞合成甲状腺自身抗体的作用。

（二）遗传因素

Graves 病常有显著的遗传倾向。

（三）环境因素

环境因素是本病发生、发展的重要影响因素，主要包括感冒、扁桃腺炎、肺炎等感染性疾病，车祸等外伤事件，紧张、焦虑，过度疲劳，碘摄入过多及妊娠等。

老年人由于甲状腺组织随着年龄增长逐渐出现纤维化和萎缩，TH 分泌减少，降解速度减慢，外周组织对 TH 的反应性也发生改变，导致老年甲亢常无典型甲亢症状或症状与典型甲亢相反，主要表现为消瘦、情感淡漠，缺乏其他高代谢症候群及神经应激性增高症状，故易漏诊或误诊，延误治疗。

三、临床表现

由于老年人组织反应性和增生能力减弱，且有些组织已有老年性萎缩，故老年甲亢病人常发病隐匿,临床表现多不典型,老年甲状腺功能亢进者的甲状腺肿大和眼球突出等体征往往不明显,常以心血管型、胃肠型、神经精神型多见。老年人常只出现 1～2 组症状,或只突出某个系统症状。

(一) 心血管型

心血管型的特征为急性心律失常、心力衰竭和心绞痛。3%～5%的老年病人以心悸、气促、胸闷、易出汗为主要表现,故临床易被误诊为冠心病。2%～4%的老年病人出现不明原因的乏力、体重减轻、明显消瘦现象,但无高代谢表现,故老年病人应尽快结合血清甲状腺水平、心率等明确诊断。个别老年病人以肌肉乏力为主要表现,起病时仅劳累后出现双下肢无力,逐渐发展为久蹲或久坐后站起困难,进一步成为全身肌无力,尤以下肢显著,易误诊为低钾血症。老年人出现此类症状不应单纯考虑心脏问题,而应完善其他相关检查明确诊断。

(二) 胃肠型

10%左右的老年病人并没有明显的多食症状,反而出现食欲减退,或伴随恶心、呕吐等消化道症状。少数老年病人表现为久治不愈的腹泻,每日至少 3 次呈稀便伴少量黏液,不伴腹痛和食欲减退,易被误诊为慢性胃肠炎。

(三) 神经精神型

部分老年病人起病隐匿,病情进展缓慢,表现为情感淡漠、倦怠、厌食、消瘦、虚弱和精神紊乱,称之为"淡漠型甲亢"。个别老年病人可出现严重精神症状,主要表现为多疑、焦虑、失眠、潮热等,常伴不同程度的幻觉和妄想,易误诊为神经衰弱或更年期综合征。

【护考提示】

老年甲状腺功能亢进的临床表现特点。

四、诊断标准

(1) 有诊断意义的甲亢临床表现如高代谢症候群、眼征及甲状腺肿。

(2) 实验室检查 T_3、T_4、FT_3、FT_4 中至少一项升高,TG、TM 正常或升高,TSH 降低或正常。

五、实验室检查

典型甲亢病人,凭临床症状和病征即可明确诊断。对于不典型或病情比较复杂的老年病人,则需关注病人病史,结合实验室辅助检查做出明确诊断。

(1) 机体代谢状况检查:基础代谢率(BMR)、血胆固醇、甘油三酯及尿肌酸测定。

(2) 血清甲状腺激素测定:检测甲状腺激素水平是避免误诊的关键,检测内容包括血清总 T_3(TT_3)、血清总 T_4(TT_4)、血清游离 T_3(FT_3)、血清游离 T_4(FT_4)、血清反 T_3(rT_3)等。

(3) 垂体-甲状腺轴调节功能检查:甲状腺^{131}I 吸收率及甲状腺抑制试验(包括 T_3 抑制试验和甲状腺片抑制试验),血清超敏促甲状腺激素测定(S-TSH),促甲状腺激素释放激素兴奋试验(TRH 兴奋试验)。

(4) 甲状腺肿大情况检查:甲状腺超声检查、甲状腺放射性核素显影检查等。

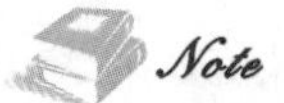

(5) 甲状腺免疫学检查:促甲状腺受体抗体的测定,如促甲状腺激素受体抗体

(TRAb)测定;甲状腺球蛋白抗体(TGAb)测定;甲状腺微粒体抗体(TMAb)或抗甲状腺过氧化物酶自身抗体(TPOAb)测定。

六、治疗

1. ^{131}I治疗　目前认为^{131}I治疗是甲亢最有效的安全可靠的治疗方法,老年病人中一般情况良好,病情中等,甲状腺不大,甲状腺肿大但质地中等或较软,肝肾功能无异常者,推荐服用^{131}I。

2. 抗甲状腺药物治疗　适用于甲状腺肿大不明显,症状较轻,不具备^{131}I治疗适应证的老年淡漠型甲亢。常用药物有硫脲类和咪唑类。硫脲类有甲硫氧嘧啶和丙硫氧嘧啶PTU等,咪唑类有甲巯咪唑和卡比马唑等。两者抗甲状腺作用机制相同,通过抑制甲状腺内过氧化物酶系及碘离子转化为新生态碘或活性碘,从而抑制TH合成。PTU还具有在外周组织阻滞T_4转变为T_3以及改善免疫监护功能的作用。

3. 放射碘治疗　适用于病情较轻、依从性较好者以及长期药物治疗无效或停药后复发及对抗甲状腺药物过敏者。^{131}I作用机制为利用甲状腺摄取^{131}I后释放β射线,破坏甲状腺滤泡上皮而减少TH分泌。因β射线在组织内的射程仅2 mm,所以电离辐射仅局限于甲状腺局部而不累及邻近组织。

4. 手术治疗　适用于老年病人中怀疑有恶性肿瘤者。治愈率为95%左右,复发率为0.6%～9.8%,但术后并发症较多,主要为甲状旁腺功能减退和喉返神经损伤,发生率为2%～10%。

七、护理诊断

1. 营养失调,低于机体需要量　与基础代谢增高、消化不良性腹泻及吸收差有关。

2. 活动无耐力　与基础代谢率增高、蛋白质代谢呈负平衡有关。

3. 腹泻,排便次数增多　与甲亢病人肠蠕动加快有关。

4. 自我形象紊乱　与甲状腺肿大、突眼等有关。

5. 潜在并发症　甲状腺危象。

八、护理措施

(一) 休息与活动

(1) 根据病人目前的活动量及日常生活习惯,与病人及其家属共同制订个体化活动计划。病情严重、有心力衰竭或严重感染者应严格卧床休息;临床症状较明显者应注意卧床休息,尤其是餐后1～2 h应限制肢体活动;临床症状改善时,应在注意休息的同时适当活动或进行体育锻炼,切忌过度劳累;无临床症状且各项实验室检查均正常,可以不限制活动。活动时以不感到疲劳为度,应适当增加休息时间,维持充足睡眠,防止病情加重。

(2) 注意保持环境安静,通风良好,避免嘈杂,限制家属探视时间,医护人员应相对集中时间进行治疗、护理操作。

(3) 协助老年病人完成日常生活的自理,如洗漱、穿衣、进食、如厕等,保证病人活动安全。对于长期卧床、大量出汗的老年病人,应加强皮肤护理,及时更换浸湿的衣服和床单,必要时可使用爽身粉,保持皮肤清洁干燥。

(二) 饮食护理

(1) 给予高热量、高维生素、高蛋白、营养丰富的饮食。进食足够量的主食,并增加

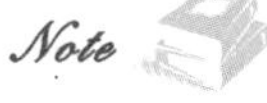

鱼、肉、蛋等优质蛋白质摄入量,多摄入新鲜蔬菜和水果,补充人体所需的维生素。出现腹泻的老年病人应避免进食牛奶、豆浆,减少粗纤维食物摄入量,以免加重腹泻症状。

(2) 避免吃含碘丰富的食物,如海带、紫菜、海鱼等,食用无碘盐,慎食卷心菜、甘蓝等易致甲状腺肿的食物,少吃刺激性食物,尤其是咖啡和浓茶,以免心悸、手抖等症状加重。放射性^{131}I治疗前后一个月内避免服用含碘的药物和食物。

(三) 用药护理

(1) 指导病人遵医嘱正确用药,不可自行减量或停药。

(2) 密切观察药物不良反应,及时协助医生对症处理。抗甲状腺药物用药过程中应注意观察有无粒细胞减少、药物过敏、肝损害等不良反应。^{131}I服用后可能因TH大量释放而导致心率增快、糖尿病症状加重等,应密切观察。

(3) 粒细胞减少主要表现为头昏、食欲缺乏、乏力及感染症状,多发生在用药后2～3个月,应定期复查肝功能和血常规,若外周血白细胞低于$3\times10^9/L$或中性粒细胞低于$1.5\times10^9/L$,应停药并遵医嘱给予升白细胞药物。

(4) 药疹较常见,轻度药疹可用抗组胺药控制,不必停药,出现严重皮疹如皮肤瘙痒、团块状等应立即停药。

(四) 病情观察

(1) 密切观察病人全身有无高代谢综合征的表现,甲状腺是否肿大,眼球是否突出,有无神经系统、心血管系统、消化系统、血液系统、生殖系统、运动系统异常表现,皮肤及肢端有无水肿、潮红等。

(2) 特别注意观察病人体温及心血管系统的变化,防止甲状腺危象及甲亢性心脏病的发生。

(3) 观察病人精神状态,有无淡漠加重、抑郁、焦虑等甲亢加重的表现。

(五) 心理护理

(1) 关心体贴病人,多与病人交谈,鼓励病人表达内心感受,理解同情病人。

(2) 指导病人注意劳逸结合,保持心情舒畅,避免心理压力和负担过重。

(3) 耐心地向病人及其家属解释病情,提高其对疾病的认知水平,让病人及其家属了解其情绪、性格改变只是暂时症状,可随着治疗逐步改善。

(4) 保持病房氛围安静轻松,避免提供令病人兴奋、激动的信息。鼓励病人多参加团体活动,以免出现社交障碍,减轻其淡漠情绪。

(六) 潜在并发症(甲状腺危象)

(1) 避免诱因:指导病人做好自我心理调适,避免感染、创伤、严重精神刺激等诱发因素。

(2) 病情监测:记录病人24 h出入液量,密切观察病人生命特征和情绪变化,若原有情感淡漠症状加重,并出现高热、心率加快、严重乏力、烦躁、多汗、心悸、食欲减退等现象,应警惕甲状腺危象发生,立即报告医生并协助处理。

(3) 嘱病人绝对卧床休息,呼吸困难者应取半卧位,并立即给予氧气吸入;迅速建立静脉通路,遵医嘱给予复方碘溶液、氢化可的松等抗甲状腺药物,用药过程中注意观察病人生命特征及有无严重药物不良反应发生,严格控制药物剂量。准备好抢救药品如镇静剂、血管活性药物、强心剂等,随时准备协助医生进行抢救。

九、健康指导

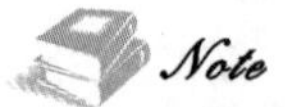

(1) 指导病人坚持遵医嘱按时按量服药,不可自行停药或减量。

(2) 服用抗甲状腺药物 3 个月后，应定期到医院复诊，每周查一次血象，每两周查一次肝功能，每个月做一次甲状腺功能检测。

(3) 保持心情舒畅愉悦，避免精神刺激或过度劳累，多参加团体活动，建立和谐的人际关系和良好的社会关系网络。家属应理解老年病人情绪状态并主动关心病人，保持与老年病人之间的良性互动，促进其康复。

(4) 出院后充分利用社区资源，接受延续性护理服务。社区护理人员应对老年病人定期进行家庭访视，了解病人疾病预后及康复进展，评估病人日常生活功能、服药依从性、情绪状态、社交关系等，并给予相应的健康指导。

知识拓展
5-3

直通护考
5-5

(龚　晨)

第四节　老年甲状腺功能减退症

一、定义

甲状腺功能减退症(简称甲减)是由各种原因导致的低甲状腺激素血症或甲状腺激素抵抗而引起的全身性低代谢综合征。老年人的甲状腺功能低下是一种渐进的过程，起病隐匿，仅有少数病人具有疲劳、缺乏主动性、抑郁、便秘、畏寒、皮肤干燥、毛发脱落、感觉功能明显减退、意识混乱等症状。

二、病因

(一) 自身免疫损伤

自身免疫损伤以慢性淋巴细胞甲状腺炎最常见，又称桥本甲状腺炎，是自身免疫性疾病，是老年甲减最主要原因。开始甲状腺功能正常，有时伴甲亢症群，但后期则常表现为甲减。体内可测得多种针对甲状腺的自身抗体，但其炎症和细胞具体作用机制尚不清楚。现发现有 TSH 受体抑制性抗体可与 TSH 受体结合，替代 TSH 的作用，可能与甲状腺功能减退部分有关；微粒体抗体(实际上为过氧化物酶抗体)的出现可一定程度抑制甲状腺激素的合成；甲状腺球蛋白与其抗体复合物沉积于甲状腺可损害甲状腺和活化“K”细胞。

(二) 甲状腺破坏

甲状腺破坏多见于 Graves 病的放射性碘治疗后，甲减的发生率随时间的延长而增加。许多病例在碘治疗后 1 年内出现甲减，随后每年甲减发生率为 1%～5%。早期甲减与急性放射性甲状腺炎有关，迟发甲减可能与低剂量放射性抑制或破坏 DNA，终致甲状腺细胞再生停止。此外，因甲状腺癌进行甲状腺全切除或次全切治疗后也可发生甲减，发生情况与残余甲状腺的多少及血供的完整性有关。

(三) 药物

抗甲状腺药物，如硫脲类和钾盐等均可抑制 TH 产生。

(四) 继发性甲减

多因垂体病变或垂体附件的病变致 TSH 分泌减少所致，常见疾病为垂体瘤、颅咽管

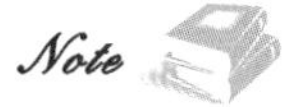

瘤等。少数可由下丘脑病变致 TRH 产生和分泌减少而引起。

三、临床表现

老年人甲减起病隐匿,仅少部分病人有明显临床表现和体征,如疲劳、迟钝、抑郁、肌痛、便秘和皮肤干燥等,老年人的上述临床表现不具备特异性,可由于正常衰老进程引起,因此经常被误诊或漏诊。

(一)一般表现

活动能力下降、迟钝、抑郁、少言懒语、畏寒少汗、体温低于正常值、声音嘶哑、耳聋及味觉减退等。表情淡漠,面色蜡黄而苍白,眼睑和颊部虚肿,形成黏液水肿面容;皮肤干燥增厚、粗糙脱屑,呈非压陷性水肿,因血中胡萝卜素增多,皮肤可呈淡黄色,因血胆固醇增高,偶可出现黄色瘤;指(趾)甲脆而增厚;毛发干枯、脆而无光泽,生长缓慢,甚至停止生长,眉毛稀疏,外 1/3 脱落;阴毛和腋毛亦稀疏脱落。

(二)心血管系统

脉搏缓慢、心音低钝、血压偏低、心排血量降低,心脏呈双侧普遍性增大,心律失常少见,因为甲减对儿茶酚胺的敏感性下降。久病后,心肌纤维肿胀及退行性病变,心肌间质黏蛋白和黏多糖沉积,水肿及间质纤维化,称甲减性心脏病,但心力衰竭的发生率低,对未经激素替代治疗的甲减病人发生心力衰竭需警惕其他器质性疾病合并存在。甲减病人冠心病的发生率明显增高,但因组织代谢需要降低,心肌耗氧量减少,很少发生典型心绞痛。长期患甲减的病人,浆膜腔内积有液体,其中以心包积液较为严重,其特点为心率不快,积液量大,但因其发生缓慢,一般不引起心包填塞症状。心包液比重高,内含高浓度蛋白质和胆固醇,而细胞数少;有时也伴有胸腔积液和腹水,其产生可能由于毛细血管通透性增加以及因局部黏液性水肿而嗜水性黏多糖和黏蛋白的堆积所致。

(三)消化系统

病人常出现舌肥大,胃肠动力降低致食欲减退,呕吐,腹胀,便秘,甚至出现麻痹性肠梗阻。许多病人有完全性胃酸缺乏,可能由于自身免疫同时影响胃黏膜,出现胃壁细胞自身抗体之故。肝脏可有间质水肿,肝内胡萝卜素转变为维生素 A 的过程障碍,致高胡萝卜素血症。

(四)精神神经系统

智力和记忆力减退,感觉迟钝,反应缓慢,但理解力尚可,嗜睡,晚期重症病人可出现精神失常、木僵和痴呆,甚至昏迷,对镇静药敏感,服后可诱发昏迷。一般认为精神症状与脑动脉粥样硬化和脑细胞对氧和葡萄糖的代谢降低有关。小脑征群,共济失调,手脚动作笨拙,言语发音不清及眼球震颤;脑神经,嗅觉、味觉、视觉及听觉减退,甚至耳聋;深腱反射,膝反射和踝反射迟钝或消失。黏液性水肿昏迷是本病最严重的表现,可在几小时或几日内引起死亡,多见于60岁及以上长期未被诊断和治疗的病人。多见于冬季,由于环境温度降低,机体对 T_4 需要量增加,黏液性水肿恶化,病人嗜睡越来越严重,以至失去知觉,昏迷常在几日内缓慢发展。有时亦可在感染、创伤、手术、麻醉和镇静药应用不当时突然发生。临床表现有嗜睡、低体温、低血压、低血糖、心动过缓、呼吸困难和四肢肌肉松弛,可伴休克及心、肺、肾功能衰竭而危及生命。发生昏迷的确切机制不明确,可能是多因素综合作用,低体温使脑细胞不能正常工作,发生高度抑制;蛛网膜下腔或脉络丛

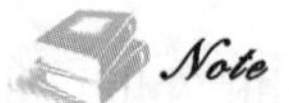

水肿变性，致脑脊液压力增高；低血糖，大脑细胞对氧和葡萄糖的利用减少；甲减病人呼吸道阻力增加，肺活量和肺泡换气功能减低，血二氧化碳浓度明显增加，发生二氧化碳麻醉；甲减病人常合并脑动脉粥样硬化，加之低血压，脑血流量明显降低；另外，T_4 缺乏本身可阻碍脑细胞许多重要酶系统的活动，也与脑功能障碍有关。

（五）肌肉和骨关节系统

肌肉软弱无力，主要累及肩、臀部肌肉，偶有重症肌无力，肌强直和肌痛常见；骨代谢减低，骨形成和吸收均降低，骨密度增加，尿羟脯氨酸等排泄降低。可有非特异性的关节疼痛。

（六）内分泌系统

表现为性欲减退，男性阳痿，女性月经过多、闭经、不育等。对有怕冷、少汗、便秘、食欲减退而体重反增加、皮肤干粗、手掌皮肤发黄、记忆力减退、反应迟钝、声嘶及水肿等症状，或广泛的 ST-T 改变、低电压，甚至出现心包等浆膜腔积液的病人，及时做甲状腺功能检查，诊断并不困难。

四、诊断标准

由于老年人甲减表现与衰老改变或其他老年病表现常难以区分，特别是亚临床甲减病人更无临床线索，因此，实验室甲状腺功能检查是确立诊断的关键。对有下述情况者，即使无甲减症状，应考虑甲减可能，进行甲状腺功能检查。

（1）有慢性淋巴细胞性甲状腺炎或其他甲状腺炎病史者。

（2）曾因各种原因做过甲状腺手术或甲状腺及颈部放射治疗者。

（3）甲状腺肿大或有结节者。

（4）高脂血症，尤其血清胆固醇升高者。

（5）有其他自身免疫疾病者。

实验室检查如血清 TSH 增高、FT_4 减低，原发性甲减即可成立。如果血清 TSH 正常、FT_4 减低考虑为垂体性或下丘脑性甲减，需做 TRH 兴奋试验来区别。

五、实验室检查

（1）血常规及生化检查多为轻、中度正细胞正色素性贫血。血胆固醇、甘油三酯、低密度脂蛋白常增高，高密度脂蛋白降低。

（2）甲状腺功能检查血清 TSH 增高，TT_4、FT_4 降低是诊断本病的必备指标。血清 TT_4、FT_4 水平可以在正常范围内，但严重病例中降低。亚临床甲减仅血清 TSH 增高，血清 TT_4、FT_4 正常。甲状腺摄 ^{131}I 率降低。

（3）病变定位 TRH 兴奋试验主要用于原发性甲减与中枢性甲减的鉴别。静脉推注 TRH 后，血清 TSH 不增高者提示垂体性甲减；延迟升高者为下丘脑性甲减；血清 TSH 在增高的基值上进一步增高，提示原发性甲减。而影像学检查则有助于异位甲状腺、下丘脑-垂体病变的确定。

六、治疗

老年甲减由于误诊或漏诊等原因，长期缺乏合理治疗，以致病程延长（数年或数十年）。因此，肾上腺皮质多有不同程度的受累，当给予超负荷的甲状腺激素时，全身代谢

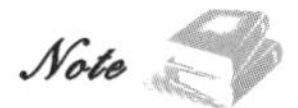

率增加，对肾上腺皮质激素的需要量也增加，但已部分受累的肾上腺皮质呈相对性肾上腺皮质激素缺乏，严重者可能引起肾上腺危象甚至死亡。因此，对于病程长、病情重，特别是黏液性水肿昏迷病人，应短期补充一定量的皮质激素。

(一) 替代疗法治疗

替代治疗可改善甲减病人的血脂水平和血浆黏度，防止甲减合并心脑血管疾病，改善病人的甲状腺功能。临床上多采用左甲状腺素($L\text{-}T_4$)口服，原则是 TH 要从极小剂量开始，根据病情逐渐增量，永久性甲减者需持续终身服用，不可随意中断。治疗目标并不是使甲状腺功能水平完全正常，而是用最小剂量纠正甲减而不产生明显不良反应，使 TSH、TH 水平保持正常的低限或接近正常的低水平便可。对老年甲减治疗应十分慎重，用药不当会造成不良后果。由于老年甲减多合并有冠状动脉粥样硬化及狭窄，心排血量减少及心肌的血供不足，只能维持低代谢的需要量，若采用甲状腺片治疗，会增高代谢率，增加心肌耗氧量，进而提高发生心肌缺氧、缺血的概率，引起心力衰竭、心绞痛，甚至心肌梗死。

(二) 对症治疗

有贫血者应补充铁剂、维生素 B_{12}、叶酸等。胃酸低者应补充稀盐酸，与 TH 合用疗效好。有智力障碍、精神抑郁症状的病人应给予相应的改善认知和抗抑郁药物治疗。

(三) 亚临床甲减的处理

血脂异常可促使动脉粥样硬化，致使部分亚临床甲减发展为临床甲减。目前认为伴有高胆固醇血症和血清 TSH>10 mU/L，即应开始给予左甲状腺素($L\text{-}T_4$)治疗。

(四) 黏液性水肿昏迷的治疗

黏液性水肿昏迷虽为少见，但病情危重，病死率高。一经确诊应立即补充 TH，如左甲状腺素钠、碘塞罗宁等，待病人清醒后逐渐改为口服常规用量。同时根据病人出现的低血钠、低血糖、低血压休克及其他心、肾功能不全等予以相应的治疗和一定量的肾上腺皮质激素。老年黏液性水肿病人，体温过低往往是昏迷的前驱症状，个别病人体温可低至 21 ℃。老年甲减体温过低的特点是没有寒战反应，治疗中应注意保暖，避免热量进一步丧失。

七、护理诊断

1. 便秘　与代谢率降低、活动减少导致肠蠕动减弱有关。

2. 体温过低　与机体基础代谢率降低有关。

3. 潜在并发症　黏液性水肿昏迷。

八、护理措施

(一) 休息与活动

(1) 甲减病人多精神萎靡，疲乏无力，代谢率低，因此，应增加休息时间，避免剧烈活动，病情严重者应绝对卧床休息。

(2) 病人常有畏寒、体温较低的表现，应注意保暖，增加衣物，卧床者加盖棉被，同时应注意避免使用电热毯、热水袋等防止烫伤。

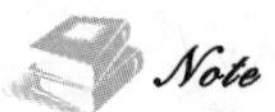

(3) 指导病人养成规律的排便习惯，进食粗纤维食物，多饮水，正确按摩腹部，每日适

当增加运动,必要时可使用缓泻剂,如果导片、番泻叶等。必要时给予开塞露或行生理盐水低压灌肠以通便。

(二) 饮食护理

(1) 因病人食欲减退,常出现营养障碍,应鼓励病人进食,选择高热量、高蛋白、易消化低盐饮食,多吃新鲜蔬菜和水果,提供色香味俱佳的食物,以增加病人食欲。昏迷的病人应给予鼻饲流质饮食。

(2) 限制脂肪以及含有胆固醇的食物,因为甲减病人常伴有高脂血症,尤其是原发性甲减,所以要限制脂肪的摄入。

(3) 部分甲减病人会出现贫血,为了纠正贫血,病人应补充动物肝脏等含铁丰富的食物,为病人提供丰富的维生素。

(三) 皮肤护理

(1) 每日用温水给病人擦洗皮肤 1 次,并涂润滑油,防止皮肤干裂及感染。

(2) 对于昏迷病人应做到勤翻身、勤整理、勤按摩、勤擦洗、勤更换,从而有效防止压疮的发生。

(四) 病情观察

(1) 早期应注意观察病人有无精神萎靡、智力减退、疲乏、嗜睡、便秘等情况。

(2) 观察有无怕冷、少汗或无汗、四肢冰凉等低代谢率表现,眉毛稀疏、表情呆滞、面色蜡黄、眼睑水肿等黏液性水肿面容,心率减慢、心排血量减少、心慌气短等心血管系统表现,食欲缺乏、厌食、便秘等消化系统表现等。

(3) 密切观察病人生命特征变化,有无寒战、皮肤苍白、肢体湿冷、心率减慢等表现。

(五) 心理护理

(1) 因病人表情淡漠,精神抑郁,性情孤僻,老年护理人员应对病人加强心理护理,关心体贴病人,鼓励病人多参加社交活动,以增加其生活兴趣。

(2) 主动与其谈心,交流思想,以解除病人的顾虑,树立战胜疾病的信心。

(六) 潜在并发症(黏液性水肿昏迷)

(1) 避免寒冷、感染、手术、使用麻醉镇静剂等容易导致黏液性水肿昏迷的诱因,密切监测病人病情变化。

(2) 体温低于 35 ℃,呼吸浅而慢,心率过缓,血压降低,嗜睡等症状是发生黏液性水肿昏迷的先兆。

(3) 当病人出现黏液性水肿昏迷表现时,应立即协助抢救,迅速建立静脉通路,保持呼吸道通畅。同时注意保暖,增加衣物,卧床者加盖棉被,应注意避免使用电热毯、热水袋等防止烫伤。

知识拓展

5-4

九、健康指导

直通护考

5-6

(1) 老年甲减病人出院后仍应注意休息,活动锻炼可以使经络通畅、气血流通,增强甲减病人的抵抗力和产热量,但应控制活动强度,避免进行剧烈运动。

(2) 甲减病人体温偏低,在清晨和傍晚以及寒冷的季节不宜外出活动,应当尽量推迟早起锻炼时间,注意防寒保暖。

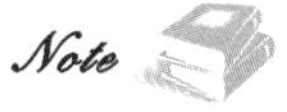

(3) 因缺碘引起甲减的病人应吃含碘的食物,如海带、紫菜等,可食用加碘盐、加碘酱

油和面包加碘等。炒菜时要注意勿将加碘盐放入沸油中,以免碘挥发而使浓度降低。

(4) 忌各种易致甲状腺肿的食物,如卷心菜、白菜、油菜、木薯、核桃等;忌富含胆固醇的食物,如奶油、动物脑及内脏等。限用高脂肪类食品,如花生米、核桃仁、杏仁、芝麻酱、火腿、五花肉、乳酪等。

(龚　晨)

项目四　泌尿生殖系统疾病护理

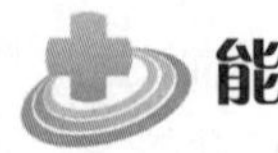

能力目标

扫码看 PPT

1. 能说出 TUR 综合征、急迫性尿失禁、压力性尿失禁、充溢性尿失禁的定义。

2. 能学会老年泌尿生殖系统生理变化的评估,外引流接尿术、膀胱冲洗术等操作技能。

3. 能运用护理程序对前列腺增生症、尿失禁、老年性阴道炎、子宫内膜癌的病人实施整体护理。

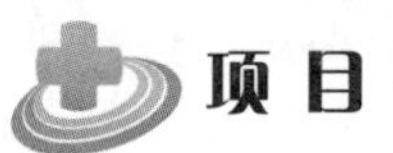

项目导言

由于老年人的泌尿生殖系统脏器组织结构、生理功能均有不同程度的退化改变,加之机体的免疫功能及抗病能力均有所削弱,故老年病人患病率增高。本项目的学习从认识老年泌尿生殖系统的生理变化开始,依据不同性别的发病情况,学习前列腺增生症、尿失禁以及老年性阴道炎、子宫内膜癌等常见病的病因与临床特点,护理评估,常见护理诊断,护理措施等内容。

第一节　老年泌尿生殖系统生理变化

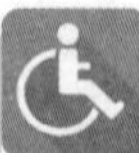

案例导入

案例导入

答案 5-8

张某,女性,61 岁,在无明显诱因下出现全身皮肤瘙痒,尤以会阴部为甚,影响正常入眠,来院就诊,行入院身体评估。

请问:1. 老年泌尿系统有哪些生理变化?

2. 老年生殖系统有哪些生理变化?

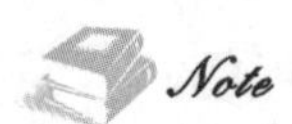

一、老年泌尿系统的生理变化

（一）肾脏的生理变化

随着年龄的增大，肾脏是改变最突出的脏器之一，肾脏开始萎缩，肾皮质逐渐减少，出现生理性肾小球硬化，肾脏重量减轻。老年人肾脏血流量及肾小球滤过率分别减少，肾小管和集合管的重吸收和分泌功能也逐渐减退，尿液浓缩功能降低。

（二）膀胱尿道的生理变化

膀胱因肌肉黏膜萎缩而容量减少，括约肌萎缩，易发生尿急、尿频、尿失禁及夜尿增多等现象。此外，对电解质的排泄及糖的重吸收功能也逐渐下降。尿道平滑肌被结缔组织替代，逐渐纤维化而弹性组织减退使排尿速度减慢、排尿不畅，引起残余尿和尿失禁的发生。

【护考提示】

考核肾脏、肾小球的生理功能以及炎症情况下的护理。

二、老年生殖系统的生理变化

（一）老年女性的生理变化

老年女性乳房脂肪沉着，乳晕及乳头萎缩。双侧小阴唇黏膜变干及苍白，阴道上皮细胞萎缩，缺乏糖原，酸性降低，宫颈萎缩，卵巢缩小并逐渐硬化。老年女性在 45～55 岁出现绝经，卵巢停止排卵。

知识拓展

5-5

（二）老年男性的生理变化

老年男性睾丸萎缩并纤维化，虽有部分人精子仍存，但数量大为减少。老年性激素的分泌从 40 岁以后逐渐降低，性功能减退。老年男性前列腺多因激素平衡失调而增生，因前列腺肥大而致排尿困难。

直通护考

5-7

（黄利全）

第二节　前列腺增生

前列腺增生是引起老年男性排尿障碍最常见的一种疾病，主要包括前列腺间质和腺体成分的增生。随着年龄的增长，前列腺增生的发病比例可由 41～45 岁的 13.2％增至 81～90 岁的 83.3％。

一、前列腺增生的病因与临床特点

（一）前列腺增生的病因

前列腺增生的病因尚不完全清楚，普遍认为高龄是本病发生的主要因素，且高龄和

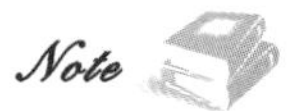

有功能的睾丸两者缺一不可。其他还包括雄激素及其与雌激素的相互作用、生长因子、炎症细胞等。

【护考提示】

前列腺增生的最初症状、典型症状以及 TURP 术后的护理。

(二) 前列腺增生的临床特点

前列腺增生的临床表现与许多因素有关,如下尿路梗阻程度、病变进展速度以及是否合并感染、结石、血尿等,但病人症状的轻重程度与前列腺增生的体积并不成正比。

(1) 前列腺增生的主要临床表现为下尿路梗阻症状。如前列腺增生后供血丰富的血管增多,部分病人可见肉眼血尿。还可见合并腹股沟疝、内痔等疾病者,甚至出现因急性尿潴留和肾功能不全就诊的前列腺增生病人。

(2) 前列腺增生的治疗,主要采用药物治疗、手术治疗。常用药物有 α1-受体阻滞剂、5α 还原酶抑制剂和植物类药物等。当前列腺增生梗阻严重、膀胱残余尿量较多、症状明显而药物治疗效果欠佳者,考虑手术治疗。常见手术方式有经尿道前列腺切除术(transurethral resection of prostate, TURP)、经尿道前列腺汽化术(transurethral vaporization of prostate, TUVP)等。其他还包括激光治疗、经尿道气囊高压扩张术、前列腺尿道支架网、经尿道高温治疗、体外高强度聚焦超声等。

知识拓展
5-6

二、前列腺增生的护理

(一) 护理评估

1. 病史 询问病人或家属疾病的发病过程、曾接受的治疗、治疗效果等,开展病情资料的采集。

2. 身体评估

(1) 尿频:前列腺增生最常见的早期症状,尤以夜间更明显。

(2) 排尿困难:前列腺增生最重要的症状是进行性排尿困难,典型表现为尿流变细或无、射程短、终末滴沥,排尿时间延长。

(3) 尿潴留:前列腺增生梗阻严重者可发生尿潴留,可出现充盈性尿失禁,也可因受凉、劳累、饮酒等诱发急性尿潴留。

(4) 其他症状:若合并感染或结石,可有膀胱刺激征。少数病人晚期可出现肾积水和肾功能不全的表现。

3. 各种检查的评估

(1) B 超:可评估前列腺体积、内部结构、是否突入膀胱等,方便膀胱残余尿量的测定。

(2) 尿流率测定:可确定前列腺增生病人排尿的梗阻程度。应用尿动力仪测定压力流率可鉴别神经源性膀胱功能障碍、逼尿肌和尿道括约肌功能失调等引起的排尿困难。

(3) 血清前列腺特异性抗原(PSA)测定:前列腺体积较大、有结节或较硬时,应测定血清 PSA,以排除前列腺癌的可能性。

4. 心理-社会评估 了解老年人对疾病的看法、心理承受能力,评估病人及家属拟采取的治疗方法、对手术的认知以及家庭经济承受能力等。

(二) 常见护理诊断/医护合作性问题

(1) 排尿障碍与前列腺增生梗阻有关。

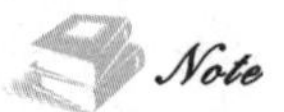

(2) 急性疼痛与逼尿肌功能不稳定、导管刺激膀胱痉挛有关。

(3) 潜在并发症：TUR综合征、出血、尿失禁。

（三）护理措施

1. 术前护理

(1) 饮食护理：进食粗纤维、易消化食物；忌酒精、辛辣食物和利尿性饮料；多饮水，勤排尿。

(2) 引流尿液：残余尿量过多或有尿潴留致肾功能不良者，应留置导尿管持续引流，改善膀胱逼尿肌功能与肾功能。

(3) 心理护理：耐心向病人及家属解释排尿困难的原因及治疗方法，减轻或消除病人的恐惧和焦虑心理，积极配合各种治疗。

2. 术后护理

(1) 体位与饮食：生命体征稳定后改半卧位，确保气囊导尿管固定牢靠并维持有效牵拉，防止病人坐起或肢体活动时气囊移位失去压迫作用，导致出血。术后6 h，病人如无恶心、呕吐可进流质饮食，鼓励多饮水；术后1～2日，如无腹胀可恢复正常饮食。

(2) 病情观察：严密观察病人意识状态、生命体征变化，观察尿液的引流情况。

(3) 膀胱冲洗：术后3～7日用生理盐水持续冲洗膀胱。在留置导尿管的基础上，上端接冲洗液，下端以"Y"形管连接导尿管及排尿引流管，储尿瓶置床旁。冲洗液高度距病人骨盆1 m左右，"Y"形管与膀胱同一水平。先引流后冲洗，排空膀胱后，夹闭排尿引流管，开放冲洗液皮管，滴速40～60滴/分，缓缓流入膀胱。待流入100～200 mL冲洗液时，夹闭输入管，开放排尿引流管，流入储尿瓶内。密切观察尿流速度、色泽及混浊度，每次反复冲洗3～4个循环或冲洗至流出液澄清为止。注意事项：①保持冲洗管道通畅。若引流不畅应低压冲洗抽吸血块，以免造成膀胱充盈或膀胱痉挛而加重出血。②控制冲洗速度。根据尿色调滴速，色深则快，色浅则慢。前列腺切除术后随时间的延长血尿颜色逐渐变浅，反之则说明有活动性出血，应及时通知医生处理。③记录冲洗情况。准确记录冲洗量和排出量，尿量＝排出量－冲洗量。

(4) 膀胱痉挛的护理：当出现膀胱痉挛时，病人常表现为强烈尿意，下腹痉挛，肛门坠胀，尿道及膀胱区疼痛难忍，可同时观察到膀胱冲洗速度减慢甚至逆流，冲洗液颜色加深等，这与导管刺激、血块堵塞冲洗导管等因素有关。在安慰病人的同时，如其出现血压升高，可采用药物止痛或适当使用镇静剂，或加用维拉帕米冲洗膀胱。

(5) 预防感染：因病人术后抵抗力下降加之留置导尿管，易引起尿路感染和精道感染，需密切观察体温及白细胞变化，若有畏寒发热，应注意观察有无附睾肿大及疼痛，定期使用抗生素，每日用消毒液棉球擦拭尿道口，防止感染。

(6) 预防并发症：术后保持大便通畅，防止便秘，禁止灌肠，以防前列腺窝出血。长期卧床者，加强基础护理预防压疮及心肺等并发症的发生。

(7) 不同术式的护理：①开放手术，耻骨后引流术后3～4日，引流量极少时即可拔除导尿管；耻骨上前列腺切除术后5～7日、耻骨后前列腺切除术后7～9日可拔除导尿管，术后10～14日，若排尿通畅可拔膀胱造瘘管，拔管后用凡士林油纱布填塞，排尿时用手指压迫瘘口敷料以防漏尿，一般2～3日可愈合。②经尿道前列腺切除术，当大量冲洗液流入体内使血容量急剧增加时，出现了稀释性低钠血症，病人可在几小时内出现烦躁、恶心、呕吐、抽搐、昏迷，严重者出现肺水肿、脑水肿、心力衰竭等症状。术后需密切观察有

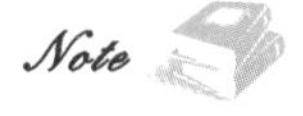

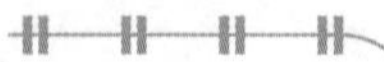

无 TUR 综合征，一旦发生，则应减慢输液速度，并给予利尿剂、脱水剂等进行对症处理。术后 3～5 日尿液色清，则可拔除导尿管。

直通护考

5-8

(8) 心理护理：前列腺切除术后可能出现逆行射精，少数病人可出现阳痿，故需查明原因并积极进行治疗，加强心理护理，减缓不良情绪以免影响疾病康复。

(黄利全)

第三节　尿　失　禁

尿失禁是指尿液不受意识控制而自尿道口溢出或流出，是老年人中最为常见的疾病，女性发病率高于男性。由于许多老年人认为尿失禁是人体正常老化的结果，尤其是老年女性羞于就医，故就诊率远低于发病率。尽管衰老会影响下尿路功能，但尿失禁更多是由各种疾病导致的。尿失禁虽不直接影响老年人的生命，但可造成身体异味，皮肤糜烂，反复尿路感染等，是老年人发生孤僻、抑郁的原因之一。

一、尿失禁的病因与临床特点

(一) 尿失禁的病因

1. 尿路梗阻　前列腺增生、下尿路结石阻塞、尿道狭窄。

2. 雌激素水平下降　绝经后雌激素水平下降，导致阴道壁和盆底肌张力减退，当腹压增高时，膀胱内压超出膀胱出口和尿道阻力，导致尿外漏。分娩造成的骨底肌群松弛，更易导致尿失禁。

3. 神经精神疾病　如脑卒中、痴呆等影响了排尿控制中枢。

4. 膀胱逼尿肌或括约肌功能失调　因感染或手术使逼尿肌反射亢进，尿道括约肌损伤。

5. 药物作用　运用利尿剂、镇静安眠药、抗胆碱能药物等导致尿失禁。

6. 综合因素　如机体的老化、如厕的条件等导致尿失禁。

【护考提示】

各型尿失禁的区别点以及尿失禁病人的护理要点。

(二) 尿失禁的临床特点

根据尿失禁的发病机制，可将其分为急迫性尿失禁、压力性尿失禁、充溢性尿失禁、暂时性尿失禁、混合性尿失禁五类。

1. 急迫性尿失禁　急迫性尿失禁指在膀胱充盈量较少的情况下即出现尿意，且未能很好控制。与逼尿肌收缩未被控制有关。

2. 压力性尿失禁　压力性尿失禁常发生于咳嗽、打喷嚏等腹压增大时有少量尿液流出。多见于老年女性，常由盆底肌松弛，膀胱颈后尿道下移，尿道固有括约肌功能减低所致。

3. 充溢性尿失禁　充溢性尿失禁指因膀胱内尿液未能完全排空，存有大量残余尿致尿液不自主溢出。常见于前列腺增生、尿道狭窄、粪便嵌顿等引起的下尿路梗阻。

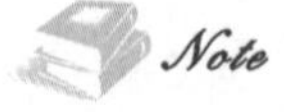

4. 暂时性尿失禁　暂时性尿失禁常由谵妄，萎缩性尿道炎或阴道炎，泌尿系感染，使用某些药物，高血糖导致尿量增多，便秘，行动不便等所致，经治疗后症状能得到缓解或治愈，老年人较常见。

5. 混合性尿失禁　多种类型同时存在的尿失禁，称为混合性尿失禁。

二、尿失禁的护理

知识拓展
5-7

（一）护理评估

针对每位病人的病史、临床表现、治疗、家庭情况、养老院、社区医院的实际情况进行综合评估。

1. 健康史　采集病史时需特别注意维护老年人的尊严和私密性，询问尿失禁的诱发因素、流出尿量等；追问既往分娩史，有无阴道、尿道手术史及外伤史，有无老年性痴呆、脑卒中、脊髓损伤和其他中枢或外周神经系统疾病病史。

2. 排尿日记　因尿失禁病史复杂，影响因素多，老年人很难准确表述其症状的特点和严重程度，故在评估时，让老年人记录2～3日内的排尿情况，如每次排尿时间、排尿量、伴随症状等。

3. 环境评估　卫生间是否靠近卧室，照明条件，排尿器具是否方便老年人使用，如厕的私密程度等。

4. 身体状况　评估尿失禁的发生是否与咳嗽、打喷嚏等腹压增大事件有关；评估流出尿量的多少，有无前列腺增生、粪便嵌顿、尿道狭窄和脊髓损伤等并发症存在；评估尿失禁是暂时性的还是持续性的。

5. 辅助检查

（1）直肠指诊：了解肛门括约肌张力、前列腺大小和质地、球海绵体肌反射、有无粪便嵌顿等。

（2）女性外生殖器检查：了解有无会阴部皮肤糜烂、阴道前后壁膨出、子宫下垂、萎缩性阴道炎等。

（3）尿道压力测试：确定压力性尿失禁的诊断方法。观察当老年人膀胱内充满尿液，于站立位咳嗽或举起重物时是否有漏尿情况出现。

（4）尿垫试验：老年人运动前后对其内裤上的卫生垫进行称重，了解漏尿程度。

（5）其他检查：如尿常规、尿培养、肝肾功能检查，了解有无泌尿系感染以及肝肾功能情况。如有多尿，则应行血糖、血钙和清蛋白等相关检查。

（二）常见护理诊断/医护合作性问题

1. 压力性尿失禁　与雌激素不足导致的骨盆肌和支持结构退行性病变，肥胖，前列腺切除术累及尿道远端括约肌等因素有关。

2. 急迫性尿失禁　与膀胱容量下降有关，继发于感染、中枢或周围神经病变、帕金森病、老年退行性病变、腹部手术、留置导尿管等有关。

3. 有皮肤完整性受损的危险　与尿液外漏刺激局部皮肤有关。

4. 社交障碍　与异味引起的窘迫、尿液外漏引起的不适有关。

（三）护理措施

1. 心理护理　老年人因长期尿失禁而自卑，对治疗缺乏信心。老年护理人员应予以充分理解，尊重老年人，保护老年人隐私。鼓励老年人树立战胜疾病的信心，同时与家属沟通，取得家庭的支持和帮助。

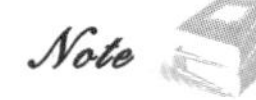

2. 行为治疗 行为治疗包括盆底肌训练、膀胱行为治疗、提示排尿法。

(1) 盆底肌训练:对轻度压力性尿失禁,且认知功能良好的年轻老年人有效。坚持 6 个月以上训练则效果较好。对中、重度且高龄压力性尿失禁、急迫性尿失禁病人等亦有一定的疗效。

(2) 膀胱行为治疗:适用于急迫性尿失禁,且认知功能良好的老年人。据其排尿记录决定排尿次数,如憋尿超过 3 min 会出现尿失禁,则每 2 h 排尿一次。其间出现的尿急可通过收缩肛门、两腿交叉的方法来逐步延长间隔时间。留置导尿管者,膀胱再训练前先夹闭导尿管,有尿意时打开导尿管 10~15 min,以后逐步延长。

(3) 提示排尿法:适用于认知障碍的老年人,根据排尿记录制订排尿计划,定时提醒,帮助养成规律性的排尿习惯。

3. 物理治疗 电刺激疗法通过感应电流,收缩盆底肌,进行被动辅助锻炼。通过放置直肠电极或阴道电极栓,给予 9 V 电压及 20~200 次/秒脉冲进行刺激。

4. 药物治疗 对女性压力性尿失禁者,多采用雌激素与 α 受体拮抗剂(如丙咪嗪)两者联用。后者对急迫性尿失禁也有效,但不能用于直立性低血压者。

5. 手术治疗 对保守治疗无效或不愿接受保守治疗者,可经阴道无张力尿道吊带术(TVT 手术),在病人下腹部切两个 1 cm 长的切口,从阴道内置入生物合成的悬吊带,手术创伤小。

6. 保持皮肤清洁卫生 尿液长期侵蚀皮肤可使角质层变软而失去正常防御功能。尿液中氨对皮肤的刺激,易致皮疹,甚至发生压疮,故需保持皮肤清洁、干燥,勤换衣裤、尿垫,皮肤涂适量油膏保护。

7. 外引流 对部分无法控制的尿失禁病人,可采取外引流法防止漏尿。男性病人用带胶管的阴茎套接尿,女性病人用吸乳器连接胶管接尿。

直通护考

5-9

8. 失禁护垫 失禁护垫是最普遍安全的方式,能有效处理失禁问题。针对某些特定形态的失禁者,可使用纸尿裤及常规如厕时间表,重建老年人的正常排尿习惯。

9. 积极去除诱发因素 肥胖老年人应减肥;慢性泌尿系感染者应积极控制感染,按时按量服用抗生素,切勿在感染改善或消失后擅自停药。

(黄利全)

第四节 老年女性常见疾病

一、老年性阴道炎

老年性阴道炎,又名萎缩性阴道炎,常见于绝经后的老年女性,因卵巢功能衰退,雌激素水平降低,阴道壁萎缩,黏膜变薄,上皮细胞内糖原含量减少,阴道内 pH 上升,局部抵抗力降低,致病菌入侵繁殖引起炎症。

(一) 老年性阴道炎的病因与临床特点

1. 老年性阴道炎的病因 主要由卵巢功能衰退,阴道壁萎缩,黏膜变薄,阴道内 pH 增高,局部抵抗力降低,致病菌入侵引起。另外,个人卫生习惯不良、B 族维生素缺乏、卵

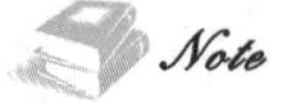

巢早衰、手术切除双侧卵巢、长期闭经、长期哺乳、盆腔放疗后等均可引起。

2. 老年性阴道炎的临床特点

(1) 阴道分泌物增多、稀薄、呈淡黄色，严重者呈脓血性白带，有臭味。常有外阴瘙痒或灼热感。阴道黏膜萎缩，可伴有性交痛，或伴有尿失禁。如感染侵及尿道可出现尿频、尿急、尿痛等尿路刺激症状。

(2) 妇科检查时，可见阴道黏膜呈萎缩性改变，皱襞消失，上皮菲薄变平滑，阴道黏膜充血，有小出血点，可有表浅溃疡，溃疡面可与对侧粘连，如检查时分开粘连可引起出血，严重粘连可造成阴道狭窄甚至闭锁，炎性分泌物引流不畅可形成阴道积脓或宫腔积脓。

(3) 治疗原则为补充雌激素，增强阴道抵抗力，抑制细菌生长。针对病因予雌激素制剂，可局部或全身给药。妊马雌酮软膏或雌三醇乳膏局部涂抹，用1%乳酸或0.5%醋酸冲洗阴道，增加阴道酸度，达到抑制细菌生长繁殖的目的。阴道冲洗后，局部应用抗生素治疗。

【护考提示】

老年性阴道炎的白带特点。

(二) 老年性阴道炎的护理

1. 护理评估

(1) 健康史：询问病人的月经史、分娩史、绝经情况，有无手术、外伤史等，以便了解病人的卵巢功能、生殖情况，以及会阴部卫生状况等。

(2) 身体评估：注意维护老年人的尊严与私密性，评估病人阴道分泌物的量、颜色、性状、气味等变化；外阴瘙痒或灼热的程度，伴随症状；有无尿失禁、尿路刺激症状；妇科检查时，阴道及其黏膜有无充血、出血、溃疡或积脓等改变。

(3) 心理-社会评估：关注老年人的心理变化，有无情绪低落或沉默寡言，及时了解发生的原因，病人的家庭关系以及医疗报销或社会资助情况等。

2. 常见护理诊断/医护合作性问题

(1) 舒适改变：外阴瘙痒或灼热感与雌激素水平降低，会阴部炎症有关。

(2) 有皮肤完整性受损的危险：与尿液外漏刺激局部皮肤，外阴瘙痒有关。

(3) 有出血的危险：与阴道黏膜萎缩性改变，上皮菲薄变平滑有关。

(4) 知识缺乏：与缺乏疾病相关知识有关。

3. 护理措施

(1) 保持会阴部清洁，定时清洗：当发生老年性阴道炎时，勿用热水烫洗外阴，虽能暂时缓解外阴瘙痒，但会使外阴皮肤变得干燥粗糙，瘙痒将会更严重，宜使用温水清洗，以保持局部清洁。

(2) 外阴不适时勿滥用药物：因引起老年性阴道炎的细菌多为大肠杆菌、葡萄球菌等，这与育龄期女性的霉菌性阴道炎、滴虫性阴道炎不同，故勿滥用治疗霉菌或滴虫的药物，更勿将外阴阴道炎当作外阴湿疹而涂抹激素药膏，否则会适得其反。

知识拓展

5-8

(3) 专盆专用，勤换内裤：每日清洗外阴的盆具、毛巾，勿与他人混用，勿使用肥皂等刺激性强的清洁用品清洗，否则会加重皮肤干燥引起瘙痒，甚至损伤外阴皮肤。勤换洗内裤，尽量穿棉质宽松的衣物。

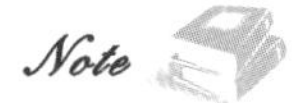

(4) 老年性阴道炎病人护理：阴道黏膜菲薄，阴道内弹性组织减少，过性生活前应在

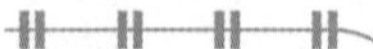

阴道口涂少量专用润滑液,以减小摩擦,防止损伤阴道黏膜及血管,避免细菌侵入而感染。

二、子宫内膜癌

子宫内膜癌,指子宫内膜组织细胞发生无序恶性增生形成的一组上皮性恶性肿瘤,又称宫体癌。为女性生殖道三大恶性肿瘤之一,75%的病人年龄在50岁以上,平均发病年龄为60岁,高发年龄为58～61岁,是老年女性最常见的女性生殖系统恶性肿瘤,近年来发病呈上升趋势。

(一) 子宫内膜癌的病因与临床特点

1. 子宫内膜癌的病因 子宫内膜癌好发于长期持续的雌激素刺激但缺乏孕激素拮抗的女性(如无排卵性功血、长期服用雌激素、多囊卵巢综合征等),以及伴有高血压、糖尿病、肥胖、不孕、绝经期延迟的女性,约10%的病人有遗传因素。

2. 子宫内膜癌的临床特点

(1) 典型临床症状是绝经后出现阴道流血,有时伴有水样或血性排液增加,晚期并发坏死感染时,可出现恶臭脓血分泌物。未绝经者可有月经过多或不规则出血。盆腔超声检查或经阴道B超检查协助临床诊断,分段诊断性刮宫(分段诊刮)可作为确诊依据。

(2) 子宫内膜癌的主要治疗方法为手术、化疗及放疗等。根据病人全身情况、癌变范围及组织学类型,选用适宜的治疗方案。早期病人以手术为主,按病理分期结果选择辅助治疗方法;晚期采用手术、放射、药物等综合治疗。

【护考提示】

子宫内膜癌的典型症状以及最可靠的诊断方法。

(二) 子宫内膜癌的护理

1. 护理评估

(1) 健康史:了解病人有无高危因素(如高血压、肥胖、糖尿病、无排卵性功血、长期服用雌激素、不孕、绝经期推迟等)存在及诊疗经过。询问有无肿瘤(尤其卵巢肿瘤)病史或家族史。

(2) 身体状况评估:病人一般情况,有无消瘦、恶病质等并发症。详细了解月经史、阴道流血、排液等情况。①详细了解围绝经期及绝经后阴道排液情况,早期子宫内膜癌无明显临床表现,部分病人可出现阴道流液增多,呈浆液性或浆液血性,合并感染时有臭味,晚期可出现淘米汤血样阴道流液。②阴道流血,老年女性绝经后不规则阴道流血为子宫内膜癌最常见症状与就诊的主要症状。流血量常不多,但持续不断;围绝经期女性多表现月经异常,经量增多,经期延长,月经中期异常出血。③疼痛,常为病人的晚期表现,因癌肿浸润周围组织压迫神经而导致疼痛,多为下腹部及腰骶部疼痛,或伴放射性一侧下肢和足部疼痛,也可发生下腹胀痛、痉挛痛。

(3) 心理-社会评估:因病人多为老年人,若同时患有其他老年性疾病及害怕连累子女时,多表现出紧张不安、悲观无助、极度恐惧、放弃治疗等心理反应。

(4) 辅助检查的评估:①分段诊刮是确诊子宫内膜癌最主要的方法。先刮子宫颈管,后依次刮取子宫体各部内膜组织,标本分瓶标记,一并送病理检查。②细胞学检查是筛查方法,采用特制的宫腔吸管或宫腔刷放入宫腔取分泌物做细胞学检查。③宫腔镜检查

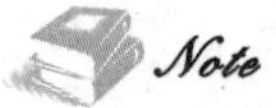

可直接观察子宫内膜病灶的生长情况，并可取活组织送检。④盆腔 B 超检查可了解病灶大小、周围浸润等情况。⑤淋巴造影、MR、CT 及血清 CA23 检测以便临床分期。

2. 常见护理诊断/医护合作性问题

(1) 恐惧/焦虑：与担心肿瘤危及生命有关。

(2) 营养失调，低于机体需要量：与疾病消耗、摄入减少及阴道出血等有关。

(3) 知识缺乏：与缺乏疾病的特定知识有关。

3. 护理措施

(1) 一般护理指导：病人饮食合理，必要时静脉补充营养，以改善体质。提供安静舒适的病房环境保证病人充分休息。

(2) 病情观察：重点观察病人有无感染发生，观察其生命体征、阴道出血、排液、腹痛及并发症等情况，并及时记录。

(3) 辅助检查的护理：告知病人子宫内膜分段诊刮检查的意义与配合要点，做好术中标本瓶的标记并配合医生留取标本，及时送检。

(4) 放疗、化疗的护理：子宫内膜癌病人在放疗、化疗时，需指导病人正确服药，注意药物的不良反应。常用药物：①孕激素，如醋酸甲羟孕酮和己酸孕酮，长期服用可出现胃肠道反应、水肿、水钠潴留、药物性肝炎等副作用。②化疗药物，如顺铂、紫杉醇等，注意保持静脉通畅，防止药物外渗致皮肤组织坏死，观察有无胃肠道反应、骨髓抑制、脱发等反应出现，并及时处理。③放疗，注意保护放疗局部皮肤，观察皮肤的颜色与完整性，禁用刺激性沐浴液，嘱穿棉质衣物等。

知识拓展

5-9

直通护考

5-10

(5) 心理护理：密切观察病人的思想动态，尤需关注老年人特殊的心理反应，鼓励子女多与病人沟通，给予亲情支持；避免在病人面前讨论病情或治疗方案，防止病人过度恐慌。

（黄利全）

项目五　运动系统护理

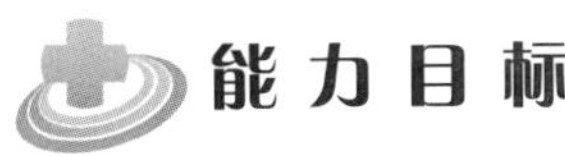

能力目标

1. 能说出老年运动系统的构成部分。
2. 能理解运动系统生理变化的特点。

扫码看 PPT

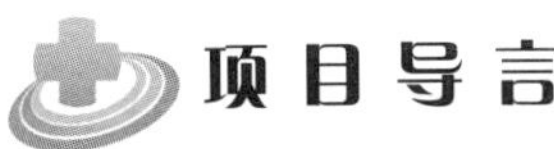

项目导言

中国是人口老龄化速度最快的国家之一。随着我国老年人口数量急剧增加，由增龄引起的老年性疾病的发病率也明显上升，很大程度上影响着老年人的身心健康、生活质量与寿命。在各系统退化所引起的疾病中，由骨质退行性病变所致的疾病发病率高，后果严重，目前已成为全世界老年人卫生保健领域中亟待解决的问题。

运动系统由骨骼、骨关节和肌肉组成。在神经系统的调节和其他系统的配合下，对

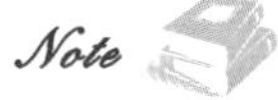

人体起着支持、保护和运动的作用。由于老年人内分泌功能的变化,活动减少,消化系统对钙、维生素 D 的吸收减少以及神经系统对运动的支配、协调能力下降,使老年人运动系统出现不同程度的退行性病变,如关节僵硬、疼痛、肢体活动受限、骨折等,给老年人带来了许多健康问题,直接影响老年人的生活质量。因此,掌握老年人运动系统常见病的护理,能提高老年人的生活质量,保持老年人良好的运动状态和身心健康。

第一节　老年运动系统生理变化

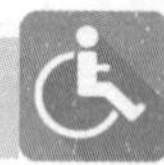

案例导入

案例导入

答案 5-9

付奶奶,68 岁,5 年前反复出现颈部疼痛并反射到肩部、前胸。1 日前,因受凉感上述症状加重入院,同时伴有头晕、耳鸣现象。查体:T 36.5 ℃,P 70 次/分,BP 130/80 mmHg,体质消瘦,心肺、腹部无异常,颈椎棘突压痛,颈部旋转试验(+)。辅助检查:颈椎 MR 显示第 3、4 颈椎间隙和第 5、6 颈椎对应脊受压明显,椎管狭窄明显。初步诊断为:颈椎病。

请问:1. 付奶奶的主要健康问题有哪些?

2. 如果你是一名老年护理人员,首先会为付奶奶采取什么措施?

3. 付奶奶可能出现哪些突发问题?如何预防?

肌肉是运动系统的动力部分,骨骼和关节具有支持、保护以及作为运动的杠杆作用。此外,肌肉的活动还可促进新陈代谢,骨组织还有造血和储存钙、磷的作用。随着年龄的增长,老年运动系统自身老化与退行性病变,导致解剖上的系列变化和生理功能的衰变,从而使运动功能逐渐降低。

一、骨骼

骨骼是支撑身体,保护脏器的组织,由有机物质和无机物质组成。有机物质,如骨胶原、骨粘连蛋白含量减少,使骨质萎缩、骨量减少,容易导致骨质疏松而骨骼发生变形,如脊柱弯曲、变短,身高降低,甚至骨折等。又因骨细胞与其他组织细胞的老化,骨骼肌的修复与再生能力减退,容易导致骨折后愈合时间延长或不愈合的比例增加。

二、关节

1. 关节软骨　老年人关节软骨的改变最为明显。随着年龄的增长,关节软骨中亲水性的黏多糖、硫酸软骨素减少,胶原含量增加,导致关节软骨钙化及纤维化而失去弹性,使关节软骨对外界机械应力减弱。由于长期的磨损,关节软骨面会变薄,软骨粗糙、破裂,完整性受损,软骨剥离形成游离体,即"关节鼠",可使老年人在行走时关节疼痛;由于关节软骨变性,使连接与支持骨和关节的韧带、腱膜、关节囊因纤维化和钙化而僵硬,关节活动受限;有时可因关节软骨全部退化,使老年人活动时关节两端的骨面直接接触而引起疼痛。此外,在退化的关节软骨边缘出现骨质增生形成骨刺,导致关节活动障碍更

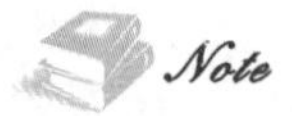

加明显，故老年人中关节疾病的发病率较高。

2. 滑膜　老年人滑膜细胞的细胞质减少，滑膜萎缩变薄，表面的皱襞和绒毛增多，纤维增多，基质减少，滑膜的代谢功能减弱；滑膜下层的弹性纤维和胶原纤维随年龄增长而增多，使滑膜表面和毛细血管的距离扩大，引起循环障碍，促使关节软骨的变性，导致软骨损伤。

3. 关节软骨的营养和代谢　关节软骨的营养供给可因关节受压、营养的减少等受到影响，使软骨进一步老化。

三、椎间盘

椎间盘连接相邻两椎体，由髓核及其周围的纤维环组成。随着年龄增长，纤维环和髓核含水量逐渐减少，弹性和韧性下降。当椎间盘破裂或脱出后，含水量进一步减少，椎间盘结构松弛，持重能力的功能减退，导致椎间隙狭窄，狭窄限制了椎体的活动度，压迫脊髓、神经、动脉等，引起老年人相应的颈椎、腰椎疾病。

四、肌肉

老年人 50 岁后，肌纤维逐渐萎缩，肌肉变硬，肌力衰退，体力活动能力下降，易于疲劳和发生腰酸腿痛、驼背及骨折。由于机体各部分功能减退，老年人肌肉运动明显减少，肌体内脱水，组织间液增多，肌纤维的数量和体积减小，导致骨骼肌萎缩，肌腱僵硬，弹性降低，收缩力减弱，还有肌细胞总数减少，肌肉弹性降低，并有不同程度的失用性萎缩。同时，由于动脉粥样硬化，肌肉供血减少，也导致肌无力。有的肌肉组织间的脂肪、结缔组织及水分增多，肌肉呈假性肥大。另外，腹壁变厚，腰围变大，动作逐渐变得笨拙。故老年人一般动作迟缓，运动幅度降低，很难完成复杂动作。

总之，骨骼、关节、椎间盘、骨骼肌及韧带的老化和退行性病变，在 60 岁及以上的老年人中最常见，以脊柱、肩关节、膝关节、髋关节最为明显。退行性病变还会导致老年人各关节活动受限，从而出现一系列的临床症状和体征。

知识拓展

5-10

【护考提示】

老年期运动系统的生理特点主要是肌力和弹性下降，骨有机物退化，运动能力下降。

直通护考

5-11

（刘艳佳）

第二节　骨质疏松症

骨质疏松症被世界卫生组织列为三大老年疾病之一，相关数据研究显示，全球骨质疏松症病人约有 2 亿。近年来，老年髋部骨折病人的发病率逐年递增，且随着年龄的增大，骨质疏松性髋部骨折的危险系数也随之增加，流行病学调查数据表明，我国老龄人口约有 1.32 亿，其中髋部骨折病人的发病人数高达 200 万。有关流行病学调查分析指出，在我国五大行政区老年人骨质疏松性骨折中，50 岁及以上老年群体中的骨折发病率在

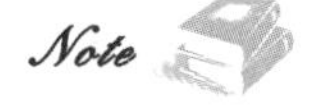

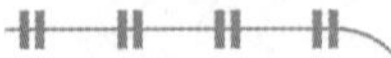

25%以上,其中髋部骨折发病率达2%。可见,骨质疏松性髋部骨折已严重影响了病人的正常生活,为此,广大医护人员必须给予高度重视。

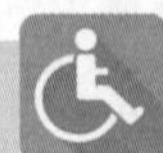

案例导入

案例导入
答案 5-10

李奶奶,72岁,退休干部,既往健康,近三年来经常出现无明显诱因的全身骨骼酸痛,以腰背部疼痛最为明显,在居室内行走时不慎摔倒,右髋部着地。当即感到右髋部疼痛,程度剧烈,难以忍受,伴局部肿胀感,呈现进行性加重,不敢活动。由其子女陪伴前来就诊。

请问:1. 李奶奶出现了什么问题?

2. 在上述情景中,李奶奶可能出现哪些护理问题?怎么护理?

3. 老年护理人员如何为李奶奶进行健康指导帮助其恢复?

一、骨质疏松症的定义及现状

骨质疏松症是一种以低骨量和骨组织微结构破坏为特征,导致骨质脆性和易于骨折的全身骨代谢性疾病。骨质疏松症可分为原发性和继发性两类。原发性骨质疏松症可分为两种亚型,Ⅰ型绝经后骨质疏松症和Ⅱ型老年性骨质疏松症,其比例占发病总数的85%～90%。目前,我国骨质疏松症发病率呈现出增高的趋势。据相关资料报道,老年骨质疏松症女性绝经期后多见,年龄大于65岁的男性发病较多,且女性的发病率是男性的2倍以上,主要累及的部位是脊柱和颈骨。国际骨质疏松症基金会发布数据显示,到2050年世界一半以上的骨折病例将出现在亚洲地区,届时我国骨质疏松症病人将激增至2亿多,占总人口的13.2%。

知识拓展
5-11

二、护理评估

老年人随着年龄的增长,骨代谢中骨重建处于负平衡状态。这是因为一方面破骨细胞的吸收增加,另一方面成骨细胞的功能衰减。此外,老年骨质疏松症的发生还与多种因素有关。

(一)健康史

1. 家族史 询问老年人及家族成员有无脆性骨折或脆性骨折家族史。

2. 既往史 了解老年人是否存在易导致骨质疏松症的危险因素,如钙、维生素D等物质的缺乏,吸烟、饮酒,高蛋白、高盐饮食,大量饮用咖啡,光照减少等。女性病人询问其月经史及绝经史。

3. 用药史 询问老年人既往的健康状况,有无长期服用某些药物。服用每一种药物的原因、剂量、时间,出现的不良反应,停经女性询问是否在服用女性激素治疗骨质疏松症等。

(二)身体评估

1. 评估老年人有无腰痛 评估疼痛的性质以及与活动、运动时段和气候的关系。

2. 评估老年人外形改变情况 是否存在脊椎椎体压缩变形、身长缩短或驼背等表现。

3. 评估老年人是否有骨折 是否有活动受限的表现等。

4. 评估老年人的生活方式　体力活动是刺激骨形成的基本方式，故长期卧床及活动过少的老年人易发生骨质疏松症。过度饮酒，大量吸烟，饮咖啡和浓茶等均可使尿钙增加，骨吸收增加，骨钙流失增多。

5. 评估老年人的心理-社会状况　除了机体的不适，身体外形的改变会进一步加重老年人的心理负担，严重挫伤老年人的自尊心。老年人可能因为外形改变而不愿进入公共场合，也会因身体活动不便或担心骨折而拒绝锻炼，不利于身体功能的改善。髋骨骨折会给老年人及其家属带来重大的心理压力，他们往往认为发生髋骨骨折意味着生命终结的到来，因此，老年人在术后抑郁症的发生率会增高。

（三）相关因素评估

1. 遗传因素　遗传因素是原发性骨质疏松症发生与发展的主要决定因素，占所有因素的 80%。多种基因(如维生素 D 受体、雌激素受体基因)的表达水平和基因多态性可影响骨代谢。另外，基质胶原和其他结构成分的遗传差异与骨质疏松性骨折的发生有关。

2. 内分泌因素　老年人随年龄的增长，性腺功能逐步衰退，激素水平下降，尤其女性绝经期后雌激素水平明显降低，骨质流失加重，加速骨质疏松症的发生。性激素在骨生成和维持骨量方面起着重要的作用。老年人随着年龄的增长，性激素功能减退，激素水平下降，骨的形成减缓，吸收加快，导致骨量下降。

3. 饮食因素　由于老年人饮食量少，胃肠道的消化、吸收功能减弱，蛋白质、钙、磷等吸收不足，导致骨质合成减少。维生素 D 的缺乏，加重钙的不足。

4. 失用因素　骨骼的形态与结构有赖于骨骼力学的变化。运动可以增加骨密度和强度，还可以强壮骨骼。由于老年人一般喜欢安静，户外运动减少，缺乏阳光照射，尤其是长期卧床的老年人，骨骼缺乏负重及肌肉活动等刺激，使成骨细胞缺乏足够机械应力刺激活性时而破骨细胞的活性增高，导致骨质脱钙，造成失用性骨质疏松症。

5. 药物因素　长期服用糖皮质激素、甲状腺素、胰岛素，化疗、肝素抗凝、抗癫痫等药物，均可促发老年骨质疏松症。

（四）辅助检查

1. 生化检查　生化检查主要包括骨形成指标、骨吸收指标及血、尿骨矿成分。老年人发生改变的主要有以下指标：①骨钙素，是骨更新的敏感指标，可有轻度升高。②尿羟赖氨酸糖苷，是骨吸收的敏感指标，可升高。③血清镁、尿镁，均有所下降。

2. X 线检查　当骨量丢失超过 30%时才能在 X 线片上显示出骨质疏松，表现为皮质变薄、骨小梁减少变细，骨密度减低、透明度加大，晚期出现骨变形及骨折。其中锁骨皮质厚度下降至 3.5～4 mm 时易伴有椎体压缩性骨折。

3. 骨密度检查　世界卫生组织采用处于峰值骨量阶段的年轻成年女性的骨密度作为确定骨质疏松症的诊断标准，骨密度每低于峰值骨量的一个标准差，骨折的危险度就会增加 1 倍，若骨密度低于同性别峰值骨量的 2.5 个标准差以上，即为骨质疏松症。可采用单光子骨密度吸收仪、双能 X 线吸收仪、定量 CT 检查等测定骨密度。

三、临床表现

（一）骨痛和肌无力

骨质疏松症起病和病程进展缓慢，早期多无明显表现。骨痛和肌无力是骨质疏松症出现较早的症状，较重者常诉腰背痛或全身疼痛。骨痛通常呈弥漫性，无固定部位，检查不能发现压痛点。于劳累或活动后加重，负重能力下降或不能负重。

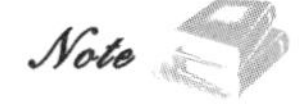

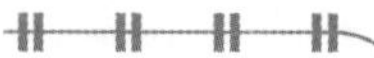

(二) 身长缩短或脊柱变形

当骨质疏松症非常严重时,可因椎体骨密度减少导致脊椎椎体压缩变形,每个椎体缩短 2 mm,身长平均缩短 3~6 cm,背曲加重,严重者伴驼背。

(三) 骨折

骨折是退行性骨质疏松症最常见和最严重的并发症。常引起老年骨质疏松症病人活动受限,生命健康受到影响,寿命缩短。多发部位在老年前期以桡骨远端最多见,老年期以后以腰椎和股骨上端骨折多见。常因轻微活动或创伤诱发,如打喷嚏、弯腰、负重、挤压或摔倒等。多发部位在老年前期以桡骨远端最为多见,老年期以后以腰椎和股骨上端多见。脊柱压缩性骨折可导致胸廓畸形,使肺活量、肺最大换气量下降,心血管功能障碍,引起胸闷、气短、呼吸困难,甚至发绀等表现。

四、常见的护理诊断/问题

1. 慢性疼痛 与骨质疏松症、骨折及肌肉疲劳、痉挛有关。

2. 躯体活动障碍 与骨痛、骨折引起的活动受限有关。

3. 潜在并发症——骨折 与骨质疏松有关。

4. 情境性自尊低下 与椎体骨折引起的身长缩短或驼背有关。

5. 知识缺乏 与缺乏骨质疏松症的相关防治知识有关。

五、护理目标

(1) 老年人主诉疼痛缓解或次数减少、舒适感增加。

(2) 在病情允许的情况下,能坚持进行适宜运动。

(3) 无骨折等并发症的发生。

(4) 能正视自我形象的改变。

(5) 老年人能说出骨质疏松症的防治方法。

六、护理计划与措施

骨质疏松症主要通过补充钙剂及使用钙调节剂进行药物治疗,结合光疗、高频电疗、运动及营养疗法可进一步提高治疗效果,对骨折老年人应施行介入或手术治疗。治疗护理的总体目标是老年人能正确使用药物或非药物的方法减轻或解除疼痛,增加舒适感;老年人能按照饮食及运动原则,合理进餐和活动,维持躯体的功能,无骨折发生或骨折老年人未因限制活动而发生有关的并发症;老年人能正视自身形象的改变,情绪稳定,无社交障碍。具体措施如下。

(一) 休息与活动

根据每个人的身体状况,制订不同的活动计划。对能运动的老年人,每日进行适当的体育活动以增加和保持骨量;对因为疼痛而活动受限的老年人,指导其维持关节的功能位,每日进行关节的活动训练,同时进行肌肉的等长、等张收缩训练,以保持肌肉的张力;对因为骨折而做固定或牵引的老年人,要求每小时尽可能活动身体数分钟,如上下甩动臂膀,扭动足趾,做足背屈和跖屈等。

(二) 营养与饮食

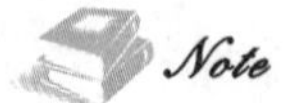

一般认为,老年骨质疏松症病人每日钙元素的摄入量应为 800~1200 mg,维生素 D

的需求量为600～800 U/d。而国外最新研究表明，60岁绝经后女性和60岁及以上男性每日需要摄入1200～1500 mg钙才能维持体内的正钙平衡，维生素D需求量最少为800 U/d。只有800 U/d维生素D才能降低跌倒和骨折发生的危险，而600 U/d维生素D不能起到相应的作用。

因此，要特别鼓励老年人多摄入含钙和维生素D丰富的食物，含钙高的食品有牛奶、乳制品、大豆、豆制品、芝麻酱、海带、虾米等，富含维生素D的食品有禽、蛋、肝、鱼肝油等。除增加含钙饮食外，还可补充钙剂，老年人适合服用碳酸钙、枸橼酸钙。另外，有研究显示，较高基线的镁、钾及较多蔬菜、水果摄入与较高骨密度相关，因此，应鼓励老年人多摄入富含镁、钾的食物，尽量多摄入蔬菜和水果。

（三）减轻或缓解疼痛

骨质疏松症引起疼痛的原因主要与腰背部肌肉紧张及椎体压缩性骨折有关，故通过卧床休息使腰部软组织和脊柱肌群得到松弛可显著减轻疼痛。休息时应卧于加薄垫的木板或硬棕床上，仰卧时头不可过高，在腰下垫薄枕，必要时可使用背架、紧身衣等限制脊柱的活动度。也可通过洗热水浴、按摩、擦背以促进肌肉放松。同时，音乐治疗、暗示疏导等方法对缓解疼痛也是有效的。对疼痛严重者可遵医嘱使用镇痛药、肌肉松弛剂等药物，对骨折者应通过牵引、介入或手术方法缓解疼痛。

（四）预防并发症

尽量避免弯腰、负重等行为，同时为老年人提供安全的生活环境或装束，防止跌倒和减少跌倒损伤，可以参考预防跌倒的相关护理措施。对已发生骨折的老年病人，应每2 h翻身一次，保护和按摩受压部位，指导老年人进行呼吸和咳嗽训练，做被动和主动的关节活动训练，定期检查防止并发症的出现。

（五）用药护理

1. 钙制剂　钙制剂如碳酸钙、葡萄糖酸钙等。注意不可与绿叶蔬菜一起服用，防止因钙螯合物形成，降低钙的吸收，使用过程中要增加饮水量，通过增加尿量减少泌尿系结石形成的机会，并防止便秘。

2. 钙调节剂　钙调节剂包括降钙素、维生素D、雌激素和雄激素。

(1) 降钙素：使用过程中要监测老年人有无面部潮红、恶心、腹泻和尿频等副作用，若出现耳鸣、眩晕、哮喘等症状应停用；如果大剂量短期使用，应注意有无继发性甲状腺功能低下的表现。

(2) 维生素D：在服用维生素D的过程中要监测血清钙和肌酐的变化。

(3) 雌激素：对使用雌激素的老年女性病人，应详细了解家族中有关肿瘤和心血管方面的病史，严密监测子宫内膜的变化，注意阴道出血情况，定期做乳房检查，预防肿瘤和心血管疾病的发生。

(4) 雄激素：用于男性骨质疏松症的治疗。雄激素对肝有损害，并常导致水、钠潴留和前列腺增生，在治疗过程中要定期监测体重、肝功能、前列腺功能等。

3. 二膦盐酸　二膦盐酸如依替膦酸二钠、帕米膦酸二钠、阿仑膦酸钠、唑来膦酸钠等。此类药物总体是安全的，但可引起皮疹或暂时性的低钙血症，且口服引起食管病变较多见，故应晨起空腹服用，同时饮清水200～300 mL，至少半小时内不能进食或喝饮料，也不能平卧，以减轻对食管的刺激。静脉注射要注意血栓性疾病的发生，同时应监测血钙、磷和骨吸收生化标志物。

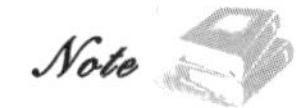

(六) 心理调适

与老年人倾心交谈，鼓励其表达内心的感受，明确其忧虑的根源。指导老年人穿宽松的上衣掩盖形体的改变，也可穿背部有条纹或其他修饰的衣服改变人的视觉效果。强调老年人在资历、学识或人格方面的优势，使其认识到个人的力量，增强自信心，逐渐适应形象的改变。对髋部骨折病人在手术恢复期出现严重疼痛和功能障碍等症状时要及时予以帮助，鼓励尽早康复训练，告知老年人及其家属在骨折后几个月内下肢的功能可能会有明显的恢复，以增强病人和家属对治疗的信心。

(七) 健康指导

1. 健康教育 提供有关的书籍、图片和影像资料，讲解骨质疏松症发生的原因、表现、辅助检查结果及治疗方法。

2. 运动指导 指导病人每日适当运动和进行户外日光照晒。在活动中防止跌倒，避免过度用力，也可通过辅助工具协助完成各种活动。

3. 饮食指导 提供每日饮食计划单，学会各种营养素的合理搭配，尤其要指导老年人多摄入含钙及维生素D丰富的食物。

4. 用药指导 指导老年人服用可咀嚼的片状钙剂，且应在饭前1 h及睡前服用，钙剂应与维生素D同时服用。教会老年人观察各种药物的不良反应，明确不同药物的使用方法及疗程。

5. 康复训练 康复训练应尽早实施，在急性期应注意卧、坐、立姿势，卧位时应平卧、低枕、背部尽量伸直，坚持睡硬板床；坐位或立位时应伸直腰背，收缩腰肌和臀肌，增加腹压。在慢性期应选择性地对骨质疏松症好发部位的相关肌群进行运动训练，如通过仰卧位抬腿动作做腹肌训练，采用膝手卧位做背肌训练等。同时可配合有氧运动增强体质，通过翻身、起坐、单腿跪位等动作训练，维持和增加老年人的功能水平。

6. 中医中药 近年的科研成果表明，以补肾为主、健脾为辅的中医疗法对骨质疏松症有一定疗效，可配合使用。

知识拓展
5-12

七、护理评价

老年人的疼痛减轻或消失；每日能够合理地进食和用药，躯体功能有所改善；无骨折发生或骨折后未出现并发症；情绪稳定，能正确应对疾病造成的影响。

直通护考
5-12

(刘艳佳)

第三节 骨 折

随着近年来我国人口老龄化趋势的逐步加深，骨折成为老年人常发生的意外损伤。老年人各种激素分泌水平的下降会造成各种功能的降低，在运动系统方面突出表现为骨质疏松、骨质增生、骨的强度降低、脆性增加等，就容易造成骨折，再加上肌肉力量的下降，协调能力也比较差，骨折的发生有时也是不可避免的。老年人随着年龄的增加，骨折的发病率会越来越高，其中最常见且影响最严重的三种为髋部骨折、股骨颈骨折和股骨

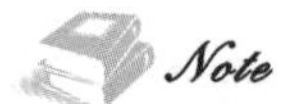

转子间骨折。不同类型的骨折均对老年人造成不同程度的活动障碍，影响老年人的身体健康和生命质量。

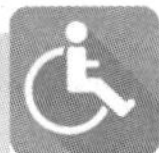

案例导入

王奶奶，70 岁，慢性腰痛史 6 年，晚上在卫生间洗澡时不慎跌倒，跌倒后出现左髋部疼痛，不能站立或行走，患肢有短缩，足呈 45°～60°外旋畸形。股三角和大粗隆部有压痛和叩击痛、肿胀，不能站立行走。立即送往医院检查，X 线检查显示左股骨颈骨折，需住院治疗。护理评估发现王奶奶存在焦虑，疼痛，躯体移动障碍，对疾病的相关知识缺乏等问题。

请问：1. 在上述情景中，王奶奶可能出现哪些护理问题？应如何护理？

2. 老年护理人员如何为王奶奶进行健康指导帮助其恢复？

案例导入答案 5-11

一、老年骨折的定义和常见类型

骨折，是指骨的完整性和连续性中断。髋部骨折是影响老年人健康的主要意外事件，也是导致老年人行动障碍的首要原因。股骨转子间骨折是一种发病率较高的骨折类型，系指股骨颈基底至小转子水平以上部位发生的骨折，其发生率约占骨折疾病的 3.12%。股骨颈骨折是老年人的常见病、多发病，骨折后多需手术治疗，且出院后康复期长，护理问题多，易出现各种并发症以及肢体残疾和残障，严重者影响老年人的生活质量。

二、护理评估

（一）健康史

1. 一般情况　包括病人年龄、性别、婚姻状况、职业和兴趣爱好等。

2. 外伤史　了解病人受伤的时间、原因和部位，受伤时的体位、症状和体征，搬运方式等情况，有无昏迷史和其他部位复合伤等。

3. 既往史　重点了解与骨折愈合有关的因素，如病人有无骨质疏松症、骨折、骨肿瘤病史或手术史。

4. 家族史　了解家族中是否有骨科疾病的病人。

（二）身体状况

1. 症状与体征评估　病人有无休克或体温异常的症状；是否有骨折局部的一般表现和专有体征；皮肤是否完整，开放性损伤的范围、程度和污染情况；有无其他重要伴发伤，如神经、血管或脊髓损伤；有无骨折后早期和晚期并发症；石膏固定、夹板固定或牵引固定是否维持于有效状态等。

2. 心理-社会状况　了解病人对疾病的认知程度，对治疗方案和疾病预后有何顾虑和思想负担；了解病人的朋友及家属对其关心和支持程度；了解家庭对治疗的经济承受能力。评估病人有无焦虑、抑郁等负性情绪；康复训练和早期活动是否配合；出院后的继续治疗是否了解。

3. 相关因素评估

（1）运动系统的退行性病变：老年人骨骼有机成分少，无机成分增加，使骨的弹性及

Note

抵抗外力的能力减弱，肌肉的萎缩又使其对骨骼的保护作用降低。

(2) 骨骼疾病：内分泌紊乱或某些慢性疾病可导致骨质疏松症，所以轻微的外力和自身的应力即可造成老年人骨折。

(3) 意外损伤：有研究发现65岁及以上的老年人多患有如高血压、心脏病、脑梗死等慢性疾病，易出现头晕等导致跌倒，加上运动系统的退行性病变，容易导致骨折发生。

4. 辅助检查 X线检查对骨折的诊断和治疗具有重要价值，可显示骨折的部位、形态和有无移位，能明确诊断。X线摄片包括正位、侧位或斜位，并包括邻近关节，有时还要加摄特定部位，取特殊姿势，或与健侧相应部位对比。

三、临床表现

临床上比较容易发生骨折的部位有胸腰段的脊柱、手腕部、髋部、大腿根等。

(一) 桡骨下端骨折

桡骨下端骨折指桡骨下端2～3 cm范围内的骨折。多见于中年或老年人，多由间接暴力所致。跌倒时前臂旋前，腕关节背伸手掌着地，导致骨折。远端向背侧及桡侧移位，侧面观手腕呈餐叉样畸形，正面观手腕呈枪刺刀畸形。局部腕关节有明显肿胀及压痛，最常见的并发症是手指和肩僵直，故应尽早进行适当的康复训练，否则，当石膏拆除后，可能出现上肢不能上举等症状，严重影响老年人的日常生活能力。

(二) 脊柱骨折

脊柱骨折是临床上较常见的伤情，严重又复杂，老年人以胸椎、腰椎骨折多见，其中绝大部分发生在胸、腰连接处。多见于患骨质疏松症的老年女性，常由于摔倒时臀部先着地，或腰椎外伤，搬运不当引起。严重者椎体移位压迫或损伤脊髓可导致截瘫。常见的表现为局部疼痛、活动受限、肿胀。损伤处脊突有明显压痛和叩痛。胸椎、腰椎骨折时有后突畸形。若合并脊髓损伤时损伤平面以下感觉、运动、反射、括约肌功能障碍。

(三) 髋部骨折

髋部是老年人骨折最常见的部位，大多因摔倒时臀部着地引起。骨折后因长期卧床而产生的并发症严重影响老年人的生活质量。骨折后常出现髋部剧烈疼痛，不能站立，患侧肢体缩短、外旋，髋部轻度屈曲畸形。髋部骨折分为股骨颈骨折和粗隆间骨折。前者易发生骨折不愈合和骨股头坏死，后者则极少发生骨折不愈合，但易发生髋内翻畸形。

(四) 老年人骨折的特点

1. 骨折发生的概率增加 老年人由于骨质疏松、神经系统的兴奋性减低，耐力下降，偶尔的跌倒即可导致骨折，故老年人更易发生骨折。

2. 多次、多处骨折 因骨质疏松症为全身性疾病，受累骨骼较多受外力作用后均可发生骨折，所以老年人常有多次骨折史或一次多处骨折。由骨质疏松症引起的骨折多发生于骨后端。

3. 骨折愈合及功能恢复较慢 因骨细胞与其他组织细胞的同时老化，使骨的新陈代谢缓慢，骨的修复与再生能力逐渐减弱，骨折的愈合时间明显延长。又因老年人退行性关节炎的发生，一旦骨折，可因创伤、制动而造成骨关节功能障碍，恢复较慢，甚至产生后遗症。

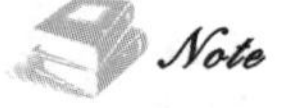

4. 易发生畸形愈合　由于在松质骨的愈合过程中，骨小梁间的骨愈合不够坚固而又缺乏骨刺，故骨折部位容易变形而产生畸形愈合。

5. 并发症多　由于各器官的老化，免疫力、抵抗力下降，加之原有的疾病等，老年人一旦骨折，很容易导致或加重骨折并发症，如压疮、坠积性肺炎、下肢深静脉血栓的形成、泌尿系感染、骨折延迟愈合或不愈合。

四、护理目标

(1) 病人主诉骨折部位疼痛减轻或消失。

(2) 患肢末端维持正常的组织灌注，皮肤温度和颜色正常，末梢动脉搏动有力，感觉正常。

(3) 病人能够在不影响牵引或固定的情况下有效移动。

(4) 病人未出现并发症，或并发症得到及时发现和处理。

五、护理措施

(一) 治疗原则

由于老年人对创伤的耐受力较差，在遭受骨折创伤后身体反应能力已经处于较低的状态，若再次遭受较重的治疗性创伤，老年人很容易发生严重的并发症。因此，治疗时要尽量减少治疗性创伤。为减少并发症的发生，治疗骨折的同时应积极治疗原发病，如糖尿病、骨质疏松症、高血压等。复位、固定、功能锻炼是老年人骨折应遵循的三大治疗原则。

1. 复位　将移位的骨折段恢复到正常解剖学位置(解剖复位)或虽未达到解剖关系地对合，但功能无明显影响(功能复位)，其目的是使骨骼的支架作用重建。常用的复位方法有三种。

(1) 手法复位：在适当的麻醉下进行，以手法形成双向牵引的方式使骨折复位。复位后需摄 X 线片以了解复位情况。

(2) 牵引复位：根据实施方法有一次牵引法和持续牵引法。一次牵引法有螺旋牵引、手力牵引，仅有使骨折复位的作用。持续牵引法常用的有持续皮牵引和持续骨牵引，兼有复位及外固定两种作用。

(3) 手术复位：采取手术的形式暴露骨折部位，在直视下行骨折复位，并进行内固定。多用于手法及牵引复位失败，并发主要血管神经损伤者，多处或多段骨折者等。骨折愈合后多数内固定物需要第二次手术取出。

2. 固定　骨折愈合需要一定的时间，所以骨折复位后须将伤肢固定在良好的位置，直至骨折愈合。固定方法可分内固定和外固定两种。常用的内固定物有钢丝、钢针、螺丝钉、接骨板、骨髓内针等。常用的外固定方法有石膏绷带固定、小夹板固定、外展架固定、穿钉外固定器固定等。

3. 功能锻炼　功能锻炼是治疗骨折的重要组成部分，根据骨折愈合的不同阶段循序渐进，及时有效的功能锻炼可使老年人尽早并最大限度地恢复正常。

(二) 护理措施

老年人因外伤后被迫卧床导致的并发症是病残和死亡的主要原因，因此，尽快恢复独立生活所需要的活动，以减少长期卧床所致的并发症，从而降低死亡率，是老年人骨折

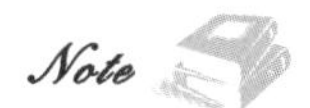

护理的主要原则。骨折后尽早开始肢体功能锻炼,这对骨折的愈合和恢复肢体功能都有好处。

1. 一般护理 ①病室要求:保持环境整洁,病室空气新鲜,温度、湿度适宜,使老年人舒适。骨折老年人需较长时间卧硬板床。②生活护理:给老年人生活上的照顺,满足其基本的生活需要,如饮水、进食及大小便等。建立规律的生活习惯,定时进餐。根据老年人的口味调整饮食,保证足够营养。鼓励老年人适当增加水果、蔬菜的摄入量,防止便秘。长期卧床的老年人易发生骨质脱钙,应多饮水,预防泌尿系结石和感染的发生。③体位:适当休息可减少全身活动,避免诱发疼痛加重。但老年人休息时要注意保持肢体功能位置,防止畸形。如肩关节应外展45°、前屈30°、外旋20°、前臂中立位;肘关节应屈70°~90°,前臂中立位等。尤其是截瘫老年人,一般在足部使用石膏托或支架以防垂足畸形。

2. 心理护理 尊重老年人,给予理解和同情,要对老年人的主诉耐心倾听,关心安慰,尽量满足老年人合理的身心需求,稳定老年人的情绪。坦诚地和老年人讨论骨折的治疗、康复问题,促使老年人以积极的态度对待疾病。协助并指导老年人达到最大限度的生活自理,减少依赖性,增强自信心。同时鼓励其家属多关心照顾老年人,给予心理上的支持。

3. 疼痛护理 骨折可因手术切口、创伤、固定不确切、神经血管损伤、组织受压缺血引起疼痛,针对不同的疼痛原因给予相应处理。

4. 病情观察 观察患肢变化,注意肿胀、疼痛、制动情况,抬高患肢或置于功能位。对病情严重的老年人要观察全身变化,有无出血、休克等,要密切观察生命体征,发现异常情况,及时报告医生并遵医嘱进行处理。

5. 用药护理 开放性骨折处理不当易引起感染,预防方法是早期彻底清创,全身应用抗生素,加强营养。

6. 固定 用小夹板、牵引带或石膏绷带固定老年人的患处。

7. 术前准备 除按外科围手术期一般护理和骨科一般护理外,骨科手术前还应特别重视皮肤准备,以免产生手术后骨质感染。因骨科手术大多数是严格的无菌手术,一般在手术前2日,每日对手术范围内的皮肤进行清洗,擦干后,涂擦碘伏,然后用无菌巾包扎。手术当日给予备皮,皮肤准备要小心,勿刮伤皮肤,再涂擦碘伏,然后用无菌巾包扎。

8. 术后护理

(1) 病情观察:观察患肢血液循环,随时观察患肢有无疼痛、肿胀、肢端麻木。检查局部皮肤的温度、颜色、感觉及活动度。

(2) 一般护理:①搬运,注意保护患肢,应采用三人平托法,以保持老年人身体轴线平直。②体位,四肢手术后应抬高患肢,以利于血液回流,减轻或预防患肢肿胀。手术后有石膏外固定者应用枕头、沙袋等铺垫妥当。肢体以有利于静脉回流,不引起石膏断裂,舒适为原则。③防止意外伤害,加强基础护理,为老年人提供方便、安全的医疗护理环境,以防止老年人由于躯体活动受限发生跌倒等意外伤害。

(3) 功能锻炼:骨折老年人进行功能锻炼的主要目的是迅速恢复患肢的正常功能,从而恢复独立生活。老年人往往因为惧怕疼痛或由于缺乏相关知识而不敢或难以进行功能锻炼。因此老年护理人员应在不影响固定的前提下指导老年人早期进行功能锻炼。一切功能活动都应在老年护理人员的指导下进行。随着骨折部位稳定程度的增加及周围损伤软组织逐步修复,功能锻炼活动范围由小到大,次数由少到多,时间由短至长,强度由弱增强。具体锻炼方法可分为三个阶段:①骨折早期,伤后1~2周,此期功能锻炼

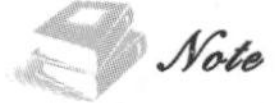

的主要形式是在关节不活动的情况下，主动地使肌肉收缩和舒张，每日数次，每次 5～20 min。上肢肌肉锻炼的方法是用力握拳和充分伸直五指。下肢肌肉锻炼的方法是用力收缩和放松股四头肌，以及用力使踝关节背伸，及屈伸足趾。原则上骨折部上、下关节不活动，身体其他部位均应正常活动。②骨折中期，伤后 2 周后至 8～10 周，此期锻炼的形式除继续增强患肢肌肉等长舒缩活动外，还可在老年护理人员或健肢的帮助下进行骨折部位上、下关节的活动，并逐渐由被动活动转为主动活动。运动强度、运动量及运动时间可逐步增加，防止关节僵硬、肌肉萎缩、骨质疏松等。每日 2～3 次做关节的全范围活动。③骨折后期，此期骨愈合已较坚固，已达临床愈合，外固定已解除。此期功能锻炼的主要形式是加强患肢关节的活动和负重，使各关节迅速恢复正常活动和肢体正常力量。功能锻炼以恢复肢体的生理机能为主。上肢以增强手的功能为主，下肢以增加负重，增强步行能力为主。

(4) 鼓励老年人自理：经常与老年人交谈，了解老年人及家属的要求，取得老年人及家属的信任。指导并协助老年人完成自己的日常生活活动，增强恢复健康的信心。鼓励、协助指导老年人功能锻炼，使其肢体尽快恢复功能，生活自理。

知识拓展
5-13

(三) 健康指导

1. 饮食护理　进食含钙丰富的食品，或适当的补充钙剂，预防骨质疏松症，提高身体的协调性，降低骨折发生率。

2. 心理护理　骨折治疗周期长，老年人情绪难免有波动，教育老年人保持健康良好的心态，有利于骨折的愈合。

3. 功能锻炼　为使老年人患肢关节功能最大限度地恢复，出院时告知老年人按照计划坚持进行肢体锻炼，预防骨折后期并发症如关节僵硬等，并指导老年人最大限度地自理。

4. 石膏护理　带石膏出院的老年人，应向老年人及家属详细讲解石膏有关的护理知识及可能发生的问题。如出现肢体肿胀，石膏内有疼痛加重，骨折远端肢体发凉、麻木，石膏松动、裂开，石膏下有异味应立即回院复查。

知识拓展
5-14

5. 定期复诊　交代出院后内固定物去除时间及来院复诊时间的指征及有关事项。

六、护理评价

经过治疗和护理，病人是否主诉骨折部位疼痛减轻或消失，感觉舒适；肢端维持正常的组织灌注，皮肤温度和颜色正常，末梢动脉搏动有力；能够在不影响牵引或固定的情况下有效移动；并发症得以预防，或得到发现和处理。

直通护考
5-13

(刘艳佳)

第四节　骨 关 节 炎

骨关节炎好发于髋、膝、脊椎等负重关节以及肩、指间关节等，老年男性髋关节受累多于女性，手骨性关节炎则以女性多见。其发病率随年龄的增加而升高，60 岁人群比 40 岁人群患病率高出 1 倍(我国 40 岁及以上人群患病率为 46.3%)，该病的致残率高达 53%。

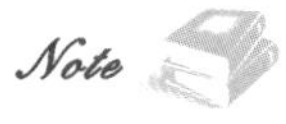

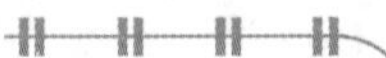

案例导入

案例导入
答案 5-12

张奶奶,76 岁,有关节疼痛史 12 年。近几年在晨练腰鼓时活动强度过大,疼痛加重,呈持续性。入院检查,初步诊断为退行性关节炎。

请问:张奶奶出院时该给予哪些指导?

一、骨关节炎的定义

骨关节炎是一种多见于老年人的慢性退行性非炎症性关节疾病,又称老年性关节炎、骨性关节炎或退行性关节炎等。其主要病变是关节软骨的退行性病变和继发性骨质增生。好发于负重较大的膝关节、髋关节、脊柱及手指关节等部位。临床上骨关节炎常分为原发性和继发性。60 岁及以上的人群中,80%以上患有骨关节炎,其中 20%~30%有关节炎症状。骨关节炎是老年人致残的主要原因之一。

二、护理评估

(一) 健康史

本病的发生是多种因素联合作用的结果,主要因素如下。

(1) 软骨基质中的多糖含量减少,纤维成分增加,软骨的弹性降低。

(2) 软骨下骨板损害使软骨失去缓冲作用。

(3) 关节内局灶性炎症。

(二) 类型及原因

1. 原发性 发病原因可能与一般易感因素和机械因素有关。前者包括遗传因素、免疫学因素、生理老化、肥胖、性激素减少、吸烟等。后者包括长期不良姿势导致的关节形态异常、长期从事反复使用关节的职业或剧烈的文体活动对关节的磨损等。老年人退行性关节病绝大部分为原发性。

2. 继发性 常见原因为关节先天性畸形、关节创伤、关节面的后天性不平衡及其他疾病等。

(三) 相关因素评估

1. 年龄是骨关节炎发生的重要因素 据调查,随着年龄增加,关节软骨中蛋白多糖含量减少(尤其是硫酸软骨素),聚集能力、含水量和抗疲劳能力均有下降,骨关节炎的发病率随之上升。

2. 创伤或机械性磨损 如关节内骨折后对位不良、膝关节半月板破裂等均可引起骨关节炎。

3. 关节不稳定 如韧带、关节囊松弛等。

4. 易引起关节软骨磨损的关节性疾病 如关节感染、神经性关节炎。

5. 医源性因素 如长期不恰当地使用肾上腺糖皮质激素等。

(四) 心理-社会支持状况

骨关节炎主要表现为反复或持续的关节疼痛、功能障碍和关节变形,给病人的日常生活及心理健康带来很大的危害。评估病人的社交活动,治疗信心,有无自卑心理、悲观

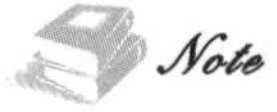

情绪，还要评估病人的家庭及社会支持系统。

（五）辅助检查

本病无特异性的实验室指标，影像学检查具有特征性改变。

1. X线检查　X线典型表现为受累关节间隙狭窄，软骨下骨质硬化及囊性病变，关节边缘骨赘形成，关节内游离骨片。严重者关节面萎缩、变形或半脱位。

2. CT检查　CT用于椎间盘疾病的检查，效果明显优于X线。

3. MRI检查　MRI不但能发现早期的软骨病变，而且能观察到半月板、韧带等关节结构的异常。

三、临床表现

（一）症状

1. 关节疼痛　早期疼痛轻微，随着病情发展而加重。疼痛常于晨间发生，稍活动后症状反而减轻，但如果活动过度时，疼痛加剧，表现为钝痛或刺痛，关节活动可因疼痛而受限，上下楼梯时疼痛明显，久坐或下蹲后突然起身可导致关节剧痛；髋关节病变疼痛常自腹股沟传导至关节前内侧、臀部及股骨大转子，也可向大腿后外侧放射。

2. 关节僵硬　关节活动不灵活，特别在久坐或清晨起床后关节有僵硬感，不能立即活动，要经过一段时间才感到舒服。这种僵硬和类风湿关节炎不同，时间较短暂，一般不超过30 min。但到疾病晚期，关节不能活动将是永久的。

3. 关节内卡压现象　当关节内有小的游离骨片时，可引起关节内卡压现象。表现为关节疼痛，活动时有响声和不能屈伸。膝关节卡压易使病人摔倒。

（二）体征

病人关节活动能力受限，压痛，关节脚胀、积液，关节畸形。膝关节髌骨摩擦试验阳性，有积液者浮髌试验阳性。

四、常见的护理问题/诊断

1. 慢性疼痛　与关节退行性病变引起的关节软骨及骨板病变有关。

2. 活动障碍　与关节疼痛、畸形或脊髓压迫所引起的关节或肢体活动困难有关。

3. 有跌倒的危险　与关节破损所致的功能受限有关。

4. 活动无耐力　与关节肿痛、躯体活动受限及自我贬低的心理压力有关。

五、护理目标

(1) 病人疼痛减轻或消失，并学会减轻疼痛的方法及预防措施。

(2) 病人肢体活动障碍减轻或消失。

(3) 病人无跌倒发生。

(4) 病人的活动耐力增强，了解本病相关知识，正确认识疾病所引起的变化，恢复信心。

六、护理措施

（一）治疗原则及主要措施

1. 一般治疗　避免受累关节再损伤。症状严重时可适当卧床休息，患肢抬高并制动，以减轻疼痛和防止关节畸形。病变关节局部行必要的理疗和适当的按摩可减轻症状。

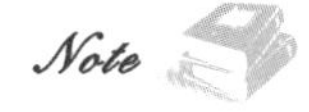

2. 药物治疗 包括保护软骨的药物(如硫酸氨基葡萄糖)和各种非甾体抗炎镇痛药。

3. 手术治疗 对于持续性疼痛或进行性关节畸形且保守治疗无效的病人可行手术。

(二)一般护理

1. 保持正常体重 合理膳食,坚持体育锻炼,控制体重,减轻下肢承载重量。

2. 适度的活动 急性发作期限制关节的活动,一般情况下应以不负重活动为主;症状严重时可适当卧床休息,用支架或石膏托固定患肢,防止畸形;症状缓解期做适当的运动,如做早操、慢跑、打太极拳等,可以避免肌肉萎缩,有利于改善关节软骨组织营养,增强关节周围肌力,改善关节的稳定性,但切勿过度。注意运动中的自我保护,避免运动的机械性损伤。

3. 减轻疼痛 注意保暖,热敷患处可缓解疼痛。局部理疗与按摩综合使用,对任何部位的骨关节炎都有一定的镇痛作用。对患有髋关节骨关节炎的老年病人,减轻关节的负重和适当休息是缓解疼的重要措施,可手扶手杖、拐杖、助行器站立或行走。疼痛严重者,可采用卧床牵引来限制关节活动。膝关节骨关节炎的老年病人除适当休息外,可通过上下楼梯扶扶手、坐位站起时手撑扶手的方法减轻关节软骨承受的压力,膝关节积液严重时,应卧床休息。

4. 用药护理

(1)非甾体类抗炎镇痛药:常用药物有吡罗昔康、双氯芬酸钠、舒林酸硫化物等。这几种药不但不良反应小,而且双氯芬酸、舒林酸硫化物对软骨代谢和蛋白聚合糖合成具有促进作用。尽量避免使用阿司匹林、水杨酸、吲哚美辛等不良反应大且对关节软骨有损害作用的药物,在炎症发作期使用,症状缓解后停止服用,防止过度用药。注意止痛药的成瘾性。

(2)氨基葡萄糖:其不但能修复损伤的软骨,还可以减轻疼痛。常用药物有硫酸氨基葡萄糖(维骨力)、氨糖美辛片、氨基葡萄糖硫酸盐单体(傲骨力)等。硫酸氨基葡萄糖最好吃饭时服用,氨糖美辛片饭后即服或临睡前服用效果较好。

(3)抗风湿药:通过关节内注射,利用其润滑和减震功能,对保护残存软骨有一定作用。用药期间应加强临床观察,注意监测X线片和关节积液。

5. 手术护理 对症状严重、关节畸形明显的晚期骨关节炎老年病人,多行人工关节置换术。术后护理应因不同部位的关节而有所区别。髋关节置换术后患肢需牵引,应保持有效牵引,同时要保证病人在牵引状态下的舒适和功能;膝关节置换术后患肢用石膏托固定,应做好石膏固定及患肢的护理。

6. 心理护理 关节变形和活动受限易引起老年病人的自我形象紊乱,故应鼓励病人,坚持正确的康复训练,以保持功能和形体。做好病人的心理护理,主动提供一些能使病人体会到成功的活动,并对其成就给予诚恳的鼓励和奖赏,加强病人的自尊,增加其自信心。

7. 健康指导

(1)疾病知识指导:向老年病人介绍本病相关知识,预防损伤,积极治疗原发病(各种畸形)。注意补充维生素C和动物软骨,可预防或延缓软骨衰老。

(2)保护关节指导:注意防潮保暖,防止关节受凉;关节活动时动作幅度不宜过大,不加重关节的负担和劳损,尽量应用大关节而少用小关节,如用屈膝屈髋下蹲代替弯腰和弓背;用双脚移动带动身体转动避免突然扭转腰部;选用有靠背和扶手的高脚椅就座,且膝、髋关节成直角;避免长期站立,减少爬山、骑车等剧烈活动,少做下蹲动作。可借助把手、手杖、助行器以减轻受累关节的负重。

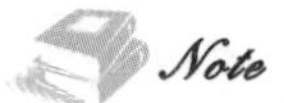

(3)生活指导:活动受限的老年病人,运用辅助器具或特殊设计以保证或提高病人的自理能力,宜尽可能安排病人睡在距厕所较近的卧室,以方便老年人如厕。

知识拓展
5-15

知识拓展
5-16

直通护考
5-14

（4）用药指导：用明显的标记保证病人定时、定量、准确服药，并告知药物可能有的不良反应，教会病人监测方法。

（5）康复训练指导：进行各关节的康复训练，通过主动和被动的功能锻炼，可以保持病变关节的活动，防止关节粘连和功能活动障碍。不同关节的锻炼根据其功能有所不同。①髋关节，早期练习踝部和足部的活动，鼓励病人尽可能做股四头肌的收缩，去除牵引或外固定后，床上练习关节活动，进而扶拐下地活动。②膝关节，早期练习股四头肌的收缩活动，解除外固定后，再练伸屈及旋转活动。③肩关节，练习外展、前屈、内旋活动。④手关节，主要锻炼腕关节的背伸、掌屈、桡偏屈、尺偏屈。

七、护理评价

经过治疗和护理后，病人的疼痛是否减轻或消失，是否掌握减轻疼痛的方法及预防措施；关节的功能状态是否有所改善；日常生活是否能够自理；有无跌倒发生；活动耐力是否增强，是否能叙述骨关节炎的防治知识，是否能主动地调节自我、恢复自信。

（刘艳佳）

第五节　老年挛缩

老年挛缩的症状是老年人生活中常见的一种症状，它的发生很大一部分是因为自身机体结构老化的影响，进而引发的肢体疼痛。对于老年挛缩这种疾病，老年护理人员要知道疾病相关治疗的方法，熟悉老年挛缩症状形成的原因，这样才能更好地对老年挛缩做出预防和治疗，还要指导老年人提高健康意识，提高自身对挛缩的预防护理。

一、挛缩的定义及分类

挛缩是指各种原因导致关节周围软组织、韧带和关节囊出现病理变化，使肌肉或关节长期处于痉挛状态或某种特定位置，导致肌肉萎缩或关节活动范围受限，可造成机体功能障碍和局部疼痛。由于病因的关系，挛缩以老年人多见，故又称为老年挛缩。且常发生于肢体及其附近关节，是影响老年人疾病康复和降低生活质量的重要原因。表现为肌肉痉挛及萎缩、关节变形、肢体疼痛或阵挛。

老年挛缩的症状也是多种多样的，其最典型的就是缺血性挛缩和肌肉痉挛及萎缩，肌肉痉挛及萎缩发病率是最高的，后期的缺血性挛缩所引起的症状也是比较严重的。

（一）缺血性挛缩

知识拓展
5-17

1. 缺血性挛缩最早出现的症状　缺血性挛缩最早出现的症状是因运动使回心血量增加，心房压力升高，加重了肺淤血。引起呼吸困难的运动量随缺血性挛缩程度加重而减少。

2. 咳嗽、咳痰、咯血　咳嗽和咳痰是肺泡和支气管黏膜淤血所致，开始常于夜间发生，坐位或站立位时咳嗽可减轻，白色浆液性泡沫状痰为其特点。偶可见痰中带血丝。长期慢性淤血引起肺静脉压力升高，导致肺循环和支气管血液循环之间形成侧支，在其黏膜下形成扩张的血管，此种血管一旦破裂可引起大咯血。

3. 乏力、疲倦、头昏、心慌等症状　这些均是心排血量不足，器官、组织灌溉不足及代

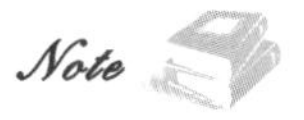

偿性心率加快所致的主要症状。

4. 少尿及肾功能损害 症状严重的缺血性挛缩血液进行再分配时，首先是肾的血流量明显减少，病人可出现少尿。长期慢性的肾血流量减少可出现血尿素氮、肌酐升高并可有肾功能不全的相应症状。

(二) 肌肉痉挛及萎缩

1. 肌肉痉挛及萎缩早期症状 肌肉或肌群间断或持续的不随意收缩，造成肌肉间结缔组织胶原纤维增生；限制肌肉活动，使肌肉处于被动缩短或固定于痉挛性缩短位；加上肢体血液循环不良及活动性下降，致使肌肉的失用性及营养不良性萎缩。因下肢的伸肌占优势，故下肢挛缩时，肢体处于伸展状态；相反，上肢挛缩时即处于屈曲状态。

2. 关节变形及固定 由于病人将肢体放置于最舒适位置或不能自主活动，加上痉挛肌肉的牵拉，造成关节周围韧带纤维化、结缔组织胶原纤维增生、软组织结构破坏、关节间隙出现骨桥，最终致关节的肌性挛缩及变形、固定，关节活动度(ROM)缩小。

3. 笨拙的痉挛性运动或少动 因肌肉挛缩及关节变形、固定，肢体活动性降低，运动减少或只有简单的移动及笨拙的痉挛性运动。同时，由于疾病本身或心理因素的影响，老年病人往往不愿活动患肢，甚至拒绝被动运动而延缓康复进程。

4. 肢体疼痛 原发病及挛缩均可致肢体疼痛或阵挛，增加病人痛苦，使病人更不愿活动患肢而影响其功能的恢复。

知识拓展
5-18

二、护理评估

(一) 健康史

1. 原发性 发病原因可能与一般易感因素和机械因素有关。前者包括遗传因素、免疫学因素、生理老化、肥胖、性激素减少、吸烟等。后者包括长期不良姿势导致的关节形态异常、长期从事反复使用关节的职业或剧烈的文体活动对关节的磨损等。

2. 继发性 常见原因为上运动神经元疾病、风湿或类风湿关节炎、骨折、阵发性肌痉挛及其他疾病等。

知识拓展
5-19

(二) 心理-社会支持状况

老年挛缩是因肌肉或肌群以及关节持续处于痉挛状态或某种特定位置致使肌肉萎缩，关节变形和固定，进而造成机体功能障碍，给病人的日常生活及心理健康带来很大的危害。评估病人的社交活动，自信心，有无自卑心理、悲观情绪，还要评估病人的家庭及社会支持系统。

(三) 辅助检查

本病无特异性的实验室指标，影像学检查具有特征性改变。X线检查为受累的肌肉和关节面萎缩。

三、常见的护理问题/与医护合作性问题

1. 焦虑与恐惧 与不了解疾病相关知识有关。

2. 躯体活动障碍 与挛缩引起的活动受限有关。

3. 慢性疼痛 与疾病引起的肢体疼痛或阵挛有关。

4. 情境性自尊低下 与挛缩引起的关节变形有关。

5. 潜在并发症 肌萎缩、关节变形、关节周围韧带纤维化等。

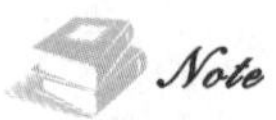

四、护理目标

(1) 病人疼痛减轻或消失，并学会减轻疼痛的方法及预防措施。

(2) 病人肢体活动障碍减轻或消失。

(3) 病人无跌倒发生。

(4) 病人的活动耐力增强，了解本病相关知识，正确认识疾病所引起的变化，恢复信心。

五、治疗及护理措施

(一) 治疗原则

1. 原发病治疗　①使用扩血管及神经营养药物，定期进行血液稀释治疗，促进神经功能的恢复。②积极抗风湿及消炎镇痛，延缓或阻止关节及周围结缔组织胶原纤维增生。

2. 减轻痉挛，促进功能恢复

1) 温热疗法　包括热敷、红外线照射、微波热疗及温水浴疗等。这些措施可利用热效应抑制痉挛，降低肌张力，减轻疼痛引起的反射性肌紧张。

2) 运动疗法

(1) 牵张治疗：①空手牵张，用手将患肢牵拉 30 s 至数分钟后松开。②支撑体重牵张，扶病人站立 20 min 左右再卧下，主要锻炼大、小腿肌肉。③夹板牵张，用特制夹板固定患肢或关节，持续数小时后撤除。④关节功能牵引，在适当姿势下固定关节一端，另一端以适当重量间断牵拉。这些治疗均可通过抑制肌紧张状态而达到治疗目的。

(2) 四肢末端摇摆运动：将肢体置于松弛位，反复摆动四肢末端，缓解手足部肌痉挛。

(3) 姿势反射：体位变化引起的姿势反射可作为抑制痉挛状态的手段。从仰卧到俯卧可抑制伸肌痉挛，相反，则抑制屈肌痉挛。

(4) 肌振动及推拿、按摩治疗：给痉挛的拮抗肌以振动，增加拮抗肌兴奋性，从而抑制肌痉挛。

3) 肌电反馈电刺激疗法

(1) 应用肌电生物反馈电刺激仪或电针使肌肉强烈收缩，撤除刺激后肌肉痉挛可得到数小时缓解。

(2) 经皮高频抑制脊髓运动前根，适用于胸髓以下范围的挛缩。

3. 药物疗法

(1) 抗痉挛及镇痛药物：地西泮(安定)、苯妥英、卡马西平、维库溴铵、氯唑沙宗等。

(2) 封闭：2%苯酚加 0.25 NaCl 封闭神经干和运动点。此法疗效好，但可引起肌无力及增加疼痛等副作用。

(3) 穴位注射：10%当归或川芎注射液，每穴 1～2 mL。

4. 手术疗法　使用矫形器或夹板，预防及矫正肢体挛缩和关节畸形。

5. 促进肌肉再生　应用神经、肌肉营养药物(维生素 B_1、维生素 B_{12}、谷氨酸、神经节苷脂、神经生长因子等)，配合中药养血生肌治疗，促进受损神经的恢复及肌肉再生。

6. 心理治疗

(1) 精神支持疗法：通过交谈倾听病人主诉，表示同情与理解，给予鼓励与安慰。调动病人的自我调节能力，树立战胜疾病的信心，改变由机体疾病及挛缩引起的自身病态反应，让病人在治疗中起主导作用。

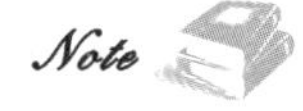

(2) 行为疗法:对部分固执、依赖性强的病人,采取放弃医疗保护,明确指出不执行医嘱的严重后果;对病人要严格,使其心理对医嘱只有服从,让病人配合做好治疗。

(二) 护理措施

1. 饮食护理 宜清淡为主,多吃蔬菜和水果,合理搭配膳食,注意营养充足。忌烟酒、忌辛辣、忌油腻、忌吃生冷食物。

2. 良肢位的保持 注意仰卧位、患侧卧位和健侧卧位摆放的要点。在护理过程中要注意为病人摆放良肢位时绝对不能托、拉患侧肢体,尤其是肩关节;良肢位摆放也应定时变化体位、定时翻身;注意仰卧位病人易出现压疮的位置要保持干净、干爽,尽量避免长时间仰卧位;患侧卧位时一定要将患肩被动前伸,以免长时间受压,产生疼痛,影响患侧上肢循环;健侧卧位时一定要注意患肢的细节,注意各关节抗痉挛摆放。

3. 保持被动运动 被动运动是对付痉挛最基本、最简单的手段。必须使关节活动范围尽可能达到最大,但是以不引起严重的疼痛为限。每日反复运动(屈或伸,外展或内收)均在极限停留 8～10 s,以牵拉肌腱使缩短的肌腱拉长。其注意事项为:在被动活动时,手法要轻柔、缓慢,每个关节的每个方向均活动到一定程度,尤其肩关节外旋、髋关节内旋。被动活动前进行关节松动可增强关节活动度,避免软组织的冲击、压迫或撕裂。避免损伤,防止骨折。用力不可过大过猛。防止疼痛,疼痛持续到治疗后 2 h 以上说明有组织损伤,应当减少运动量。

4. 主动运动 保持肌肉的弹性和收缩性,保持肌力和耐久力,延缓肌肉结构和功能的恶化,防止肌肉萎缩。包括徒手训练,病人能力范围内关节活动。抗阻力训练,人工阻力和机械阻力。其注意事项为:防止过量,注意控制阻力训练的强度、时间、频率,定期检查肌肉功能是进步还是后退,防止痉挛加重。防止协同运动,应避免阻力过大。防止疲劳。防止肌肉疼痛,阻力训练前先牵拉被训练的肌肉,逐步增加阻力,有利于预防延迟性疼痛。肌肉关节有炎症或肿胀时不宜进行阻力训练。注意有心血管病史的老年病人的心血管负担,防止屏气的危害,有危险的病人不做等长的阻力训练。

(三) 健康指导

尽早进行主动或被动运动及适当的功能锻炼,将关节、肢体放于一定位置并及时更换体位;应用药物、理疗或关节功能牵引等措施减轻机体疼痛;这些方法是阻止挛缩发生的重要措施。一般来说,只要指征掌握得当,早期进行运动疗法对原发病不会有影响。

(刘艳佳)

项目六　神经系统护理

扫码看 PPT

能力目标

1. 能说出老年人神经系统的生理变化特点;脑血栓形成的病因、病理;脑栓塞、脑出血、血管性痴呆、帕金森病的定义、临床特点和护理措施 。

2. 能学会指导脑血栓形成、脑出血病人护理锻炼。

3. 能运用护理程序的工作方法对血管性痴呆、帕金森病病人进行护理，关爱老年人。

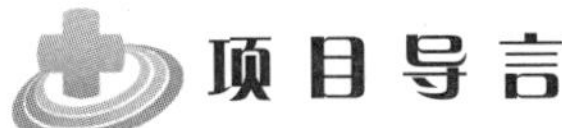

脑组织是人体组织器官中耗氧量最大的器官，其耗氧量占全身耗氧量的 1/4，当人体老化后，负责供氧的各器官出现老化或病变，影响了老年人脑组织的正常运转。中枢神经系统功能减退势必影响周围神经系统发挥作用，从而使老年人思维变慢，记忆力减退，反应及应变能力减弱。

第一节　老年神经系统生理变化

从出生到死亡，人体的神经系统起着协调和管理所有其他系统，支配所有生理和心理功能的作用。因此，神经系统的改变会影响机体其他任意系统的功能。导致老年人神经系统功能不良的因素包括原发性因素、继发性因素以及其他因素。其中，原发性因素是指人类正常的衰老规律所致改变；继发性因素是指由于老年人体弱多病，各系统疾病所致神经系统改变；其他因素则包括外伤等原因所致神经系统改变。三者常交织在一起，共同产生作用，影响老年人的神经系统功能。

老年人神经系统的结构和功能会发生一系列的变化，如神经细胞的数量减少；脑重量逐步减轻；神经细胞中脂褐质沉积，少量神经元纤维缠结，神经递质特别是多巴胺、胆碱能水平的降低与功能改变等。这些因素结合在一起，使老年人出现躯体活动障碍、思维过程改变、语言沟通障碍、睡眠形态紊乱等一系列问题。

一、解剖学及组织学变化

人的脑细胞数量 20 岁时达高峰，此后逐年减少，每年约减少 0.8%，60 岁时大脑皮质细胞减少 20%～25%，小脑浦肯野细胞减少 25%，脑干蓝斑核细胞减少 40%。脑细胞数量的减少导致脑重量减轻，25 岁时脑重量约 1400 g，60 岁时约减少 84 g，80 岁时约减少 140 g。70 岁以后多数人出现脑萎缩。脑萎缩主要见于大脑皮质，以额叶、颞叶最显著，基底节和丘脑的体积也有所减少，顶叶、枕叶一般不受累。由于脑萎缩，颅腔内蛛网膜下腔的空间相对增大，脑室扩大。但智能良好的老年人极少发生严重的皮质萎缩。另外，随着年龄的增长，硬脑膜、覆盖脑表面含静脉的纤维性组织以及蛛网膜颗粒可能会变厚、骨化。轴突和树突的数量及突触联系减少。老年人的脑中还可见到嗜银性老年斑，老年斑多分布于大脑皮质，特别是额叶和颞叶，也可见于杏仁核、纹状体、丘脑，偶尔在脑干内。另外，健康老年人脑内还可见神经元纤维缠结。

二、生理方面的变化

进入老年期后，由于神经系统结构方面的改变，老年人会出现思维活动减慢、反应迟钝、记忆力和认知功能减退。如进行床边检查时可发现，约 25%的 75～79 岁老年人会忘记 3 个项目中的 1 项。此外，老年人的精力和主动性也减退。脑电图检查显示，从 40～

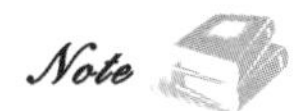

60 岁,健康老年人的脑电图节律从 11～12 Hz 减慢至 7～8 Hz,出现左前颞区局限性慢波或尖波间歇性增多等变化。脑诱发电位潜伏期常会延长。肌电图显示运动和感觉传导速度减慢,这种减慢与年龄增长呈线性相关,这些变化的发生与老年人神经纤维变性、血流量减少和神经细胞膜代谢障碍有关。

老年人神经肌肉的老化表现为脊髓前角的 α 运动神经元减少,对肌肉的营养减少,肌肉变硬、失去弹性,静止性、运动性肌力均减弱,肌肉组织间脂肪和纤维组织生成,使肌肉活动效率下降,易疲劳。老年人由于脊髓后索及后根的退行性病变日益明显,出现下肢深感觉减退,导致夜间走路困难。但老年人的浅感觉,如轻触觉和两点辨别觉可能保持不变。下肢腱反射减弱或消失。老年人嗅觉、味觉、视力、听力减退。老年人脑血液循环阻力增大,脑血流速度减慢,故脑供血量减少,脑耗氧量减少。随年龄增长,老年人睡眠的总时间减少,被唤醒的阈值降低。

三、生化方面的变化

总的来说,老年人脑的蛋白质含量随年龄增长而降低(可达 1/4～1/3),但位于神经元纤维缠结与老年斑内的异常蛋白以及细胞外的淀粉样蛋白却逐渐增加。脑脂质含量在 50 岁以后也有减少,但由于脑重量的减轻,脑脂质的相对含量反而增加。随着年龄增长,脑部的钙、钠含量均增高。脑内 DNA 含量很少随年龄变化而改变,但 RNA 在不同脑区含量的变化则很大。

神经递质和酶随着年龄增长有所改变,40 岁时去甲肾上腺素、乙酰胆碱、多巴胺、5-羟色胺等约下降 14%;50 岁以后,下丘脑、黑质和尾状核分泌单胺氧化酶(MAO)增多,加速了去甲肾上腺素、多巴胺和 5-羟色胺的降解,使这些神经递质进一步减少;到 60 岁时,多巴胺等约下降 50%。老年人脑内黑质-纹状体多巴胺减少,会导致肌肉运动障碍、动作缓慢及运动震颤麻痹等。大脑内乙酰胆碱含量的减少,会引起记忆力减退。

随着年龄的增大,大脑皮质神经细胞不断减少,降低了大脑皮质对下丘脑的控制,而下丘脑功能的改变又会导致垂体功能的改变,从而引起体内激素的变化。这一生理性的变化与许多老年疾病的发生有关。例如,由于下丘脑功能的障碍,生长抑素(SST)分泌增多,垂体生长激素(GH)的分泌减少,结果导致体内脂肪堆积,肌肉组织减少和骨钙丢失,进而可引起骨质疏松症。另外,神经系统老化会导致神经递质分泌下降,而神经递质的减少可引发某些老年病,如抑郁和睡眠障碍与去甲肾上腺素(NA)减少有关,帕金森病与多巴胺(DA)下降有关等。

(蒋勤慧)

第二节　脑血栓形成

脑血栓形成(cerebral thrombosis,CT)简称脑血栓,是脑梗死中最常见的类型,是指由于脑动脉粥样硬化及各类动脉炎等血管病变,导致血流缓慢、血液成分改变或血黏度增高而形成血栓,动脉管腔明显狭窄或闭塞,造成脑局部供血区血流中断,相应部位脑组织缺血、坏死的一种急性缺血性脑血管病。其常见病因为动脉粥样硬化和各种脑动脉炎。另外,先天性动脉狭窄和畸形、血液成分的改变、血液凝固性增高、血压降低、心功能

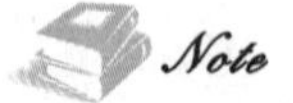

不全等也可引起脑血栓形成。

一、病因及发病机制

1. 动脉粥样硬化　主要发生在管径 500μm 以上的动脉，其斑块导致管腔狭窄或血栓形成，可见于颈内动脉和椎-基底动脉系统任何部位，以动脉分叉处多见，如颈总动脉与颈内外动脉分叉处，大脑前、中动脉起始段，椎动脉在锁骨下动脉的起始部，椎动脉进入颅内段，基底动脉起始段及分叉部。脑动脉粥样硬化常伴高血压，两者互为因果，糖尿病和高脂血症也可加速动脉粥样硬化的进程。

2. 动脉炎　如结缔组织疾病、细菌、病毒、螺旋体感染等均可导致动脉炎症，使管腔狭窄或闭塞。

3. 其他少见原因　包括药源性（如可卡因、安非他明）；血液系统疾病（如红细胞增多症、血小板增多症、血栓性血小板减少性紫癜、弥散性血管内凝血、镰状细胞贫血、纤溶酶原激活物不全释放伴发的高凝状态等）；遗传性高凝状态（抗凝血酶Ⅲ缺乏、蛋白C缺乏和蛋白S缺乏）；抗磷脂抗体如抗心磷脂抗体、狼疮抗凝物）；脑淀粉样血管病、烟雾病、肌纤维发育不良和颅内外（颈动脉和椎动脉）夹层动脉瘤等。此外，有极少数不明原因者。

二、病理

脑梗死发生率在颈内动脉系统约占 80%，椎-基底动脉系统约为 20%。闭塞好发的血管依次为颈内动脉、大脑中动脉、大脑后动脉、脑前动脉及椎-基底动脉等。闭塞血管内可见动脉粥样硬化或血管炎改变、血栓形成或栓子局部血液供应中断引起的脑梗死多为白色梗死，大面积脑梗死常可继发红色梗死（即出血性梗死缺血）。缺血、缺氧性损害表现为神经细胞坏死和凋亡两种形式。脑缺血性病变的病理分期如下。

1. 超早期（1～6 h）　病变脑组织变化不明显，可见部分血管内皮细胞、神经细胞及星形胶质细胞肿胀，线粒体肿胀空化。

2. 急性期（7～24 h）　缺血区脑组织苍白伴轻度肿胀，神经细胞、胶质细胞及内皮细胞呈明显缺血改变。

3. 坏死期（25～48 h）　大量神经细胞脱失，胶质细胞坏变，中性粒细胞、淋巴细胞及巨噬细胞浸润，脑组织明显水肿。

4. 软化期（3 日至 3 周）　病变脑组织液化变软。

5. 恢复期（3 周后）　液化坏死脑组织被格子细胞清除，脑组织萎缩，小病灶形成胶质瘢痕，大病灶形成中风囊，此期持续数月至 2 年。

三、临床表现

动脉粥样硬化性脑梗死多见于中老年人，动脉炎性脑梗死以中青年人多见。常在安静或睡眠中发病，部分病例有短暂性脑缺血发作前驱症状如肢体麻木、无力等，局灶性体征多在发病后 10 h 或 1～2 日达到高峰，临床表现取决于梗死灶的大小和部位。病人一般意识清楚，当发生基底动脉血栓或大面积脑梗死时，可出现意识障碍，甚至危及生命。

不同脑血管闭塞的临床特点如下。

1. 颈内动脉闭塞的表现　严重程度差异较大，主要取决于侧支循环状况。颈内动脉闭塞常发生在颈内动脉分叉后，慢性血管闭塞可无症状。症状性闭塞可出现单眼一过性黑矇，偶见永久性失明（视网膜动脉缺血）或霍纳综合征（颈上交感神经节后纤维受损）。

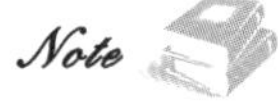

远端大脑中动脉血液供应不良,可以出现对侧偏瘫、偏身感觉障碍和(或)同向性偏盲等,优势半球受累可伴失语症,非优势半球受累可有体象障碍。体检可闻及颈动脉搏动减弱或血管杂音。

2. 大脑中动脉闭塞的表现

(1) 主干闭塞:导致三偏症状,即病灶对侧偏瘫(包括中枢性面舌瘫和肢体瘫痪),偏身感觉障碍及偏盲,伴头、眼向病灶侧凝视,优势半球受累出现完全性失语症,非优势半球受累出现体象障碍,病人可出现意识障碍。

(2) 皮质支闭塞:①上部分支闭塞导致病灶对侧面部、上下肢瘫痪和感觉缺失,但下肢瘫痪较上肢轻,而且足部不受累,头、眼向病灶侧凝视程度轻,伴布罗卡失语(优势半球)和体象障碍(非优势半球),通常不伴意识障碍;②下部分支闭塞较少单独出现,导致对侧同向性上四分之一视野缺损,伴韦尼克脑病失语(优势半球),急性意识模糊状态(非优势半球),无偏瘫。

(3) 深穿支闭塞:最常见的是纹状体内囊梗死,表现为对侧中枢性均等性轻偏瘫、对侧偏身感觉障碍,可伴对侧同向性偏盲。优势半球病变出现皮质下失语,常为底节性失语,表现为自发性言语受限、音量小、语调低、持续时间短暂。

3. 大脑前动脉闭塞的表现

(1) 分出前交通动脉前主干闭塞:可因对侧动脉的侧支循环代偿不出现症状,但当双侧动脉起源于同一个大脑前动脉主干时,就会造成双侧大脑半球的前、内侧梗死,导致截瘫、大小便失禁、意志缺失、运动性失语综合征和额叶人格改变等。

(2) 分出前交通动脉后大脑前动脉远端闭塞:导致对侧的足和下肢的感觉运动障碍,而上肢和肩部的瘫痪轻,面部和手部不受累。感觉丧失主要是辨别觉丧失,而有时不出现。可以出现尿失禁(旁中央小叶受损)、淡漠、反应迟钝、欣快和缄默等(额极与胼胝体受损),对侧出现强握及吸吮反射和痉挛性强直(额叶受损)。

(3) 皮质支闭塞:导致对侧中枢性下肢瘫,可伴感觉障碍(胼周和胼缘动脉闭塞);对侧肢体短暂性共济失调、强握反射及精神症状(眶动脉及额极动脉闭塞)。

(4) 深穿支闭塞:导致对侧中枢性面舌瘫、上肢近端轻瘫。

4. 大脑后动脉闭塞的表现 主干闭塞症状取决于侧支循环。

(1) 单侧皮质支闭塞:引起对侧同向性偏盲,上部视野较下部视野受累常见,黄斑区视力不受累(黄斑区的视皮质代表区为大脑中、后动脉双重供应),优势半球受累可出现失读(伴或不伴失写)、命名性失语、失认等。

(2) 双侧皮质支闭塞:可导致完全性皮质盲,有时伴有不成形的视幻觉、记忆受损(累及颞叶)、不能识别熟悉面孔(面容失认症)等。

(3) 大脑后动脉起始段的脚间支闭塞:可引起中脑中央和下丘脑综合征,包括垂直性凝视麻痹、昏睡甚至昏迷;旁正中动脉综合征,主要表现是同侧动眼神经麻痹和对侧偏瘫,即韦伯综合征(病变位于中脑基底部,动眼神经和皮质脊髓束受累);同侧动眼神经麻痹和对侧共济失调震颤,即克洛德综合征(病变位于中脑被盖部,动眼神经和结合臂);同侧动眼神经麻痹和对侧不自主运动和震颤,即贝内迪克特综合征(病变位于中脑被盖部,动眼神经、红核和结合臂)。

(4) 大脑后动脉深穿支闭塞:丘脑穿通动脉闭塞产生红核丘脑综合征,表现为病灶侧舞蹈样不自主运动、意向性震颤、小脑性共济失调和对侧偏身感觉障碍;丘脑膝状体动脉闭塞产生丘脑综合征(丘脑的感觉中继核团梗死)表现为对侧深感觉障碍、自发性疼痛感觉过度、轻偏瘫共济失调、手部痉挛和舞蹈-手足徐动症等。

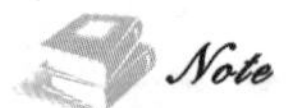

5. 椎-基底动脉闭塞　血栓性闭塞多发生于基底动脉起始部和中部，栓塞性闭塞通常发生在基底动脉尖。基底动脉或双侧椎动脉闭塞是危及生命的严重脑血管事件，可引起脑干梗死，出现眩晕、呕吐、四肢瘫痪、共济失调、肺水肿、消化道出血、昏迷和高热等。脑桥病变出现针尖样瞳孔。

四、辅助检查

（一）血液和心电图检查

血液检查包括血常规、血流变、血生化（包括血脂、血糖、肾功能、电解质）。这些检查有利于发现脑梗死的危险因素，对鉴别诊断也有价值。

（二）神经影像学

神经影像学可以直观显示脑梗死的范围、血管分布有无出血、病灶的新旧等。发病后应尽快进行 CT 检查，虽早期有时不能显示病灶，但对排除脑出血至关重要。多数病例发病 24 h 后逐渐显示低密度梗死灶，发病后 2～15 日可见均匀片状或楔形的明显低密度灶（图 5-1）。大面积脑梗死有脑水肿和占位效应，出血性梗死呈混杂密度。病后 2～3 周为梗死吸收期，由于病灶水肿消失及吞噬细胞浸润可与周围正常脑组织等密度，CT 上难以分辨称为“模糊效应”。增强扫描有诊断意义，梗死后 5～6 日出现增强现象，1～2 周最明显，约 90%的梗死灶显示不均匀强化。头颅 CT 是最方便、快捷和常用的影像学检查手段，缺点是对脑干、小脑部位病灶及较小梗死灶分辨率差。

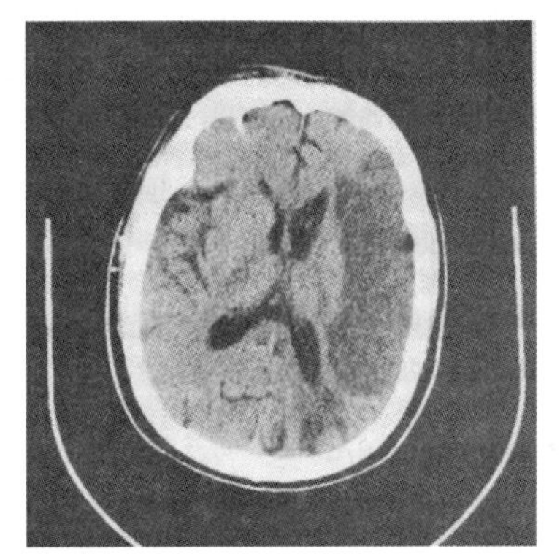

图 5-1　神经影像学-CT

MRI 可清晰显示早期缺血性梗死，脑干、小脑梗死，静脉窦血栓形成等，梗死灶 T_1 呈低信号，T_2 呈高信号（图 5-2），出血性梗死时 T_1 加权像有高信号混杂。MRI 弥散加权成像（DWI）可早期显示缺血病变（发病 2 h 内），为早期治疗提供重要信息。

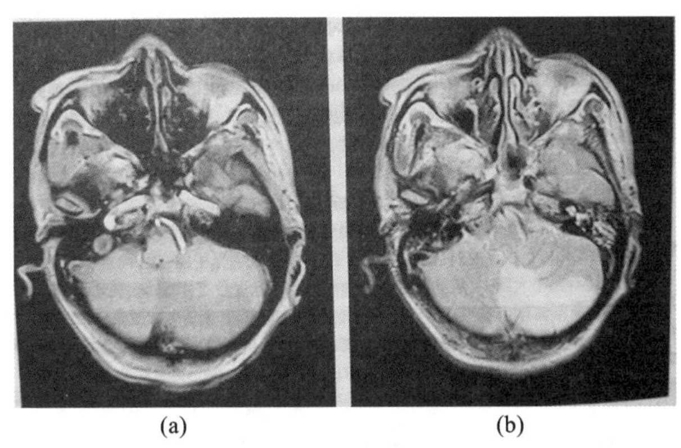

(a)　　(b)

图 5-2　神经影像学-MRI

血管造影 DSA、CTA 和 MRA 可以发现血管狭窄闭塞及其他血管病变，如动脉炎、脑底异常血管网病（烟雾病，moyamoya disease）动脉瘤和动静脉畸形等，可以为卒中的血管内治疗提供依据。其中 DSA 是脑血管病变检查的金标准，缺点为有创、费用高、技术条件要求高。

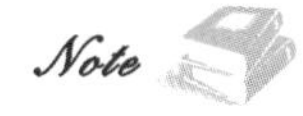

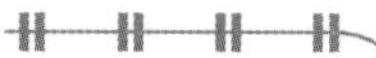

(三)腰穿检查

腰穿检查仅在无条件进行CT检查,又难以区别脑梗死与脑出血时进行,一般脑血栓形成病人脑脊液压力、常规及生化检查正常,但有时仍不能据此就诊断为脑梗死。

(四)经颅多普勒超声

经颅多普勒超声对评估颅内外血管狭窄、闭塞、痉挛或血管侧支循环建立情况有帮助,目前也用于溶栓治疗监测。缺点为由于受血管周围软组织或颅骨干扰及操作人员技术水平影响,不能替代DSA,只能用于高危病人筛查和定期血管病变监测,为进一步治疗提供依据。

(五)超声心动图检查

超声心动图检查可发现心脏附壁血栓、心房黏液瘤和二尖瓣脱垂,对脑梗死不同类型间鉴别诊断有一定意义。

五、治疗

(一)治疗原则

1. 超早期治疗 “时间就是大脑”,力争发病后尽早选用最佳治疗方案,挽救缺血半暗带。

2. 个体化治疗 根据病人年龄、缺血性卒中类型、病情严重程度和基础疾病等采取最适当的治疗方法。

3. 整体化治疗 采取针对性治疗的同时,进行支持疗法、对症治疗和早期康复治疗,对卒中危险因素及时采取预防性干预。

(二)急性期治疗

脑梗死病人一般应在卒中单元中接受治疗。

1. 一般治疗 主要为对症治疗,包括维持生命体征和处理并发症。主要针对以下情况进行处理。

(1)血压:急性缺血性卒中高血压的调控应遵循个体化慎重、适度原则。在发病24 h内,为改善缺血脑组织的灌注,维持较高的血压是非常重要的,通常只有当收缩压>200 mmHg或舒张压>110 mmHg时,才需要降低血压(特殊情况如高血压脑病、蛛网膜下腔出血、主动脉夹层分离、心力衰竭和肾衰竭等除外)。由于大部分病人在入院或发病数小时内出现自发性的血压显著下降,其血压增高也可能因为精神紧张(如“白大褂高血压”)、膀胱充盈等其他因素所致,此时给予降压药物治疗尤其要谨慎。目前临床研究表明急性缺血性卒中早期(1~7日)持续存在的高血压可以采取较为积极的降压治疗,一般将血压控制在收缩压≤185 mmHg或舒张压≤110 mmHg是安全的;病情较轻时甚至可以降低至160/90 mmHg以下。但卒中早期降压24 h内不应超过原有血压水平的15%,首选容易静脉点滴和对脑血管影响小的药物(如拉贝洛尔),避免舌下含服短效钙离子拮抗剂(如硝苯地平)。如果出现持续性的低血压,需首先补充血容量和增加心排血量,上述措施无效时可应用升压药。

(2)吸氧和通气支持:轻症、无低氧血症的卒中病人无须常规吸氧,对脑干卒中和大面积梗死等病情危重病人或有气道受累者,需要气道支持和辅助通气。

(3)血糖:脑卒中急性期高血糖较常见,可以是原有糖尿病的表现或应激反应。应常规检查血糖,当血糖超过10 mmol/L时应立即予以胰岛素治疗,将血糖控制在7.8~10

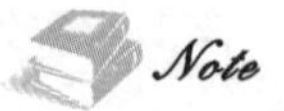

mmol/L。开始使用胰岛素时应 1～2 h 监测血糖 1 次，避免发生低血糖。发生低血糖时，可用 10%～20%的葡萄糖口服或注射纠正。

(4) 脑水肿：多见于大面积梗死，脑水肿常于发病后 3～5 日达高峰。治疗目标是降低颅内压，维持足够脑灌注和预防脑疝发生。可应用 20%甘露醇每次 125～250 mL 静滴，6～8 h 1 次。对心、肾功能不全病人可改用呋塞米 20～40 mg 静脉注射，6～8 h 1 次；可酌情同时应用甘油果糖，每次 250～500 mL 静滴，1～2 次/日；还可用注射用七叶皂苷钠和白蛋白辅助治疗。

(5) 感染：脑卒中病人(尤其是存在意识障碍者)急性期容易发生呼吸道、泌尿系等感染，感染是导致其病情加重的重要原因。病人采用适当的体位，经常翻身、叩背及防止误吸是预防肺炎的重要措施，肺炎的治疗主要包括呼吸支持(如氧疗)和抗生素治疗；泌尿系感染主要继发于尿失禁和留置导尿，尽可能避免插管和留置导尿，间歇导尿和酸化尿液可减少泌尿系感染，一旦发生感染应及时根据细菌培养和药敏试验应用敏感抗生素。

(6) 上消化道出血：高龄和重症脑卒中病人急性期容易发生应激性溃疡，建议常规应用静脉抗溃疡药；对已发生消化道出血的病人，应进行冰盐水洗胃，局部应用止血药(如口服或鼻饲云南白药、凝血酶等)；出血量多引起休克者，必要时输注新鲜全血或进行红细胞成分输血。

(7) 发热：主要源于下丘脑体温调节中枢受损、并发感染或吸收热、脱水。体温升高可以增加脑代谢耗氧及自由基产生，从而增加卒中病人死亡率及致残率。对中枢性发热病人，应以物理降温为主(如用冰帽、冰毯或酒精擦浴)，必要时予以人工亚冬眠。

(8) 深静脉血栓形成：高龄、严重瘫痪和心房颤动均增加深静脉血栓形成的危险性，同时增加了发生肺栓塞的风险。应鼓励病人尽早活动，下肢抬高，避免下肢静脉输液(尤其是瘫痪侧)。对有发生深静脉血栓形成和肺栓塞风险的病人可给予较低剂量的抗凝药物进行预防性抗凝治疗，首选低分子肝素，剂量一般为 4000 IU 左右皮下注射，1 次/日。

(9) 水电解质平衡紊乱：脑卒中时由于神经内分泌功能紊乱、进食减少、呕吐及脱水常并发水电解质紊乱，主要包括低钾血症、低钠血症和高钠血症。应对脑卒中病人常规进行水电解质监测并及时加以纠正，纠正低钠和高钠血症均不宜过快，以防止脑桥中央髓鞘溶解症和加重脑水肿。

(10) 心脏损伤：脑卒中合并的心脏损伤是脑心综合征的表现之一，主要包括急性心肌缺血、心肌梗死、心律失常及心力衰竭。脑卒中急性期应密切观察心脏情况，必要时进行动态心电监测和心肌酶谱检查，及时发现心脏损伤，并及时治疗，措施包括减轻心脏负荷，慎用增加心脏负担的药物，注意输液速度及输液量，对高龄病人或原有心脏病病人甘露醇用量减半或改用其他脱水剂，积极处理心肌缺血、心肌梗死、心律失常或心功能衰竭等心脏损伤。

(11) 癫痫：一般不使用预防性抗癫痫治疗，如有癫痫发作或癫痫持续状态时可给予相应处理。脑卒中 2 周后如发生癫痫，应进行长期抗癫痫治疗以防复发。

2. 特殊治疗　包括超早期溶栓治疗、抗血小板治疗、抗凝治疗、血管内治疗、细胞保护治疗和外科治疗等。

1) 静脉溶栓

目前对于静脉溶栓治疗的适应证尚无一致结论，以下几点供临床参考。

(1) 适应证：①年龄 18～80 岁；②临床诊断急性缺血性卒中；③发病至静脉溶栓治疗开始时间＜4.5 h；④脑 CT 等影像学检查已排除颅内出血，病人或其家属签署知情同意书。

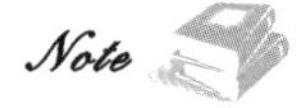

(2) 禁忌证:①有活动性内出血或外伤骨折的证据,不能排除颅内出血,包括可疑蛛网膜下腔出血;②神经功能障碍非常轻微或迅速改善;③发病时间不确定,发病至静脉溶栓治疗开始的最大可能时间超过 4.5 h;④神经功能缺损考虑癫痫发作所致;⑤既往有颅内出血、动静脉畸形或颅内动脉瘤病史;⑥最近 3 个月内有颅内手术、头外伤或症状性缺血性卒中史;最近 21 日内有消化道、泌尿系等内脏器官出血史;最近 14 日内有外科手术史;最近 7 日内有腰穿或不宜压迫止血部位的动脉穿刺史;妊娠;⑦有明显出血倾向,血小板计数<100×10^9;APTT 高于正常值上限;INR>1.5;血糖<2.71 mmol/L;⑧严重高血压未能很好控制,其溶栓治疗前收缩压>180 mmHg 或舒张压>100 mmHg;⑨CT 已显示早期脑梗死低密度>1/3 大脑中动脉供血区(大脑中动脉区脑梗死病人)。

(3) 常用溶栓药物包括:①尿激酶,常用 100 万~150 万 IU 加入0.9%生理盐水 100~200 mL,持续静滴 30 min;②重组组织型纤溶酶原激活物,一次用量 0.9 mg/kg,大剂量<90 mg,先予 10%的剂量静推,其余剂量持续静滴,共 60 min。

(4) 溶栓并发症:溶栓治疗的主要危险是合并症状性脑出血,且约 1/3 症状性脑出血是致死性的。其他主要并发症包括:①梗死灶继发性出血或身体其他部位出血;②再灌注损伤和脑水肿;③溶栓后血管再闭塞。

2) 动脉溶栓

对大脑中动脉等大动脉闭塞引起的严重卒中病人,如果发病时间在 6 h 内(椎-基底动脉血栓可适当放宽治疗时间窗),经慎重选择后可进行动脉溶栓治疗。常用药物为尿激酶和重组组织型纤溶酶原激活物,与静脉溶栓相比,可减少用药剂量,需要在数字减影血管造影(DSA)的监测下进行。动脉溶栓的适应证、禁忌证及并发症与静脉溶栓基本相同。

3) 抗血小板治疗

抗血小板治疗常用抗血小板聚集剂,包括阿司匹林和氯吡格雷。未行溶栓的急性脑梗死病人应在 48 h 之内尽早服用阿司匹林(150~325 mg/d),2 周后按二级预防方案选择抗栓治疗药物和剂量。由于目前安全性还没有确定,一般不在溶栓后 24 h 内使用抗血小板或抗凝治疗,以免增加脑出血风险。对阿司匹林过敏或不能使用时,可用氯吡格雷代替。一般不建议将氯吡格雷与阿司匹林联合应用治疗急性缺血性卒中。

4) 抗凝治疗

抗凝药主要包括肝素、低分子肝素和华法林。一般不推荐急性期应用抗凝药来预防卒中复发、阻止病情恶化或改善预后,但对于合并高凝状态有形成深静脉血栓和肺栓塞的高危病人,可以使用预防性抗凝治疗。

5) 脑保护剂治疗

脑保护剂包括自由基清除剂、阿片受体阻断剂、电压门控性钙通道阻断剂、兴奋性氨基酸受体阻断剂和镁离子等,可通过降低脑代谢、干预缺血引发细胞毒性机制来减轻缺血性脑损伤。大多数脑保护剂在动物实验中显示有效,但目前还没有一种脑保护剂被多中心、随机双盲的临床试验研究证实有明确的疗效。

6) 紧急血管内治疗

机械取栓治疗的时间窗为 8 h,一般在动脉溶栓无效时使用,也可合并其他血管内治疗,包括经皮腔内血管成形术和血管内支架置入术等。血管内治疗是新近问世的技术,目前尚没有长期随访的大规模临床研究,故应慎重选择。

7) 外科治疗

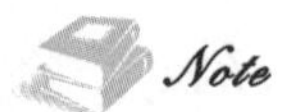

有大面积脑梗死伴有严重脑水肿、占位效应和脑疝形成征象者,可行去骨瓣减压术;

小脑梗死使脑干受压导致病情恶化时，可行抽吸梗死小脑组织和后颅窝减压术以挽救病人生命。

8）其他药物治疗

（1）降纤治疗：疗效尚不明确。可选药物有巴曲酶、降纤酶和安克洛酶等，使用中应注意出血并发症。

（2）中药制剂：临床中也有应用丹参、川芎嗪、三七和葛根素等药物，以通过活血化瘀改善脑梗死症状，但目前尚缺乏大规模临床试验证据。

9）康复治疗

康复治疗应早期进行，并遵循个体化原则制订短期和长期治疗计划，分阶段、因地制宜地选择治疗方法，对病人进行针对性的体能和技能训练，降低致残率，增进神经功能恢复，提高生活质量，早日重返社会。

（三）恢复期治疗

不同病情病人卒中急性期长短有所不同，通常规定卒中发病 2 周后即进入恢复期。对于病情稳定的急性卒中病人，应尽可能在早期安全启动卒中的二级预防。

1. 控制卒中危险因素　见本项目第五节脑血管疾病的危险因素及其预防。

2. 抗血小板治疗　非心源性卒中推荐抗血小板治疗。推荐单独应用阿司匹林(50～325 mg/d)，或氯吡格雷(75 mg/d)，或小剂量阿司匹林和缓释的双嘧达莫(分别为 25 mg 和 200 mg，2 次/日)。选择抗血小板治疗应该个体化，主要根据病人的危险因素、经济情况、耐受程度和其他临床特征来确定。

（1）抗凝治疗：大动脉粥样硬化型脑梗死，不推荐抗凝治疗。颅内外(颈动脉和椎动脉)夹层动脉瘤目前一般采用抗凝治疗，但没有证据显示其疗效较抗血小板治疗更好。

（2）康复治疗：卒中发病一年内，有条件时应持续进行康复治疗，并适当增加每次康复治疗的时间和强度。

六、护理

（一）护理评估

1. 病史

（1）询问病人起病情况，如起病的时间、方式，有无明显的前驱症状和伴发症状，如小脑后下动脉梗死的病人可能出现眩晕、恶心、呕吐。

（2）了解病人有无脑动脉粥样硬化、高血压、高脂血症及短暂性脑缺血发作病史；是否有过复视、步态不稳、记忆障碍、失语或一侧肢体麻木、无力、突然跌倒病史；是否进行过治疗及目前用药情况，是否按医嘱服用降血压、降血糖、降血脂及抗凝药物。

（3）了解病人的生活方式、饮食习惯，注意是否长期摄入高盐、高动物脂肪，有无抽烟、饮酒等嗜好，有无家族史。

2. 身体评估

（1）生命体征：血压、脉搏、呼吸、体温有无异常。

（2）意识与精神状态：观察病人的神志是否清楚，有无意识障碍；评估病人的精神状况，检查有无认知功能与行为、定向力的异常，是否表情淡漠呆滞，意志缺乏或欣快；有无口吃或失语。

（3）头颈部检查：观察病人瞳孔大小及对光反射是否正常，视野有无缺损；注意有无

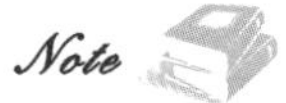

眼球运动受限、眼球震颤及眼睑闭合不全;有无面部表情异常;有无口角歪斜和鼻唇沟变浅;有无听力下降或耳鸣;有无饮水反呛、吞咽困难或咀嚼无力;颈动脉搏动是否减弱或消失,有无血管杂音。

(4) 四肢躯干检查:注意病人有无肢体活动障碍和感觉缺失;有无步态不稳或异常不自主动作,四肢肌力、肌张力有无异常,有无肌萎缩或关节活动受限;皮肤有无水肿、多汗、脱屑或破损;括约肌功能有无障碍。

3. 实验室及其他检查

(1) 注意血糖、血脂、血液流变学检查是否正常。

(2) 头部 CT 和 MRI 检查有无异常改变。

(3) 单光子发射断层扫描检查有无脑局部的血流灌注异常。

(4) 经颅多普勒检查有无大血管的闭塞及血管弹性改变。

(二) 常用护理诊断

1. 躯体移动障碍 与偏瘫或平衡能力降低有关。

2. 吞咽障碍 与意识障碍或延髓麻痹有关。

3. 语言沟通障碍 与语言中枢功能受损有关。

(三) 护理目标

(1) 病人情绪稳定,能配合进行语言和肢体功能的康复训练,语言表达能力和躯体活动能力逐步增强。

(2) 能掌握进食的恰当方法,维持正常的营养供给,吞咽功能逐步恢复正常。

(3) 不发生受伤、误吸、压疮及各种感染。

(四) 护理措施及依据

1. 躯体移动障碍

(1) 心理护理:向病人及家属提供有关疾病、治疗及预后的可靠信息;关心尊重病人,避免刺激和损伤病人自尊的言行;指导病人正确面对疾病,克服急躁心理和悲观情绪,避免过分依赖心理;增强病人自我照顾的能力与信心。

(2) 生活护理:将日常用品和呼叫器置于病人健侧随手可及处,方便病人随时取用;指导和协助病人洗漱、进食、如厕、穿脱衣服及搞好个人卫生;保持床单整洁、干燥;帮助病人定时翻身、拍背,饭后漱口,保持口腔清洁,早晚温水全身擦拭,促进患肢血液循环和感觉舒适;指导病人学会配合和使用便器,保持大小便通畅和会阴部清洁。

(3) 康复护理:与病人及家属共同制订康复训练计划,告知病人保持床上、椅上的正确体位摆放及正常运动模式的重要性,指导病人早期进行肢体被动和主动运动的方法,鼓励病人每日数次"十指交叉握手"的自我辅助运动及"桥式运动"训练,并辅以理疗、按摩、针灸,促进肢体功能早日康复。

(4) 安全护理:病人开始下床活动后,要特别注意减少环境中的危险因素,使病人远离有暴力行为可能的其他病人;改变病室环境(如保持地面干燥、减少障碍物等);康复训练应循序渐进,加强保护。

(5) 用药护理:脑血栓形成病人常联合应用溶栓、抗凝、血管扩张药及脑代谢活化剂等,老年护理人员应了解各类药物的作用、不良反应与使用注意事项,按医嘱正确用药。由于甘露醇结晶易阻塞肾小管引起血尿或无尿等肾损害,应注意尿常规检查,心、肾功能不良者应慎用。使用地塞米松等糖皮质激素时应警惕继发感染和消化道出血。使用溶

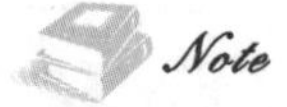

栓、抗凝药物时应严格掌握药物剂量，监测出凝血时间、凝血酶原时间，观察有无皮肤及消化道出血倾向，如黑便、皮下出血等；如果病人再次出现偏瘫或原有症状加重，应考虑是否并发颅内出血；同时要观察有无栓子脱落引起的小栓塞，如肠系膜上动脉栓塞可引起腹痛，下肢静脉栓塞可出现皮肤肿胀、发红及肢体疼痛、功能障碍。使用血管扩张药尤其是尼莫地平等钙通道阻滞剂时，滴速应慢，同时应监测血压变化。低分子右旋糖酐可引起发热、皮疹甚至过敏性休克，应密切观察。

2. 吞咽障碍

（1）评估吞咽障碍的程度：观察病人能否经口进食，进食和饮水时有无呛咳以及进食的量和速度。

（2）饮食指导：鼓励能吞咽的病人进食，少量多餐；吃饭或饮水时抬高床头，尽量端坐，头稍前倾；选择软饭、半流质或糊状食物，避免粗糙、干硬、辛辣等刺激性食物；给病人提供充足的进餐时间，每次进食要少，让病人充分咀嚼；如有食物滞留口内，鼓励病人用舌的运动将食物后送以利吞咽。

（3）防止窒息：注意保持进餐环境的安静、舒适，减少进餐时环境中分散注意力的干扰因素，如电视、收音机、护理活动等。告诉病人进餐时不要讲话，以避免呛咳、误吸等。如病人反呛、误吸或呕吐，应注意保持其呼吸道通畅和口腔清洁。床旁备吸引装置。

（4）鼻饲饮食的护理：病人不能吞咽时给予鼻饲饮食。教给病人及照顾者饮食的原则、内容、胃管鼻饲的方法及注意事项。饮食原则与内容为进食高蛋白、高维生素、无刺激性的流质饮食，如牛奶、蒸鸡蛋、豆奶、鱼汤、菜汤等，应供给足够的热量。

3. 语言沟通障碍的护理　对存在语言障碍的病人，当其急于表达却又力不从心的时候，应首先安抚病人的情绪，用非语言交流技巧与其沟通，如通过适当的手势、表情等方式。可进行笔谈，建立文字信息交流卡片等。先进行单字发音练习，即容易发的音，然后到多音字、句、段循序渐进。鼓励病人开口说话。每次与病人交谈的时候，都要有足够的时间让病人组织语言表达的内容，切忌催促病人和产生不耐烦心理。进行舌肌、咀嚼肌运动功能训练，做伸舌运动，使舌头尽量向外伸，8～10 次/日，4 分/次，分别于三餐前进行。进行颊肌、咽部内收肌运动训练，指导病人鼓腮、磕牙，做深呼吸、咳嗽训练，随后做吸吮动作以收缩颊部及口轮匝肌运动。

（五）评价

（1）病人能按计划循序渐进、持之以恒地进行语言或肢体功能的康复训练，生活需要得到满足，日常生活活动能力逐步增强。

（2）病人和照顾者能叙述防止呛噎与窒息的恰当方法，正确进食或鼻饲，营养需要得到满足。

（3）未发生各种并发症。

（六）保健指导

（1）告知本病的康复治疗知识与自我护理方法，鼓励病人做力所能及的家务，日常生活活动不要依赖家人，多参加朋友聚会和一些有益的社会活动。

（2）生活起居有规律，克服不良嗜好，合理饮食，多吃芹菜、山楂、香蕉、海带、鱼、芝麻、大枣、豆类等。

（3）病人起床或低头系鞋带等体位变换时动作要慢，转头不宜过猛，洗澡时间不宜过长，平日外出时多加小心，防止跌倒，关注气候变化，注意保暖，防止感冒。

（4）积极防治高血压、糖尿病、高脂血症、冠心病、肥胖。

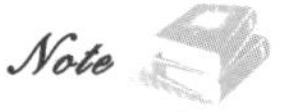

（七）预后

本病的病死率约为10%，致残率在50%以上。存活者中40%以上可复发，且复发次数越多，病死率和致残率越高。

（蒋勤慧）

第三节　脑　栓　塞

脑栓塞(cerebral embolism)是指脑动脉被进入血液循环的栓子堵塞所引起的急性脑血管疾病，约占脑梗死的15%。

一、病因及发病机制

根据栓子来源可分为心源性脑栓塞、非心源性脑栓塞和来源不明性脑栓塞三种。老年病人脑栓塞常由冠心病或大动脉病变引起。

（一）心源性脑栓塞

心源性脑栓塞占脑栓塞的60%～75%，栓子在心内膜和瓣膜产生，脱落入脑后致病。主要见于以下几种疾病。

1. 心房颤动(atrial fibrillation, AF)　心房颤动是心源性脑栓塞最常见的原因。心房颤动时左心房收缩性降低，血流缓慢淤滞，易导致附壁血栓，栓子脱落引起脑栓塞。

2. 心脏瓣膜病　心脏瓣膜病是指先天性发育异常或后天疾病引起的心脏瓣膜病变，可以影响血流动力学，累及心房或心室内膜即可导致附壁血栓。

3. 心肌梗死　面积较大或合并慢性心功能衰竭即可导致血循环淤滞形成附壁血栓。

4. 其他　心房黏液瘤、二尖瓣脱垂、心内膜纤维变性、先天性心脏病或瓣膜手术均可形成附壁血栓。

（二）非心源性脑栓塞

非心源性脑栓塞指源于心脏以外的栓子随血流进入脑内造成脑栓塞。常见原因有以下几点。

1. 动脉粥样硬化斑块脱落性血栓栓塞　主动脉弓或颈动脉粥样硬化斑块破裂继发血栓形成，血栓脱落形成栓子，沿颈内动脉或椎-基底动脉入脑。

2. 脂肪栓塞　见于长骨骨折或手术后。

3. 空气栓塞　主要见于静脉穿刺、潜水减压、人工气胸。

4. 癌栓塞　浸润性生长的恶性肿瘤，可以破坏血管，瘤细胞入血形成癌栓塞。

5. 其他　少见的感染性脓栓塞、寄生虫栓塞和异物栓塞等可引起脑栓塞。

（三）来源不明性脑栓塞

少数病例查不到栓子来源。

二、病理

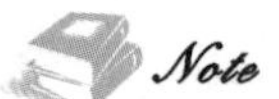

栓子常停止于颅内血管的分叉处或其他管腔的自然狭窄部位，常见于颈内动脉系

统，其中大脑中动脉尤为多见，特别是上部的分支最易受累，而椎-基底动脉系统少见。

脑栓塞病理改变与脑血栓形成基本相同，但由于栓塞性脑梗死发展较快，没有时间建立侧支循环，因此，栓塞性脑梗死较血栓性脑梗死临床发病更快，局部脑缺血常更严重。脑栓塞引起的脑组织坏死分为缺血性梗死、出血性梗死和混合性梗死，其中出血性梗死更常见，占30%～50%，可能由于栓塞血管内栓子破碎向远端前移，恢复血流后栓塞区缺血坏死的血管壁在血压作用下发生破裂出血。除脑梗死外，还可发现身体其他部位如肺、脾、肾、肠系膜、四肢、皮肤和巩膜等栓塞证据。

三、临床表现

（一）一般特点

脑栓塞可发生于任何年龄，以青壮年多见。多在活动中急骤发病，无前驱症状，局灶性神经体征在数秒至数分钟达到高峰，多表现为完全性卒中。大多数病人伴有风湿性心脏病、冠心病和严重心律失常等，或存在心脏手术、长骨骨折、血管内介入治疗等栓子来源病史。有些病人同时并发肺栓塞（气急、发绀、胸痛、咯血和胸膜摩擦音等）、肾栓塞（腰痛、血尿等）、肠系膜栓塞（腹痛、便血等）和皮肤栓塞（出血点或淤斑）等疾病表现。意识障碍的有无取决于栓塞血管的大小和梗死的面积。

（二）临床表现

不同部位血管栓塞会造成相应的血管闭塞综合征，详见脑血栓形成部分。与脑血栓形成相比，脑栓塞容易复发和出血。病情波动较大，发病初期严重，但因为血管的再通，部分病例临床症状可迅速缓解；有时因并发出血，临床症状可急剧恶化；有时因栓塞再发，稳定或一度好转的局灶性体征可再次加重。本病如因感染性栓子栓塞所致，并发颅内感染者，多病情危重。

四、辅助检查

1. CT和MRI检查　可显示缺血性梗死或出血性梗死改变，合并出血性梗死高度支持脑栓塞诊断。CT检查在发病后24～48 h内可见病变部位呈低密度改变，发生出血性梗死时可见低密度梗死区出现1个或多个高密度影。MRI可发现颈动脉狭窄或闭塞。

2. 脑脊液检查　一般压力正常，压力增高提示大面积脑梗死，如非必要尽量避免行此项检查。出血性梗死脑脊液可呈血性或镜下红细胞；感染性脑栓塞如亚急性细菌性心内膜炎产生含细菌栓子，脑脊液细胞数明显增高，早期中性粒细胞为主，晚期淋巴细胞为主；脂肪栓塞脑脊液可见脂肪球。

3. 心电图检查　应常规检查，作为确定心肌梗死和心律失常的依据。脑栓塞作为心肌梗死首发症状并不少见，更需注意无症状性心肌梗死。超声心动图检查可了解是否存在心源性栓塞，颈动脉超声检查可评价颈动脉管腔狭窄程度及动脉粥样硬化斑块情况，对证实颈动脉源性栓塞有一定意义。

五、治疗

（一）脑栓塞治疗

与脑血栓形成治疗原则基本相同，主要是改善循环、减轻脑水肿、防止出血、减小梗死范围。注意在合并出血性梗死时，应暂停溶栓、抗凝和抗血小板药物，防止出血加重。

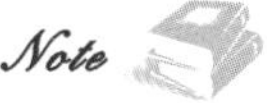

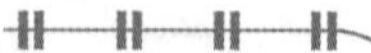

（二）原发病治疗

针对性治疗原发病有利于脑栓塞病情控制和防止复发。对感染性栓塞应使用抗生素，并禁用溶栓和抗凝治疗，防止感染扩散；对脂肪栓塞，可采用肝素、5%碳酸氢钠及脂溶剂，有助于脂肪颗粒溶解；有心律失常者，应予以纠正；空气栓塞者可进行高压氧治疗。

（三）抗栓治疗

心源性脑栓塞急性期一般不推荐抗凝治疗。房颤或有再栓塞高度风险的心源性疾病、动脉夹层或高度狭窄的病人推荐抗凝治疗预防再栓塞或栓塞继发血栓形成，抗凝药物用法见前述。心源性脑栓塞低度风险的病人，如来自下肢深静脉血栓形成的栓子，经未闭卵圆孔，直接进入颅内动脉而引起的脑栓塞(称为反常栓塞)，一般推荐抗血小板治疗。有抗凝治疗指征但无条件使用抗凝药物时，也可采用小剂量阿司匹林(50～150 mg/d)与氯吡格雷(75 mg/d)联合抗血小板治疗。最近研究证据表明，脑栓塞病人抗凝治疗导致梗死区出血很少给最终转归带来不良影响，治疗中要定期监测凝血功能并调整剂量。本病由于易并发出血，因此，溶栓治疗应严格掌握适应证。

六、护理

见本项目第二节“脑血栓形成”。

七、预后

脑栓塞预后与被栓塞血管大小、栓子数目及栓子性质有关。脑栓塞急性期病死率为5%～15%，多死于严重脑水肿、脑疝、肺部感染和心力衰竭。心肌梗死所致脑栓塞预后较差，存活的脑栓塞病人多有严重后遗症。如栓子来源不能消除，10%～20%的脑栓塞病人可能在病后1～2周内再发，再发病死率高。

（蒋勤慧）

第四节　脑　出　血

一、概述

脑出血(intracerebral hemorrhage，ICH)指颅内或全身疾病引起脑实质内出血，又称原发性或自发性脑出血。本病占急性脑血管疾病的20%～30%。年发病率为(60～80)/10万人，急性期病死率为30%～40%，据相关资料显示，脑出血6个月后仍有80%存活病人遗留残疾，是我国居民死亡和残疾的主要原因之一。其高峰发病年龄为50～70岁，男性略多。

在脑出血中大脑半球出血约占80%，脑干和小脑出血约占20%。本节重点介绍高血压性脑出血。

（一）病因及发病机制

最常见病因为高血压合并细小动脉硬化。其他病因包括脑动脉畸形、脑动脉瘤、脑动脉炎、血液疾病(白血病、再生障碍性贫血、血小板减少性紫癜、血友病等)、梗死后出

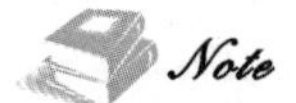

血、脑淀粉样血管病(cerebral amyloid angiopathy,CAA)、口服抗凝药或溶栓治疗、肿瘤等。病人常于情绪激动、剧烈活动、用力排便、酗酒等情况时诱发本病。

CAA属于自发性的颅内出血,指淀粉样物质沉淀在脑内血管导致症状性脑血管功能障碍的一种疾病。临床上多见于老年人,以脑血管破裂而引发反复和多灶性的出血为特征。

脑内动脉的特点为动脉壁薄弱,中层肌细胞和外膜结缔组织较少,而且无外弹力层。长期高血压使脑内细、小动脉发生玻璃样病变及纤维素性坏死,管壁弹性减弱,当血压骤然升高时(如情绪激动、剧烈活动等)血管易破裂出血。高血压脑出血的发病部位以基底核区多见,主要因为供应此处的豆纹动脉从大脑中动脉呈直角发出,在原有血管病变的基础上,当承受压力较高的血流冲击时,易造成血管破裂出血。在血流冲击下,弹性减弱的病变血管壁向外膨出形成微小动脉瘤,当血压剧烈波动时,微小动脉瘤破裂导致出血。高血压可致远端微血管痉挛,引起小血管缺血、缺氧、坏死而发生出血。

(二)临床表现

脑出血常发生于50岁及以上有高血压病史的病人,男性较女性多见,冬季发病率较高。本病起病突然,多因体力活动、情绪激动、用力屏气、饭后或酒后血压升高而诱发。发病前常无前驱症状,少数病人可有头晕、头痛及肢体无力等。发病后症状可在数分钟至数小时内达到高峰。病人在发病时常出现血压明显升高、剧烈头痛、呕吐,严重者可很快出现意识和神经功能障碍,并进行性加重。临床表现的轻重主要取决于出血量和出血部位。不同部位出血的临床表现如下。

1. 基底节出血　基底节出血可表现为壳核出血、丘脑出血和尾状核出血。

(1) 壳核出血:基底节出血中壳核是高血压脑出血最常见的出血部位,占50%～60%,主要由豆纹动脉尤其是其外侧支破裂引起。血肿常向内扩展波及内囊。损伤内囊常引起对侧偏瘫、对侧偏身感觉障碍和同向性偏盲(三偏征)。随着出血量增多,病人意识障碍加重,并出现颅内压增高表现,甚至引起小脑幕裂孔疝,最后呼吸和循环衰竭而死亡。

(2) 丘脑出血:占高血压脑出血的24%,临床表现与壳核出血相近,病人常有“三偏征”,一般感觉障碍重于运动障碍,深、浅感觉均有障碍,以深感觉障碍更为明显;下肢瘫痪重于上肢。可出现特征性眼征,双眼不能向上凝视或凝视鼻尖、眼球会聚障碍和瞳孔对光反射迟钝等。优势侧出血可致丘脑性失语、丘脑性痴呆。

(3) 尾状核出血:较少见,一般出血量不大,临床表现为头痛、呕吐、对侧中枢性面舌瘫、轻度项强;也可仅出现脑膜刺激征。

2. 脑干出血　脑干出血约占脑出血的10%,以脑桥为最常见的出血部位,中脑较为少见,延髓出血极为罕见。临床上常表现为突发头痛、呕吐、眩晕、复视、交叉性瘫痪或偏瘫、四肢瘫等。出血常先自一侧脑桥开始,出血量少时,病人意识清楚,当出血扩大并波及两侧脑桥时,病人很快进入意识障碍,眼球自主活动小时瞳孔为针尖样、四肢瘫痪、呼吸不规则、去大脑强直、应激性溃疡、中枢性高热等,提示病情危重,病人常在48 h内死亡。

3. 小脑出血　小脑出血约占脑出血的10%。发病突然,眩晕和共济失调明显,可伴频繁呕吐和枕部疼痛。小量出血者表现为小脑症状,如眼球震颤、病变侧共济失调、站立和步态不稳等,肌张力降低,无偏瘫。大量出血者,尤其是小脑蚓部出血时,病人很快进入昏迷,发病时或发病后12～24 h内出现颅内压迅速增高、双侧瞳孔缩小呈针尖样、呼吸节律不规则,最后形成枕骨大孔疝而死亡。

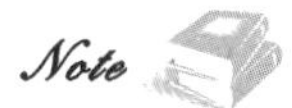

4. 脑室出血 脑室出血分为原发性和继发性。原发性脑室出血是指脉络丛血管出血或室膜下动脉破裂出血进入脑室;继发性脑室出血是指脑实质出血破入脑室。此处仅介绍原发性脑室出血,占脑出血的3%~5%。出血量较少时,仅表现为头痛、呕吐、脑膜刺激征阳性,多无局灶性神经体征。临床上易误诊为蛛网膜下腔出血,需要经头颅电子计算机断层扫描确诊。出血量大时,很快进入昏迷,双侧瞳孔缩小呈针尖样,四肢肌张力增高,病理反射阳性,早期出现去脑强直发作,脑膜刺激征阳性;常有丘脑下部受损的表现,如上消化道出血、中枢性高热、大汗、应激性溃疡、急性肺水肿、血糖增高及尿崩症,如出现血压下降,体温增高则提示预后不良,病人多迅速死亡。

5. 脑叶出血 脑叶出血占脑出血的5%~10%,最常见的出血部位为顶叶,其次为颞叶、枕叶及额叶。临床表现为头痛、呕吐,可见癫痫,肢体瘫痪较轻,昏迷较少见。根据累及脑叶的不同部位,临床表现可有不同。

(1) 额叶出血:可有前额痛、呕吐、癫痫发作、对侧偏瘫和精神障碍等,优势半球出血可出现运动性失语。

(2) 顶叶出血:偏瘫较轻,而偏身感觉障碍显著;对侧下象限偏盲;优势半球出血可出现混合性失语。

(3) 颞叶出血:表现为对侧中枢性面舌瘫及以上肢为主的瘫痪;对侧上象限盲;优势半球出血可出现感觉性或混合性失语;可有颞叶癫痫、幻嗅、幻视等。

(4) 枕叶出血:表现为对侧同向性偏盲,可有一过性黑矇和视物变形;多无肢体瘫痪。

(三) 治疗要点

治疗基本原则为脱水降颅压,减轻脑水肿;调整血压;防止继续出血,保护出血所致继发性损害;促进神经功能恢复;防治并发症。

(1) 一般治疗:提供安静舒适的环境,嘱病人卧床休息,避免情绪激动及血压升高;密切观察病人病情,保持呼吸道通畅;吸氧、昏迷及吞咽困难的病人可进行鼻饲;预防感染,保持肢体功能位,维持水电解质平衡。

(2) 脱水降颅压:颅内压增高由早期血肿的占位和周围脑组织水肿造成,严重时可导致脑疝形成,是脑出血病人死亡的主要原因。因此,积极脱水降颅压,防治脑水肿成为治疗脑出血的重要环节。脑水肿一般在脑出血后48 h达到高峰。运用高渗脱水药进行治疗。

①可选用20%甘露醇125~250 mL,快速静滴,6~8次/小时,疗程7日左右。

②呋塞米20~40 mg,静脉或肌内注射,2~4次/日。

③甘油果糖500 mL静滴,1~2次/日,脱水作用温和,无反跳现象,适用于轻症病人、重症病情好转病人以及肾功能不全的病人。用药过程中应监测水电解质平衡以及尿量。

(3) 调控血压:病人脑出血后,机体在颅内压升高的调节作用下,会出现血压升高,以保持脑血流量的相对稳定,而当颅内压下降时血压也随之降低。因此,脑出血急性期以脱水降压治疗为基础,一般不予以降压药,但病人血压≥200/110 mmHg时,应予以降压控制,将血压维持在略高于发病前水平或180/105 mmHg左右,并严密观察血压变化。脑出血病人降压速度不宜过快,以防脑低灌注发生;血压过低者,应进行升压治疗以维持足够的脑灌注。急性期血压骤然下降提示病情危重。脑出血恢复期应将血压控制在正常范围。

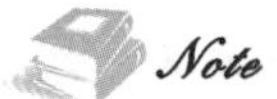

(4) 亚低温治疗:局部亚低温治疗是目前临床研究认为治疗脑出血的一种效果较好

的新的辅助治疗方法。目前研究认为，脑出血病人越早应用，预后越好。亚低温治疗是在应用肌松药和控制呼吸的基础上，采用降温毯、降温仪、降温头盔等进行局部降温，温度控制在 32～35 ℃，可促进神经功能缺损恢复，改善病人预后，安全有效。

(5) 止血和凝血治疗：并发消化道出血时，常用 6-氨基己酸、对羧基苄胺、氨甲环酸。应激性消化道溃疡出血可用西咪替丁、奥美拉唑等药物。

(6) 外科治疗：内科治疗无效者，可考虑开颅行血肿清除、脑室穿刺引流、经皮钻孔血肿穿刺抽吸等手术治疗。一般手术时间应选择发病后 6～24 h 进行。

(7) 康复治疗：早期将患肢置于功能位。病人生命体征稳定、病情控制后，应尽早进行肢体、语言等功能康复，以促进神经功能恢复，提高生存质量。

二、护理评估

(一) 健康史

1. 病史

(1) 病因和危险因素：了解病人既往有无高血压、动脉粥样硬化、家族脑卒中病史和血液病等；是否遵医嘱进行过降压、抗凝等治疗；既往治疗效果和目前用药情况；病人的生活饮食习惯、性格特点等。

(2) 起病情况和临床表现：了解发病的方式、时长及有无明显诱因，病人是在活动时还是安静状态下发病；发病前有无情绪激动、过度劳累、用力排便等诱因；发病前有无头晕、头痛、肢体麻木和口齿不清等前驱症状；发病时间及病情发展速度；有无剧烈头痛、喷射性呕吐、意识障碍、烦躁不安等颅内压增高的表现。

2. 身体评估　瞳孔大小及对光反射情况；有无意识障碍及其严重程度；有无中枢性高热和呼吸节律、频率和深度的异常；血压升高程度；脉率和脉律情况；有无失语及其类型；有无肢体瘫痪及其类型、性质和程度；有无吞咽困难和饮水呛咳；有无排便、排尿障碍；有无颈部抵抗等脑膜刺激征和病理反射；机体营养状况。

(二) 实验室检查

1. 头颅 CT　头颅 CT 是确诊脑出血的首选检查，可区分脑出血与脑梗死，CT 可清晰、准确显示出血的部位、大小、血肿形态、脑水肿情况及是否破入脑室等，有助于指导治疗、护理和判定预后。早期血肿在 CT 上表现为边界清楚的圆形或椭圆形高密度影像。观察病人有无高密度影像及其出现的部位、范围和出血量。

2. 头颅磁共振成像(magnetic resonance imaging，MRI)　MRI 对检出脑干、小脑的出血灶和监测脑出血的演进过程优于 CT，较 CT 更易发现脑血管畸形、肿瘤及血管瘤等病变。观察病人有无脑血管畸形、肿瘤及血管瘤等病变的相应表现。

3. 脑脊液检查　脑脊液压力增高，血液破入脑室者脑脊液呈血性。观察颜色及压力有无增高，病情危重有脑疝时禁忌行脑脊液检查，以免诱发脑疝。

4. 脑血管造影及增强 CT、磁共振血管成像(magnetic resonance angiography，MRA)、数字减影脑血管造影(digital subtraction angiography，DSA)　可显示脑血管的位置、形态及分布情况等，可发现脑动脉瘤、脑血管畸形及脑底异常血管网病等脑出血的病因。

5. 其他检查　血常规、心电图、血糖、凝血功能、血电解质等相关检查观察病人的全身状态有无异常。

(三) 心理-社会状况

了解病人是否存在因突然发生的感觉障碍、运动障碍、交流障碍而产生焦虑、恐惧、

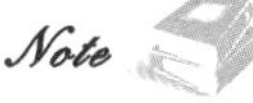

绝望等心理反应,是否对自己的生活能力和生存价值丧失信心;评估病人及家属对疾病的病因及诱因、治疗护理经过、防治知识及预后的了解程度;评估家庭环境、经济状况以及家属对病人的关心、照顾、支持程度等,有无应对措施、应对无力等。

三、护理诊断

1. 意识障碍 与脑出血导致脑水肿、颅内压增高有关。

2. 躯体活动障碍 与肢体瘫痪有关。

3. 潜在并发症 脑疝、上消化道出血。

4. 自理缺陷 与脑出血所致肢体瘫痪、意识障碍等有关。

5. 语言沟通障碍 与脑出血累及舌咽、迷走神经及大脑优势半球语言中枢有关。

6. 有失用综合征的危险 与脑出血所致意识障碍、运动障碍、长期卧床有关。

7. 有皮肤完整性受损的风险 与意识障碍、运动障碍、长期卧床导致皮肤受压、营养不良及老年人皮肤感觉减退有关。

8. 有感染的危险 与意识障碍、机体抵抗力弱、呼吸道分泌物排出不畅、留置导尿管等有关。

9. 知识缺乏 缺乏有关脑出血的预防保健知识。

四、护理计划

病人意识障碍减轻或逐渐恢复,躯体活动能力逐步增强;日常生活能部分或完全自理,能用简单的语句完成日常沟通,不发生因意识障碍、肢体瘫痪导致的误吸、窒息、感染、压疮、肢体萎缩、关节挛缩或变形等。病人能够配合药物治疗,预防脑疝、上消化道出血发生,发生时能及时识别。病人及家属能叙述脑出血的预防保健知识。

五、实施护理计划

(一) 意识障碍

1. 休息 急性期安静休息,一般卧床休息 2～4 周,发病 24～48 h 内避免搬动,必须搬动时,应保持病人身体长轴在一条直线上,以免牵动头部。病人头部抬高 15°～30°,减轻脑水肿。保持病室安静,光线柔和,限制亲友探视,各项护理措施应动作轻柔,集中进行,避免刺激病人。谵妄者加床栏,必要时做适当的约束,防治坠床和自伤、伤人;慎用热水袋,防治烫伤。禁止灌肠,防止病情加重。

2. 遵医嘱用药

(1) 降低颅内压药物:常用药物有 20%甘露醇、呋塞米。首选 20%甘露醇,125～250 mL,快速静滴,在 15～30 min 内滴完。可同时应用呋塞米 20～40 mg,静注,二者交替使用。用药期间注意监测病人病情变化。

(2) 降压药:经降颅内压治疗后,收缩压≥200 mmHg 或舒张压≥110 mmHg 时,可应用作用较温和的降压药如硫酸镁等,以维持舒张压在 100 mmHg 左右即可。用药过程中应密切观察血压变化,防止血压下降过快,根据病情及时调整用药。

(3) 病情观察:密切观察并及时记录病人生命体征、意识状况、瞳孔等变化情况,如有异常及时通知医生处理。

(二) 躯体活动障碍

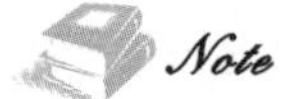

发病后保持瘫痪肢体处于功能位,病情稳定后可尽早进行瘫痪肢体康复训练,可以

从按摩和被动运动开始，有助于病人早日恢复生活自理能力。

（三）潜在并发症

1. 脑疝

（1）病情评估：脑疝是脑出血病人最常见的直接死亡原因。应密切观察病人意识、体温、脉搏、呼吸、血压等生命体征，如病人出现剧烈头痛、喷射性呕吐、烦躁不安、血压升高、脉搏减慢、意识障碍进行性加重、双侧瞳孔不等大、呼吸不规则等脑疝的先兆表现时，应立即报告医生处理。

（2）配合抢救：迅速为病人建立静脉通道，遵医嘱快速静滴甘露醇或静注呋塞米，避免药物外渗。立即吸氧，保持呼吸道通畅。备好气管切开包、脑室穿刺引流包、呼吸机、监护仪和抢救药品等。

2. 上消化道出血

（1）病情监测：观察病人有无恶心、上腹部疼痛、饱胀、呕血、黑便、尿量减少等症状。观察病人的呕吐物、胃液是否为咖啡色或血性，观察有无黑便，并做大便隐血试验，及时发现有无上消化道出血。

（2）饮食护理：遵医嘱禁食，出血量减少后给予少量清淡易消化饮食，少量多餐，防止胃黏膜损伤及加重出血。遵医嘱鼻饲病人应定时喂食，保证足够的营养供给；进食时及进食后 30 min 抬高床头防止食物反流。

（3）心理护理：应安慰病人及家属，消除紧张情绪，创造安静舒适的环境。

（四）自理缺陷

1. 生活照顾　评估病人自理能力缺陷程度，然后根据评估结果对病人提供照顾和帮助，指导、协助病人做好日常生活护理，如洗漱、进食、如厕、坐轮椅等。保持床单整洁、干燥；协助卧床病人定时翻身、拍背、按摩关节和骨隆突部位，预防压疮；指导病人保持口腔清洁，必要时做好口腔护理，预防口腔感染；早晚间用温水全身擦洗，促进患肢血液循环；指导病人学会使用便器，保持大小便通畅和会阴部清洁；将日常用品和呼叫器置于病人伸手可及处。

2. 增强自理能力　根据病人的病情，鼓励病人做力所能及的日常生活活动。当患侧肢体肌力改善后，可进行一些精细动作的训练，如手的抓握、解扣、使用勺子和筷子进食等。循序渐进，增加难度。当病人完成后，要及时给予肯定和鼓励，增强病人锻炼的信心和意志。

（五）语言沟通障碍

（1）关心、尊重病人，向病人耐心解释病情。病人有进步时，要多鼓励病人，耐心交流，鼓励家属、朋友与其沟通。

（2）沟通方法指导，鼓励病人向医护人员及家属表达自己的意愿，可以借助多种方法交流，如卡片、纸本、手势等。与病人交流要耐心，交流内容不要过于复杂，语速要慢。

（3）语言康复训练，宜制订个体化康复训练计划。由专业语言师指导，协助病人训练。训练中坚持由少到多、由易到难、循序渐进、持之以恒的原则。①肌群运动：包括缩唇、叩齿、伸舌、鼓腮、吹气等。②发音训练：先练习单音节发音，之后让病人复述简单句。③复述训练：复述单词或词汇，轮回训练。④命名训练：让病人说出常用物品的名称及自己的姓名等。⑤刺激法训练：如听语指图、指物、指字等。

（六）有失用综合征的危险

向病人介绍疾病的基本知识及康复训练的重要性，鼓励家属参与，肯定病人在训练

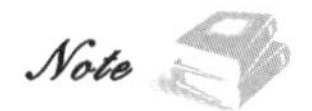

中取得的进步,以利于病人树立恢复生活自理能力的信心。

(七) 有皮肤完整性受损的风险

加强保护,为病人准备气垫床,安置好体位后,在身体空隙处放置软枕及海绵垫,避免局部尤其是骨隆突处长期受压。定时翻身,协助病人每 2 h 翻身一次,翻身时避免拖、拉、推等机械刺激动作。床铺保持清洁、干燥、无碎屑,如有大小便、出血、呕吐物、汗液要及时处理干净。保持皮肤清洁。提供高营养饮食,提高免疫力,以增强组织修复能力。

(八) 有感染的危险

保持病室空气清新,定时消毒;痰液较多病人,可遵医嘱运用化痰药,并及时吸痰,同时做好口腔护理,随时清除呼吸道分泌物。对意识状态清醒的病人,鼓励其有效咳嗽;留置导尿管的过程中严格无菌操作,做好尿道口护理;观察病人的体温、呼吸的变化,如有高热、咳嗽、咳黄浓痰,考虑感染,应及时处理。

(九) 知识缺乏

1. 疾病知识的指导 向病人及家属介绍有关疾病的基本知识,告知积极治疗原发病对防止再次出血的重要性,告知早期功能锻炼的意义。鼓励病人增强自我照顾的意识,早日恢复生活自理。高血压病人应监测血压,遵医嘱用药,保持乐观心态,避免过度劳累、精神紧张、情绪激动、用力排便、饱食等诱发因素,发现血压波动异常及时就诊。

2. 饮食护理 给予病人清淡、易消化、低盐、低脂、高维生素饮食,避免刺激性食物,戒烟酒,保持大便通畅。

3. 病情监测 告知病人及家属脑出血先兆,如出现严重头痛、眩晕、肢体麻木、口齿不清时,应及时就诊。教会家属再次发生脑出血时现场急救处理措施。

4. 保持呼吸道通畅 平卧头侧位或侧卧位,开放气道,取下活动性义齿,及时清除口鼻分泌物和吸痰,防治舌后坠、窒息、误吸或肺部感染。

5. 病情监测 严密监测并记录生命体征及意识、瞳孔变化,观察有无恶心、呕吐及呕吐物的性状与量,准确记录出入水量,预防消化道出血和脑疝发生。

六、护理评价

病人意识障碍是否减轻,躯体活动能力是否增强;日常生活自理能力是否提高,言语表达能力能否增强,无误吸、窒息、感染、压疮、肢体萎缩、关节挛缩或变形等并发症发生。病人能够配合药物治疗,病人及家属能叙述脑出血的预防保健知识。

直通护考
5-15

(王　冰)

第五节　血管性痴呆

一、概述

血管性痴呆(vascular dementia,VD)指脑血管病变导致脑循环障碍后引发的脑功能降低导致的痴呆。VD是在阿尔兹海默病之后第二常见的痴呆。65 岁及以上人群中痴呆的患病率大约为 5%,其中阿尔兹海默病占 50%,VD 占 20%,二者合并占 10%～

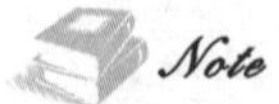

20%。老年痴呆是继肿瘤、心脏病、脑血管病之后引起老年人死亡的第四大病因，给老年人及其家庭带来痛苦，给社会带来沉重负担，成为目前的研究热点。

（一）病因及发病机制

1. 脑血管病　常见的有动脉病变、心源性栓塞、小血管病变及血流动力学机制有关的脑梗死、脑出血、脑静脉病变等。

2. 危险因素　包括脑血管病的常见危险因素（高血压、高脂血症、心脏病、糖尿病、动脉粥样硬化及吸烟）、脑卒中、缺血性白质病变、高龄及受教育程度低等。

（二）临床表现

VD的临床特点：可突然发生，阶梯式进展，波动性或慢性病程，有脑卒中病史。VD可分为多梗死性、关键部位梗死性、皮质下血管性、低灌注性、出血性、遗传性、混合性等多种类型。下面介绍前三类的临床表现。

1. 多梗死性痴呆　多梗死性痴呆是最常见类型，常有高血压、动脉粥样硬化，反复多次缺血性脑血管事件发作的病史。典型的临床表现为一侧的感觉和运动功能障碍，突发的认知功能损害、失语、失认、失用等，早期可出现较轻的记忆障碍，并伴有一定程度执行能力受损，如缺乏目的性、主动性、组织能力减退等。典型的病程为突然发作、阶梯式加重和波动性的认知功能障碍。每次发作后有遗留的神经和精神症状，最终发展为全面和严重的智力衰退。

2. 关键部位梗死性痴呆　关键部位梗死性痴呆是与高级皮质功能有关的特殊关键部位缺血性病变引起的梗死。病人可出现记忆障碍、淡漠、缺乏主动性和忍耐力、发音困难、意识障碍等。

3. 皮质下血管性痴呆　皮质下血管性痴呆多发生于前额皮质下区域。皮质下综合征是主要的临床表现，表现为纯运动性偏瘫、构音障碍、步态障碍、抑郁和情绪不稳、执行功能缺失明显等。

（三）治疗要点

目前尚无可根治的药物，以预防为主。治疗上应早发现、早诊断、早治疗，采取综合措施，以维持、改善脑功能，延缓疾病的进程。

1. 防治脑卒中　避免治疗脑卒中和认知障碍的危险因素，如高血压、血脂异常、糖尿病及心脏病等；早期诊断和治疗脑卒中，预防脑卒中再发生。

2. 改善认知功能　目前尚无改善血管性认知功能障碍的标准疗法。研究证据显示胆碱酯酶抑制剂如多奈哌齐、加兰他敏和卡巴拉汀等对本病症状有改善作用。美金刚、尼莫地平、胞磷胆碱、丙戊茶碱、银杏叶制剂、脑活素等也可选用。

3. 控制行为和精神症状　可根据症状选用相应的抗精神病药物。

二、护理评估

（一）健康史

1. 病史　了解病人有无脑血管意外发作史、脑血栓形成、脑栓塞、高血压病史、高脂血症病史，有无脑部外伤等情况；有无老年痴呆的家族史。了解病人既往治疗效果和目前用药情况，是否还有其他疾病，病人的生活饮食习惯、性格特点等。

2. 身体评估　评估病人的记忆、思维、理解能力及注意力、应答力、阅读和书写能力、分析综合能力以及病人心智的敏捷度。评估老年人肢体活动能力、语言能力、情绪状况，

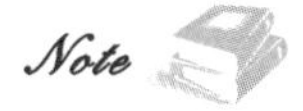

有无抑郁、焦虑、淡漠、烦躁不安、气愤发怒等表现。

(二) 实验室检查

1. 神经影像学脑部CT扫描 有无脑血管病变征象,有无不同部位的梗死灶及白质疏松。CT是否有相应部位的低密度,脑部MRI是否显示相应部位的长T_1、长T_2信号,病灶周围是否可见局限性的脑萎缩。

2. 神经心理学检查 可用各种量表了解病人认识功能损害情况。常用的有简易精神状态量表、蒙特利尔认知评估量表、长谷川痴呆量表、布莱斯德痴呆评定量表、日常生活功能量表、临床痴呆评定量表等。

(三) 心理-社会状况

血管性痴呆病人大多长时间被限制在家里,了解病人是否存在孤独、寂寞、羞愧、抑郁、消极厌世等情感脆弱的表现。评估家庭环境、经济状况以及家属对病人的关心、照顾、耐心及支持程度等,有无冷落、嫌弃病人。

三、护理诊断

1. 记忆受损 与记忆力进行性减退有关。

2. 自理缺陷 与认知障碍及丧失有关。

3. 思维过程紊乱 与认知障碍及丧失有关。

4. 语言沟通障碍 与思维障碍有关。

5. 有受伤的风险 与精神障碍有关。

6. 照顾者角色紧张 与病人病情严重,照顾者缺乏相关知识、担心疾病预后有关,与照顾时间较长有关。

四、护理计划

病人能最大限度地保持记忆能力、沟通能力和社交能力;日常生活能部分或完全自理;家庭能应对病人的情况,病人能较好地发挥残存功能,生活质量得以提高。照顾者能了解疾病护理的相关知识。

五、实施护理计划

(一) 记忆受损

1. 协助病人确认现实环境 病人房间颜色要明快、温馨,不宜使用冷色调,使用的物品可用明显标志标明,便于记忆。如果老年人丧失适应新环境的能力,则应保持家居用品和生活用品摆放的固定性,减少其辨认环境困难。帮助病人确认家庭住址,熟悉房间、卫生间等现实环境。

2. 协助病人保持记忆能力 可进行记忆力训练,鼓励病人回忆过去的生活经历,帮助其认识目前生活中的真实人物与事件,必要时予以纠正或提醒,诱导其恢复记忆并减少错误判断。训练过程中要有耐心,循序渐进,病人有进步要积极予以鼓励和肯定。

(二) 自理缺陷

1. 日常生活的指导与帮助 根据病人的病情,给予部分或全补偿性的护理与帮助,鼓励病人尽可能生活自理。必要时进行相关训练,如练习洗漱、穿衣、用餐和如厕等,训练中要充分尊重、理解病人,并指导照顾者掌握相关方法,耐心辅助病人。

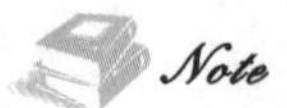

2. 加强重症病人的护理　晚期血管性痴呆病人需要专人照顾。注意日常生活护理，如清洁、饮食、大小便等。喂食时，应避免病人呛咳，引起肺部感染。长期卧床者，要定时翻身、清洁，预防压疮的发生。如已发生肺部感染者，要鼓励病人有效咳嗽，配合拍背等方式协助排痰；如为泌尿系感染者，应鼓励病人多饮水，加强会阴部护理，并做好留置导尿管的护理。

（三）思维过程紊乱

除了进行记忆力训练以外，还可进行其他的训练。

1. 智力锻炼　如拼图游戏、分类游戏等。

2. 社会适应能力训练　如处理简单的生活问题，日期、时间的运用等。

3. 数字概念和计算能力的训练　如练习简单的物品数量计算、日常生活开销统计等。

（四）语言沟通障碍

鼓励病人向老年护理人员及家属表达自己的意愿，每次交流前称呼病人的名字并介绍自己的身份。与病人交流要耐心，交流语句要简洁，语速要慢，清晰说出每个字，语调要温和，可借助多种方法交流，如卡片、纸本、手势等。在交流中，可提问让病人思考和回答，也可以让其解释一些词语的意义。

（五）有受伤的风险

1. 环境安全　保持地面平整、干燥，卫生间马桶旁安置扶手，家具高度适宜，放置较少的玻璃、镜子。

2. 物品安全　注意危险物品的管理，妥善保管药物。尽量不让病人接触电器、煤气、热水瓶等危险日常用品。

3. 外出管理　外出需要有人陪同，防迷路或走失。病人出门应随身携带信息卡，上面应有病人及照顾者的名字、家庭住址、联系方式。

4. 用药护理　病人因记忆力减退，常忘记吃药或重复多次吃药，易发生用药安全事件。应监督病人服药的过程或提醒其按时服药，密切观察药物的副作用反应和病情变化，以便及时处理。

（六）照顾者角色紧张

对照顾者进行疾病知识的指导，使其可根据病人病情合理安排照顾方案。关心照顾者，倾听他们的感受，理解他们的处境，尽力帮助他们解决困难，以便给病人更好的支持和照顾。教会照顾者要合理安排照顾工作和日常生活，合理休息，保持身心健康。并组织照顾者相互交流，加强联系与支持。如有必要，可寻求社会帮助和支持，在专业机构进行照顾。

六、护理评价

病人能否最大限度地保持记忆能力、沟通能力和社交能力；日常生活能否部分或完全自理；家庭能否应对病人的情况，病人能否较好地发挥残存功能，生活质量得以提高。照顾者能否了解疾病照顾的相关知识。

直通护考

5-16

（王　冰）

Note

第六节　帕金森病

一、概述

帕金森病(parkinson disease,PD)是中老年人常见的神经系统变性疾病。60岁及以上人群中患病率高达1%,40岁及以下人群发病者较少,男性发病稍多于女性。本病病变部位在中脑的黑质区域,以多巴胺能神经元选择性变性为主要病理改变。在神经变性疾病中,是仅次于阿尔茨海默病的第二大疾病。

(一)病因与发病机制

有关PD的病因迄今尚不明了,既往的研究表明可能与年龄老化、遗传、环境毒物、感染、氧化应激及自由基形成等因素有关。遗传因素可使患病易感性增加,但只有在环境因素及年龄老化的共同作用下,通过氧化应激,线粒体功能衰竭及其他因素等才导致黑质多巴胺能神经元大量变性并导致发病。

(二)临床表现

1. 静止性震颤　震颤往往是发病最早期的表现,通常从某一侧上肢远端开始,以拇指、食指及中指为主,手指的节律性震颤形成所谓"搓丸样动作"。然后逐渐扩展到同侧下肢和对侧上下肢,晚期可波及下颌、唇、舌和头部。上肢的震颤常比下肢重。在本病早期,震颤仅于肢体处于静止状态时出现,做随意运动时可减轻或暂时停止,情绪激动使之加重,睡眠时完全停止,故称为"静止性震颤"。强烈的意志和主观努力可暂时抑制震颤,但过后有加剧趋势。

2. 肌肉僵直　表现为屈肌和伸肌的肌张力均增高。病变的早期多由一侧肢体开始。初期感到某单侧肢体运动不灵活,有僵硬感,并逐渐加重,出现运动迟缓,甚至做一些日常生活的动作都有困难。当关节做被动运动时,增高的肌张力始终保持一致,类似弯曲软铅管的感觉,故称"铅管样强直";多数病人合并有震颤,在伸屈肢体时可感到在均匀的阻力上出现断续的停顿,如齿轮在转动一样,称为"齿轮样强直"。这是由于肌肉僵直与静止性震颤叠加所致。

3. 运动迟缓　表现为各种动作缓慢,如系鞋带、穿衣、扣纽扣、剃须、刷牙等动作缓慢或困难。写字也逐渐变得困难,笔迹弯曲,越写越小,又称为"写字过小症"。面部肌肉运动减少,面部表情呆板,瞬目动作减少甚至消失,医学上称为"面具脸"。部分病人可表现为吞咽困难,咀嚼缓慢。

4. 姿势步态异常　行走时起步困难,一旦开步,身体前倾,患侧上肢摆臂幅度减小或消失,随病情进展,步伐小而越走越快,不能及时停步,称"慌张步态"。启动、转弯时步态障碍尤为明显。晚期有坐位、卧位起立困难,有时行走中全身僵住,不能动弹,称为"冻结"现象。

5. 非运动症状　病人可有感觉障碍,早期出现嗅觉减退或睡眠障碍。常见为自主神经功能障碍的表现,如便秘、多汗、流涎、性功能减退和脂溢性皮炎等;有的病人伴有抑郁、焦虑等情感障碍及认知改变。

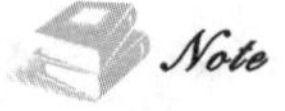

（三）治疗要点

采取综合治疗，包括药物治疗、手术治疗、康复治疗等，其中药物治疗是首选方案，且为主要的治疗手段，无论药物或手术治疗，只能改善症状而不能阻止病情发展，更无法治愈。

1. 药物治疗　疾病早期若病情未对病人造成心理或生理影响，应鼓励病人坚持工作，参与社会活动和医学体疗，可适当暂缓用药。若疾病影响病人的日常生活和工作能力，则应开始症状性治疗。以替代性药物如复方左旋多巴、多巴胺受体激动剂等效果较好。应坚持"剂量滴定""细水长流、不求全效"的用药原则；用药剂量应以最小剂量达到满意效果为度；治疗既应遵循一般原则，又应强调个体化特点，不同病人的用药选择不仅要考虑病情特点，而且要考虑病人的年龄、就业状况、经济承受能力等因素。药物治疗的目标是延缓疾病进展、控制症状，并尽可能延长症状控制的年限，同时尽量减少药物的副作用和并发症。

2. 手术治疗　对于长期药物治疗疗效明显减退，同时出现异动症的病人，可以考虑手术治疗，但手术只是改善症状，不能根治，术后仍需要药物治疗。手术方法有立体定向神经核毁损术和脑深部电刺激术，因其微创、安全、可控性高而作为主要选择。目前正在探索采用干细胞移植结合基因治疗的新疗法。

3. 康复治疗　如进行肢体运动、语言、进食等训练和指导，可改善病人生活质量，减少并发症。心理疏导与疾病教育也是重要的综合治疗措施。

二、护理评估

（一）健康史

1. 病史　了解病人的工作性质、生活环境、家族史、遗传病史，有无高血压、糖尿病、高脂血症等病症，有无化学毒物接触史。

2. 身心状况

（1）身体状况：评估病人目前的运动功能及生活自理能力。了解病人有无静止性震颤、肌肉僵直、运动迟缓、体位不稳等症状并评估障碍的程度。观察病人有无"面具脸""写字过小症"等。

（2）心理状况：由于生活自理能力下降，加之流涎、震颤等自身形象的改变，多数病人易产生抑郁、焦虑、自卑等情绪，甚至有厌世的心理。

（二）实验室检查

1. 常规检查　一般均在正常范围，评估是否有高脂血症、糖尿病、异常心电图等。

2. 脑脊液检查　评估是否有多巴胺水平降低，其代谢产物高香草酸浓度降低；是否有5-羟色胺的代谢产物与5-羟吲哚乙酸含量减低，多巴胺β羟化酶降低；是否出现脑脊液中生长抑素明显降低及4-氨基丁酸水平减低等。

3. 分子生物学检查　采用高效液相色谱法（high performance liquid chromatography，HPLC），检测脑脊液中多巴胺代谢含量是否降低。基因检测采用DNA印迹技术、聚合酶链式反应（polymerase chain reaction，PCR）、DNA序列分析等，评估是否存在易感基因。

4. 其他检查　评估5-羟色胺、心电图、总磷脂、维生素A、脑脊液、脱氧核糖核酸染色等是否正常。

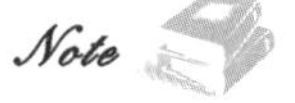

三、护理诊断

1. 躯体活动障碍 与黑质区域病变所致震颤、肌强直、体位不稳、运动异常有关。

2. 自理缺陷 与神经肌肉障碍有关。

3. 自尊紊乱 与震颤、流涎、面肌强直等身体形象改变和言语障碍、生活不能自理有关。

4. 知识缺乏 缺乏与本病相关知识和药物治疗知识。

5. 有受伤的危险 与生活自理能力下降有关。

四、护理计划

病人的躯体活动障碍有所改善;日常生活自理能力提升;不发生意外伤害;心态良好,能正确认识自己身体的变化,病人及家属能叙述帕金森病的预防保健知识。

五、护理措施

(一) 生活护理

加强巡视,主动了解病人的需要,指导和鼓励病人做自己力所能及的事情。对于下肢运动不便、坐起困难的病人应配备高位坐便器、高脚椅、手杖、室内或走廊扶手等设施;保证床的高度适中;呼叫器置于病人床旁;生活用品固定放于伸手可及处,以方便病人取用。穿脱衣服、扣纽扣、系鞋带有困难者,均需给予帮助。卧床病人要做好皮肤护理。

(二) 安全护理

对于上肢震颤未能控制、日常活动笨拙的病人,应谨防烫伤、烧伤,对有错觉、幻觉、欣快、抑郁、精神错乱、意识模糊、智能障碍的病人应特别强调专人陪护,依据病情加用床栏。老年护理人员应严格遵守交接班制度,避免自伤、坠床、坠楼、走失、伤人等意外。由于病人行动不便,应移开环境中的障碍物,走路时持拐杖助行,外出活动或沐浴时应有人陪护,防止跌倒及受伤。

(三) 饮食护理

可根据病人的病情、年龄、活动量制订合理的饮食计划。总体原则是提供高热量、低胆固醇、高纤维素、低盐、低脂、适量优质蛋白质的易消化饮食,并加强营养状况监测。进餐时给病人足够的进餐时间。在服用多巴胺期间,适当限制蛋白质摄入量。日常进食时,病人如手部震颤而拿不稳杯子,可用吸管饮水。用防滑垫固定碗碟可使进食更容易,使用手柄大的餐具可降低进食困难。若进食速度比较缓慢,可使用保温杯、碗以保持食物的温度,无法进食者应帮助其进食。

(四) 运动护理

与病人及家属制订切实可行的锻炼计划,目的在于防止和延迟关节强直和肢体挛缩。主动进行四肢各关节最大范围的屈伸、旋转等活动。晚期病人应做被动肢体活动和肌肉、关节的按摩,以促进肢体的血液循环。

(五) 语言功能训练

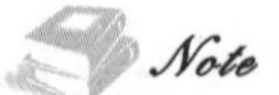

语言交流能力障碍的病人,老年护理人员要多从营造良好语言氛围入手,让病人多

说话、多交流、多阅读，沟通时给病人足够时间表达，训练中注意病人的发音力度、音量、语速，鼓励病人坚持连续不间断地训练，减缓病情发展。

（六）疾病知识指导

疾病总的趋势是越来越重，应指导病人及家属了解本病的临床表现、病程进展和主要并发症，帮助病人和照顾者适应角色的转变，掌握自我护理的知识，积极寻找和去除任何使病情加重的因素。

（七）心理护理

保持良好的心理是治疗帕金森病的根本措施。心理护理应贯穿全过程，对病人要多关心、体贴，注意倾听病人的心理感受，鼓励其勇敢面对困难，适应生活上的改变，保持良好的心态。

六、护理评价

病人的躯体活动障碍是否有所改善；日常生活自理能力是否提升；是否发生意外伤害；病人心态如何，能否正确认识自己身体的变化，病人及家属能否叙述帕金森病的预防保健知识。

直通护考

5-17

（王　冰）

项目七　其他常见疾病与问题

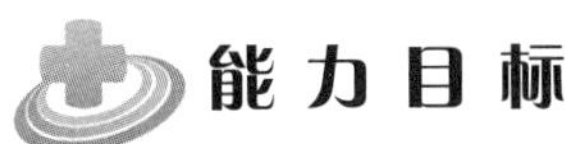

扫码看 PPT

1. 能说出老年人其他常见疾病与问题的病理、生理基础。
2. 能识别老年人常见突发状况、损伤以及事故的原因。
3. 能正确处理老年人常见疾病与问题。
4. 能运用所学知识认识到老年护理专业的重要性，热爱老年护理工作。

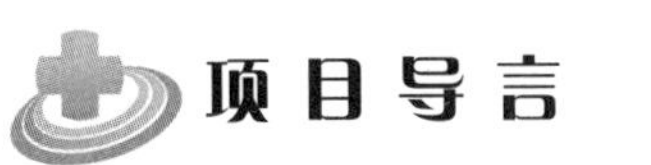

中国已经进入人口老龄化社会，老年群体的生理、心理、社会健康是我们医疗健康领域目前乃至以后很长一段时间内关注的重点。随着器官功能的退化，感觉的缺失，老年群体更容易遭受疾病的侵害，如传染性疾病、慢性非传染性疾病等，本书用大部分篇幅对这些疾病的治疗和护理方法进行探讨。另外，因为老年人生理、心理、社会功能退化造成的意外损害的发生率也呈上升趋势，必须引起我们的重视。这些意外伤害的发生同样会对老年人和家庭带来经济上和情感上的损失，我们将这类疾病归为其他常见疾病与问题，并精选几种最为常见、影响较为深远的问题进行阐述，将科学的预防和应对方法归纳整理、逐一介绍，旨在让老年护理人员学以致用，预防老年其他常见疾病与问题的发生。

Note

第一节 跌 倒

预防病人跌倒是一个系统工程，需要医生、老年护理人员、物理治疗师、后勤服务人员、病人家属等共同参与。然而，到目前为止，国内大多数医院没有规范的跌倒预防团队，所有的跌倒防范工作基本由护理部门负责管理，忽略了其他医务工作人员在跌倒管理中的作用。国外学者认为，最有效的干预措施是多元化干预措施与个体化计划相结合，只有采取全面和多方位的预防措施，才能更有效地减少跌倒的发生。而这些措施的有效执行，需要护理、医疗、康复、后勤等多学科、多部门共同合作，这是我国医院内跌倒管理亟须解决的问题。

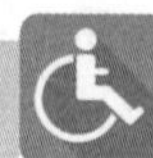

案例导入

案例导入
答案 5-13

跌倒约占医院不良事件的40%。美国疾病预防控制中心(CDC)的调查显示，跌倒是老年人非致死性损伤和伤害、死亡的主要原因。美国医疗机构联合委员会在病人安全目标中指出，跌倒是护理质量的核心指标，也是护理的一项敏感性指标。

请问：1. 从老年人的生理、心理、社会情况综合分析，老年人容易跌倒的原因是什么？

2. 从居住环境分析，老年人容易跌倒的原因有哪些？

一、跌倒的定义

跌倒是指病人摔倒在地面、地板或一些更低的平面上的非预期事件，不包括持续暴力、癫痫发作所导致的跌倒。据估计，有33%的65岁及以上老年人和50%的80岁及以上老年人每年会发生一次跌倒。跌倒可对老年病人的身心健康产生巨大影响，导致严重的身体伤害和情绪受损，降低生活质量，延长住院时间。

【护考提示】

跌倒类题目每年在护考中出现的形式主要有以情景的方式出现，以联合骨折和创伤的题目出现，也会单独出现来考核跌倒的预防措施和危险因素。

二、跌倒的危险因素

(一) 外部环境

病区办公场所跌倒造成的伤害风险是洗手间的1.114倍，房间内跌倒造成的伤害风险是洗手间的0.854倍，其他区域跌倒造成的伤害风险是洗手间的1.526倍。

(二) 年龄因素

60～69岁、70～79岁、80岁及以上老年人跌倒后造成伤害的风险分别是年龄≤59

岁人群的 1.239 倍、1.159 倍和 1.898 倍。这与国外的研究结果基本一致，年龄大于 75 岁是造成严重伤害的重要预测因子，80 岁及以上是跌倒后造成髋关节骨折的风险因子。这可能与老年人本身有骨质疏松症或伴有较多基础疾病有关。中风、帕金森病、老年性关节炎会导致老年人下肢肌力下降，关节活动受限而使其平衡性、协调性下降。老花眼、白内障、青光眼及听力下降会导致视物障碍及面对突发状况失去平衡。

（三）性别因素

男性跌倒后造成伤害的风险是女性的 0.58 倍，老年男性住院病人跌倒后更易引发骨折、功能损伤，甚至残疾。老年女性多因绝经后雌激素的锐减及患病后运动量的减少导致。

（四）药物因素

药物可引起老年人意识、精神、视觉、步态、平衡等方面出现异常而导致跌倒。可能引起跌倒的药物主要包括作用于中枢神经系统的药物、心血管类药物、降糖药等。另外，多重用药也是引起跌倒的重要原因。研究发现，使用 1～2 种镇静药物，跌倒风险是没有使用镇静药物的 2.093 倍，使用 3 种或 3 种以上镇静药物，跌倒风险是没有使用镇静药物的 1.281 倍。

（五）护理人力资源配置因素

67%的跌倒发生在夜班，跌倒后造成的伤害中，2 名老年护理人员值班的病区是 1 名老年护理人员值班的 0.678 倍。国外多项研究显示，合理的护理人力资源配置与护理质量密切相关。如果夜班只有 1 名老年护理人员值班，使老年护理人员疲于完成治疗及护理操作，无暇顾及与病人的交流沟通和耐心细致的心理护理，同时也不易保证护理的质量，病人的安全存在极大的隐患。

（六）老年人预防跌倒的自我保护意识薄弱

老年病人预防跌倒的自我保护意识较弱。对环境因素中地面光滑或潮湿道路不平等认知度较高，而对于环境因素中因为光线昏暗或是因为个人的注意力不集中、头晕、到高处取物等引起跌倒的因素认知度较低。部分老年人对所服用的药物或因疾病的影响所引发的跌倒缺乏认识，对服用药物所引起跌倒的认知率普遍低于因疾病因素所引起的跌倒。

（七）疾病因素

疾病的发作是造成跌倒的危险因素，尤其是一些老年慢性非传染性疾病。老年高血压病人在不规律使用降压药物后，血压突然降低造成的眩晕会造成跌倒。此外，长期卧床的老年人突然改变体位也会因为直立性低血压而导致跌倒；患糖尿病的老年人，低血糖发作时引起的头晕、心慌等症状会使老年人突然倒地造成身心损害；心绞痛或心肌梗死发作时，心肌缺血致心脏、脑组织等器官供血不足、意识突然丧失而导致跌倒的发生。

三、跌倒的预防方案

（一）评估跌倒的高危因素

可以使用辅助工具对老年人存在的跌倒危险因素进行分析，目前国内外学者研发了很多种跌倒评分工具。评估可以从老年人的基本信息入手，如年龄、性别、婚姻状况等，再对老年人的疾病状况、居住环境、活动能力等进一步评估，确定老年人跌倒的危险程度，从而采取及时的干预措施进行预防。莫尔斯跌倒风险评估量表（Morse fall scale，MFS）由美国宾夕法尼亚大学的 Morse 等于 1989 年研制，并在多个国家及地区医院使用；伯格平衡量表（Berg balance scale，BBS）由 Berg 等于 1989 年研制，在国外的医院和养老机构中已作为一种重要的跌倒风险评估工具广泛使用。跌倒的评估工具种类很多，

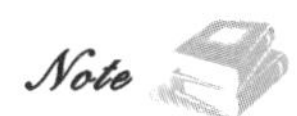

实际应用时应根据环境、评估对象等进行选择。

(二) 改善老年人居住环境中的高危因素

居家或者病房均应该为老年病人提供充足的光线,防止因为光线昏暗引起跌倒,夜间安装地灯;地面清洁后及时擦干,保持地面干燥;医院环境中,地面潮湿时放置警示标识,确保通道无障碍物;指导老年人穿舒适防滑的鞋子;将老年人常用物品进行分类,放置在距离老年人较近的地方,可避免老年人因费力取物而发生跌倒、坠床。

(三) 健康宣教,增强老年人防跌倒意识

在跌倒的预防和健康教育中,医院和社区老年护理人员起到举足轻重的作用。住院期间老年护理人员应加大宣教力度,社区老年护理人员在对老年病人进行家庭访视时对其家庭环境进行评估,及时发现环境中的危险因素,并有针对性地进行健康教育。针对老年病人因为个人因素引起的跌倒,比如注意力不集中、急于做某事、到高处取物等,应加强宣教,强化认识,减少此类事情的发生;老年病人因为年龄的增加或因机体器官的老化出现头晕或腿脚无力等症状,应及时指导就医。社区应定期组织老年病人进行集体的预防跌倒的健康教育和相关经验交流,使他们在思想上对跌倒问题予以重视。增加家庭访视的次数,与老年病人保持联系,建立良好的护患关系,加强健康教育,是增强老年人自我保护意识,预防跌倒的关键。

(四) 构建预防跌倒多学科团队

不能将预防跌倒的工作仅仅作为护理部门的职责,调查发现,还有6.3%的跌倒发生在病区外的其他区域,如医院各种检查部门、楼梯、门诊等,但其造成的伤害风险更大。因此,预防跌倒,减少伤害,应注重多部门的合作。

知识拓展 5-20

医院工作人员对预防门诊病人跌倒的意识明显不足,也是导致跌倒的原因之一。预防应该贯穿于病人的整个就诊过程,所有可能涉及的各部门相关工作人员都应进行系统培训,明确分工,各司其职,共同参与,对门诊病人跌倒问题进行综合管理。通过各部门工作人员分工协作,及时做好各类防范措施,可以有效减少跌倒等不良事件的发生。

直通护考 5-18

(五) 体育锻炼指导

老年人增加体育锻炼不仅可以增强自身抵抗力,还能够促进肌力和肌张力的修复,增加平衡能力。体育锻炼方式多选择一些非剧烈的有氧运动,如打羽毛球、慢跑、打太极拳等。运动前指导老年人进行自我评估,穿舒适的鞋袜,补充足够的能量,运动过程中及时补充水分,有任何不适应立即停止体育锻炼。此外,老年人的体育锻炼应在专业的医护人员或者家属陪护下进行。

第二节 压力性损伤

案例导入 答案 5-14

案例导入

病人,女,63岁,2013年开始出现走路缓慢,双下肢无力,症状进行性加重,逐渐累及双上肢。2013年入院诊断"帕金森综合征",未按医嘱坚持用药,半年前开始卧床,随后骶尾部皮肤发生溃破,自行普通纱布覆盖,未予特殊处理。此

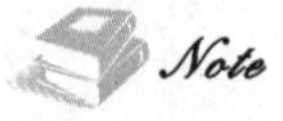

次因“发热伴脓尿 3 天”来诊，院外体温最高达 41.0 ℃，门诊以“泌尿系感染”收住院。既往腰椎(T3)新近骨折行微创治疗，否认高血压、糖尿病、冠心病等慢性疾病史，无食物、药物过敏史。入院化验检查提示：低钠血症、低钾血症、低蛋白血症，体温 37.6～39.1 ℃，给予抗感染治疗、原发病治疗及营养支持。入院查体时发现，骶尾部皮肤有 1 处破溃。伤口表面黑色痂皮覆盖，无法判定组织缺失程度，进行伤口评估，伤口大小为 2.5 cm×3.5 cm；伤口基底颜色中有 50%黑色组织，25%红色组织，25%黄色组织；伤口边缘边界清晰，周围皮肤微发红，皮温不高；纱布上有少量黄色分泌物；伤口无异味；局部无红、肿、热、痛等感染迹象。

请问：1. 案例中病人为几期压力性损伤？

2. 针对该案例，能否给出恰当的压力性损伤护理方案？

一、压力性损伤的定义及分期

(一) 压力性损伤的定义

1. 压力性损伤　压力性损伤是指发生在皮肤和(或)潜在皮下软组织的局限性损伤，通常发生在骨隆突处或皮肤与医疗设备接触处。压力性损伤可表现为局部组织受损但表皮完整或开放性溃疡，并可能伴有疼痛。剧烈和(或)长期的压力或压力联合剪切力可导致压力性损伤出现。皮下软组织对压力和剪切力的耐受性受环境、营养、灌注、并发症和软组织条件的影响。

2. 新增压力性损伤的原因

(1) 黏膜压力性损伤：医疗设备使用在黏膜局部所造成的损伤(由于这些组织损伤的解剖结构无法进行分期，所以将其统称为黏膜压力性损伤)，黏膜的损伤记录不需要分期。

(2) 医疗器械相关性压力性损伤：由使用了用于诊断或治疗目的器械而引起。由此产生的压伤通常符合器械的样式或形状。

(二) 压力性损伤的分期

近年来，国内外对压疮相关概念提出了许多新的理解和看法，2016 年 4 月美国国家压疮咨询委员会(NPUAP)对压疮的定义及分期进行了重新的界定。NPUAP 将“压疮”这一术语改为“压力性损伤”；在压疮分期系统中用阿拉伯数字(1、2、3、4)代替罗马数字(Ⅰ、Ⅱ、Ⅲ、Ⅳ)；将“可疑深部组织损伤”中的“可疑”一词去除；将医疗器械相关性压力性损伤和黏膜压力性损伤纳入压力性损伤的范畴。

1. 1 期压力性损伤　指压不变白红斑，皮肤完整。(2007 版为Ⅰ期：红斑期(淤血红润期))

2. 2 期压力性损伤　部分皮层缺失伴真皮层暴露。(2007 版为Ⅱ期：水疱期(炎性浸润期))

3. 3 期压力性损伤　全层皮肤损失。(2007 版为Ⅲ期：溃疡期(浅度溃疡期))

4. 4 期压力性损伤　全层皮肤和组织缺失。(2007 版为Ⅳ期：坏死期(坏死溃疡期))

5. 不明确分期的压力性损伤　全层皮肤和组织缺损，其表面的腐肉或焦痂掩盖了组

织损伤的程度,一旦腐肉和坏死组织去除后,将会呈现3期或4期压力性损伤。(2007版为不明确分期压疮)

6. 深部组织的压力性损伤 持久性非苍白性发红、褐红色或紫色,或表皮分离后出现暗红色伤口床或充血水疱。颜色发生改变前往往会有疼痛和温度变化。(2007版为可疑深部组织损伤的压疮)

【护考提示】

压力性损伤的分期、危险因素和护理措施是每年必考的内容。

二、压力性损伤的危险因素

1. 压力因素

(1) 垂直压力:引起压力性损伤最主要的原因是局部组织遭受持续性垂直压力,特别在身体骨头粗隆凸出处。如果长期卧床或坐轮椅、夹板内衬垫放置不当、石膏内不平整或有渣屑、局部长时间承受超过正常毛细血管的压迫,均可造成压力性损伤(一般而言皮肤表层下的血管可承受的压力为32 mmHg左右,假若超过以上的压力,局部血管便可能扭曲、变形而影响到血流的通过,则有缺血的现象)。

(2) 摩擦力:摩擦力作用于皮肤,易损害皮肤的角质层。当病人在床上活动或坐轮椅时,皮肤可受到床单和轮椅垫表面的逆行阻力摩擦,如皮肤被擦伤后受到汗、尿、大便等的浸渍时,易发生压力性损伤。

(3) 剪力:所谓剪力是一个作用力施于物体上后导致产生平行反方向的平面滑动,是由摩擦力与垂直压力相加而成。它与体位关系密切,例如平卧抬高床头时身体下滑,皮肤与床铺出现平行的摩擦力,加上皮肤垂直方向的重力,从而导致剪力的产生,引起局部皮肤血液循环障碍而发生压力性损伤。

2. 营养状况 全身营养缺乏,肌肉萎缩,受压处缺乏保护,如长期发热及恶病质等。全身营养障碍,营养摄入不足,出现蛋白质合成减少、负氮平衡、皮下脂肪减少、肌肉萎缩,一旦受压,骨隆突处皮肤要承受外界压力和骨隆突处对皮肤的挤压力,受压处缺乏肌肉和脂肪组织的保护,引起血液循环障碍,出现压力性损伤。

3. 皮肤抵抗力降低 皮肤经常受潮湿、摩擦等物理性刺激(如石膏绷带和夹板使用不当、大小便失禁、床单皱褶不平、床上有碎屑等),使皮肤抵抗力降低。

三、压力性损伤的好发部位

多发生于无肌肉包裹或肌肉层较薄、缺乏脂肪组织保护又经常受压的骨隆突处。

1. 仰卧位 好发于枕骨粗隆、肩胛部、肘、脊椎体隆突处、骶尾部、足跟。

2. 侧卧位 好发于耳郭、肩峰、肘部、肋骨、髋部、膝关节的内外侧及内外踝。

3. 俯卧位 好发于耳郭、面颊、肩部、女性乳房、男性生殖器、髂嵴、膝部、脚趾。

四、压力性损伤的护理和预防

(一) 压力性损伤的护理

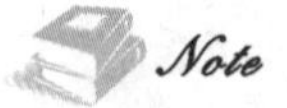

(1) 避免压力性损伤部位局部受压。预防皮肤过分干燥,使用乳制剂、油膏或油剂。

不能直接按摩压红区域、压力性损伤处及骨隆突处(膝盖、肘部)。

(2) 长期卧床病人可使用充气床垫或者采取局部减压措施,经常改变体位,避免压力性损伤加重或出现新的压力性损伤。

(3) 压力性损伤 1 期病人局部使用半透明敷料或者水胶体敷料加以保护。使用医疗设备应选择合适的皮肤保护产品,定时放松减压等。

(4) 压力性损伤 2～4 期的病人采取针对性的治疗和护理措施,定时换药,清除坏死组织,选择合适的敷料,皮肤脆薄者禁用半透明敷料或者水胶体敷料。

(5) 对不可分期和深部组织压力性损伤需进一步全面评估,根据组织损伤程度选择相应的护理方法。

(6) 根据病人情况加强营养,增加创面愈合能力。

(7) 黏膜压力性损伤和医疗器械相关性压力性损伤应采用集束化的干预护理方案预防和处理(建立网络和流程改进,重视风险评估和危险因素的识别,缓解和重新分布压力,保护皮肤的完整性,加强病人的陪护教育)。

(二) 压力性损伤的预防

(1) 做好护理体检,对每位转入、转科、大手术、病危和使用医疗器械的病人,应认真检查皮肤和黏膜的情况,发现问题当面交代、确认,并做好压力性损伤评估记录(儿科病人除外)。

(2) 采用布雷登压力性损伤危险因素评估表和住院病人一般情况评估表进行评估,评估分值 15～18 分,填写“住院病人压力性损伤评估、监控及护理措施计划(病区)”,病区护士长全程监控;评估分值 13～14 分,填写“住院病人压力性损伤评估、监控及护理措施计划(病区)”,上报科护士长,实施全程监控;评估分值≤12 分,填写“住院病人压力性损伤评估、监控及护理措施计划(病区)”,并填写住院病人一般情况评估表,符合条件少于 4 项,上报科护士长,实施全程监控;评估分值≤12 分且已申请“难免压力性损伤”或评估分值≤9 分填写“住院病人压力性损伤评估、监控及护理措施计划(病区)”上报护理部,实施全程监控;评估分值>18 分,也应进行压力性损伤预防和观察。

知识拓展

5-21

(3) 老年护理人员做到“七勤”,即勤观察、勤翻身、勤按摩、勤换洗、勤更换、勤整理、勤交班。

直通护考

5-19

(4) 做好心理护理,取得家属配合,对病情不允许或拒绝翻身病人做好记录。

(5) 老年护理人员应重点对年老体弱、消瘦、水肿、瘫痪、大小便失禁、昏迷、长期卧床、使用医疗设备等高危病人加强皮肤和黏膜护理、观察和评估;护士长每天监控,落实防范措施;科护士长、护理部定期跟踪、监控、指导。

第三节　呛　噎

呛噎在 65 岁及以上的老年人中发生率较高,且随着增龄风险增高。呛噎致死可发生在任何年龄阶段,但约 75% 发生在老年期。据近年报道,美国每年有 4000 多人因呛噎猝死,居猝死病因的第 6 位。一旦发生呛噎,可对老年人的生命和健康造成严重后果。

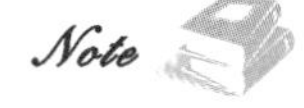

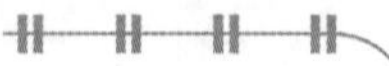

案例导入

案例导入
答案 5-15

老年护理人员：杨婆婆，不要紧张，刚刚您发生了点意外。我们抢救您的时候，按压了您的胸部，所以您现在胸部会疼痛。

病人：我记得刚刚还在家里，我的孙女从美国回来，家里人都团圆了。于是我们就做了糯米汤圆，庆祝一下。哪知会出现这种事。

老年护理人员：哦，老年人吃糯米食物的时候要注意一点，最好不要吃。

病人：可我就喜欢吃糯米食物，像团子、糕点等。

老年护理人员：既然您喜欢吃，那就要将团子做得小一点，或将糕切得小一点，吃的速度一定要慢，一口一口地吃。

病人：我知道了。团子做得小一点，糕切得小一点，吃的速度慢一点，是吗？

老年护理人员：是的。同时，吃饭之前把身体位置调整好，人坐直或略向前倾，尽量不要躺着吃。

病人：对了，今天我吃的时候是靠在藤椅上的。

老年护理人员：刚刚发生意外的时候，您有什么感觉？

病人：没有什么感觉，就好像睡前有一扇窗户的窗帘慢慢在放下来。

老年护理人员：没什么其他不舒服吗？

病人：没有。

老年护理人员：那好，您下次吃糯米食物的时候注意一下就行了。

请问：1. 案例中的病人发生了什么紧急状况？
2. 老年人进食的注意事项有哪些？

一、哈噎的定义及危险因素

(一) 哈噎的定义及临床表现

1. 哈噎的定义 哈噎是指食物阻塞咽喉部或卡在老年人食道的某一狭窄处，甚至误入气管而引起的呛咳、呼吸困难、窒息，医学上称之为老年性食管运动障碍，民间又称为“食噎”或“噎食”，是老年病人猝死的常见原因之一。老年病人因年龄增长，消化器官肌肉萎缩，咽喉部感觉减退，吞咽咳嗽反射降低，牙齿残缺或脱落等因素，极易发生哈噎。因此，要加强老年病人的饮食护理，以确保安全。

2. 哈噎的临床表现 哈噎一般发生突然，轻者呼吸困难、面色发绀、双眼直瞪、双手乱抓或抽搐，重者意识丧失、全身瘫软、四肢发凉、大小便失禁、呼吸停止、心率快且弱进而停止。如抢救不及时或措施不当，死亡率较高。

(二) 哈噎的危险因素

1. 年龄因素 老年人随着年龄的增长，牙齿残缺或脱落，咀嚼功能降低，喉肌松弛，咽反射功能下降，蠕动减弱、食道狭窄，肌细胞变硬缩小，伸展性、弹性降低，吞咽咳嗽反射降低，这些是造成哈噎的常见原因。

2. 疾病因素 脑部病变咽反射迟钝，多见于老年痴呆病人，其因智力低下，进食自理能力差，易抢食、暴食，没有饱食感，发生哈噎风险最高；慢性阻塞性肺疾病病人因呼吸不

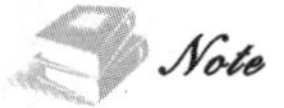

畅、痰多、咳嗽、体质虚弱也易发生呛噎。意识障碍与呛噎有明显的相关性，意识障碍病人发生呛噎的原因常与张口反射下降，咳嗽反射减弱，胃排空延迟，体位调节能力丧失以及喉肌松弛，抵御咽喉部分泌物及胃内容物反流入呼吸道的能力下降有关。精神障碍病人多伴有大脑器质性改变，并因此引发吞咽反射迟钝，同时易发生幻觉、妄想等精神症状，当这些病态现象发生时病人易出现食欲亢进、暴饮暴食现象，如进食速度过快或直接吞食较大的块状食物，吞咽时易堵塞气管或食管，合并躯体疾病的情况下更易导致呛噎的发生。另有研究发现，病人进食时若突发抽搐也是导致呛噎的风险因素。

3. 饮食因素　主要是家属自行给病人喂一些食物，如煮鸡蛋、蛋糕、米饭等较干的食物或年糕、麻团等黏性较大的食物，这些食物不易咀嚼，常黏附于咽喉部位难以下咽而导致呛噎，是造成呛噎的危险因素。

4. 进食时机和体位不当　病人边进食边讲话，注意力下降，情绪波动，引起食管痉挛咽反射功能迟钝，吞咽动作不协调，容易造成食物误入气道。部分老年精神障碍病人长期卧床，生活不能自理，常在平卧位时进食，或个别能自理的病人喜欢躺在床上偷偷进食，此时食管处于水平位置，吞咽食物时易发生呛噎。

5. 鼻饲因素　主要是由于鼻饲速度过快，输注营养液的量过多，体位不当，尤其是病人在鼻饲时和鼻饲后处于平卧位或床头过低，鼻饲后短时间内给病人吸痰等操作，出现胃内容物反流引起误吸。

6. 照顾者知识缺乏　大部分老年人住院后生活不能自理，需要照顾。但照顾者来自社会不同阶层，特别是有些照顾者受教育程度低，缺乏呛噎基本知识，当病人出现一些轻微呛噎的症状和表现时，照顾者不能识别，因而，照顾质量低加上老年病人自我防护能力差等，均可增加呛噎发生的概率。

【护考提示】

哈噎的临床表现和急救处理是历年护考的常考内容。

二、呛噎急救技能

1. 现场应急处理

(1) 立即通知其他医务工作人员，就地抢救，分秒必争，清除口咽部食物，疏通呼吸道，促进心肺复苏。

(2) 迅速用手指掏出口咽部的食物。如病人牙关紧闭或抽搐，可用筷子等撬开口腔掏取食物，并解开病人领口。

(3) 如抠出口咽部食物后病人症状仍无缓解，应立即协助医生将病人腹部俯卧于凳上，让上半身悬空，猛压其腰背部，迫使膈肌猛然上移而逼迫肺内气体猛烈外冲，使气流将进入气管的食物冲出。如果重复五六次不能见效，应立即协助医生行气管插管或者气管切开。

(4) 如心脏停搏应立即做胸外心脏按压。

(5) 如自主呼吸恢复，应持续吸氧，专人持续监护，直至完全恢复。

(6) 取出食物后应防治吸入性肺炎。

2. 海姆里克腹部冲击法　病人进食或鼻饲时出现呛噎，应立即停止进食，给予叩背，协助病人尽快咳出食物，如病人出现呼吸困难、喘鸣、面色苍白，可能发生了窒息，应立即采取抢救措施，清醒病人嘱其坐位或立位，抢救者站在病人后面握拳放于病人腹部迅速用力向上向内冲击病人腹部，增高腹腔内压力，使横膈升高，强迫气体从气道排出，气道

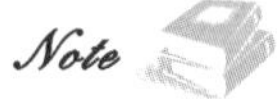

食物也随之排出,必要时需行气管插管及气管切开。

三、呛噎的预防方法

(一) 正确、全面的评估

对老年病人进行呛噎危险评估,全面评估病人的生活能力,了解病人日常生活习惯,评估其咀嚼及吞咽功能,假牙是否合适及口腔的卫生状态,分析其发生呛噎和窒息的可能性。对发生呛噎危险性较高的病人,床边悬挂"防呛噎"警示牌,告诉家属和陪护人员,同时进行有针对性的预防和健康宣教,老年护理人员要做到每班交班,人人清楚。

(二) 进食环境

给予病人舒适的进食环境,保持居所温度适宜,空气清新,整洁、安静、舒适、安全,注意口腔卫生,对不能刷牙者要做好口腔护理。抬高床头进食,发生呛噎风险最低的体位为坐位,故进食后不宜立即平卧休息,而应保持坐位或半坐卧位 30 min 以上,以避免胃内容物反流。

(三) 食物的选择

对易发生呛噎和轻度吞咽困难的病人可以进食粥、烂面、蒸蛋、菜泥等,避免进食黏性大的年糕、汤圆等食物。对中、重度吞咽困难的病人,食物都应做成糊状喂食,避免进食汤、水及干硬食物,减少呛噎的发生,同时注意食物温度适宜,色香味美,以增进食欲,促进病人吞咽反射。喂食后予以温水漱口或消毒棉球轻拭以清除口腔内食物残渣,避免残留的食物引起呛噎及口腔感染。

(四) 掌握正确的喂食技巧

正确协助病人进食,指导病人进食时取坐位或半卧位,身体稍向前倾,保证充分的进餐时间,喂食时要缓慢,食量适度,用小勺喂饭,叮嘱病人集中精力进食,不讲话,细嚼慢咽,少食多餐,若出现呛噎现象,立即停止进食。

(五) 进食体位的选择

尽量采取坐位或半卧位,坐位时身体坐直稍向前倾,颈部轻度屈曲,使食物容易进入食道。半卧位时抬高床头 30°~40°,以利于吞咽动作,减少呛噎机会。如病情不允许抬高床头时,应采取患侧卧位。偏瘫病人患侧肩部以枕垫起,食物从病人健侧咽部送入,这样利于食物运送,减少逆流及呛噎。意识障碍者,选择健侧卧位或头偏向一侧,以保持气道通畅。

(六) 鼻饲病人的护理

鼻饲前先检查胃管的位置,确保胃管在胃内,同时检查胃管的长度,观察胃管有无脱出、移位。对无力咳嗽而痰多的病人,床边应备好吸痰装置,鼻饲前吸净痰液和分泌物,将床头抬高 30°~50°,给病人取坐位或半卧位,鼻饲液温度在 37~40 ℃,鼻饲速度缓慢,鼻饲量每次约 200 mL,少量多餐(每日 5~6 次),鼻饲时间 20~30 min,鼻饲后 0.5~1 h 不进行吸痰操作,以防吸痰时引起胃内食物反流误吸。

(七) 加强陪护安全教育

对陪护人员及家属进行防呛噎相关知识宣教,如食物的选择、进食时的体位、速度、量等,保证充分的进餐时间,喂饭要用小勺,嘱病人不要讲话,注意力集中,进食后不宜立即平卧和刺激咽喉部,陪护人员尽量固定,一旦发生呛噎或窒息,能及时发现,呼叫医护人员抢救。

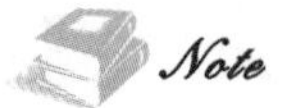

（八）吞咽功能训练

1. 发音训练　由于吞咽障碍时咽喉反射是不随意的，而体内器官很难接近，从发音和语言器官考虑皆和咽下有关，可用言语进行康复训练。如嘱病人张口发“a”音，并向两侧运动发“yi”音，然后再发“wu”音。也可嘱病人缩唇然后发“f”音，像吹蜡烛、吹哨动作。发音训练一般在晨间护理后及午睡起床后进行，每次每音发 3 次，连续 5～10 次。通过张闭口动作促进口唇肌肉运动。

2. 舌部运动　嘱病人开口，将舌头向前伸出，然后做左右运动摆向口角，再用舌尖舔下唇后转舔上唇，按压硬腭部，每隔 5 min 做一次以上运动，每日 3 次，分别于早上、中午、下午进行。若病人不能自动进行舌运动时，老年护理人员可用压舌板或汤匙在舌部按摩或嘱病人将舌伸出时用纱布轻轻把持舌进行上下左右运动。

知识拓展 5-22

3. 脸、下颌及喉部运动　嘱病人做微笑或皱眉动作，张口后闭上，然后鼓腮，使双颊部充满气体后轻轻吐气，如此反复进行，每日 3 次。也可帮助病人洗净手后做吮手指动作以收缩颊部、口轮匝肌。通过主动或被动地活动病人下颌，嘱病人做咀嚼动作，每日反复练习 3 次。喉部吞咽训练时，老年护理人员可将拇指和食指轻置于病人喉部适当位置，嘱病人反复做吞咽动作。

直通护考 5-20

（周　丹）

第四节　老年性耳聋

老年性耳聋发病率高，已成为听力残疾的首要因素，据 2006 年第二次全国残疾人抽样调查数据，全国 60 岁及以上老年人约有 4420 万残疾人，占我国残疾人总数的 53.24%，其中听力残疾老年人数占 34.59%，而听力残疾老年人数占听力残疾总人口数的76.87%，均居第 1 位。听力下降可严重影响老年人的生活质量，给个人、家庭乃至社会带来沉重的负担。

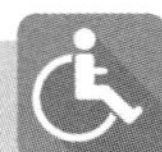

案例导入

老年性耳聋是老年人群当中较为普遍出现的第三大慢性疾病，位于关节炎及高血压之后。目前全球很多国家开始步入人口老龄化社会，老年性耳聋的发病率也逐步增加，在我国老年人中，老年性耳聋的患病率分别为 1.6%(65～69 岁)、3.2%(70～74 岁)、7.5%(75～79 岁)、14.9%(80 岁及以上)。同时，严重的听力损失会对老年人的语言交流造成不同程度的影响，甚至会导致或者加重老年人的心理及生理疾病，所以老年性耳聋是一种值得全社会关注的公共卫生问题，对老年性耳聋采取积极有效的预防和治疗措施在现阶段十分必要。

请问：1. 老年性耳聋就诊的第一主诉是什么？

2. 如何预防老年性耳聋？

案例导入答案 5-16

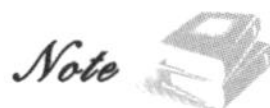

一、老年性耳聋的定义

老年性耳聋又称增龄性耳聋或年龄相关性听力损失,是指随着年龄的增长而出现的双耳对称、缓慢进行性的感音神经性听力减退。人体随着年龄增长会出现一系列衰老现象,老年性耳聋是因为听觉系统衰老而引发的听觉功能障碍。根据听力学的研究,男性约从 45 岁以后开始出现听力衰退,女性稍晚,随着人类寿命的延长,老龄人口的增多,老年人耳聋的发病率也有所增加。

二、老年性耳聋的病因

导致老年性耳聋的因素很多,大致可分成两大类:一类是内在因素,包括遗传因素和全身因素(情绪紧张,某些慢性疾病如高血压、高脂血症、冠心病、糖尿病、肝肾功能不全等);另一类是外在因素,如环境噪声、高脂肪饮食、吸烟酗酒、接触耳毒性药物或化学试剂,感染等。这些因素均会引发或加重老年性耳聋。

三、老年性耳聋的临床表现

由于机体老化的临床表现有着比较明显的个体化差异,年龄不是影响人体老年性耳聋的唯一致病因素,因此,老年性耳聋病人的发病年龄到目前为止还没有科学的确切范围。在我国的临床研究中,老年性耳聋的观察对象一般是 60 岁及以上同时伴随有听力损失的人群,在国外则为 65 岁及以上的老年人群。

(一)双感音神经性耳聋

老年性耳聋病人通常表现为双侧的感音神经性耳聋,且双耳听力损失程度基本一致,也有一小部分表现为两侧听力损失程度不同。此外,还有少部分合并有外耳或中耳退行性病变的病人也可表现为混合型听力下降,听力下降病程呈缓慢进行性进展。

(二)高频听力下降为主

老年性耳聋病人的听力损失由高频开始逐渐向言语频率呈缓慢进行性加重,在发病早期并不易被发现或重视,病人常表现为对日常生活中高频声响反应不敏感,如手机铃声、门铃声、鸟鸣声等。当听力损失达到一定程度时,病人可能会表现为突然的听力下降,临床上往往被误诊为老年性突发性耳聋。

(三)言语识别率降低

有些病人表现为言语识别率降低,这可能是部分病人及家属就诊时主诉的第一个症状。这个症状主要表现为病人能够听到声音,但分辨较困难,难以理解声音的内容,尤其在特殊场合,比如公共场合中很多人同时讲话时,老年性耳聋病人的言语识别率降低的表现就更加明显。

(四)耳鸣

大部分老年性耳聋病人伴有一定程度的耳鸣,耳鸣呈高调性,且耳鸣症状呈逐渐加重趋势,耳鸣症状持续存在,尤以夜间耳鸣症状加重,严重影响老年人的生活质量。

(五)重振现象

少数老年性耳聋病人出现重振现象,表现为当别人小声与之交流其难以听清时,往往用手挡着耳郭,而如果与他交流声音较大时又觉得声音刺耳。随着听觉功能减退,病人视觉功能会进行补偿,交流时会观察对方面部及口型的变化。

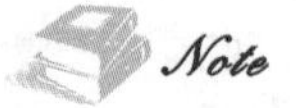

（六）中枢性老年性耳聋

中枢性老年性耳聋表现主要为对周围环境的声音感受失真，中枢对外源声音信息处理错乱，出现对声音的定位发生障碍等。由于周围性听觉器官发生病变往往会影响到老年中枢性耳聋研究的进行，所以老年性耳聋的中枢神经系统听觉功能的检查与判定变得比较复杂。

（七）心理及生活质量改变

老年性耳聋病人长时间连续地处于听力障碍状态，并且随着时间的推移，病人与他人的日常交流会变得越来越困难，进而表现为社会适应能力下降、心理状态改变、产生社会孤立感、生活质量下降等。

（八）听力学特点

(1) 纯音听阈呈双侧对称的感音神经性听力损失，听力图曲线可表现为陡降、缓降和平坦等多种改变。

(2) 大部分病人阈上听觉功能检查表现为重振现象。

(3) 双耳听性脑干反应表现为各个波潜伏期时间延长，阈值升高。

(4) 声导抗图为 A 型，镫骨肌反射通常可引出。

(5) 言语识别率降低，较纯音听阈下降明显。

(6) 诱发性耳声发射存在或消失。

【护考提示】

护考中关于老年性耳聋的相关知识点较少，多同其他疾病联合出现。

四、老年性耳聋的治疗方法

近年来，随着科技进步及医疗技术的迅猛发展，国内外专家学者对老年性耳聋的防治进行了全面深入的研究，除传统的药物保守治疗外，助听器等各类听觉辅助装置现在已经普遍应用于临床治疗并取得了预期的成效。目前已经在动物模型上进行了通过基因和干细胞疗法治疗老年性耳聋的尝试，并且取得了比较满意的结果。老年性耳聋的治疗原则是早发现、早诊断、早治疗，努力恢复病人已损失的听力，并且争取维持残余的听力，阻止病程进展。由于机体的退行性病变不可逆，所以目前尚没有有效的药物治疗老年性耳聋。

（一）易感因素的防治

老年性耳聋为多种因素导致的疾病，致病机理复杂，不仅包括听觉器官的退行性病变等，还可能受到周围生活环境与社会因素的影响。因此，对老年人而言，积极治疗全身性疾病如糖尿病、高血压等，以及其他影响全身循环系统的疾病，保持良好的作息规律、戒烟酒、适当锻炼，同时避免应用耳毒性药物可极大地延缓听力损失。在日常生活中保持环境安静，避免噪声，避免对听觉器官的慢性损伤。上述生活习惯是治疗老年性耳聋的基础。老年性耳聋的临床表现存在明显的个体化差异，每位病人的发病时间、致病原因以及病程发展不同。个体化差异主要是由遗传因素导致，因此，防治老年性耳聋时要将遗传因素导致的个体化差异考虑进去，制订合理、合适的个体化治疗方案。

（二）心理治疗

老年人长期听力损失可导致病人产生社交障碍，使其易产生孤独感，进而出现抑郁

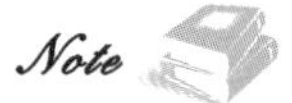

等多种心理疾病,对病人的生活造成了严重影响。因此,对老年性耳聋病人的临床防治,应包括提高病人听力及心理康复等多个方面。但目前很多心理问题仍然没有引起临床医师的足够重视,心理问题逐渐加重可使病人对治疗丧失信心,影响老年性耳聋的整体治疗效果。因此,老年性耳聋病人情感上的障碍是值得家庭和社会重视的,使病人保持良好的心态、积极配合是老年性耳聋临床治疗过程中必不可少的步骤。

(三)高压氧治疗

高压氧主要增加机体物理溶解氧浓度,增加血液中氧含量,使机体有氧代谢增强,进而使机体生物氧化加强,改善机体缺氧状态。目前,高压氧治疗主要针对由缺血、缺氧性疾病或由缺血、缺氧引起的一系列疾病,可取得一定的临床治疗效果,只是依靠高压氧治疗对病程比较短的,两周以内的药物性耳聋、突发性耳聋等疾病具有非常好的辅助治疗效果,但目前对老年性耳聋临床治疗尚无肯定疗效。

(四)助听器

助听器的工作原理是将外源声音放大到听力损失病人需要的程度,利用病人的残余听力得到更大刺激以补偿听力不足进而感受到外界的声音,但不能超过病人对强声的不适阈值。助听器一般适用于药物治疗效果欠佳的病人以及轻到重度的听力损失病人,是老年性耳聋病人的首要选择。通过对成年人语后聋的致病机理、人工耳蜗植入适应证、术后参数对比的分析,得出人工耳蜗植入对于治疗成年人语后聋效果显著,对我国在电子耳蜗临床治疗老年性耳聋领域具有非常重要的意义。

(五)人工中耳

人工中耳也是助听器的一种。人工中耳主要是通过手术的方式将效应器植入中耳,对于生活自理能力较差的老年病人尤其适用,同时可以有效避免助听器引起的堵耳问题。人工中耳是通过电磁感应原理将声信号转变成机械振动,放大听骨链的自然振动来提高听力。其适用范围比较广泛,可用于传统助听器效果欠佳或者对助听器不耐受的老年性耳聋病人,尤其适用于全频听力下降、高频听力损失程度较低频重的病人。老年性耳聋病人的听力下降多从高频开始逐渐缓慢地向言语频率进展,而人工中耳的植入对高频感音神经性耳聋的效果较助听器好。研究发现,人工中耳能够改善病人的言语识别率,尤其是在噪声环境下,人工中耳能够补偿所有频率的感音神经性听力损失,且能够高度保真地放大声音。

五、老年性耳聋的预防及护理方法

(一)养成良好的饮食习惯

老年人要特别注意营养,多补充锌、铁、钙等微量元素,尤其是锌元素,这些微量元素对预防老年性耳聋有显著效果。富含锌的食物主要有海鱼、鲜贝类等,经常食用对预防老年性耳聋很有好处。也可以选择服用一些富含多种维生素和微量元素的保健品。

(二)保持情绪稳定

老年人的血管弹性差,情绪激动很容易导致耳内血管痉挛,如果同时伴有高血黏度,则会加剧内耳的缺血、缺氧,最终导致听力下降。我们可以选用具有活血化瘀等作用的银杏叶制剂、丹参制剂以改善微循环,达到保健和治疗的目的。避免在噪声很大的地方工作或生活很久,在老年性耳聋病人中,城镇居民比农村居民多,这可能与城镇环境噪声大有关,长期在噪声环境中工作、生活的老年人发病率也较高。因此,老年人要尽量避免

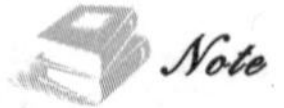

长期的噪声刺激，遇到突发性噪声时，要尽快远离，以减少噪声对双耳的冲击和伤害。

（三）戒烟酒

尼古丁和酒精会直接损伤听神经，长期大量吸烟、饮酒还会导致心脑血管疾病，致内耳供血不足而影响听力。

（四）加强体育锻炼

体育活动能够促进全身血液循环，内耳的血液供应也会随之得到改善。锻炼项目可以根据病人具体身体状况来选择，散步、慢跑、打太极拳等都可以，但一定要持之以恒。

（周　丹）

知识拓展
5-23

直通护考
5-21

第五节　视觉障碍

人体通过感觉器官与周围环境进行最基本的接触。在老年期，感觉功能通常发生老化，且以视觉和听觉的变化最大，对老年人的健康影响最为明显。除老化状态可影响感觉功能，疾病也可使感觉器官接受和感知信息的能力降低。对于一些患特殊疾病的老年病人，如帕金森病、卒中、精神错乱和糖尿病等，要特别注意评估病人感觉功能。老年人用药也可能引起感觉功能的改变。感觉功能减退可影响老年人的独立生活能力、社交能力和生活方式。所以，认识老年期的感觉功能变化及常见影响感觉功能的疾病，可以有针对性地为老年人提供帮助，最大限度地保护其功能和维持生活能力。本节主要讨论老年期视觉功能的变化，以及视觉功能减退的护理。

一、老年人视觉障碍

在所有感觉中，视觉最重要。视觉功能会随年龄增长而发生老化，视觉功能包括中心视力、视野、立体视觉、色觉等，其中最重要的是中心视力，简称视力。老年期视力的减退极为明显，特别是近视力，在45岁左右开始减退，此后会越来越差，主要是因为晶体逐渐失去弹性，调节力减弱而致老年人视觉障碍的发生。同时，暗适应能力也逐渐衰退，所以老年人在暗处活动时应注意照明，以保证安全。影响老年人视力的常见疾病有老年性白内障、青光眼、老年性黄斑变性等。

二、护理评估

（一）病史收集

1. 了解老年病人的日常生活、社交活动和营养状态，并分析原因　老年护理人员应仔细询问和倾听病人本人的陈述，考察病人的活动方式，判断日常活动和社交是否受到限制及可能的原因。了解病人的营养摄入情况，判断是否存在选择食物方面的改变及其原因。对于病人任何有关视觉功能改变的叙述，老年护理人员都应进一步询问，了解病人对改变的应对方式。

2. 了解个人和家庭的健康状态　了解病人最近一次健康检查的时间，了解在检查中是否发现视觉功能相关疾病、治疗情况及治疗效果。是否伴有一些可能引起视觉功能改变的慢性疾病，如糖尿病、高血压、脑血管意外、动脉粥样硬化等。是否在进行肿瘤化疗，

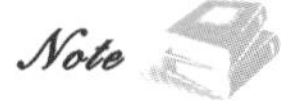

该治疗可能会引起暂时的周围神经问题，是否有影响感觉功能的家族性疾病，如青光眼、老年性黄斑变性和白内障等。老年护理人员还要了解病人既往和现在的用药情况，是否在服用可能引起视觉功能受损的药物。

老年护理人员在收集有关视力功能减退的病史资料时的常用问题如下。

(1) 您的视力有什么变化吗?

(2) 您看书时是否需要戴老花镜? 戴上后看报是否清楚?

(3) 您阅读时是否需要灯光特别明亮?

(4) 您阅读后是否有头痛、恶心、呕吐的情况发生?

(5) 您看东西时是否有复视或多视的现象?

(6) 您看东西是否很模糊?

(7) 您的眼镜与刚开始佩戴的时候一样有效吗?

(8) 您是否感到眼睛疼痛、有烧灼感或瘙痒感?

(9) 您是否看见过有小点在眼前飘过? 多长时间发生一次? 小点的大小和数目如何?

(10) 您曾经看到过闪光或晕轮吗?

(11) 您曾经觉得眼睛特别干或特别湿吗?

(12) 您在光亮的地方、夜晚或昏暗的地方看东西有困难吗?

(13) 您家中有无其他人得过青光眼或者其他眼病?

(二) 一般观察

在与病人交谈的过程中，老年护理人员应注意病人是否佩戴眼镜及是否有视物困难的表现，注意观察病人是否出现一些眼外观的改变，有助于辨别是否伴有眼部疾病。

(三) 体检

重点是视力和视野的检查。视力分为远视力和近视力，后者通常指阅读视力。查视力时必须两眼分别进行，一般先右后左，可用手掌遮盖另一只眼，但不可压迫眼球。检查视力时，应同时检查远、近视力，这样不仅可以大致了解病人的屈光状态，同时还可以比较正确地评估病人的日常生活能力。

1. 远视力检查 使用国际标准视力表以小数法记录视力，病人距离视力表 5 m，能完全正确识别视力表某行的字符，该行标志的数字即为其视力。若病人在 5 m 处不能将视力表上最大的字符认出，让病人逐步向视力表走近，直到能认出为止，此时病人的视力为其距视力表的实际距离(m)除以标准距离(5 m)的结果。若病人在距视力表 1 m 处仍不能辨认最大字符的缺口方向，检查方法改为查指数，让病人背光而立，检查者伸出不同数目的手指，让病人说明有几个手指，距离从 1 m 开始，逐渐移近，直到能正确辨认为止，并记下该距离。如果在手指距眼 5 cm 处病人仍不能正确数指，则改查手动，即在病人的前方摆动检查者的手，并逐渐移近，直到病人能正确判断手是否在摆动为止，并记下该距离。如果即使在靠近病人眼前摆手，他仍不能正确判断手动，则改查光感，即在暗室内用光源照射被检眼，测试病人能否正确判断眼前有无亮光，如能，则记录“光感”，并记录能看到光的距离，一般到 5 m 为止，否则记为无光感。对有光感者还要检查光源定位。

2. 近视力检查 使用标准近视力表，在充足照明下，放在距眼 30 cm 处检查，如近视力很差，在 30 cm 处不能看清最大字符，也可移近距离检查，但这时必须记录实际距离。

3. 视野检查 常用方法是简单对比法，老年护理人员与病人对视，眼位等高，相距 0.5 m。检查右眼时，病人的右眼与老年护理人员的左眼彼此注视，并各遮盖另一眼，检查左眼时反之。老年护理人员将手指置于与二人等距离之处，由各个方向从外周向中央

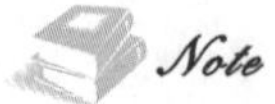

移动,如果病人能在各个方向与老年护理人员同时看到手指,即可认为视野大致正常。另外可用 Kestenbaum 法,即老年护理人员将一个棉签从病人头后距头周 20～30 cm,缓缓向前移动,直到病人看到棉签为止,如上方在眉弓处、下方在颊部、内侧在鼻处、外侧在眼外眦处能被看到,则病人周边视野大致正常。

4. 色觉检查　色觉检查属主观检查,常用色盲本。如果病人不能正确认出每张彩图中的数字或图形,则为色盲;如果能够正确认出,但表现出困难或辨认时间延长为色弱。检查必须在充足的自然光线下进行,图表距眼 0.5 m,病人应在 5 s 内读出结果。

5. 眼压检查　老年护理人员可通过触诊眼球初步判断眼内压情况,检查时病人两眼尽量向下注视,老年护理人员用两手食指尖放在病人上睑板上缘的皮肤面,两指交替轻压眼球,像检查波动感那样凭借指尖感觉眼球的张力,估计眼球的硬度。

6. 眼球运动检查　老年护理人员可让病人眼睛跟随自己的手指在水平、垂直等不同方向移动,异常的反射活动往往是第Ⅲ、Ⅳ、Ⅵ脑神经受损的结果。

三、护理干预

对于视觉功能减退的老年人,老年护理人员应帮助病人改变环境,消除环境中的不安全因素,采取必要的安全措施。

(一) 给予适宜的光线

对于视力减退的老年人,可用提高照明度的办法来改善视力。应建议老年人白天阅读时应靠窗,利用自然光,晚间可用双重照明,即除工作台上的直接照明外,同时利用室内的弥散照明加以弥补。指导视力欠佳的老年人尽量在白天外出,防止因暗适应能力下降,夜间外出发生意外。

(二) 选择合适的阅读材料

老年人对光亮对比度要求较高,因此,应选择印刷清晰、字体较大、黑白分明的阅读材料。老年人使用的器具和食物、药品的包装文字也应尽量符合这些要求。

(三) 对物品进行特殊设计

指导视力欠佳的老年人对生活环境和私人物品做合适的改进,如在门口、楼梯和高低不平的地方涂以不同颜色,将私人物品设计成不同的形状等以示区别。

(四) 增加特别的动作以提高安全性

如老年人在穿行马路时,应向左、向右多看几次再过人行横道,以克服视野变小的缺陷;患有青光眼的老年人在长时间用眼前,应预防性使用缩瞳剂;老年人从暗处走到明处时,应先停顿片刻,待看清楚周围环境后行动,以防发生意外。

(五) 及时佩戴和更换眼镜

由于老年视觉障碍的程度随年龄的增长而增长,老花镜度数与使用者的工作性质也有关,应由眼科医生检查后再确定配镜度数。老年护理人员应指导视力减退的老年人及时配眼镜,帮助病人选择合适的镜架和镜片,教育老年病人不要随便购买老花镜,以免由于度数不准确和材料不安全对视力造成进一步损害。

(六) 使用助视器

当老年人视力减退到影响日常生活活动而又无法矫正或暂时不能矫正时,可使用助视器使视力得到改善。老年护理人员协助病人根据自身情况和需求选用合适的助视器。助视器可分为远用和近用两种。远用助视器常用种类有单筒便携式望远镜和双筒眼镜

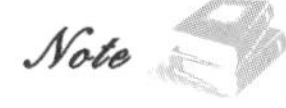

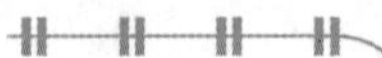

式望远镜，常用放大倍数为2～4倍，可明显提高远视力，帮助病人解决看远的问题，如看电视、看演出或购物等。缺点是视野小，仅适于间断短时间使用。近用助视器常用种类有普通眼镜式、手持放大镜式、立式和近用望远镜等，常用度数为＋6D至＋32D，可协助阅读一般书刊。优点是视野大、景深长、美观、价格便宜和使用方便；缺点是阅读距离近、影响书写、易疲劳和对照明要求高。总之，助视器是视力障碍的老年人维持正常生活的必需设备。注意在使用助视器时，应同时提高照明度。

直通护考

5-22

【护考提示】

1. 掌握老年人常见的视觉障碍。
2. 了解老年人视觉障碍的常见原因。
3. 熟悉老年人视觉障碍的护理。

(乔建歌)

第六节　疼　　痛

疼痛是老年人常见的护理问题，据估计60岁及以上老年人疼痛的发生率是60岁以下的2倍。疼痛并非老化的正常反应，绝大多数情况下，它是一种或多种疾病的临床表现。老年人常见的疼痛原因是肌肉骨骼疾病、神经系统疾病和肿瘤。疼痛严重影响了老年人的生活质量。因此，了解老年人各类疼痛的发生机制、评估方法、对病人身心造成的影响以及有效缓解疼痛的方法，对老年护理人员来说非常重要。

一、疼痛的类型

疼痛的分类方法较多，至今尚缺乏统一的标准。根据疼痛的发生机制和临床特点，可分为躯体性疼痛、内脏性疼痛和神经性疼痛。

（一）躯体性疼痛

冷、热、机械力以及化学物质等刺激皮肤、皮下组织、肌肉、骨骼等部位的伤害感受器，使之激活产生的疼痛称躯体性疼痛。此类疼痛多较容易定位。风湿性关节炎、骨关节退行性病变、骨折等导致的躯体性疼痛在老年人中比较常见。

（二）内脏性疼痛

内脏的疼痛感受器分布于脏器的被膜、腔壁组织间以及进入内脏器官组织的脉管壁上，分布比较稀疏，对切割、烧灼等刺激不敏感，但牵拉、缺血、痉挛和炎性物质等刺激易引起较剧烈的疼痛。内脏性疼痛多难以定位，以腹腔脏器的炎症性疾病多见。

（三）神经性疼痛

当周围神经或中枢神经系统的组织结构受到直接损伤，释放大量异常信息可引起神经性疼痛，性质为放射性烧灼样痛，伴有局部感觉异常。患肢痛、三叉神经痛、卒中后疼痛综合征等均属于神经性疼痛。此外，一些慢性疾病如糖尿病、肿瘤等也可能损害神经而导致神经性疼痛。

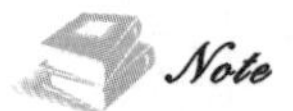

二、妨碍老年人疼痛管理的因素

很多临床调查表明，相当一部分老年人的疼痛难以得到有效控制，其原因往往并非由于缺乏有效的止痛措施，而是因为医护人员或病人对疼痛的治疗存在各种不正确的认识，或者是由于医疗机构中现行的某种规定的限制，导致止痛方案不能有效落实，从而影响了止痛效果。

（一）与病人有关的问题

（1）由于认知功能的改变或精神疾患（如老年性痴呆、老年性谵妄等），老年病人不能准确表达自身疼痛。

（2）老年人的痛觉敏感度下降。

（3）担心使用止痛剂会产生副作用（如便秘等）。

（4）害怕药物成瘾。

（5）担心疼痛的加剧意味着病情变化。

（6）担心被医护人员看成不是一个好“病人”。

（7）对严重疼痛的不利影响认识不足。

（二）与医护人员有关的问题

在日常医护工作中，很少把疼痛控制作为重要内容来看；而在广大临床医生和老年护理人员的临床实践中，对老年人疼痛控制问题往往存在一些错误观念。这些都严重影响了老年人疼痛的有效治疗。来自医护人员的常见问题包括以下几种。

（1）缺乏疼痛诊疗的基本知识。

（2）对疼痛控制的重要性缺乏认识。

（3）不能准确判断病人对疼痛的一些个体化的反应。

（4）认为疼痛是老化的正常表现。

（5）认为长期的疼痛在经历了最初难熬的阶段后会逐渐被病人耐受。

（6）认为老年人对疼痛的敏感性下降，因此疼痛的程度多不如年轻人严重。

（7）担心过多服用镇静药会产生副作用，如头晕、呼吸抑制等。

（8）担心受到麻醉品管理机构的质询。

（三）与医疗机构有关的问题

长期以来，医疗机构未能对疼痛的控制给予足够的重视，现行的一些卫生政策严重妨碍了各类止痛措施在临床的有效开展。例如，各国政府对麻醉品的使用均有严格的管理条例，目的在于防止药物滥用导致成瘾；但另一方面，也给确实需要长期使用止痛药物的病人造成诸多不便。近年来，我国已逐步放宽了对麻醉品的管理政策，根据卫生部与国家药品监督管理局于2000年公布的文件，非注射液的麻醉性镇痛药不再按计划限量供应，而是按实际需求由医院购买，报上级监督管理部门备案。尽管如此，我国吗啡的用量在发展中国家中仍属于较低水平，远远低于发达国家，这也从另一个侧面反映出我国疼痛治疗不尽如人意的现状。此外，疼痛治疗费用能否报销也会直接影响疼痛的治疗方式、就医地点和可能的辅助治疗。有学者指出，应对疼痛处理的报销规定做进一步的研究。

三、疼痛评估

（一）疼痛临床评估要点

1. 疼痛部位　多数情况下，疼痛的部位就是病变或损伤所在的部位，因此，评估疼痛

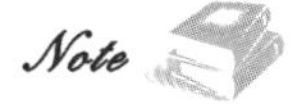

时一定要问清病人疼痛部位和范围,除分清大的疼痛部位如头、颈、胸、腹、四肢外,还要问准疼痛发生所在的详细位置,如头面部痛,要问清是哪一侧,是额部、顶部、后枕部,还是眼部、唇部、下颌部等。在评估疼痛部位时,还需注意疼痛是局限性的、弥散性的,还是沿神经走行分布的。当确定疼痛的部位后,还需了解是深部疼痛还是表浅疼痛。

病人在描述疼痛部位时也可能会遇到困难而需要医护人员的帮助,如病人可能不知道疼痛部位的专业术语,病人可能有语言障碍,病人指示部位可能只是痛区的中心部位。临床上解决这些问题的常用方法是给病人提供人体正反面轮廓图,请病人在图上画出疼痛范围并注明最痛的部位。采用这种方法,病人易于理解,医护人员也易于记忆,同时节省了询问时间,提高了评估的准确性。

2. 疼痛的程度 疼痛的评估缺乏特异性的客观指标,临床上评估疼痛程度主要依赖病人的主观描述。国内外实际应用的各种疼痛评分量表很多,一般观点认为其评价疼痛的效果相似,选择疼痛评估量表时,应结合本单位和病人的实际情况,便于临床应用,专业管理,学术交流和医、护、患沟通。一般情况下,一个病人应自始至终使用同一量表。另外,疼痛是一个变化的过程,因此当评估病人某一阶段的疼痛情况时,应记录病人在这一时间段内的平均疼痛程度、当前疼痛程度、最重的疼痛程度和最轻的疼痛程度。

平均疼痛程度是指过去一个阶段的大部分时间内病人的疼痛程度,了解平均疼痛程度对于止痛方案的制订或评价已有止痛方案的效果都是非常重要的。当前疼痛程度是指询问当时病人的疼痛情况,多个时间点当前疼痛程度的变化情况可用于评价某一止痛措施的止痛效果。最重的疼痛程度指过去一段时间内最痛的程度,应注意了解引起疼痛加剧的诱发因素,如体位的改变、不适当的运动和饮食等,了解最重的疼痛程度和诱因有助于决定在某种情况下是否需要“额外的”止痛措施。而掌握最轻的疼痛程度有助于确定疼痛缓解的时间及当时的客观条件。

(1) 5 点口述分级评分法:可将疼痛程度分为 0～5 级:①0 级,无疼痛。②1 级,轻度疼痛。可忍受,能正常生活、睡眠。③2 级,中度疼痛。适当干扰睡眠,需用止痛药。④3 级,重度疼痛。干扰睡眠,需用麻醉止痛剂。⑤4 级,剧烈疼痛。干扰睡眠较重,伴有其他症状。⑥5 级,无法忍受。严重干扰睡眠,伴有其他症状,或被动体位。

(2) 11 点数字评分法:此方法从 0～10 共 11 个点,表示从无痛到最痛。此方法便于老年护理人员掌握,也容易被病人理解,可以口述,可以视觉模拟,也可以记录。

(3) 101 点数字评分法:此方法与 11 点数字评分法类似,以 0～100 的 101 个点表示疼痛的强度,0 为无痛,100 为最痛。由于选择的点数增多,对疼痛的表述也更加精确和数字化,因此比较适用于临床的科学研究。

(4) 视觉模拟评分法:画一条直线,长 10 cm,两端分别标明“0”和“10”,“0”端代表无痛,“10”端代表最严重的疼痛。让病人在直线上标出自己疼痛的相应位置,然后用直尺测定直线起点至病人标明的记号点之间的距离,该长度即为病人的疼痛评分值。很多学者认为本方法比数字评分法敏感性高而且效果比较可靠,因此在疼痛治疗时,应用最普遍。

(5) 脸谱示意图评分法:本方法比较适合有认知障碍的病人,以不同的面部表情示意图代表不同程度的疼痛,让病人选择最能代表他们疼痛的面容(图 5-3)。

3. 疼痛的特点与性质 了解疼痛的性质对分析病因有重要的提示作用。用于描述疼痛性质的词汇比较多,如酸痛、胀痛、绞痛、跳痛等。

4. 疼痛行为 当病人在疼痛时,常伴有明显的行为改变。对老年性痴呆或老年性谵妄病人来说,对其行为的观察显得尤为重要。以下表现提示病人存在某种程度的疼痛或不适,如喃喃自语、呻吟、表情怪异、皱眉,某一特定的姿势或活动(如肢体蜷曲,握住、压

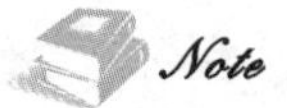

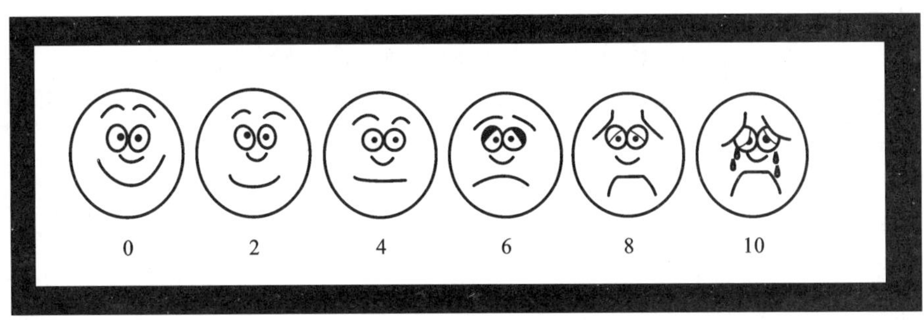

图 5-3　脸谱示意图评分法

住或抚摸身体的某一部位）以及不能活动或改变体位等。而神经性疼痛的病人可能会对冷、热、压力甚至抚摸表现得过度敏感。

5. 疼痛缓解程度的评估　止痛效果评估是有效缓解疼痛的重要步骤，也是护理程序的步骤之一。评价疼痛缓解程度可用疼痛量表做动态评价，也可用专门的疼痛效果评分量表。

（1）百分比量表：

0%　10%　20%　30%　40%　50%　60%　70%　80%　90%　100%

无缓解　　完全缓解

（2）四级法：①完全缓解：疼痛完全消失。②部分缓解：疼痛明显减轻，睡眠基本不受干扰，能正常生活。③轻度缓解：疼痛有些减轻，但仍感到有明显疼痛，睡眠、生活仍受干扰。④无效：疼痛无减轻感。

（二）存在认知障碍的老年病人的疼痛评估

如果病人有抑郁、痴呆等问题，其认知能力受到损害，评估其疼痛存在一定的困难。但是也有许多学者提出，存在认知障碍的病人，甚至是老年性痴呆病人，也会通过某种特定的方式表达自己的疼痛感受。Ferrell 等随机抽取了 10 所护理医院的 217 位老年人，评价其使用 5 种疼痛量表的情况，被调查对象平均年龄 85 岁，均存在不同程度的认知障碍。调查结果显示，32％的被调查对象对 5 种疼痛量表均能正确理解和运用，83％的病人至少可以使用 1 种量表。对于确实不能运用主观测评的方法评价疼痛的病人，可根据一些非语言的方法对其疼痛情况进行评估。有时可选择一些特定的行为活动作为评价病人疼痛评估的指标，如行走、肢体活动、由坐位变为站位、穿衣等。以下建议对评价存在认知障碍老年病人的疼痛可能会有所帮助。

（1）充分考虑到可能导致疼痛的各种生理或病理因素。

（2）记住确定病人是否存在疼痛比确定是否存在认知障碍更重要。

（3）可能的话从家属处获取病史资料。

（4）观察病人的日常活动。

（5）观察病人是否存在某些特定行为表现。

（6）选择合适的疼痛评估工具。

（7）对同一病人应始终由同一老年护理人员使用同一方法进行疼痛评估。

（8）注意观察病人对止痛药的反应。

四、制订老年人止痛方案时需考虑的因素

无论是治疗老年人急性疼痛还是慢性疼痛，在制订药物止痛方案时均需注意以下问题。

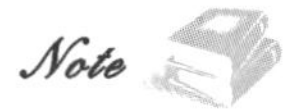

(1) 原发病。

(2) 疼痛的类别(躯体性疼痛、内脏性疼痛或神经性疼痛)。

(3) 疼痛的机制(炎症反应、肌肉痉挛、空腔脏器膨胀、神经压迫或肿瘤浸润等)。

(4) 疼痛的发展变化情况(进行性加重,还是保持在某一恒定水平)。

(5) 疼痛的程度。

(6) 疼痛对生理功能的影响。

(7) 疼痛的持续时间。

(8) 疼痛对病人心理的影响。

(9) 病人认知能力。

(10) 年龄的增长对病人生理功能的影响,老年人各器官系统均有增龄性改变,在某些药物的吸收、代谢、排泄方面均会有所改变,从而影响药物作用效果和副作用的发生,在制订药物止痛方案时必须给予充分注意。

五、常用止痛方法

(一) 药物止痛

药物治疗是疼痛治疗最基本、最常用的方法。用于止痛治疗的药物种类很多,概括起来主要分 3 种类型:阿片类镇痛药、非阿片类镇痛药和辅助镇痛药。各类药物的作用机制、作用效果均不相同,临床上必须要根据疼痛的病因、性质、部位以及病人对镇痛药的反应做出正确的选择。

1. 阿片类镇痛药 阿片类镇痛药又称为麻醉性镇痛药,它能提高病人的痛阈,从而减轻或消除疼痛。此类药物主要适用于非阿片类镇痛药无效的中、重度疼痛,但对神经病变引起的慢性疼痛几乎无效。有研究表明,老年人对阿片类镇痛药比年轻人更敏感,可能与增龄后的药物代谢动力学改变和半衰期延长有关。

阿片类镇痛药主要的副作用包括恶心、呕吐、便秘、过度镇静和呼吸抑制等。其中阿片类镇痛药引起的呕吐和便秘,多不随用药时间的延长而减轻,可根据病人的情况选择适当的镇吐剂(如甲氧氯普胺)以及导泻药物(如乳果糖)等治疗。短暂的镇静作用常见于阿片类镇痛药剂量显著增加时,但常常会迅速产生耐药性。对于药物诱发的持续性的镇静副作用,首选的处理方法是减少每次给药剂量,并增加给药频率。部分病人可通过换药来减少镇静作用;若换药仍无效,可加用中枢神经系统兴奋剂,如咖啡因、哌甲酯(利他林)等。长期服用阿片类镇痛药的病人一般都能耐受其呼吸抑制作用,偶有在疼痛迅速缓解的时候发生呼吸频率减慢,此时首选的拮抗剂是纳洛酮,但必须注意逐渐增加剂量,以避免呼吸功能恢复后出现戒断症状和疼痛复发。

阿片类镇痛药普遍应用的一个重要障碍是很多病人和医护人员担心“药物成瘾”的发生。大量临床样本调查表明,正规服用阿片类镇痛药止痛 2 周以上者可出现不同程度的生理依赖性,但仅有少数病人表现出以成瘾为特征的滥用药物行为和精神依赖。因此,以防止成瘾为由过分限制老年人用阿片类镇痛药治疗疼痛是不适宜的。

2. 非阿片类镇痛药 非阿片类镇痛药主要是指解热、镇痛、抗炎药,是一类具有解热、镇痛而且大多数还有抗炎、抗风湿作用的药物。它们在化学结构上虽属不同类别,但都可抑制体内前列腺素的生物合成,由于其特殊的抗炎作用,本类药物又称为非类固醇抗炎药。这类药物的镇痛作用部位主要在外周,仅有中等程度的镇痛作用,并且单独使用时其镇痛作用有一个最高极限,即天花板效应。临床应用较普遍的药物有阿司匹林、

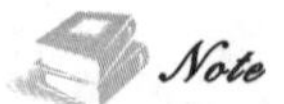

对乙酰氨基酚等。

阿司匹林是乙酰水杨酸类的代表药物，有较强的解热、镇痛作用，广泛用于头痛、牙痛、肌肉痛、神经痛、痛经等。短期服用副作用较少，但长期大量应用则可出现多种不良反应，包括胃肠道反应、凝血障碍、变态（过敏）反应以及视力和听力下降等。应用本药必须注意下列事项。

（1）避免大剂量长期使用。

（2）慢性疼痛者应在必要时给药。

（3）尽量选用短效制剂以避免药物蓄积。

（4）肾功能不全者禁用。

（5）避免与其他抗炎药物合用。

（6）避免与抗凝药（如华法林）合用。

（7）有消化性溃疡病史者禁用。

（8）使用时剂量不要高于说明书上的建议剂量。

对乙酰氨基酚（扑热息痛）是非那酊的体内代谢产物，也是治疗轻、中度疼痛的常用药物，止痛效果与阿司匹林相似。该药的一个突出优点是不良反应较少，没有其他非类固醇抗炎药的胃肠道反应及血小板功能改变等副作用，但大剂量使用可有肾毒性。一般成年人每日总量不超过 6 g，老年病人的建议剂量是每日不超过 4 g。

3. 辅助镇痛药　辅助镇痛药主要用于增强阿片类镇痛药的镇痛效果，治疗使疼痛加剧的并发症，并对特殊类型的疼痛有独立的镇痛作用。

（1）糖皮质激素：糖皮质激素对部分癌性疼痛综合征有效，如胃转移癌、肿瘤压迫神经或骨髓等导致的疼痛等。此外，由于此类药物具有显著的抗炎作用，因而常用于慢性炎症性疼痛的治疗。一般用混悬液，要求制剂体积小、浓度高，以减慢其吸收过程，延长作用时间。糖皮质激素的主要不良作用包括水肿、消化不良，偶有胃肠道出血、近端肌强直性肌病及轻度躁狂。值得注意的是，糖皮质激素与非类固醇抗炎药联用将会增加胃肠道损害。

（2）抗抑郁药：三环类抗抑郁药对神经性疼痛的治疗效果是肯定的。其止痛的可能机制包括改善病人的心理状态和睡眠效果；增强阿片类镇痛药的镇痛效果和直接止痛作用。止痛治疗中应用最广泛的抗抑郁药是阿米替林，但该药有较明显的抗胆碱能作用，会引起口干、便秘、低血压，并会导致过度镇静、直立性低血压等。因此，有学者认为老年病人使用地昔帕明、去甲替林等药物可能更为安全。

对老年人来说，使用精神作用药物时首要的问题是必须确保环境的安全。病例对照研究表明，65 岁及以上的老年人用抗抑郁药，髋部骨折的危险性增加 60%。因此，老年人服用此类药物期间必须严密监护。

4. 抗惊厥药　此类药物用于治疗神经源性疼痛，特别适用于治疗撕裂性疼痛和烧灼样疼痛，常用药物有苯妥英、卡马西平、加巴喷丁和氯硝西泮等。其中加巴喷丁的毒性比较小，因而在老年病人中应用较广泛。当然，部分病人服用加巴喷丁后也会出现嗜睡、头晕、共济失调和认知功能障碍等。谨慎地根据病人情况调整剂量可有效避免这些副作用。一般在最初 3～5 日，每日给药 100 mg，睡前一次性服用；若无副作用，则改为每日 100 mg，上午或下午给药；3～5 日后若仍未见不良反应，可调整至 1 次 100 mg，每日 3 次；此后，每 3～5 日可增加药量 100 mg，一般病人每日至少应用 900 mg，但不应超过 3600 mg。

5. 外用药　辣椒素是一种安全有效的止痛药，广泛用于关节炎、带状疱疹、糖尿病引起的周围神经病变和乳房切除术后的疼痛。辣椒素可以缓解骨骼肌疼痛和神经痛导致

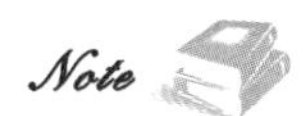

的炎症反应和皮肤过敏。在用药的最初几日，疼痛可能增加，此后疼痛和皮肤过敏会逐渐消退。本药的常用剂型有霜剂和洗液，用药后必须彻底洗净，并注意避免接触已涂药的部位。其他常用的外用止痛药有EMLA霜，其有效成分为丙胺卡因和利多卡因，可缓解神经痛引起的皮肤过敏；而芬太尼贴剂具有高效、低分子量、高脂溶性和对皮肤无刺激性作用等优势，已广泛用于多种疼痛的治疗。

（二）非药物止痛

非药物止痛的方法作为药物治疗的辅助措施是非常有价值的，可减少止痛药物用量，改善病人健康状态，但非药物止痛不能完全替代药物治疗。

1. 皮肤刺激 皮肤刺激包括体表热敷、冷敷、按压、按摩等，可以帮助病人松弛，分散对疼痛的注意力。皮肤刺激有时在疼痛缓解前会有短暂的疼痛加重。皮肤刺激对病人多无损伤，因此易于被病人及家属接受。

（1）热疗：局部热疗可增加皮肤和表浅器官的血流量，同时减少肌肉层以下非活动组织器官的血流量，热疗可使血管扩张，增加损伤组织氧和其他营养成分的摄入，还可加强肌肉弹性而降低关节的强直度。老年人皮肤敏感度下降，因此热疗时必须注意防止烫伤。此外，如果局部使用了芬太尼贴剂，同时进行热疗是十分危险的，局部温度的增高会导致药物吸收加快，容易造成阿片类镇痛药过量引发中毒。

（2）冷疗：冷疗使血管收缩，可以有效地减轻炎症，组织损伤后的水肿、会阴部烧灼样疼痛，有时热疗无法有效缓解的肌肉痉挛，使用冷疗反而会取得一定疗效。冷疗可使用冰袋、在冰水中浸泡的毛巾以及化学凝胶冰袋等。冷袋在使用时，一定要密封好，防止漏水，还应能适应身体外形，应用时要保持舒适和安全的体温，防止冻伤。冷疗时间要少于热疗时间，一般不超过15 min。放疗损伤过的组织不能用冷疗，周围血管病、雷诺综合征等有血管收缩后加重的情况禁用冷疗技术。

（3）按摩：按摩是一种比较舒适的放松肌肉的方法，易于缓解一般的酸痛和疼痛，特别适用于那些与活动受限有关的疼痛；按摩还可通过增强特定部位皮肤血液循环来减轻疼痛。按摩的常用技术是用有节奏、环形、由远端至近端的活动进行抚摩、揉捏、按擦，可用无酒精乳液来减少摩擦。按摩不能增强衰弱的肌肉，因此不能用按摩代替有行走能力病人的活动与锻炼。

2. 运动 锻炼对治疗亚急性和慢性疼痛非常重要，可以增强衰弱的肌肉，活动强直的关节，帮助恢复身体的协调与平衡，增加舒适感，改善心血管功能状况，进而提高病人生活质量。因此，在可能的情况下，应鼓励病人保持一定的活动，并参与自我护理。当病人不能维持活动功能时，应教给家属一些简单、常规、一定活动范围的锻炼和按摩方法，以减轻病人不适，并保存肌肉和关节的功能。如果被动活动会增加病人疼痛，应立即停止活动。在急性疼痛期间，运动应更加谨慎，如发生病理性骨折，应避免做任何形式的负重锻炼。

3. 认知行为疗法 认知行为疗法是新近发展起来的一种心理治疗方法。与传统的精神分析法不同的是，它并不强调对童年经历的挖掘，而且它也不同于传统的行为疗法，因为它不仅仅局限于对外显行为的矫正。该方法是以正本清源的态度，着力改善病人的错误认知，努力去除导致病人不健康情绪及不良反应行为的认知根源，并结合行为训练及其他各种技能的学习，达到缓解病情、提高生活质量的目的。近年来许多临床研究表明，认知行为疗法对多种疼痛具有较好的治疗效果，其适应证包括三叉神经痛、股腿痛、四肢疼痛、糖尿病性末梢神经痛、灼性神经痛、术后疼痛、癌性疼痛、肌纤维痛、自主神经

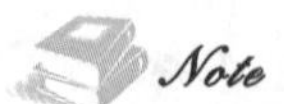

痛、反射交感性营养不良、复合局部疼痛综合征等。该方法通过系统评估导致病人能力减弱的心理、社会、行为因素，初步形成治疗目标，目标范围涉及治疗效果、生活质量、活动耐力、工作能力等多个方面，且必须具有可测性和可评估性。在此基础上，重塑病人对疼痛悲观无助的态度，把疼痛由一种单纯的生理感觉转变为由认知、情绪、社会环境等多方面因素影响的问题，使病人相信即使疼痛持续存在，也能提高生存质量正常的生活。同时结合运动训练、放松练习等提高病人控制疼痛的能力。

总之，疼痛是老年人中的常见症状，老年护理人员有责任正确地评估并处理这一问题。老年护理人员通过认真执行各种药物治疗和非药物治疗措施可有效帮助老年人缓解疼痛。

知识拓展

5-24

直通护考

5-23

【护考提示】

1. 掌握疼痛的类型。
2. 运用常用疼痛评估量表评估老年病人的疼痛程度、部位和性质。
3. 针对具体病例的实际情况，选择合适的止痛措施。

（乔建歌）

第七节　皮肤干燥

一、皮肤干燥的定义

皮肤干燥是指皮肤因水分或脂质缺乏而产生的紧绷、脱屑、瘙痒等一系列症状，是老年人最常见的皮肤问题之一。目前，多个国家横断面调查显示，老年人皮肤干燥发生率为29.5%～85.5%，发生部位主要为小腿和足部，其次是上肢和手部。我国台湾地区南部针对养老机构398例老年人皮肤疾病现状的调查表明，皮肤干燥发生率为58.3%，小腿部位皮肤干燥发生率最高。

老年病人由于年龄及生理、代谢特点，体内固有水分和细胞中的水分逐渐减少，出现慢性生理性失水现象，引起皮肤干燥，出现皮肤起皮、瘙痒，症状严重者可影响病人睡眠及日常生活及社交功能，严重降低老年人的生活质量。

二、皮肤干燥的原因

老年人一般皮肤萎缩、变薄，汗液分泌功能减弱，又缺乏皮脂润滑，皮肤角质层的含水量减少，故皮肤更为干燥。

皮肤易受周围环境冷热变化的刺激，诱发瘙痒。冬季气温低，气候干燥，易诱发老年瘙痒症或使其加重。典型的症状是小腿瘙痒，逐渐蔓延到大腿，甚至周身。

老年皮肤干燥的产生，还与一些生活习惯有关，如爱用很烫的热水洗澡，次数过于频繁，使用碱性大的肥皂或药皂，使本来就干燥的皮肤失去了皮脂的滋润。

许多老年人在饮食方面，坚持素食为主，惧怕吃高脂肪食物。其实，这样对健康是不

Note

利的。脂肪能产生热量帮助人们抵御寒冷,并能使皮肤得到滋润。适量摄入高脂肪食物可以预防老年瘙痒症的发生。脂肪食物还有利于维生素A和维生素E的摄入,它们有防治皮肤干燥和老化的作用。有的老年人冬天特别喜欢喝酒,意在御寒,但酒后身体发热只是暂时性的,更多的是导致皮肤干燥,辛辣食品也是如此。

皮肤干燥之所以易发于老年人群,不仅和老年人的生理变化有关,而且与许多系统疾病有关,如内分泌的改变、消化不良和便秘、过敏性因素、动脉粥样硬化、糖尿病、肝胆疾病、部分肿瘤等。因此,老年瘙痒症在治疗瘙痒的同时应做全面的体格检查和相关的实验室检查。

三、皮肤干燥的预防与护理

(一)日常生活护理

(1) 对皮肤干燥出现瘙痒的老年病人进行护理指导,避免用搔抓、摩擦及热水烫洗等方法来止痒,避免使用花露水等含酒精止痒剂,温水清洗后立即涂抹水油剂对皮肤进行保护,可减轻皮肤瘙痒。

(2) 忌烟、酒、浓茶及食用辛辣食品,烟、酒、浓度及辛辣的食物对老年病人胃肠道造成负担,同时是导致体内变燥的原因之一。

(3) 秋冬季每周洗澡1～2次,避免使用碱性成分大的沐浴露或肥皂,尽量使用温和的皮肤清洁剂,洗澡时水温不可过高,时间不宜过久。

(4) 多食滋阴清热生津的食物,如丝瓜、黄花菜等,晚秋季节,多食一些润肺生津的食物如豆浆、西红柿、梨、香蕉、大枣、莲子等,不吃或少吃辛辣食品,以改善脏腑功能,增强抗病能力。

(5) 及时使用药物,皮肤干燥及瘙痒得不到缓解时遵医嘱使用药物。

(二)选择合适的护肤品

皮肤干燥与水分从真皮层到角质层转运的能力、皮肤表面水分流失速度、角质层水分结合能力3个方面密切相关,通过合理使用护肤品可以改善老年人皮肤干燥程度。

大量研究表明,尿素、甘油、类肝素、神经酰胺、乳酸等成分对缓解皮肤干燥有确切效果,而1%十二烷基硫酸钠的水性乳膏则会破坏皮肤屏障,含有酒精成分的护肤品也对皮肤有害。因此,老年人使用护肤品要根据具体情况,听从专业人员指导,个体化选择。

(三)积极治疗原发病

很多疾病易引发或加重皮肤干燥症状,如过敏性皮炎、糖尿病、肿瘤、骨骼关节疾病、尿毒症等,但具体机制尚不明确。在进行老年人皮肤评估和管理时,应综合评估老年人的整体健康状况,明确是否存在原发病,将原发病的治疗与皮肤干燥的干预同时进行,及早采取针对性措施,防范皮肤干燥的发生或加重。

(四)加强皮肤管理

国外研究者在皮肤管理方面持续探索,已取得初步成效,由老年护理人员、医师、皮肤病学专家等不同人员分别从皮肤测量指标、病理、皮肤结构与功能方面,联合进行多角度评估与管理,可有效降低老年人皮肤干燥的程度和发生率。

2012年,Guenther等在循证基础上,进行专家咨询和小组会议,设计了如下皮肤管理临床路径,为住院老年人的皮肤管理提供了简易、有效、可行的方法。

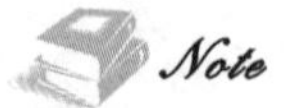

（1）评估。

（2）明确诊断并分为 4 个等级，即有干燥倾向、轻度干燥、中度干燥、重度干燥。

（3）根据干燥程度，对身体的躯干、面部、手足部分别进行治疗或干预，更换或调整清洁及护肤产品，指导老年人改变不良生活习惯等。

（4）随访，我国人口老龄化进展迅速，老年人口基数大，社区居家老年人皮肤管理应引起专业人员和照顾者的高度关注。

知识拓展

5-25

直通护考

5-24

【护考提示】

1. 了解皮肤干燥的定义与原因。

2. 熟悉皮肤干燥的护理措施。

（乔建歌）

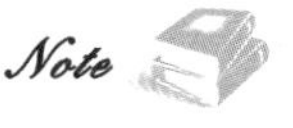

第六章　老年康复护理

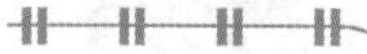

能力目标

扫码看 PPT

1. 能说出康复、康复护理和老年病康复护理的定义。
2. 能学会老年病康复护理常用的评定技能、康复治疗方法和康复护理技能。
3. 能运用老年病康复原则，在康复护理中较好地衔接基础护理与康复护理工作内容。

章节导言

随着人口老龄化社会的到来，老年人的医疗保健问题日益受到世界各国的重视。其中老年病康复是研究老年人常见疾病的预防、管理和恢复，帮助老年人最大限度地回归家庭和社会，从而提高老年人的生活质量，已成为医学及社会领域的重要课题。老年病康复护理研究的重点是从老年人整体身体状况出发，研究老年人生理、心理、社会文化以及家庭对老年人健康的影响，运用康复护理手段或措施解决老年人的健康问题。

第一节　概　　述

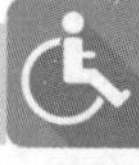

案例导入

案例导入答案 6-1

病人，男，65 岁，突发二次脑梗死半夜入院，经查发现是脑干梗死，行消融术 3 日后，生命体征平稳，病人及家属要求及早进行康复，但是医生坚持 7～10 日后开始下床，病人郁郁寡欢，3 日未排便，病人拒绝在床上排便，要求下床到卫生间如厕。病人家属无法拒绝病人的要求，在监测病人生命体征的同时协助其下床如厕以及做后面的康复训练，病人 3 个星期后能独立行走，出院。

请问：1. 这个案例中病人发生了什么？

2. 这个案例中病人的需求是什么？

Note

一、康复学的概念

(一) 康复

世界卫生组织对康复的定义是综合协调地应用各种措施，最大限度地恢复和发展病、伤、残者的身体、心理、社会、职业、娱乐、教育和周围环境相适应方面的潜能，以减少病、伤、残者的身、心、社会功能障碍，使其重返社会，以提高生活质量。其中康复的四个工作领域包括医学康复、教育康复、职业康复和社会康复。医学康复涵盖了康复医学的基础理论、康复功能评定、康复治疗；教育康复是指通过教育和培训以促进康复；职业康复的内容有职业评定、职业训练、职业选择和介绍、就业后的随访；社会康复是依靠社区力量，帮助残疾人参与各种社会活动，为残疾人重返社会创造各种条件。

残疾是指先天缺陷或各种伤病所致的不同程度地丧失正常生活、工作和学习能力的状态。世界卫生组织把残疾分为残损、残疾和残障。常见的残疾类型主要有视力残疾、听力残疾、言语残疾、智力残疾、肢体残疾和精神残疾。

1. 视力残疾　视力残疾是指由于各种原因导致双眼视力障碍或视野缩小，不能进行一般人所能从事的工作、学习或其他活动。视力残疾分为盲及低视力。

盲又分为两级：一级盲，最佳矫正视力<0.02，或视野半径<5°；二级盲，最佳矫正视力≥0.02，或视野半径<10°。

低视力也可分为两级：一级低视力，0.05≤最佳矫正视力<0.1；二级低视力，0.1≤最佳矫正视力<0.3。

2. 听力残疾　听力残疾是指由于各种原因导致双耳不同程度的永久性听力障碍，听不到或听不清周围环境声及言语声，以至影响日常生活和社会参与。根据听力损失程度，听力残疾可以分为四级：听力残疾一级，病人听力损失≥91 dBHL；听力残疾二级，病人听力损失在81～90 dBHL；听力残疾三级，病人听力损失在61～80 dBHL；听力残疾四级，病人听力损失在41～60 dBHL。

3. 言语残疾　言语残疾是指由于各种原因导致的言语障碍(经治疗一年以上未痊愈者)，而不能进行正常的言语交往活动(3岁以下不定残)。根据语音清晰度将言语残疾分为四级：一级，只能简单发音，言语能力完全丧失者，语音清晰度≤10%；二级，具有一定的发声及语言能力，语音清晰度在11%～25%；三级，可进行部分言语交流，语音清晰度在26%～45%，言语能力等级测试未达三级测试水平；四级，能简单会话，但用长句表达困难，语音清晰度在46%～65%，言语能力等级未达四级测试水平。

4. 智力残疾　智力残疾是指病人的智力明显低于一般人的水平，并显示适应性障碍。

5. 肢体残疾　肢体残疾是指病人因四肢的残缺、麻痹及畸形而导致运动功能障碍。

6. 精神残疾　精神残疾是指精神病病人病情持续1年以上并导致其对家庭、社会应尽职能出现一定程度的障碍。

7. 残疾的三级预防

(1) 残疾的一级预防：指采取一切措施预防各种病损的发生。它最为有效，可以降低残疾发生率70%。这些措施包括预防接种、避免各种交通事故、注意精神卫生等。

(2) 残疾的二级预防：指通过积极有效的临床治疗和康复治疗，限制或逆转由病损造成的残疾。它可以降低残疾发生率10%～20%。这些措施包括早期发现、早期治疗。

(3) 残疾的三级预防：指通过康复措施防止残疾转化为残障。康复措施包括康复治

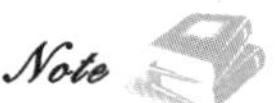

疗的常用方法,如作业疗法、心理治疗等。

(二)康复医学

康复医学是一门研究残疾人及病人康复的医学应用学科,其目的在于通过物理疗法、运动疗法、生活训练、技能训练、言语训练和心理咨询等多种手段使病、伤、残者尽快得到最大限度地恢复,使身体残留部分的功能得到最充分的发挥,达到最大可能的生活自理、劳动和工作的能力,为病、伤、残者重返社会打下基础。

1. 康复医学的基本原则 功能康复、全面康复、重返社会。全面康复是指从生理上、心理上、职业上及社会上进行全面的、整体的康复。康复不仅仅针对功能障碍,更重要的是面向整个人。

2. 康复医学的目标 包括预防性康复、矫正和治疗、教育和再训练。预防性康复是指对一般无病或单纯病痛的病人最大可能地避免身体残疾的发生。

3. 康复医学的内容 主要有康复医学的基础理论、康复功能评定、康复治疗。康复功能评定是指客观地、正确地评定功能障碍的性质、部位、范围、程度并估计其发展、预后和转归,为制订康复治疗计划打下科学基础。

4. 康复医学的对象 包括急性病后的病人、手术后的病人、各类残疾者、慢性疾病病人、老年人。根据世界卫生组织定义,康复医学的服务方式有康复机构康复、上门康复服务和社区康复三类。

5. 康复医学的重要性

(1) 社会和病人的迫切需要:随着社会的进步和经济的发展,人们的健康观发生改变;医学的进步使各种传染病得到有效控制,疾病谱发生改变;威胁人类健康的慢性疾病,需要长时间的康复治疗。

(2) 经济发展的必然结果:人口的平均期望寿命延长,老年人口增加,随着年纪增加,身体功能进行性衰变,60%的老年人患有多种慢性疾病,需要长期康复治疗;工业、交通、文体活动等导致残疾者比例增加,需要长期康复治疗的人数增加。

(3) 应对严重自然灾害和战争:人类在目前还不可能控制各种自然灾害和战争,各种自然灾害和战争都会导致人类残疾的发生,这些残疾者就迫切需要得到积极的康复治疗。

(4) 医学越进步康复需求越大:科技进步使得医学技能提升,许多疾病得到有效控制,死亡率降低,存活率提高,对康复治疗和护理的需求增加。

综上所述,这就是康复医学近年来得到迅速发展和日益被社会重视的主要原因。

(三)社区康复与护理

1. 社区康复定义 社区康复是指以社区和家庭为基础开展残疾人康复服务的工作和途径。其目的是促进所有残疾人得到康复,享受均等的机会,成为社会的一员。社区常用的康复疗法有物理治疗、作业治疗、言语治疗和心理治疗。

2. 社区康复的目的和意义 社区康复的目的在于尽量减少因病、伤、残带来的后果,最大限度地恢复病、伤、残者的功能和能力。其主要意义如下。

(1) 便于散居在城乡基层的病、伤、残者就地得到康复训练;有利于把医学康复、教育康复、职业康复、心理康复和社会康复结合起来,使病人获得综合康复的效果。

(2) 便于出院回家的病人在社区巩固康复治疗,且社区康复费用低廉,可节约开支。

(3) 便于病人与周围人群接触,建立良好的人际关系,以达到最终能够参与社会生活的目的。

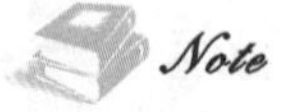

3. 社区康复组织机构　社区康复的组织机构包括第一级区（县）级社区康复领导小组，第二级街道（乡镇）级社区康复工作小组，第三级居委会（村）级社区康复基层康复站。

4. 社区康复的工作内容和服务方式　社区康复的主要工作内容包括残疾的预防、残疾普查、康复训练、健康训练、职业教育、社会康复、独立生活指导等。社区康复的服务方式有社区服务保障模式、社区卫生服务模式、家庭病床模式、社会化综合康复服务模式。

5. 社区康复护理　社区康复护理是指在社区康复过程中，根据总的康复医疗计划，围绕全面康复目标，针对病、伤、残者的整体情况进行生理、心理、社会等方面的康复指导，使他们自觉地坚持康复锻炼，减少疾病的影响，预防继发性残疾，以达到最大限度地康复。

6. 社区康复护理的内容

（1）对社区康复状况及康复对象进行全面评估。

（2）调整康复对象的心理状态，通过心理辅导与治疗，使其面对现实，以积极的态度配合康复治疗。

（3）恢复和改善存在的功能障碍。

（4）建立和完善各种特殊教育系统。

（5）对病人家庭，社区有关部门应进行协调工作，确保病、伤、残者得到照顾，建立完善支持系统，为康复对象提供安全、舒适的康复环境。

二、康复学的发展史

（一）起源（1910 年以前）

康复一词来源于英文“rehabilitation”，意思是重新得到能力或适应正常生活的状态，在中世纪和近代，“rehabilitation”曾先后用于宗教和法律，指教徒和囚徒得到赦免重获教籍和重返社会。直到 20 世纪初，英美等国家才用于残疾人，将残疾人的医疗福利事业综合称为“rehabilitation”，其含义是使残疾人重新恢复身心功能、职业能力和参加社会生活的能力。

（二）形成期（1910—1946 年）

1910 年，康复一词正式出现；1917 年美国陆军成立了身体功能重建部和康复部，成为世界上最早的专业康复机构。

康复医学作为一门独立的学科出现在 20 世纪 40 年代，1942 年在美国纽约召开的全美康复会议上诞生了“康复”第一个著名的定义：康复就是使残疾者最大限度地恢复其身体的、精神的、社会的、职业的和经济的能力，迄今 60 余年。

（三）确立和发展阶段（1946—1956 年）

1946 年，美国腊斯克博士开始在综合医院设立康复医学科，开始初步贯彻全面康复的原则；1947 年腊斯克博士在纽约创建康复医学研究所，发展成为全球的康复医师培训基地。

1949 年美国住院医师的专科培训增加了康复医学这一学科，康复医学观念和原则逐步被医学界所认识。美国物理医学会改名为美国物理医学与康复学会。

1950 年国际物理医学与康复医学会成立。

1952 年世界康复基金成立，目的是推动康复医学学科人才培养。

1953 年英国出版第一本专著——《物理医学与康复》。

1954—1956 年因急性脊髓灰质炎（小儿麻痹症）流行造成大量病人出现神经肌肉功

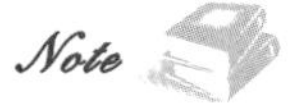

能障碍,需要积极的、新型的康复处理,因而促进康复医学的发展,特别是应用肌力评估、肌肉再训练、作业治疗、矫形器使用等康复诊疗手段,收到了良好的效果,引起医学界的重视和兴趣。

(四) 成长阶段(1957—1980 年)

1958 年腊斯克博士主编的《康复医学》(第一版)正式面世,是康复医学科第一本权威性经典著作。

1969 年国际伤残者协会更名为康复国际(rehabilitation international,RI),Licht 成立了国际康复医学会(international rehabilitation medicine association,IRMA),次年第一届学术会议在伦敦召开,该会议四年一次,对促进学科的发展起到很大的作用。

1974 年英国卫生部颁布《医疗卫生部门康复医学建筑设计指南》。

1976 年世界卫生组织专家委员会认为现代的医学应该用以残疾为取向的医学来补充以疾病为取向的医学,又指出,医学不单要解决急性伤疾病病人的救治问题,而且要重视慢病者、残疾者功能恢复、回归社会的问题,而康复医学正担负这一重任,并制定了《国际残损、残疾和残障分类》(1980 年正式公布),这一残疾分类标准及其理论框架充实了康复医学的理论基础,强化了"全面康复"的理论根据。

欧美康复医学机构发展迅速,如比利时 1964 年只有 16 所康复医疗机构,而到了 1980 年时,已经有 256 所,康复医疗人员也大量增加,以加拿大为例,康复医师数目 1980 年比 1962 年增加近 2 倍。

(五) 成熟及提高阶段(1981 年至今)

1981 年霍克教授提出康复医学是一门与整体功能有关的学科(包括功能的评估、训练、恢复)。

1982 年康复医学学科的范围、界限已经明确:康复医学的范围从纵向系统看,包括功能评估、电生理学诊断、各种功能训练和治疗(医疗体操、物理因子治疗、心理行为治疗、社会工作、矫形器及假肢的装配和使用等);从横向系统看,分为儿童康复、中风康复、脊髓损伤康复、关节炎康复、烧伤康复、心脏康复、慢性疼痛康复处理、截肢康复、慢性肾功能衰竭康复等。1999 年 11 月起,国际康复医学会和国际物理医学与康复联合会合并组成国际物理医学与康复医学学会(international society of physical and rehabilitation medicine,ISPRM)。

直通护考 6-1

(蓝花红)

第二节 康复护理的内容

案例导入答案 6-2

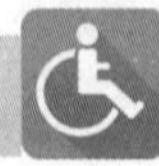

案例导入

病人,62 岁,女,育有三女一儿,长期在家务农,现子女已成人出来工作。病人抱怨腰疼,听邻居说街上的推拿师傅可以治疗,于是去了三日发现有些效果,后面再去就没效果了;听小女儿说单位有台理疗仪可以震动治疗疼痛,于是也

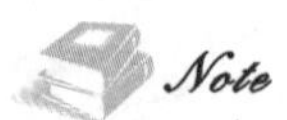

买了一台，用完几个小时之后疼痛又回来了。近几日疼痛加剧，在子女的协助下来到康复医院。

请问：1. 该病人的康复治疗流程是什么？

2. 康复护理人员该如何护理该病人？

康复护理是指在康复计划的实施过程中，由康复护理人员配合康复医师和治疗师等专业康复人员，对康复对象进行基础护理和实施各种康复护理专门技术，以预防继发性残疾，减轻残疾的影响，达到最大限度地功能改善和恢复重返社会的能力。

一、康复的功能检查和康复治疗方法

（一）康复评定

康复评定是收集评定对象的病史和相关资料，并以此制订出合适的康复治疗方案，评估治疗效果和预测预后功能，在临床检查的基础上，对病、伤、残者的功能状况及其水平进行客观、定性和（或）定量的描述（评价），并对结果做出合理解释的过程。其关键在于明确病人功能障碍的原因、部位、性质、程度及变化趋势。它是研究障碍和潜能的基本理论、基本技能的一门科学。根据《国际功能残疾和健康分类》(international classification of functioning，disability and health，ICF）对残损、残疾、残障的分类，康复评定包括功能障碍、能力障碍和社会障碍三个层次的评定。

康复评定过程的五个要素分别是询问病史、观察、检测、记录和分析。观察主要有局部观察、全身观察、静态观察和动态观察。分析主要根据病史和观察所得，结合检测结果进行科学的综合、比较、分析和解释，也是评定过程中的评定实施。

1. 康复评定方法　目前康复评定普遍采用 SOAP 法。

(1) S(subjective date)，主观资料：病人个人主述材料、症状。

(2) O(objective date)，客观资料：病人的客观体征和功能表现。

(3) A(assessment)，评定：对上述资料进行整理和分析。

(4) P(plan)，计划：拟订处理计划，包括有关进一步检查、会诊、诊断、康复治疗和处理的计划。

康复护理评定的方法主要有交谈、观察和调查。社区康复护理评定过程一般是收集资料，分析资料，确定康复护理诊断、目标和措施，记录等。

2. 康复评定的主要内容

(1) 运动功能评定：包括人体形态评定、心肺功能评定、反射评定、肌力评定、肌张力评定、步态分析、平衡与协调功能评定。

(2) 言语和吞咽功能评定。

①失语症：由于脑部损伤使原来已经获得的语言能力受损或丧失的一种语言障碍综合征。

②构音障碍：由于中枢神经和周围神经系统损害所引起的发声、发音、共鸣和韵律等言语运动控制障碍。表现为发音不准、吐字不清，语调、语速和节奏异常。

③言语失用症：一种特殊的言语运动性疾病，其特点是病人由于言语运动器官的位置摆放及顺序，进行发音的运动出现障碍，虽然其构音器官无肌肉麻痹，肌张力异常、失调，不随意运动等异常，但病人在语言表达时随意说话的能力出现障碍，表现为说话费

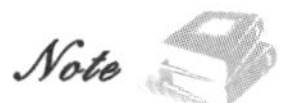

力、不灵活、语音拖长、脱落、置换或不清晰等。

(3) 日常生活活动能力评定:日常生活活动(activities of daily living,ADL)反映了人们在家庭、社区中最基本的能力,直接影响病人的心理、整个家庭及其与社会的联系,因此是康复医学中最基本、最重要的内容。ADL是指人们在每日生活中,为了照料自己的衣、食、住、行,保持个人卫生整洁和进行独立的社区活动所必需的一系列的基本活动,是人们为了维持生存及适应生存环境而每日必须反复进行的、最基本的、最具有共性的活动。ADL的评定方法有标准化PADL评定方法(Barthel指数、Katz指数、修订的Kenny自理评定和PULSES)和IADL评定方法(功能活动问卷(the functional activities questionary,FAQ)、快速残疾评定量表(rapid disability rating scale,RDRS))两种。

(4) 心理评定:心理评定主要包括智力测验、情绪测量、人格测量以及临床神经心理测验等。国际通用智力测验方法有比奈-西蒙量表(Binet-Simon scale,B-SS)、韦氏智力量表(Wechsler intelligence scale,WIS)、Kaufman儿童能力成套测验(K-ABC),此外还有图片排列分测验、填图分测验、积木图案分测验等。情绪测量包括主观体验的自我报告、情绪的观察评定、情绪的面部测量、情绪的自主神经系统测量、情绪的大脑测量、情绪的声音测量、情绪敏感性任务等。人格测量常用的方法有问卷法(自陈量表)和投射测验两种,问卷法(自陈量表)的测量动机系统是显意识的,而投射测验测量的动机系统是潜意识的。临床心理测验按照测验的形式,可以分为单项测验和成套测验,单项测验主要是进行神经心理筛选,成套测验是全面地测量神经心理功能。

(5) 营养和压疮评定:营养评定是指临床营养专业人员通过膳食调查、人体组成测定、人体测量、生化检查、临床检查、综合营养评定方法等手段,对病人的营养代谢和机体机能等进行全面检查和评估,以确定营养不良的类型及程度,估计营养不良所致后果的危险性,用于制订营养支持计划,考虑适应证和可能的副作用,并监测营养支持的疗效。

压疮是指局部皮肤长时间受压或摩擦力与剪切力作用后,受力不同出现血液循环障碍而引起的局部皮肤和皮下组织缺血坏死。美国国家压疮咨询委员会把压疮分为1~4期,Shea分级法则根据损害程度分为1~5级。压疮的危险度评定通常使用危险度评估量表,包括制动、失禁、进食、营养状况、意识障碍等。预后评定方法主要有Braden评分法、Norton评分法等。

(6) 疼痛评定:疼痛是指与现存的或者潜在的组织受损有关所产生的不愉快感觉和情绪的体验。疼痛的一般检查包括询问病史,观察疼痛行为,检查神经肌肉、关节功能,功能评定和心理评定以及其他检查。疼痛的评定方法有45区体表面积评分法(疼痛部位评定)、VAS、VRS、NRS(疼痛强度评定)、McGill疼痛问卷和简化McGill疼痛问卷(疼痛特征评定)、疼痛日记评分法(疼痛发展过程评定)以及痛阈测定等。

(二) 康复治疗方法

常用的康复治疗方法有物理治疗、作业治疗、言语治疗和心理治疗。

1. 物理治疗与护理 物理疗法是应用自然界及人工制造的各种物理因素(如力、电、光、声、磁、热及冷等)预防和治疗伤病的一种治疗方法。包括运动疗法和物理因子疗法。

1) 运动疗法

(1) 运动疗法定义和特点:运动疗法是根据疾病特点和病人的功能情况利用器械或者自身力量,选用合适的功能活动和运动方法对病人进行训练,以防治疾病、促进身心功能恢复的一种治疗方法。运动疗法的特点:①积极治疗:相当多的运动疗法需要病人主动参与和坚持才能取得效果,同时它也是训练自我控制能力和提高乐观情绪的治疗方

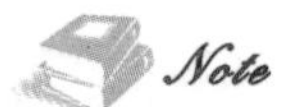

法。②局部治疗和全身治疗结合。③防治结合：促进一些疾病的恢复和临床治愈，还可改善和提高全身状态和抗病能力。④简便易行：无须复杂的运动器材即能达到治疗目的。

(2) 运动疗法的基本类型：运动疗法的基本类型包括被动运动和主动运动。主动运动分为助力运动和抗阻运动。助力运动要求病人靠主动力量进行运动，力量不足部分用外力辅助。抗阻运动包括等张抗阻、等长抗阻、等速抗阻等。

①被动运动：指完全靠外力来完成运动，即由治疗师、病人健肢、器械协助完成动作，适用于各种原因引起的肢体运动障碍，可松弛肌肉痉挛，牵伸挛缩肌腱和韧带，保持关节活动，阻止肌肉萎缩，防止关节粘连和挛缩，并可增强本体感觉，诱发肢体屈伸反射，为主动运动做好准备。

②辅助主动运动：指凭借治疗师、病人健肢、器械、起点气球、水浴等，消除重力影响，引导和帮助病人主动完成运动。助力常加于肌肉开始收缩和结束时，尽量使主动运动为主，助力运动为辅。

③主动运动：指没有辅助的情况下病人自己完成动作，它能够增强肌力、改善局部和全身机能。

④抗阻运动：病人在主动运动中，除克服自身重力外，还需要克服外加阻力，它有助于促进和恢复肌力与耐力，增强关节的稳定性。

⑤牵伸运动：指用被动或者主动的方法，对身体局部进行强力牵拉的活动。

(3) 运动疗法的作用：运动疗法在康复中的基本作用为提高神经系统的调节能力，改善情绪；提高代谢能力，增强心肺功能；维持和恢复运动器官的形态和功能；发展代偿功能等。

(4) 运动疗法的禁忌证与注意事项：运动疗法的禁忌证主要包括：①发热；②严重衰弱；③有大出血倾向；④疾病的急性期；⑤运动中可能产生严重并发症等。

尽管运动治疗的不同形式有其特定的要求，但是作为运动疗法这一范畴下的各种运动治疗方式又有其需要注意的基本问题。①制订治疗方案时应考虑病人的实际情况，目的要明确，重点要突出。②治疗活动的内容要有一定的趣味性，以调动病人主动训练的积极性，提高训练的效果。③选择治疗场所除了应该注意最基本的安全问题之外，更应该注意治疗场所的周边环境，应该选择空气清新，环境明亮优雅，使人心情愉快的环境。④病人的着装应有利于运动训练的顺利进行。比如，病人都应该穿宽松的衣服，特别是受累部位，不要穿拖鞋及底滑的鞋，尽可能少佩戴其他饰品，一则防止饰品损坏，二则防止对治疗师及病人本人造成不必要的损伤。

(5) 常规运动疗法：常规运动疗法包括关节活动度练习、关节活动术、肌力训练、耐力练习、平衡训练、放松练习、牵张练习、呼吸训练、水中运动等。

①关节活动练习：关节活动范围训练常用助力运动方法有悬吊练习和器械练习，其目的是牵伸和松解挛缩与粘连的纤维组织。关节的附属运动指关节在自身及其周围组织允许的范围内完成的运动，一般不能主动完成，需要他人或对侧肢体帮助才能完成。关节牵引术是应用力学中作用力与反作用力的原理，通过器械或电动牵引装置的作用，使关节和软组织得到持续的牵伸，从而达到复位固定、解除肌肉痉挛、纠正关节畸形的目的。关节松动术的常用手法有摆动、滚动、滑动、旋转、分离和牵拉。关节松动术手法根据 Matland 分级标准一般分为四级：Ⅰ级，治疗者在病人关节活动的起始端，小范围、节律性地来回松动关节；Ⅱ级，治疗者在病人关节活动允许的活动范围内，大范围、节律性地来回松动关节，但不接触关节活动起始和终末端；Ⅲ级，治疗者在病人关节活动允许的

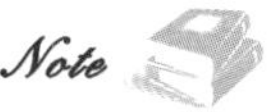

活动范围内，大范围、节律性地来回松动关节，每次均接触到关节活动的终末端，并能感到关节周围软组织的紧张；Ⅳ级，治疗者在病人关节的终末端，小范围、节律性地来回松动关节，每次接触到关节活动的终末端，并能感觉到关节周围软组织的紧张。

手法应用选择：Ⅰ～Ⅱ级—疼痛；Ⅲ级—疼痛＋关节僵硬；Ⅳ级—粘连，挛缩。手法分级可用于关节的附属运动和生理运动。附属运动Ⅰ～Ⅳ级均可用。生理运动—ROM(关节活动度)＞正常60％才可应用，多用Ⅲ～Ⅳ级，极少用Ⅰ级。分级范围随关节活动范围的大小变化。

②关节活动术的临床应用：适应证，任何力学因素(非神经性)引起的关节功能障碍，包括疼痛、肌肉紧张及痉挛、可逆性ROM降低、进行性关节活动受限、功能性关节制动。对于后两者主要是维持现有ROM。禁忌证，ROM过度、关节肿胀、炎症、肿瘤及骨折未愈合。

③肌力训练：肌力训练的常用方法有助力运动、主动运动、抗阻运动(等张、等长、等速)。进行运动疗法中肌力训练的注意事项：遵循超量恢复的规律，宜每天进行，间隔时间过长，易导致无效果或效果不明显；应注意心血管反应，心血管疾病病人禁止在做等长抗阻练习时过分用力或憋气；掌握好训练量，训练量应以训练后第二天不感觉到疲劳和疼痛为宜；阻力的施加和调整对肌力练习的效果有影响，通常情况下，负荷应加在受训肌远端附着部位，方向总是与关节运动或可能运动方向相反，且应具有平稳性、非跳动性。

④平衡训练：平衡训练中达到的平衡有3级，Ⅰ级是静态平衡，Ⅱ级是自动动态平衡，Ⅲ级是他动动态平衡。平衡训练的基本原则：从最稳定的体位逐步进展至最不稳定的体位，从静态平衡至动态平衡。

⑤呼吸训练：呼吸操又称呼吸运动，是通过各种控制呼吸技术来纠正病人的异常呼吸模式，降低呼吸做功，提高肺泡通气量，从而改善呼吸功能的治疗方法。常用的呼吸运动主要有膈肌呼吸、缩唇呼气、深呼吸。

⑥协调训练：协调训练是指通过训练，使人体恢复协调性，其原则是从简到繁，由单个肢体到多个肢体的联合协调，重症者应从个别原动肌或肌群的控制开始，从对称性协调到不对称性协调，从慢速协调到快速协调，从睁眼练习到闭眼练习。强调动作正确，以免形成错误的动作模式，并反复练习，达到动作的自动化。练习时切忌过分用力，以免兴奋扩散而加重不协调。

2) 物理因子疗法

物理因子疗法是指借助电、光、声、磁、水、蜡、压力等物理因子的治疗，多属于被动治疗。物理因子疗法有消炎、镇静、兴奋和双向调节的作用。

(1) 电疗法：电疗法是将电能作用于人体，以防疾病的方法。调制中频电流因调制方式的不同，可以分为连续强制波、间歇强制波、断续强制波、变频强制波4种波形。根据电流频率可以分为低频疗法、中频疗法和高频疗法，常用的是调制中频疗法，调制中频疗法的主要治疗作用是止痛，促进炎症消散，有助于预防和减轻肌萎缩和骨质疏松症，调节自主神经功能，提高平滑肌张力等。高频疗法根据波长、波形和作用方式可以分为长波、中部、短波、超短波和微波疗法；临床常用的有短波、超短波疗法。

(2) 超短波疗法：应用超短波(波长1～10 m，频率30～300 MHz)治疗疾病的方法称为超短波疗法，主要有改善血液循环、镇痛、消炎消肿、缓解痉挛、促进组织生长修复等作用。目前治疗机有50 W和200～300 W几种，使用时注意事项如下。

①一定要绝缘(机器接地线)。

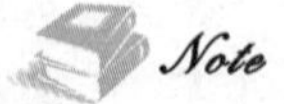

②治疗部位的金属物品应去除。

③病人、操作者贴身衣物应能吸水，并保持干燥。

④病人有感觉障碍时，剂量不宜过大。

⑤输出导线不能交叉，不能直接搭在病人身上。

⑥每次治疗必须调节谐振钮，使电路处于谐振状态。

⑦每日进行过X线诊断或放射治疗的部位，不宜再进行高频治疗。

⑧孕妇的下腹部或有出血倾向者不宜治疗。

⑨阻塞性动脉疾病局部禁用大剂量。

⑩勿使病人的头部处于高频电场中。

⑪不宜对病人的头部和心脏部位用对置治疗。

⑫敏感部位如眼、脑、睾丸、卵巢等宜用小剂量。

(3) 光疗法：光疗法是指应用人工光源或日光辐射能量防治疾病的方法。按照光的波长光疗法可分为红外线疗法、可见光疗法、紫外线疗法等。

①红外线疗法：a. 红外线疗法治疗时裸露病患部位，使灯头对准治疗部位中心，灯与皮肤距离30～50 cm，视灯的功率而异，以照射部位有舒适的温热感为宜。每次治疗20～30 min，每日1～2次，照射10～20次为一个疗程。b. 红外线疗法的注意事项：红外线可引起眼部的损害，必须注意加强对病人眼睛的保护，戴防护眼镜或以浸水棉花敷于病人眼部，并避免对眼睛直接照射。c. 对于急性创伤，需待24～48 h局部渗出和出血停止后方可做小剂量红外线放射。d. 肢体循环障碍和陈旧性瘢痕植皮术后，使用红外线应注意患处有无循环不良，照射过量时可出现水疱，感觉障碍区照射时剂量应特别注意，以免发生烫伤。e. 对急性瘢痕，如毛细血管明显扩张，水肿和增殖突出，有奇痒刺痛时，不宜选用红外线，以免促进增殖。红外线可加剧某些皮肤病，应慎用。

②紫外线疗法：a. 紫外线操作方法分为全身照射法和局部照射法。b. 紫外线操作注意事项：正确使用紫外线灯，依灯管类型给予相应的预燃时间，高压水银灯关闭后重新开启，需等灯管冷却后再启动；清洁灯管应在冷却后进行，用95%无水酒精棉球擦拭。紫外线照射时操作者应戴防护眼镜，病人应戴防护眼镜或以布巾盖眼，以免紫外线损伤眼部，造成结膜角膜电光性眼炎、晶体白内障或视网膜损伤。做好个人防护。

(4) 磁疗法：磁疗法是指利用磁场治疗疾病的方法。该方法孕妇等病人不适合。磁疗法可分为静磁疗法（如磁片贴敷法、直流电磁法、磁穴针法、电磁法）、动磁疗法（如有磁按摩）两种。

(5) 超声波疗法：利用超声波治疗疾病的方法称超声波疗法，超声波的治疗剂量以主观热感觉作为主要判断依据。

(6) 冷疗法：冷疗法是指以低于人体温度的低温治疗疾病的方法，包括局部治疗方法（如冰水冰敷、冰按摩）和全身治疗方法（如全身冷水浸浴、冷水淋浴、酒精擦浴、冷水灌肠）。冷疗的禁忌证包括创伤、慢性疼痛、痉挛等。冷疗时注意保护冷疗区周围非治疗区的正常皮肤，防止冻伤。严格掌握冷疗的时间和温度，防止过冷而发生冰灼伤，冷冻伤易使皮肤出现水疱，渗出，皮肤皮下组织坏死。接受冷刺激后皮肤出现瘙痒、潮红、荨麻疹等对冷过敏现象时应立即中止治疗。

(7) 传导热疗法：传导热疗法是指利用热源作为介体，接触体表将热直接传输给机体以治疗疾病的方法。常用的有蜡疗法，蜡疗法是指利用加热溶解的石蜡作为导热体将热能传至机体达到治疗作用的方法，蜡疗法有三种应用，分别是蜡饼法、浸蜡法、刷蜡法。

2. 作业治疗与护理 作业治疗(occupational therapy)是一项指导病人参与和选择性的社会活动，其目的是帮助病人尽可能地恢复正常的生活和工作能力，提高生存质量，

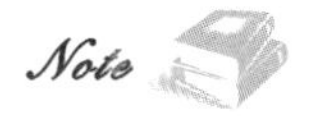

训练病人成为生活中的主动角色,能够积极面对社会。

(1) 作业治疗的适应证包括神经科、骨科、儿科、内科、精神科疾病。

(2) 作业治疗处方包括作业治疗的项目、目的、方法、强度、持续时间、频率及注意事项等内容。

(3) 作业治疗的原则是循序渐进,从轻到重,从简到繁,而且根据病人的不同情况,对作业活动及时进行调整,以适应病人需要。

(4) 作业治疗的特点:①治疗的目的在于社会、心理及身体功能三方面的改善,有助于病人躯体功能及健康状况的恢复,减轻苦闷情绪,为回归社会做准备。②作业活动既作为治疗手段使用,又具有创造生产及适应生活的实用性意义。③重视发挥病人自身的能力,便于调动病人的积极性,使之专心投入到作业活动中。④通过作业活动,可对病人残疾程度、运动量、是否可回归工作岗位做出评价。⑤通过作业活动可对失认、失用做出评价与治疗。

(5) 作业治疗的流程:收集资料—评定—明确需要解决的问题—设立目标—作业活动(包括选择活动及完成活动,其中选择活动包括活动分析和活动综合)—再评估(在完成一个阶段的作业治疗后,要进行再一次评估)。

(6) 作业治疗的分类:①按作业功能分为日常生活活动训练、生产性作业、手工艺训练。②按所需技能分为感知觉技能训练、认知技能训练、运动技能训练。

3. 言语治疗与护理 失语症治疗是利用各种方法改善病人的言语功能、交流功能。失语症治疗时,首先训练口语,其次训练书写。

(1) 失语症治疗的原则:①要有针对性,治疗前要通过言语功能评定,弄清病人语言障碍所在、类型及程度,以便明确治疗方向。②综合训练,注重口语。在口语训练时,应配合相同内容的朗读和书写,以强化训练。③因人施治,循序渐进。可以从病人残存的功能入手,逐渐扩大其语言能力。治疗内容要适合病人的文化水平及兴趣,先易后难,由浅入深,由少到多。要逐步增加刺激量。④配合心理治疗,方式灵活多样。当治疗取得进展时,要及时鼓励病人,使其坚定信心;病人情绪饱满时,可适当延长治疗时间,增加难度。⑤适宜的语言环境可激发病人言语交流的积极性。其中,家庭训练十分重要。⑥对有多种语言障碍的病人,要区别轻重缓急,分别进行处理。

(2) 失语症治疗方法:目前失语症主要治疗方法有 Schuell 刺激法、音乐歌词刺激和代偿法。刺激促进法(刺激反应训练)是根据病人残存的语言-言语能力,采用听觉、视觉、嗅觉刺激,最大限度地促进失语症病人的语言重建和恢复。

4. 心理治疗与护理 心理治疗又称精神治疗,是应用心理学的原则和方法,通过治疗者与被治疗者相互作用关系,改善病人的心理、情绪、认知行为等问题。

(1) 康复心理治疗的原则:①充分尊重病人,与他们建立平等、和睦、协作的关系,对病人给予情感上的支持,以取得他们的信任与配合。②在充分了解病人的病情、注意其病态心理的同时,更要注意发掘病人自身的积极因素,并尽可能地采取措施加以增强和扩展。③了解病人与家庭、社会相处中存在的问题,对他们失去平衡的状态做客观的分析,并给予正确的指导,设法使之恢复正常。④引导病人积极介入心理康复的全过程,而不是让他们被动地接受服务。

(2) 支持性心理治疗方法:支持性心理治疗方法有劝导、积极暗示、安慰和改变环境等。

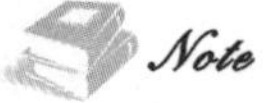

(3) 心理治疗的作用:①对心理、生理疾病的恢复有非常重要的作用。②是神经症性

病人主要的治疗方法之一。③可以帮助解决残疾人和慢性疾病病人在康复过程中出现的心理问题。④可以帮助人们提高社交技能，从而改善情绪和心理、生理症状。⑤对于一般性躯体疾病的治疗也有很大的帮助。

二、老年病康复常用的评定方法

（一）帕金森病的评定方法

帕金森病是以静止性震颤、肌肉强直、进行性运动徐缓、姿势步态异常为主要临床表现的神经系统退行性疾病。

1. 单项评定

1）身体结构和功能水平的评定

身体结构和功能水平的评定包括关节活动范围测量、肌力评定（等速肌力测试、等长肌力测试等）、肌张力测试、平衡能力评定、步行能力评定。

2）其他身体功能评定

其他身体功能评定主要包括吞咽功能评定、言语功能评定、呼吸功能评定等。

（1）吞咽功能评定：吞咽障碍是一种常见的临床症状，表现为食物从口腔输送到胃的过程发生障碍，临床表现为进食速度慢、吞咽费力、喘鸣、咳嗽、呛噎、鼻腔反流等，通常有误吸、误咽和窒息等并发症，甚至引起肺炎、营养不良等。吞咽障碍根据病因可以分为由咽通道结构出现病变引起的结构性吞咽障碍，由脑神经等引起的神经源性吞咽障碍和由癔症引起的精神性吞咽障碍三大类。根据发生吞咽障碍的阶段，可分为口腔期吞咽障碍、咽期吞咽障碍、食管期吞咽障碍等。

吞咽障碍评定的目的是明确吞咽障碍的存在，找出原因，确定吞咽障碍发生的阶段和程度，确定病人进食方式和内容，提出合适的康复护理方案并制订护理目标。

吞咽障碍评定首先要采集病人病史，包括现在病史、既往病史、个人病史和家族病史等，通过分析病史，明确病人是否具有遗传吞咽障碍。其次要对病人进行临床检查，主要有病人观察、颅神经评定、实验室检查以及其他辅助检查。观察主要是观察病人的意识和表达能力、有无喂饲管道及类型部位、有无气管切开、病人营养情况和呼吸状态。对颅神经评定主要有三叉神经、面神经、吞咽迷走神经和舌下神经等的评定以及反复唾液吞咽测试和洼田饮水试验。实验室检查以及其他辅助检查主要是常规的血液检查、血液生化检查、视频荧光造影、超声波检查、内窥镜检查和肌电图检查等。

（2）言语功能评定：言语功能障碍评定的目的是通过交流、观察或者使用量表来评定病人有无言语功能障碍并确定是否需要言语治疗。言语功能障碍最常见的是失语症，是由于脑部损伤使原来已经获得的言语能力受损或者丧失的一种言语障碍综合征，表现为口语表达障碍、听力理解障碍、阅读障碍和书写障碍等。

根据 Benson 对失语症分类的方法，失语症主要有 Broca 失语症、Wernicke 失语症、传导性失语症、经皮质混合性失语症、经皮质运动性失语症、经皮质感觉性失语症、完全性失语症、命名性失语症以及皮质下失语症等。

失语症的评定目的是对各型失语症进行鉴别诊断，了解其严重程度，为制订治疗目标和选择适当的智力方法提供客观资料，并对言语恢复的可能性做出预测。国内目前常用的评定方法有汉语标准失语症检查（适用于成年病人）、汉语失语症成套测验和汉语波士顿检查法三种。国外主要有波士顿诊断性失语检查、西方失语症成套测验、日本失语

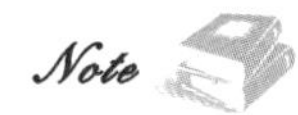

症检查法等。

失语症评定步骤:①语言流畅度评定,与病人谈话,确定言语的流畅度;②口语的听理解,听名词、动词、句子和执行口头命令;③复述,与检查听理解能力一样,检查病人复述名词、动词、短句及长句的能力;④计算,检查病人的计算能力,主要是一些简单的数学加减法计算。

(3) 呼吸功能评定:呼吸功能评定的主要目的是评定最大摄氧量,以明确心肺功能储备和有氧运动能力;评定身体耐力运动能力;评定身体换气功能;评定代谢当量并据此指导康复治疗。

呼吸功能评定主要有主观评定和客观评定两种。主观评定主要是进行问卷,对能听到呼吸音吗?呼吸规律吗?是胸式呼吸吗?能够随意调整自身的呼吸方式吗?呼吸不充分影响到发音吗?呼吸充分可以进行任何长句的发音吗?大部分气流呼出后还能进行任何发音吗?说话时气息过量吗?这8个问题进行是或否的回答。

主观评定还以有无出现气短、气促症状分成6级,0级虽有不同程度的呼吸功能衰退,但活动如正常人;1级是一般劳动出现气短,但是正常人未出现气短;2级平地步行不气短,快速登楼上坡,同行同龄人不感到气短而自己感觉气短;3级慢走不及百步气短;4级讲话或者穿衣等轻微动作有气短;5级安静时候也气短,无法平卧。

客观测量主要是测量最长声时呼吸方式是否异常,测量S/Z比值,了解呼吸功能是否减弱,测量平均气流率检查嗓音功能是否异常,测量最大数数能力,判断协调性是否异常,检查起音斜率测量起音方式是否异常等。将测量结果于国内标准对比进行判断。

客观检查也可以通过肺容量(潮气量、补吸气量、深吸气量、肺活量、残气量、功能残气量和肺总量)测量、多次肺活量测量、呼吸气分析检查、U型管实验、屏气实验、吹火实验、吹瓶实验等进行检查。

(4) 认知功能、心肺功能评定:

①认知功能评定的实施方法。

筛查法:从总体上大致检查出病人是否存在认知障碍的方法,如简易精神状态检查量表、蒙特利尔认知评估量表。

成套测验法:用于认知功能较全面的定量测定,当分值低于正常范围时,提示该病人存在认知障碍。如用洛文斯顿作业疗法认知评定成套试验、Halstead-Reitan神经心理学成套测试、韦氏记忆量表、NCSE量表、Rivermead行为记忆能力测验和HAMA量表等进行评定。

功能检查法:通过直接观察病人日常生活活动的情况,评定相关认知功能障碍程度。可更准确、直接地评价认知功能障碍对病人实际生活的影响情况。如Arnadottir作业疗法可用于日常生活活动神经行为评定。

特异性检查法:对认知障碍进行特异性诊断,评定病人属于哪一种特殊类型的认知障碍,以制订康复治疗计划,如绘钟测试、威斯康星卡片分类测验等。

②心肺功能评定:心肺功能评定主要包括心功能评定和肺功能评定。心功能评定常用的方法包括对体力活动的主观感觉分级,心脏负荷试验最常用的是心电运动试验,即通过观察受试者运动时的各种反应(呼吸、血压、心率、心电图、气体代谢、临床症状与体征等),来判断其心、肺、骨骼肌等储备功能(实际负荷能力)和机体对运动的实际耐受能力,其目的是为制订运动处方提供依据,冠心病的早期诊断,判定冠状动脉病变的严重程度及预后,发现潜在的心律失常和鉴别良性及器质性律失常,确定病人进行运动的危险

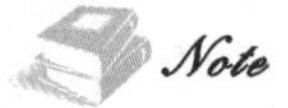

性，评定运动锻炼和康复治疗效果等。

心电运动负荷试验按照运动方式分为活动平板试验(Bruce 方案、Naughton 方案、Balke 方案等)、踏车运动试验、手摇功率计试验方案、等长收缩运动试验方案、6 min 步行试验方案。

实施步骤分别是测试试验前安静状态下心率、血压、心电图;过度通气试验(大口呼吸 30 s 或 1 min 后记录心电图);按运动试验方案逐级增加负荷，观察心率、血压和症状情况，结束前 15 s 记录心电图;试验结束后，逐渐减低活动平板或其他设备的速度，使病人逐渐停止运动，在结束后 30 s 和结束后 2 min、4 min、6 min 记录心电图，以后每 5 min 记录 1 次直至恢复运动前水平。

(5) 心理功能评定:心理评估是指依据心理学的理论和方法对人的心理品质及水平所做出的鉴定。心理评定的作用是区分心理的正常和异常，寻找心理异常的原因，对心理异常的程度做出判断(心理问题—心理障碍—精神疾病)。

心理评定方法有观察法、会谈法、调查法、心理测验法及临床评定量表。心理评估一般过程是确定目的—明确问题与方法—了解特殊问题—结果描述与报告。

常用的评定量表有 Beck 抑郁问卷(BDI)、抑郁自评量表(SDS)、抑郁状态问卷(DSI)、汉密尔顿抑郁量表(HRSD)、焦虑自评量表(SAS)和汉密尔顿焦虑量表(HAMA)。

(二) 老年认知症的评定方法

老年认知症即老年痴呆，是指由于慢行或进行性脑部器质性疾病，引起的脑功能障碍而产生的获得性和持续性智能障碍综合征。临床表现为记忆障碍、认知障碍、精神障碍、运动障碍、感觉障碍和语言障碍等。老年认知症的评定方法如下。

1. 痴呆筛选量表　常用的痴呆筛选量表有简易智力状态检查量表(MMSE)、认知功能甄别检查量表(CCSE)和长谷川痴呆量表等。

2. 记忆功能评定　记忆是人对过去经历过的事物的一种反应，分为长时记忆、短时记忆和瞬时记忆三种。记忆功能评定适用于脑损伤、情绪及人格障碍引起的记忆功能障碍者和老年人、各种类型的痴呆病人。

记忆功能评定前要收集到病人的临床专科资料、个人病史、生活环境等资料。常用的记忆功能评定量表有韦氏记忆量表和临床记忆量表。在检查前要向病人说明目的、检查方法和注意事项，以充分取得病人的合作。

3. 注意力评定　注意力评定的主要方法是:①视跟踪和辨认测试;②数或词的辨别注意测试;③声音辨认等。

4. 知觉障碍的相关评定　包括语言流畅性检查、反应-抑制和变换能力检查、问题解决能力的检查。

(三) 癌症的评定方法

癌症又称恶性肿瘤，是因控制细胞生长增殖机制失常而引起的疾病。

(1) 睡眠功能评定:包括临床问诊，如睡眠时间、睡眠表现等。睡眠的自评，如睡眠日记、睡眠问卷等。

(2) 呼吸功能评定:呼吸功能评定主要包括主观症状和客观检查两大类。

①主观症状:通常以是否出现气短、气促症状为标准，按照日常生活中出现气短、气促情况分为 6 级，0 级为虽有不同程度的呼吸功能减退，但是活动如正常人，对日常生活不受影响;1 级为一般劳动出现气短，但是尚无气促;2 级平地步行不气短，速度较快或者

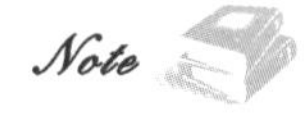

登楼上坡，同行同龄人感觉不到而自己可以感觉到气短；3 级慢走不及百步出现气短；4 级讲话或者穿衣等轻微动作时出现气短；5 级安静时气短，无法平卧。

②客观检查：包括肺容量(潮气量、补吸气量、深吸气量、肺活量、残气量、功能残气量和肺总量等)、通气量、呼吸气分析和其他呼吸功能测定(U 型管实验、屏气实验、吹火实验、吹瓶实验等)。

(3) 吞咽功能评定：见帕金森病的评定中吞咽功能评定内容。

(4) 压疮的评定：压疮是指局部皮肤长时间受压或摩擦力与剪切力作用后，受力不同出现血液循环障碍而引起的局部皮肤和皮下组织缺血坏死。美国国家压疮咨询委员会把压疮分为 1～4 期，Shea 分级法则根据损害程度分为 1～5 级。压疮的危险度评定通常使用危险度评估量表，包括制动、失禁、进食、营养状况、意识障碍等。预后评定方法主要有 Braden 评分法、Norton 评分法等。

(5) 生存质量评定：包括 KPS 评分、线性模拟自我评定法(LASA)、生存质量指数、癌症病人生活功能指标量表和乳腺癌化疗问卷、欧洲癌症研究和治疗组织生产质量核心量表、癌症治疗功能评定系统的普适性量表、行为状态生产质量量表等。

(6) 癌症疼痛评估：包括疼痛强度的评定(有目测类比量表法和数字评分法)、压力测痛法、疼痛特性评定(简化 McGill 疼痛问卷等)、疼痛发展过程评定(如疼痛的严重程度、频率、持续时间、用药和日常活动多疼痛的效应等)。

三、康复护理中护理人员的职责和任务

(一) 康复护理中护理人员的职责

(1) 了解各种物理治疗因子的作用和康复治疗的适应证、禁忌证，熟练掌握各种技术防范，观察治疗反应，正确执行医嘱，完成治疗室治疗任务。

(2) 了解理疗、体疗以及作业治疗等器械的基本结构、治疗原理、使用方法和安全用电的防护规则，并能进行各种器械的简单维修和保管工作。

(3) 负责对病人进行有关物理疗法、运动疗法、作业疗法、言语疗法、心理疗法的注意事项和基本常识的宣教工作。

(4) 执行基础护理任务、康复护理任务、进行体位护理并协助病人体位转移；进行膀胱护理和压疮护理；进行康复心理护理；指导病人使用轮椅、假肢、矫形器、自助器具等训练；对病人及其家属进行康复卫生知识教育；进行医学社会工作，作为病人与其家属之间、病人与其工作单位之间、病人与其社区之间的桥梁，反映病人的困难和要求。

(二) 康复护理中护理人员的任务

(1) 为病人提供直接的护理和舒适的康复治疗环境：残障人士常迫切需要安全、清洁、舒适的环境，保持个人清洁卫生及饮食营养的摄取，也渴望适当的休息和睡眠。康复治疗中，康复护理人员为病人提供直接的护理照顾，包括日常生活护理及各种医疗护理活动，如身体清洁、饮食护理、康复活动及打针、发药等，并拟订实施护理计划，防范并发症形成。

(2) 防止残障进一步加重：康复护理人员有责任为伤残者提供各种康复护理，预防肌肉萎缩、关节变形、僵硬、挛缩等，协助关节运动保持关节活动范围；鼓励病人早期下床活动，防止肌肉萎缩等。

(3) 帮助病人接受身体残障的事实：康复护理人员首先需要接受病人的残障，并去了解病人对残障的反应，以真诚的态度去倾听病人诉说，为病人提供一些有关残障的资料，

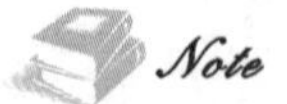

鼓励病人积极进行康复。

(4) 维持康复组各成员的良好关系，配合实施各种康复治疗活动。

(5) 协助病人重返家庭和社会。

(蓝花红)

直通护考
6-2

第三节　老年病康复护理

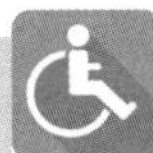

案例导入

案例导入
答案 6-3

病人，71岁，男，有长期吸烟史，在女儿的强烈要求下戒烟了，女儿在网上收集了肺部疾病康复的相关文献，给父亲制订了一系列的肺部康复计划。父亲一开始坚持了女儿的安排，可是过了两个星期之后，父亲自称没有什么效果要求放弃女儿的计划。于是女儿把父亲带到了康复医院进行进一步的康复。

请问：1. 这个病人需要进行哪些康复治疗？

2. 该如何对这个病人进行康复护理？

一、老年病特点

老年人由于生理功能的衰退，机体抗病能力和对疾病的反应性也会出现不同程度的降低，因此，老年人的疾病谱与青年人的不同，即使同一种疾病，老年人和中青年的临床表现也不尽相同。其主要特点如下。

（一）临床症状及体征不典型

老年人由于神经系统和免疫系统发生退行性病变，代偿能力差，感觉、体温、呼吸、咳嗽、呕吐等神经中枢反应降低，使一些老年病的临床症状不典型。如急性心肌梗死老年人可无典型的心前区疼痛，仅表现为心律失常、心力衰竭，甚至只有一般的衰弱或意识障碍，或表现为上腹不适、恶心等消化道症状，或表现为肩疼、牙疼等。无通途性急性心肌梗死也较年轻人多，特别是伴有糖尿病者有更多的无痛心肌梗死，故容易延误诊断而失去最佳治疗时机。老年人肺炎的临床症状和体征均不明显，其临床表现多种多样，甚至缺乏呼吸道症状，更缺乏典型的肺炎症状，因此，有人称其为“无呼吸道症状肺炎”，常无发热或者寒战，可以表现为食欲不佳、腹胀腹泻、腹痛等消化道系统症状，也可能一开始出现感情淡漠、嗜睡、躁动不安甚至昏迷等神经精神系统症状，还可能出现心慌、气短、心律失常、休克等心血管疾病症状，另外尿频、尿失禁、脱水等症状也常见。因此，诊治老年病人时，必须全面检查，仔细观察，以免漏诊、误诊，延误最佳时机。

（二）多病共存

老年人的器官组织结构和功能先后发生变化，故往往有多种疾病同时存在，老年人患多种疾病是青年期疾病的延续和逐渐累加，也可能是老年期的新发病，多病共存表现

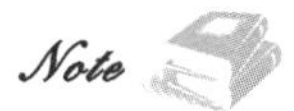

形式可以是同一器官的多种病变，以心脏为例，冠状动脉粥样硬化、肺源性心脏病、传导系统或瓣膜的退行性病变可同时存在；也可以是多系统疾病同时存在，如不少老年人患高血压、冠心病，还同时患糖尿病、慢性支气管炎或伴肾功能减退等。20 世纪 90 年代北京医院统计 80～89 岁的住院病人平均患 9.7 种疾病，90 岁及以上者平均患 11.1 种疾病，没有一例病人仅患 1 种疾病，提示老年人患病的种类随增龄而增加。老年人的多病性在感染、创伤或出血诱发之下，很容易发生多脏器功能衰竭，给治疗带来一定困难，在治疗老年病时必须全面了解和掌握病人的全部病史，抓住主要矛盾，权衡利弊缓急，制订个体化、多学科的综合治疗方案。

（三）病情重且变化快

老年人对疾病的反应差，临床表现不典型，当出现明显的症状或体征时，往往病情严重或迅速趋于恶化。由于组织器官的储备能力和代偿能力差，在急性病或慢性疾病急性发作时，容易出现各种危象和脏器功能衰竭等。如老年人的消化道溃疡，平时无明显胃肠道症状，直至发生消化道大出血时才就诊，发现时已并发出血性休克和肾衰竭，病情迅速恶化。老年心肌梗死起病时病人仅感疲倦无力、出汗、胸闷，但很快出现心力衰竭、休克、严重心律失常甚至猝死。因此，诊治老年病人时应对诊断及治疗问题进行全面考虑，高度重视并严密监护，千万不能掉以轻心。

（四）易发生意识障碍

老年人不论患何种疾病，都易发生意识障碍，这与老年人有脑血管硬化，脑供血不足，加之各器官功能减退有关。当老年人发生感染、发热、脱水、心律失常等，容易出现嗜睡、谵妄、神志不清，甚至昏迷等症状，一旦原发病得到控制，意识障碍也会消失。意识障碍的出现给诊断和治疗带来很多困难，此外在分析老年人意识障碍时，必须排除医源性因素，如服用安眠药、抗抑郁药物所致，要及时鉴别，明确诊断，以免延误治疗。

（五）并发症多

老年病人尤其是高龄老年人患病后常可发生多种并发症，这是老年病的最大特点。

1. 水电解质和酸碱平衡紊乱 老年人的脏器呈萎缩状态，细胞外液明显减少，细胞内液绝对量减少，而且在体液中所占比重亦明显降低。同时老年人的内环境稳定性差，代偿能力减退，稍有诱因就可导致水电解质紊乱。另外，老年人口渴中枢的敏感性降低，因此饮水量不多，即使体内缺水也无口渴感，容易发生脱水，水分的丧失必定伴有电解质的紊乱，同时常有酸碱平衡失调，其发生率高且进展迅速。由于老年人口渴感觉不灵敏，在照顾他们时更应注意舌的干燥与否、皮肤弹性以及有无少尿或体重减轻。老年人肾处理钾的能力减低，如有腹泻或呕吐容易产生低血钾，如因便秘而使用泻药或需利尿而使用利尿剂时必须小心防治失钾；而肾功能减退伴有感染时，又容易发生高血钾。

2. 多脏器功能衰竭 由于老年人的脏器储备功能低下，免疫力减退，适应能力减弱，机体的自稳性差，在没有意外打击的情况下，尚可保持平衡，进行正常活动；但在疾病或应激状态下如感染、创伤、出血时，很容易发生功能不全或衰竭现象，其中以心、肺、肾和脑的功能较易受影响。感染诱因中以跌倒、大面积烫伤、手术为主要因素；出血诱因以上消化道大出血为多见。老年人一旦发生多脏器功能衰竭，其病死率除与年龄有关外，还与受累器官的数目多少相关，受累 3 个器官的老年病人的病死率为 57.1%，受累 4 个及以上者几乎百分之百死亡。

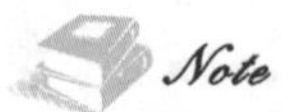

3. 感染 由于老年人的免疫功能减退，在慢性疾病的基础上容易并发呼吸道、胆道及泌尿系的感染。感染的高危因素包括高龄、瘫痪、肿瘤、长期卧床，应用化疗药及抗生

素者更易发生多种病原体感染，包括真菌感染。感染既是老年人常见的并发症又是其重要的死因，故要高度重视老年人并发感染的防治，以防发展为败血症及多脏器功能衰竭。

4. 血栓和栓塞　老年人常因各种疾病或手术长期卧床，易发生深静脉栓塞和肺栓塞，严重者可致猝死。这与老年人的肌肉萎缩、血流缓慢及老年人血液黏度增高有关。故应注意卧床老年人的主动及被动的肢体活动及翻身。

（六）病程长，康复慢

老年人全身反应迟缓，发病较隐匿，症状不典型。往往经过一个较长的演变过程，症状和体征才会出现，且容易并发感染、水电解质紊乱及多脏器功能衰竭等。故老年人发生急性病变后，受损组织的修复及器官功能的恢复过程较年轻人缓慢。如当老年人发生急性心肌梗死后，由于心血管基础情况较差，心梗后功能恢复常不理想，泵衰竭较多见，中远期预后较差。恢复期卧床时间大多较长，卧床本身可能带来一系列问题，如情绪不佳、消化不良、食欲减退、排便困难、排痰不畅及肺炎、压疮、静脉血栓形成和肺栓塞等，甚至成为猝死的诱因。正因为病程长，康复慢，并发症多，老年人及其家属容易对疾病康复失去信心，产生悲观消极情绪，因此老年护理人员要耐心，对预期目标切勿操之过急，以免短期内达不到明显效果而动摇；同时应鼓励病人和家属树立信心，做好有关宣传教育和说服解释，使病人和家属积极参与配合治疗。

（七）药物不良反应多

老年人因肝、肾功能减退导致药物代谢与排泄降低，药物在体内代谢速度缓慢，使药物在机体内的半衰期延长，长期使用易引起蓄积中毒；同时，老年人对药物的耐受性和敏感性与中青年不同，加之多药合用等原因，老年人用药容易发生不良反应，甚至危及生命。年龄越大，应用药物种类越多，药物不良反应的发生率越高。所以老年人用药剂量宜小，如洋地黄只需用中青年用药剂量的 1/2 或 2/3；对肝、肾功能有影响的药物需慎用，可用可不用的药物最好不用，以免造成不良后果。老年人一旦发生药物不良反应，其程度往往较中青年严重。药物不良反应常发生在体型瘦小，患有心力衰竭、肝肾功能损害和糖尿病等疾病的老年人。药物不良反应多见于应用中枢神经系统药物、心血管系统药物、降糖药、非甾体消炎药、糖皮质激素及抗生素等药物。不同的药物引起的不良反应各不相同，但临床上以神经精神症状、消化道症状、低血压等表现最为多见。

（八）对治疗的反应不同

一方面，伴随增龄，机体内环境的稳定性降低，表现为代谢水平下降，耐受能力降低和个体间的差异扩大，药物易在体内积蓄，治疗量与中毒量更加接近，应用于一个老年病人毫无反应的剂量，对另一个老年病人可能会发生猝死的副作用，故更应强调治疗剂量的个体化；另一方面，同样的一种治疗药物，在年轻人与老年人之间反应不同，疗效不同，副作用反应也不同。

二、老年病康复原则

由于老年病除了有所患疾病本身的特点以外还有其自身的特点，故康复治疗应该遵循以下原则。

（一）早期干预

从发病初期就与疾病治疗同步进行，并贯穿始终。如脑卒中偏瘫或昏迷时，第一日就应注意做预防性康复，将瘫痪肢体放置在良好的功能位置，以避免关节挛缩和影响康

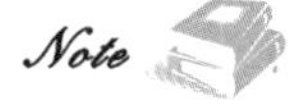

复后的功能。

(二) 尽早进行康复训练

病情稳定后,尽早开始被动和主动运动,循序渐进,逐步提高训练强度,不断增加活动量,以求早日康复或达到生活自理,减少残疾的目的。重视心理康复,老年人患重病如偏瘫、癌症之后,容易产生悲观消极情绪,影响其主动配合康复。此时应注意心理疏导,消除其悲观心理,帮助其树立战胜疾病的信心,使其主动配合康复治疗。

(三) 配备工具

为丧失日常生活能力者,如偏瘫、截瘫不能完全康复者配备康复工具,制订切实可行的远期康复目标及方案,配备必要的自助器具如矫形器、拐杖、轮椅等,争取使其能部分生活自理。

(四) 做好家庭康复医疗

指导家属配合老年病人做好家庭康复医疗。老年病致残后(如老年痴呆、偏瘫等)主要的康复场所是在家里,因此,家属必须掌握一些康复医疗的常识。

(五) 多方位介入

康复医学是一门涉及人体生理、病理、心理、电子、机械等多种科学的综合学科。

(六) 严格按照程序实施

病人应在专业康复医生的指导下开始康复训练,按照康复程序进行,以免出现误治。制订合适的目标,老年病人康复的目标不要订得太高,要切合实际,因人而异。

(七) 全面康复

一般要求尽可能多地恢复日常生活活动能力,争取全部或部分生活自理,即为理想目标。若病情加重,体力不支,就应适可而止,绝对不要勉强。

(八) 掌握康复训练适应证

原则上凡有明确的残疾或慢性功能障碍者,均适于康复治疗。

三、老年病康复护理

(一) 护理内容

老年病的康复护理主要有心理护理、病情观察、饮食护理、睡眠护理、运动护理、康复训练以及健康宣教。

1. 心理护理 老年人社会阅历、生活经验丰富,自尊心很强,希望得到别人的尊重。老年护理人员应根据病人的经历、文化素质、生活习惯、业余爱好的不同,采取不同的交谈方式,了解其病情、思想顾虑以及心理需求。做到面带微笑,称呼适当,服务周到,体贴,热情,谈吐亲切,举止文雅。通过老年护理人员的行为、言语、表情和姿势等去影响和改变病人的心理状态和行为。使他们很自然地感受到尊重和重视,从心理上得到满足和温暖。应主动热情地与病人打招呼,看见病人行走不便应主动上前搀扶,老年人说话不如年轻人流畅,要耐心地倾听,不要表现出任何反感和不耐烦;当病人大小便污染床单时,应主动承认自己工作不周到,并及时给予更换清洁床单,从而减轻病人的心理负担。在医源性疾病中语言是既治病又致病,因此老年护理人员在工作中避免生、冷、硬、顶、推的现象,对病人提出的问题,不要以不知道而告终。避免使用那些刺激性、暗示性的语言,不要强制责难,要如同亲人一样尊重他们,让病人有不是亲人胜似亲人的感觉。

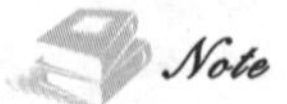

2. 病情观察　老年人多患有两种以上的疾病，多脏器的病理改变，导致病情复杂多变；他们神经系统功能低下，感觉迟钝，反应差，常自觉症状轻微，临床表现不典型，主诉又不确切，容易发生误诊、漏诊，延误治疗。因此，老年护理人员应具备高度的责任心和临床经验，在工作中视听结合，即耐心听取病人主诉，善于观察，去假存真；及时发现病情变化，早治疗，早康复。

3. 饮食护理　老年人消化机能减弱，胃肠功能常发生紊乱，加上咀嚼功能不好，对饮食有特殊要求。要做到"三高、一低、四少"，即高蛋白、高维生素、高纤维素，低脂肪，少盐、少油、少糖、少辛辣调味品。食物种类要多样化，选用适合老年人食用的新鲜、营养丰富、易消化吸收的食物。饮食要荤素搭配，以素为主，粗细搭配，多吃粗粮，干稀搭配，混合食用，生热搭配，适量生食。尽可能做到色香味美、多样性。吃饭要有规律，细嚼慢咽，或少食多餐，戒烟酒，不暴饮暴食。老年人肠蠕动减慢常有便秘，便秘可致头疼，周身不适。如用力排便可致心脑血管疾病使病人猝死。因此，老年护理人员应嘱病人保证足够的饮水量，并养成定时排便的习惯。

4. 睡眠护理　老年人易激动或睡前过度思考问题，同时对外界的光、声、冷、热等较敏感，身体的某些不适都直接影响睡眠。充足的睡眠能增强病人防御疾病的能力。为保证老年人的睡眠，要为老年人创建一个良好的睡眠环境，室温在 20 ℃，湿度 50%～60%，协助病人取舒适体位，关闭走廊的顶灯，开地灯，减少噪音。对睡前用镇静药的病人应遵医嘱协助病人服药。

5. 运动护理　鼓励老年病人参加适当的体育锻炼和智力活动。指导老年病人活动应遵守安全第一的原则。根据老年人的健康状况、体力基础、心理素质等个人特点选择适当的锻炼项目，有目的、有步骤地进行科学锻炼。如散步、慢跑、气功、保健操等，运动量要从小到大，循序渐进。告诉老年人锻炼身体时要进行自我监测，自我监测的内容包括主观感觉和客观检查(脉搏、呼吸、体重等)。运动量适宜的标志一般是锻炼后微有轻汗，轻松愉快，食欲和睡眠良好，虽然稍感疲乏，肌肉酸痛，但休息后可以消失，次日感觉体力充沛，有运动欲望。老年病人除体育锻炼外，还可以收听广播，观看电视，欣赏音乐，下棋等。组织同病室或同病区的老年病人相互交流信息，促进交往，丰富文化生活，提高智力。

6. 康复训练　包括基本活动训练和日常生活训练。在病情允许的情况下，老年病人的康复训练措施要尽早开始，目的是缩短病期，减少后遗症，防止或减轻可能发生的功能障碍，让病人做到部分或全部生活自理。如为防止肌肉萎缩和关节僵直对病人进行的被动运动和按摩；对肺气肿病人进行腹式呼吸训练，重建生理性的腹式呼吸；对偏瘫病人实施的穿衣、整理卫生、如厕等一系列训练。老年护理人员可先训练其简单的动作，再由简单向复杂过渡，循序渐进。在进行康复训练的同时，心理护理不可忽视，它决定康复训练的成败。

7. 健康宣教和回访　老年护理人员应具备丰富的医学知识和其他相关学科的综合知识，向病人解释病情，以提高其对疾病的认识。对病人提出的有关身心健康的问题，要用简单易懂的语言给予科学地解释。宣传控制病程发展及预防并发症的知识。如糖尿病的好发人群，糖尿病病人监测血糖、控制血糖的意义，糖尿病的治疗原则，糖尿病并发症的预防等。病人出院往往带有口服药，由于病人年龄大，听力及记忆力差，应向病人反复交代药物名称、作用及注意事项，服药的时间和方法等。病人出院时，送病人 1 张爱心卡片，卡片上有全科医生及老年护理人员合病人的真诚祝福，还有科室的电话号码。病人出院后，如果有什么问题需要咨询，可随时向科室打电话询问。定期向已出院的病人

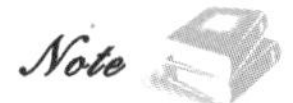

电话回访。一句亲切的问候,温暖着老年人的心,询问近况,帮助了解老年人近期身心健康状况,一段针对老年人的健康指导,确实让老年人受益。

(二) 老年常见疾病康复护理

由于生理机能变化,一些疾病更容易发生在老年人身上,比如慢性阻塞性肺疾病、冠心病、糖尿病、阿尔茨海默病、骨质疏松症以及肿瘤。

1. 慢性阻塞性肺疾病 慢性阻塞性肺疾病简称慢阻肺,是一种具有气流受限特征的肺部疾病,气流受限不完全可逆,呈进行性发展。其主要功能障碍为有效呼吸降低、病理式呼吸模式、呼吸肌无力、能耗增加和活动能力减退、心理障碍等。

(1) 慢阻肺的康复护理评估:评估手段主要有影像学检查、运动能力评估、耐力运动试验、呼吸肌力测定、慢阻肺严重程度评估、肺功能测试、血气分析、日常生活能力评估、营养状况评估、心理-社会评估、生活质量评定。

(2) 康复护理目标:①短期目标:改善胸廓活动,获得正常的呼吸方式。提高机体能量储备,改善或维持体力,提高病人对运动和活动的耐力。改善心理状况,建立"控制呼吸能力"的自信心。②长期目标:开展积极的呼吸和运动训练,发掘呼吸功能潜力,通过物理医学手段治疗和预防并发症,消除后遗症。提高机体免疫力,改善全身状况,增加日常生活自理能力,减少对住院的需求。

(3) 康复护理措施:保持和改善呼吸道的通畅,呼吸训练,提高活动能力的训练,中国传统康复疗法,心理康复。

(4) 康复护理指导:用药指导、疾病知识指导、康复训练指导、家庭氧疗指导、戒烟指导、预防感冒的指导。

2. 冠心病 冠心病是指冠状动脉管腔阻塞导致心肌缺血、缺氧而引起的心脏病。其主要功能障碍有循环功能障碍、呼吸功能障碍、全身运动耐力减退、代谢功能障碍、行为障碍。

(1) 康复护理评估:冠心病的康复评估手段包括健康状态评估、心电运动试验、超声心动图运动试验、冠状动脉造影。

(2) 康复护理目标:①短期目标:缓解并控制疼痛;预防心绞痛的发作;逐步恢复一般日常生活活动能力;创造良好环境,稳定情绪,促进病人身心的全面发展。②长期目标:自觉改变不良的生活习惯;控制危险因素,改善或提高病人体力活动能力和心血管功能,恢复发病前的生活和工作。

(3) 康复护理指导:告知病人冠状动脉病变,药物治疗的作用及运动的重要性;避免竞技性运动。介绍冠心病的危险因素,病人需要理解个人能力的限制,应定期检查和修正运动处方,避免过度训练。估算每日摄入热量,给予低脂、易消化饮食。教会病人处理应激的技巧和放松的方法,改善病人情绪。注意周围环境因素对运动的影响。识别心绞痛、心肌梗死的临床表现,知道硝酸甘油的使用注意事项,提供有关性生活方面的指导。

3. 糖尿病 糖尿病是指在遗传和环境因素相互作用下,因血中胰岛素分泌相对或绝对不足以及靶组织细胞对胰岛素敏感性降低,导致血糖过高,出现糖尿,进而引起蛋白质和脂肪代谢紊乱的一组临床综合征。其主要功能障碍有生理功能障碍、神经功能障碍、泌尿生殖功能障碍、运动功能障碍、感觉功能障碍、视觉功能障碍、日常生活活动功能障碍、心理功能障碍、参与能力障碍。

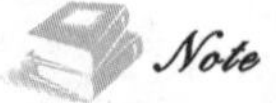

(1) 康复护理评估:糖尿病的康复护理评估主要有生理功能评估、糖尿病慢性病变的评定、神经病变评定、血管评估、X 线检查、糖尿病足溃疡严重程度分级、心理功能评定、

日常生活活动评定、生活质量评定。

(2) 康复护理原则：早期诊治，综合康复，个体化方案，持之以恒。

(3) 康复护理措施：运动治疗，饮食疗法，药物治疗，血糖监测，康复教育，心理康复，糖尿病并发症的康复护理，减轻足部的压力，局部治疗，物理治疗。

4. 阿尔茨海默病　阿尔茨海默病是老年人最常见的一种起病隐匿、病因不明的大脑退行性病变。持续性、进行性的多个智能功能域障碍，记忆、语言、视空间能力、应用、辨认、执行功能及计算力等认知功能损害，可伴发情感或行为学症状，并出现人格和行为改变。其主要功能障碍有记忆损害、执行功能障碍、语言功能障碍、视空间损害、心理和行为障碍。

(1) 康复护理评估：阿尔茨海默病的康复评估方法主要有痴呆筛选量表、记忆功能评估、注意力评估、失认症评估、失用症评估。

(2) 康复护理措施：阿尔茨海默病的康复护理措施主要是通过运动功能训练、认知功能训练以及提供心理支持、环境改造等方法，以缓解其带来的功能障碍，促使病人恢复运动、认知功能。

5. 骨质疏松症　骨质疏松症是一种以骨量减少和骨强度降低为特征，导致骨骼脆性增加和使病人骨折危险性增高的全身性骨代谢疾病，该病可发生于不同性别和任何年龄，但多见于绝经后女性和老年男性。其主要临床表现有疼痛、身长缩短、驼背、骨折、扣压痛、脊柱变形等。主要功能障碍是负重能力下降、躯干活动受限、站立与行走受限、日常生活活动和职业活动受限、关节活动度受限、心理障碍。

(1) 康复护理原则：减轻或消除病人的焦虑，减轻疼痛，做好疾病的预防工作，积极对症处理临床症状，降低骨折的发生率。

(2) 康复护理目标：①短期目标：防治骨折，减少并发症，降低病死率。②长期目标：提高疾病的康复水平，改善生存质量。

(3) 康复护理措施：预防骨折的发生，药物预防，有骨折者应给予牵引、固定、复位或手术治疗，运动治疗，物理因子治疗，控制饮食，预防跌倒、坠床，疼痛护理，康复治疗，心理护理以及健康宣教。

6. 肿瘤　肿瘤是人体正常细胞在不同的始动与促进因素长期作用下，产生过度增殖或异常分化所形成的新生物。其主要功能障碍有疼痛，躯体功能障碍，肿瘤治疗所致的功能障碍、心理障碍、生理功能衰退，社会适应能力降低。

(1) 康复护理目标：肿瘤康复护理目标是使病人经过手术、放疗、化疗等治疗，病情基本稳定，尽可能在精神上和身体上早日恢复正常生活，重返工作岗位。①短期目标：促进和维护老年人的自尊、自信，增强自我照顾能力；保持积极的功能状态，延缓躯体、心理和社会老化的进程；创造良好的生活和训练环境，稳定病人的情绪，促进病人身心的全面发展；增强老年人的社会适应能力，促进积极人口老龄化。②长期目标：提供适合老年人特点的综合康复护理，促进老年人保持最佳的功能状态；延缓老化进程，提高生活质量。

(2) 康复护理措施：创造良好的休息环境，减少不良刺激；心理护理，减轻病人的焦虑与恐惧，提高其社会支持程度，使病人主动有效地配合治疗；饮食指导与营养支持；疼痛护理，包括药物疗法和非药物疗法，实行三级阶梯镇痛，以口服为主，按时、按阶梯个性化给药；化疗的护理，注意配制化疗药物的自我防护，加强职业安全教育，使用防护用具，药物处理中心化，加强化疗废弃物的集中管理；放疗的护理，注意观察反射反应，包括皮肤、口腔黏膜、生殖细胞、骨髓、肠道和照射器官等的反应。

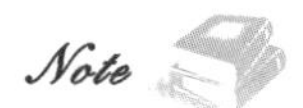

直通护考
6-3

(3) 健康宣教:肿瘤病人及其家属的健康宣教尤为重要,首先要进行健康保护意识的教育,让病人及其家属保持良好的心态,积极面对疾病,避免负面性情绪的刺激;其次要注重营养支持,合理的膳食能为病人康复提供必要的能量和各种元素;加强锻炼,做适度的运动和功能锻炼,有助于病人保持和恢复身体机能;定期进行复查,系统的治疗,不可轻易放弃或间断治疗;此外,家庭支持和社会支持需要加强,为病人提供舒适的家庭环境、人文关怀和社会环境。

(蓝花红)

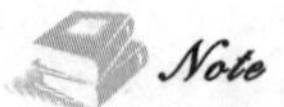

第七章　老年中医护理

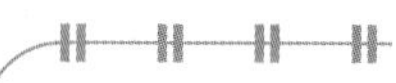

扫码看 PPT

能力目标

1. 掌握中医护理学的基本特点。
2. 熟悉中西医结合护理理念。
3. 了解中医护理学的发展史。
4. 学会运用整体观念和辨证施护理念指导护理实践。

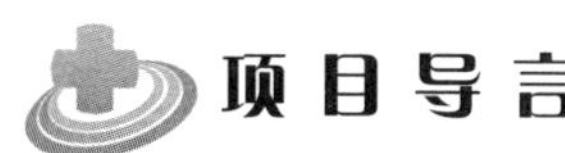

项目导言

随着人民生活水平不断提高，老年人口比例大幅度地增加，老年病人对护理的需求将急剧上升，中医护理在老年病人的护理中有一定的优势。根据老年病人的生理和致病特点，做好老年病人的中医护理，对其疾病治疗、康复、保健具有重要意义。

第一节　概　　述

中医护理是指在中医理论指导下，将中医的各种技术、方法运用于临床护理实践中而形成的不同于现代护理的独特的护理体系。以中医护理为研究对象的学科，称为中医护理学。中医护理学的研究内容包括中医护理发展史，中医护理古籍整理及挖掘，中医护理理论研究，如中医护理原则、适应范围、中医护理长处及不足、具体护理技术的规范、改进及运用，中医理论与现代护理的关系及相互结合，中医理论与治疗的关系，护理管理等。

一、中医护理学发展简史

（一）远古至春秋时期

远古时期，人类为了生存，在恶劣环境下要应对很多疾病和意外伤害。在长期生活实践中，发现通过按、压、揉、捏等手法可缓解身体不适，或用草茎、树叶等进行涂裹包扎可减轻疼痛。由此逐渐了解到推拿、按摩等治疗方式和许多动植物的药用价值。之后又促生了灸法和热熨法，原始人类发现的自我保护技能用于实践就是中医护理学的雏形。

（二）战国至东汉时期

《黄帝内经》一书奠定了中医护理的基础，主要论述了饮食、起居、情志、心理、用药等多方面的护理内容,以及针灸、推拿、导引、热熨等一些实用护理技术,重视疾病的防护。东汉张仲景所著的《伤寒杂病论》一书中记载了许多新的中医护理方法,如药物灌肠法、坐浴法、灌耳法、熏洗法等护治一体的疗法,同时将人工呼吸、体外心脏按压等急救护理技术引入,是世界上最早提及急诊复苏护理技术的著作。书中详细论述了中医用法及饮食护理禁忌原则。东汉华佗发明了"五禽戏",模仿虎、鹿、熊、猿、鸟五种动物的姿态动作,把养生、医护和体育锻炼创造性地融合在一起。

(三) 魏晋至隋唐时期

魏晋南北朝是中医护理学,尤其是专科护理发展的重要时期。东晋葛洪的《肘后备急方》涉及了大量的护理内容,尤其对老年人养生和护理方法的阐述。隋唐时期是中医护理学全面发展的重要阶段。隋朝巢元方的《诸病源候论》对各种疾病的护理和病情观察有了很大发展与补充。唐代孙思邈在《千金要方》中详细论述了临床各科的护理、食疗及养生等内容。

(四) 宋金元时期

这一时期是中医护理学迅速发展的关键时期,可谓百花齐放,书籍有《太平圣惠方》《饮膳正要》《保生要录》等。

(五) 明清时期

明清时期中医护理得到深度发展,理论和实践趋于成熟。如《本草纲目》《景岳全书》等对疾病的护理做了一定的阐述。

(六) 近现代时期

近现代中医护理已逐步走向科学化和现代化,1958 年新中国成立后的第一部《中医护理学》出版,接着修编了《辨证护理概要》,各类护理书籍相继问世。

二、中西医结合护理

中西医结合护理是传统中医护理学的一大飞跃,将中医护理学与现代护理学结合,取长补短,在护理模式上,将中医护理学的整体观念与现代护理的生物-心理-社会医学模式衔接,开展以人为中心的中西医结合系统化护理;在实践操作上,将中医辨证施护与西医临证护理相结合,多元化、科学有序地指导具体的临床护理工作。其是以整体观念和辨证分析为指导,综合中、西医护理手段,用以解决病人身心存在或潜在的健康问题的护理方法,为病人提供更科学、更优质的服务。

三、中医护理学的基本特点

中医护理学的基本特点有整体观念和辨证施护。

(一) 整体观念

整体就是完整性、统一性和相互联系性。人体是一个有机的整体,与自然界息息相关,与社会密切相连,这种机体自身的整体性及内外环境的统一性的思想,称为整体观念。

1. 人体是一个有机整体

(1) 生理上的整体性:构成人体的脏腑、器官组织等具有各自不同的生理功能,但均为同一有机整体的一部分,以经络为基础,构成了以五脏为中心的五大系统,并在心脏的主宰下,组成整体性联系,通过精、气、血、津液等共同的物质作用来实现机体功能活动的

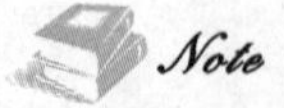

统一协调性。

(2) 病理上的整体性：内脏病变可以通过经络反映在体表、官窍；体表、官窍有病变同样也影响脏腑，局部可影响整体，整体的失调同时也可影响局部。

2. 人与环境是一个整体

(1) 人与自然的整体性：人是宇宙万物之一，自然界中的阳光、水、空气等都是人类赖以生存的必要条件，因此，自然环境的变化必然会直接或间接影响人体的生命活动，这就是“天人一体”的整体观。

四季中春温、夏热、秋凉、冬寒的气候变化，使人体也随季节气候的规律性变化而表现出相应的规律性生理适应调节。如《灵枢・五癃津液别》中提到“天暑衣厚则腠理开，故汗出……天寒则腠理闭，气湿不行，水下留于膀胱，则为溺与气”。再如春季脉偏弦，夏季脉偏洪，秋季脉偏浮，冬季脉偏沉。

人体也随着昼夜晨昏的节律变化而变化，如《素问・生气通天论》中提到“故阳气者，一日而主外，平旦人气生，日中而阳气隆，日西而阳气已虚，气门乃闭”，是指人体的阳气白天运行于体表，利于人体运动，夜间阳气趋于里，便于人体休息。

各个地方的气候、地域、生活习惯及风俗等的差异，在一定程度上影响人体的脏腑功能和生理活动，从而形成不同区域人的体质差异。人体适应自然环境的能力是有限的，若气候变化过于剧烈或急骤，就易导致机体疾病的发生。受季节变化的影响，在不同的季节中，人体多发病及流行病也不同。

(2) 人与社会环境的整体性：人们的生产方式、生活条件、思想意识和精神状态随着社会环境的变化都会发生相应的变化。如果社会安定，人们丰衣足食，则利于健康长寿；反之，社会动乱，人们缺衣少食，则各种疾病皆易发生。所以，人类的寿命随着社会的进步而延长。但是社会发展的同时，资源的减少，环境的污染，社会压力的增大，给人们的健康也带来了许多负面影响。

(二) 辨证施护

辨证施护是中医护理学的基本特点之一，包括辨证和施护两方面。

1. 辨证　辨证是将四诊(望、闻、问、切)所收集的资料、症状及体征，运用中医学理论进行分析和综合，辨识疾病的病因、性质、病位和邪正关系，然后概括为某种证候的过程。辨，有辨别的意思；证，则是指证据、凭证。

2. 施护　施护是根据辨证的结果，找出病人存在或潜在的问题，在饮食、起居、用药等方面确定相应的护理措施。辨证是施护的前提和依据，施护是辨证的目的和手段，二者相互联系，不可分割，是指导中医护理工作的基本法则。

四、中医护理的基本理论

(一) 阴阳学说及应用

1. 概述　阴阳学说是我国古代用以认识和解释自然界的宇宙观和认识论，是我国古代的唯物论和辩证法。阴阳学说贯穿于中医学理论体系的各个方面，以它作为认识、分析人体的错综复杂的变化，借以说明人类生命的起源，生命活动，病理改变。并用来分析、归纳疾病的本质与类型，从而作为指导预防、诊断和治疗疾病的依据。因此，阴阳学说是中医学理论的一个重要组成部分，对中医学的发展有深远的影响。阴阳学说是古代哲学体系，它的形成可追溯到上古时期的黄帝时代，《黄帝内经・素问》中将阴阳作为应象大论，说：“阴阳者，天地之道也，万物之纲纪，变化之父母，生杀之本始，神明之府也。”

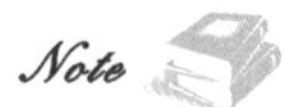

认为阴阳是宇宙之中的规律,是一切事物的纲领和起源、生长、毁灭的根本。

2. 阴阳的基本概念 阴阳,是对自然界中,一切相互关联的事物和现象,或同一事物内部,对立双方的概括,它既可代表两个相互对立的事物,也可以代表同一事物内部所存在的相互对立的两个方面,所以有“阴阳者,有名而无形”“阴阳者,一分为二也”之说。阴阳学说认为,世界是物质性的整体,在物质存在的同时,事物又不是静止的,是不断运动变化着的,运动变化的同时必须具有动力、能量,从而产生功能学说。二者的前后问题也是人们争论不休的课题。宇宙间一切事物和现象都包含着阴阳相互对立的两个方面。如白昼和黑夜,晴天与雨天,炎热与寒冷。由于阴阳的变化构成了一切事物或现象,并推动着事物现象的发生与发展,存在于一切事物之中,并贯穿于一切过程的始终。阴阳是自然界一切事物对立统一双方的概括,因此并不局限于某一特定的事物。一般来说,凡是活动的、外在的、上升的、明亮的、温热的、功能的、兴奋的、机能亢进的,都属于阳的范畴;凡是静止的、内在的、下降的、晦暗的、寒冷的、物质的、抑制的、机能减退的,都属于阴的范畴。如以天地而言,则天为阳、地为阴;以水火而言,则水为阴,火为阳;以动静而言,则静为阴,动为阳。事物的阴阳属性不是绝对的,而是相对的。阴阳之中还可以分阴阳,如昼为阳,夜为阴,而上午为阳中之阳,下午为阳中之阴,前半夜为阴中之阴,后半夜为阴中之阳。所以任何事物都可以概括为阴阳两类,任何事物内部又都可以分为阴阳两方面,而每一事物中阴或阳的任何一方面都还可以再分阴阳,以至无穷。《素问·阴阳应象大论》讲:“阴阳者,数之可十,推之可百,数之可千,推之可万,万之大,不可胜数,然其要一也。”

3. 阴阳学说的基本内容 阴阳学说认为,宇宙间一切事物和现象,都是阴和阳的对立统一体。事物的生成,变化以至消灭,都是由于事物内在联系的阴阳双方运动的结果。至于构成阴阳双方的内在联系与运动的规律,古人通过长期观察和辨证思维,总结为阴阳对立,阴阳互根,阴阳消长以及阴阳转化四个方面。

(1) 阴阳对立:像天与地,昼与夜,动与静,升与降,热与寒,水与火等,这些现象之间都是相对立而存在的,同时并不是平平静静的,而是相互制约、互相斗争着的。通过斗争以维持动态平衡。在人体则表现为“阴平阳秘,精神乃治”的正常生理状态。但在一定条件下,阴阳双方的动态平衡出现失调,即能导致疾病的发生。《素问·阴阳应象大论》讲:“阴胜则阳病,阳胜则阴病。”阴阳的胜负、失调出现疾病,通过阴阳的调节达到新的相对平衡,阴阳不断地在相互斗争中,推动人的生长衰老的变化。

(2) 阴阳互根:阴阳是对立统一的,二者既相互对立,又相互依存,任何一方都不能脱离另一方而单独存在。如上与下,左与右,内与外,亮与暗,物质与功能等,对立的双方的任何一方都是以对方的存在而存在,相互依存,互为根基,《素问·阴阳应象大论》讲:“孤阴不生,独阳不长”“阴在内,阳之守也,阳在外,阴之使也”。人体是物质存在,但必须有其功能,而功能又必须依赖于机体的存在,这是正常生理现象,一旦出现功能与机体不符,或“阴阳离决”则意味着病态现象或生命终止。

(3) 阴阳消长:“此消彼长,此长彼消”是阴阳对立双方的两个方面,不是处于绝对静止的状态,而是不断地在运动变化,在一定限度内,保持着动态平衡,以维持事物的正常发展和变化。而机体内的阴阳运动变化,无时无刻不受到自然界变化和自身运动的影响。如一年四季变化,由春而夏,寒气渐减,温热日增,是“阴消阳长”的过程;由秋至冬,热气递减,寒气日甚,是“阳消阴长”的过程,这是正常气候阴阳消长变化的一般规律。若四季气候出现反常改变,则是阴阳消长异常的反应。从人体的功能活动和物质代谢的关系来讲,各种功能活动的产生,必然要消耗一部分营养物质,这就是“阳长阴消”的过程。

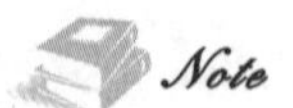

而各种营养物质的代谢，又必须消耗一定的能量，这就是“阴长阳消”的过程。这种阴阳的消长，属于正常现象。如果任何一方，或者“消”得太过，或者“长”得太多，超过了正常限度，必然破坏了阴阳相对平衡而导致疾病的出现。

(4) 阴阳转化：指事物对立的两个方面，在一定条件下，可以各自向其对立面转化，即阴可以转为阳，阳也可以转为阴，从而事物的性质就发生了根本性改变。如果说“阴阳消长”是一个量变的过程，那么“阴阳转化”应该说是一个质变的过程。以四时气候为例，寒来暑往，不断变更，冬寒之极，春暖必来；夏暑至盛，秋凉必至。自然界寒热转化，暑凉的更替，也正是阴阳转化的体现。而且是一个寒热消长的量变，进而发展为质变的过程。转化的必要条件为“极”或“重”。俗语讲“物极必反”。《素问·阴阳应象大论》讲：“重阳必阴，重阴必阳。”如人体疾病，阳盛之极可转化为阴，阴盛之极可以转化为阳。如肺炎的病人，初得时是阳证，发热、喘促、咳血、面红目赤等，一旦延误治疗，可以转化成四肢发凉、面色苍白、反应迟钝等(休克)症状。因此，治疗时就不能像初得病时那样治疗，因为疾病的性质改变了。

4. 阴阳学说在中医学中的应用　阴阳学说贯穿在中医学理论体系的各个方面。它既说明组织结构、生理功能和病理变化之间的关系，又指出了诊断和治疗统一的规律。

(1) 说明人体的组织结构：人的生成是阴阳作用的结果，而人体是由物质构成，成为一个有机整体，组织之间既有机联系，又可划分为相互对立的阴阳两部分。如上与下，内与外，腹与背，脏与腑。《素问·宝命全形论》说：“人生有形，不离阴阳。”人体分阴阳，则上为阳，下为阴，内为阴，外为阳，腹为阴，背为阳，五脏为阴，六腑为阳等。

(2) 说明人体的生理功能：人的存在就必须有它相应的功能，而功能活动的规律，即阴阳变化的规律。中医把人体的生理活动也称“气化”。功能的存在反映出人体存在的必要性，同时产生相应的功能又离不开其物质本身的存在。功能活动需要营养物质的保证，在消耗营养物质同时又产生新的功能。人体脏腑形态，属物质，属阴，而脏腑的生理功能是无形的，属阳。脏腑的存在是靠其本身的功能反应的，而脏腑的功能发挥必须依附于其脏腑形态的存在。

(3) 说明人体病理变化：中医认为，疾病的发生原理即阴阳失调。阴阳能够概括复杂多变的病理变化，并能用阴阳的相互关系来加以说明。由于阴阳是互根、互用、互为制约消长的，所以阴阳失调就会导致阴阳的偏盛偏衰而发生疾病，如“阴盛阳衰”“阴虚阳亢”。

(4) 用于疾病的诊断与治疗：《素问·阴阳应象大论》讲：“善诊者，察色按脉，先别阴阳。”临证中把复杂的症状分为阴阳两大证候。如津液、气血不足为阴虚，功能低下为阳虚；功能超常为阳亢，津液堆积为阴盛。阴阳学说可指导治疗，疾病发生、发展的根本原因是阴阳失调，因此调整阴阳为治疗原则，补偏救弊，补其不足，泻其有余，促使阴阳平衡，恢复阴阳的正常状态像“热者寒之”“寒者热之”“损其有余”“补其不足”，就是这个道理。

(5) 用于指导预防：阴阳学说认为，人体内部的阴阳变化如能保持与天地间阴阳变化协调一致，就能够去病延年。《素问·四气调神大论》指出：夫四时阴阳者，万物之根本也。所以圣人春夏养阳，秋冬养阴，这是防病摄生的根本。在一年四季中，顺其四时，调其阴阳，可使人体健康，并增强预防疾病的能力。相反，如果不能分别四时，把握阴阳，就会导致疾病的发生。因此，《素问·四气调神大论》说：“逆之则灾害生，从之则苛疾不起，是谓得道。”

(6) 归纳药物的性能：药物是调节人体阴阳，战胜疾病的重要武器，治疗疾病，除了要有正确的诊断和治疗方针以外，还必须熟练地掌握药物的性能，才能根据治疗方针，选用

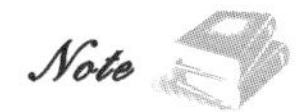

适应的药物,达到调整阴阳,恢复健康的目的。凡是药性为寒凉属阴性,用来治疗阳盛热证;凡是药性为温热属阳性,用来治疗阴盛的寒证。凡是药味是酸、苦、咸属阴性药,凡是药味是辛、甘属阳性药。在用药上应分清阴阳属性分别施用,以达到治疗目的。

(二)五行学说及应用

1. 概述 五行学说是我国古代的唯物主义哲学思想,它补充说明了阴阳学说的内容,阴阳学说是一种古代的对立统一学说,五行学说则是一种原始的普通系统论。五行学说揭示了宇宙万物宏观分类、归属、组合以及事物间相互联系、生克制化、循行的规律,事物间内在的一般秩序和随机的特殊次序。五行学说运用于中医学领域,主要是阐述人体的脏腑生理、病理及其与外在环境的相互关系,从而指导临床诊断、治疗和预防。如中医认为人体是一个有机的整体,生理上各脏腑间相互联系,相互为用,是一个有序的、有规律的变化,它们之间的规律变化,就是五行的变化规律,如心肾既济,肝脾调和,精能生血等。一旦有病时,脏腑之间相互影响,如肝病及脾,肾病及肝,肺病及肾等。

2. 五行的基本概念 五行学说认为宇宙间,阴阳互为作用,产生了万事万物,事物之间的运行变化是有规律的。五行学说还认为,宇宙间一切事物都是由木、火、土、金、水五种物质构成的,万物间的变化也是由这五种物质的不断运动和相互作用的结果。所以,五行是指木、火、土、金、水五种物质的运行变化。"五"是五类的意思,"行"是运行、变化、循环、运动的含义。而对于五种物质的特性、相互关系、运动和变化等加以抽象推演而形成五行学说。它强调了整体观念,描绘了事物的结构关系和运动形式。把五行属性抽象出来,推演到其他事物,构成一个固定的组合形式。形成了事物之间相互关联的模式,自发地体现了事物内部的结构关系及其要从整体上把握事物的思想。

3. 五行学说的基本内容 五行学说的内容较为复杂,真正地掌握、理解以及正确地应用也是件不容易的事情,几千年来,人们都在探索其实质,并每个时期都有新的突破和进展。

(1)对事物属性的五行分类:用分类的方法研究宇宙万事万物,这是人类基本的思维方式。古代劳动人民通过长期的接触和观察,认识到任何事物都有它的特性和特征。有相同之处,又有不同之点;根据事物的不同特性、特征把万物分为五类,即木、火、土、金、水。为什么分五类,众说不一,但有一点是共同的,五类相互间都有联系。古代医家运用五行学说,对人体脏腑、组织、生理、病理现象以及与人类生活有关的自然界事物采取"比类取象"的方法,按照事物的不同性质、作用与形态分别归属于木、火、土、金、水五行之中,借以阐述人体脏腑组织之间的复杂联系及与外界环境间的相互关系。当然,许多事物错综复杂,以五类不能相区分,如五脏中有心包络,六腑中的三焦等,这就出现了标类、准类和变类说。标类,最原始的木、火、土、金、水的本身。准类,是标类的进展,凡具有五类物质特性、特征的事物均归属为同类之间。变类,则是通过标类和准类演变而成的,这种演变可分为改类和互类。

(2)五行特性的基本概念:木的特性是"木曰曲直"。曲直是指树木的生长形态,具有枝干曲直向上,向外伸展的特性。因而引申为具有生长、升发、条达、舒畅等性质和作用的事物,均归属于木。火的特性是"火曰炎上"。炎上是指火具有温热上升的特性。因而引申为具有温热、升腾等性质和作用的事物,均归属于火。土的特性是"土爰稼穑"。稼穑是指土有播种和收获农作物的作用。因而引申为具有生化、承载、受纳等性质作用的事物,均归属于土。金的特性是"金曰从革"。从革是指变革的意思。引申为具有清洁、肃降、收敛等性质和作用的事物,均归属于金。水的特性是"水曰润下"。润下是指水具

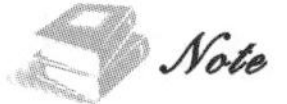

有滋润和向下的特性。引申为具有寒冷、滋润、向下运行等性质和作用的事物，均归属于水。五行学说认为，春季多东风，其风柔和温煦，万木萌发，大地苍青；夏季酷热，多南风，烈日炎炎，好似赤火，动植物得到充分生长；秋季燥凉，西风扫落叶，犹如金戈挥舞，一派肃杀之象，田里庄稼收割，大地脱下绿装；冬季严寒，北风凛冽，千里冰封，动植物都闭藏起来，此时昼短夜长，阳光微弱，使人有暗黑的感觉。农历六月夏秋之间是一年里由生长向收藏转变的过程，潮湿闷热，很少刮风，是农作物重要的成长时节；而农作物生长变化的根基是土，黄河流域的土呈黄色。根据其特点，故在夏秋之间另立"长夏"一季。以上这样的联系，确实有着非常朴素的科学道理。医学上所说的五行，不仅是指木、火、土、金、水这五种具体物质本身，而且是对五种物质不同属性的抽象概括。

(3) 五行的关系。

①五行的正常关系：相生相克制化规律，五行学说以相生相克的规律来说明事物之间的相互联系，形成一个事物内部结构的模式。所谓相生，即相互滋生、促进、助长的意思。木能生火，木足则火旺，水能生木，水旺则木盛。相生规律为木生火，火生土，土生金，金生水，水生木。所谓相克，即相互制约、抑制、克制使对方不能太过。水能克火，水旺火不亢，金能克木，金肃木不郁。五行之中的任何一行，都是有"生我""我生""克我""我克"的关系，一旦规律破坏则出现事物的发展、变化、失调、导致畸形发展。相克规律为木克土，土克水，水克火，火克金，金克木。生克规律决定了所有事物间的联系。五行之间这种生中有制、制中有生、相互生化、相互制约的生克关系，称之为制化。"造化之机，不可无生，亦不可无制(克)，无生则发育无由，无制则亢而有害。"没有生，就没有事物的运动和变化；没有克，就不能维持事物正常平衡协调下的生长与发展。相生与相克是相互为用的两个方面。即生中有克，克中有生的制化关系。推动和维持着事物正常的生长、发展、变化的过程。

②五行的异常关系：母子相及、相乘、相侮规律，母子相及是不正常的相生关系，包括"母病及子"和"子盗母气"两个方面。"母病及子"即疾病传递由母脏传及子脏，如肾属水，肝属木，水生木，故肾为母脏，肝为子脏，肾病及肝即是"母病及子"；"子盗母气"即疾病传递由子脏传及母脏，如肝属木，心属火，故肝为母脏，心为子脏，心病及肝即是"子盗母气"。五行的乘侮关系是生克关系失去协调，所引起的事物反常状态。相乘，有乘虚侵犯的意思，属于过度的相克，克制的力量超过了常度，因而会破坏事物内部的平衡协调。相侮，有恃强凌弱的意思，属于反方向的克制。它违反了相克的顺序，反过来克制，也称"反克"或"反侮"。

(三) 经络学说与应用

经络学说是以经络系统为核心，用来研究人体经络的生理功能、病理变化及其与脏腑相互关系的学说。经络是人体结构的一部分，在中医学占有极其重要的地位，是中医学理论的一个重要组成部分。经络学说一方面来源于古代的人体解剖知识，但更多方面则来自古人长期的医疗实践。经络系统是一种看不着、摸不到的网络系统，但它存在着其生理功能，在病理变化上又有很重要的临床意义。我们探讨经络学说，主要目的是了解人体的这个特殊系统，达到应用经络系统。人体的经络系统是人体结构不可分割的重要组成部分，长期以来，随着社会的变革，对经络系统的探讨也此起彼伏。各个历史时期都有着不同的研究方式和进展，至今，真正使人们都了解它、应用它还需要做大量的工作。

最初，人们只是在生产活动中因偶然机会，身体某一部位受到撞击或损伤的刺激后，

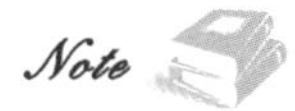

局部或另一部分有了相应的反映,如酸、麻、胀或疼痛减轻或扩散传导等。刺激点逐渐地增多,并从中发现了规律,尤其脏腑学说的渗透,证实和推进了经络学说体系的完整。经络系统的产生对人体的组织结构认识有了新的概念,对人体组织器官的功能活动调节,找到了根据,也对疾病的防治、养生具有普通指导意义。因此,不仅临床的辨证治疗上应用经络学说,推而广之,推拿、针灸、气功等都离不开经络学说从中的指导作用。它是依据,是准则,是规律。只有了解掌握它,才能正确应用它。经络系统对人的生命活动起着十分重要的作用。

1. 经络的概念 经络系统包括经脉和络脉两大部分。经脉是指粗大纵行干线,是经络系统的主体,络脉是网络的意思,是在经脉上的分支,有联络的作用。所谓正经,它是隶属于脏腑的经脉,与人体的五脏六腑相贯通,脏腑的经气通过各种经脉反应于皮、肉、筋、骨、脉,五官诸窍,是人体经气的主干线。奇经,它不隶属于哪个脏腑,有沟通经脉的功能。

2. 经络的本质 经络系统是人体生命活动不可分割的功能结构组织,它的产生、存在与人体生命活动息息相关,一旦生命活动停止,这类结构随即消失,是人体的一个特殊系统,这类结构靠现代手段难以观察和解释。有人认为假说都是讲不清楚的,如现代医学所讲的神经、血管、淋巴、内分泌、免疫等与之不同,皮层投影、神经-体液综合调节、生物电、低阻抗现象、人体信息等假说也不能与之相吻合。然而,经络系统的存在,有着它对人体生命的活动、新陈代谢的必要性,不得不被国内、国外科学家所重视。经络系统是一种有序的结构,但不是恒定的,它会随内外环境的变化而出现起落现象。所以说,经络系统是以内外环境的统一和整体的机能变化为依据的,表现于整体机能上的一类时空结构,它是随"神机化灭"则"神去机息"。它是整个机体的机能表现,依赖于机体,但并非属于宏观的解剖学形态,是在正常的组织结构以外,自然存在的一类即依赖于组织结构,并且在这个组织结构的不断代谢中所形成的另一种功能结构。经络系统虽然是有序的,但存在着涨落现象,系统内部相互有着密切的联系。经络之气流注与生命时间规律性相辅相成的,由于许多因素能够影响这个系统,使之出现相应的现象,如自然界日月星辰的变化,四时寒暑的交替,人体阴阳的顺接,气血的流通,情志的改变以及饮食、起居的影响,都能让这个系统发生涨落现象,改变正常的衡定状态,不断地打乱有序、破坏稳定,再重新调整、达到新的有序和稳定。一旦这个有序、稳定结构不能再形成和维持,也就说明整个机体的功能停止,生命消亡。

3. 经络的主要功能 其一,沟通机体表里上下和脏腑之间。人体是一个有机的整体,各组织之间以及机体的表里上下的密切联系是靠经络沟通的。如脏与腑的表里关系,五官诸窍与脏腑关系以及皮、肉、筋、骨、脉等组织与五脏的联系是经络沟通而联系的,从而构成脏腑的表里关系。其二,运输气血,濡养机体。人体各个组织器官的生理活动需要气血的营养,才能维持其正常的新陈代谢,完成各组织器官的作用。《灵枢·本藏》讲:"经脉者,所以行血气而营阴阳,濡筋骨,利关节者也。"经络是运输营养的通道,靠经络把营养施布于全身。其三,传导感应。在生理情况下,脏腑间,机体上下、内外的感召、协调是靠经络传导的。如母子脏间的滋生,五官诸窍的感应都离不开经络传导。在病理情况下,经络可以成为病邪侵入和传播的途径。表证通过经络的传导可以入里入脏;脏腑间有病可以相互传变,其规律就是经络连属关系。在诊断和治疗时,也可以通过某一局部的反映判断某一脏腑的病变。治疗时,针灸、推拿某一点可治疗全身的疾病。

4. 经络的应用 由于经络是人体的一种功能结构,与生命息息相关,所以每时每刻都在发挥它的作用。根据经络系统的特点,人类发明了针灸、推拿、气功等。道理就是运

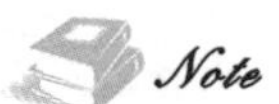

用经络学说，通过针灸、推拿、气功等手段来调整脏腑功能、增强防御能力，改善机体的阴阳偏差。根据经络学说人们逐渐发明一些机械、仪器来刺激经络系统，达到防病治疗的目的。如电针仪、月球车、推拿器、神灯等。内病外治也是根据经络系统的特点分别采用药物、手法等来进行的。

（李秋香）

第二节　老年人中医饮食护理

饮食与养生及治病有着重要关系，有的甚至起关键作用，尤其对于老年人更加重要，因为当人至中年，肾气日衰，加之佚欲，使成虚损，兴阳补剂服之则潮热不胜，专服滋降之品，虽暂得气爽，久则中气愈虚，血无生化，所以只得于饮食上调节，从调饮食而得到长寿的人很多。

一、食物的性能

中医认为营养人体的主要物质来源于自然界的五味食物，靠五味入口，藏于肠胃，味有所藏，以养五气。气和而生，淖液相成，神乃自生，并强调五味要全，才是营养全面的饮食。偏食一种食物，只吃一种食品，就会使营养不全面，致缺乏营养，影响健康，容易导致各种疾病。我国古代医书《黄帝内经》中早有论述：凡五味之性，各有所入，若味有偏用，则气有偏病。过于偏吃咸（盐）或辛甘，易患心脑血管疾病而致早亡。老年人食量少，更要注意五味的全面，不可偏食。少饮酒。

二、食物的分类

一般人们习惯将食物分成五类：一是谷类及薯类，包括米、面、杂粮等；二是动物类，包括畜肉、禽、鱼、蛋、奶及奶制品等；三是豆类及其制品，包括大豆及其他豆类；四是蔬菜水果类，包括鲜豆、根茎、叶菜、茄果类；五是纯能量类，包括动植物油、淀粉、食用糖、酒类等。

三、饮食护理的基本原则

（一）饮食有节，定时定量

饮食要有节制，不可过饥或过饱。过饥可使气血来源不足，过饱则易伤脾胃之气。进食要有规律，应养成良好的饮食习惯。三餐应定时定量。饮食要“定以时”即吃饭要有定时，也即一日三餐有固定时间。人体必须通过胃消化一定量的食物，胃又需要一定的时间来休息，因此只有定时进餐才能达到这一要求。进餐时间无定时，两餐之间时间短则胃得不到休息；时间长则感到饥饿，造成“谷不入，半日则气衰，一日则气少矣”的现象，从而出现疾病。老年人脾胃功能已变弱，要保护其功能，饮食更要有规律、有定时，食不要过饱。古代养生家主张口食少，认为“所食愈少，心愈开，年愈益；所食愈多，心愈塞，年愈损焉”。凡食总以少为有益，多食反致受伤，所以少食则安脾。近代研究表明，多食常致人体肥胖，易患高血压、冠心病等，并使死亡率增高。少食、摄取低热量饮食，可使寿命

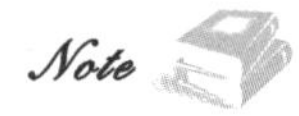

延长。当然不是说吃得越少越好,而是要保证人体需要量,不要超出太多,储存太多。尤其老年人对低血糖耐受力差,易感到饥饿,因此一日三餐要有一定的量,同时所吃食物要易于消化和富于营养。

(二)调和四气,谨和无味

饮食应多样化,合理搭配,不可偏食。现代科学认为人体需要的基本营养物质是蛋白质、脂肪、碳水化合物和维生素等。

(三)食宜清淡,吃忌厚味

宜多吃一些高蛋白的食物,如鱼肉、豆类及豆制品,豆制品有益于骨骼坚实,更适宜老年人食用。少食肥甘油腻,《遵生八笺》说"勿过食油腻、甜食,恐不消化"。以告诫人们不能过纵口腹,食吃肥甘油腻。肥甘之品,是指油炸之类的食物,吃起来香脆可口,但不易消化。油腻之品,是指含脂肪多的食品,如肥肉、烤鸭等。多吃会停在肠胃中,造成滞塞不通,引起食欲不振,困倦无力,日久更生大病。因此老年人饮食宜素,即多吃蔬菜、豆类。老年人由于活动减少,食量下降,腹肌减弱,易患便秘,易诱发肠癌,是老年人健康的大害,多吃蔬菜、豆类食物可以消除这一隐患。

(四)卫生清洁,习惯良好

食物要新鲜、干净,禁食腐烂变质、污染的食物。饮食不洁可导致胃肠疾病或加重原有的病情。食物应软硬恰当,冷热适宜;进食时细嚼慢咽。

(五)辨证施食,相因相宜

饮食调护常因证不同而施以不同的调护方案,无固定成方。应当把人与自然有机地结合起来进行全面分析,做到因证、因时、因地和因人施食。

四、老年人饮食宜忌

(一)应注意的主食

老年人的脾胃比起年轻人要弱一些。所以就不能与年轻人相比,对于生、冷、硬等不易消化的食物就不能随便乱吃了。老年人的主食,应以软食为主,包括细粮中的大米、白面,粗粮中的玉米、红豆、绿豆、黑豆、小米、白薯等。粗粮可以细做,经常调换花样,保持老年人的食欲旺盛,既保证食物花样繁多,又富有营养,还能很好地消化吸收。主食可吃较软的大米饭、各种粥、面汤等,要经常变换花样品种。以粥为例,就可有大米粥、小米粥、玉米面粥、红豆粥、绿豆粥、大米黑豆红枣粥、大米牛肉片粥、大米猪肉片粥、大米鱼片粥、江米红枣粥、山药麦片粥、莲子红枣薏仁米粥、大米白薯片粥等。这些食物都容易消化吸收。夏天可多吃几次绿豆粥,有清热、解暑、止渴的作用。红枣有健脾补血之功,山药有健脾益肾的作用,黑豆有补益脾肾、乌须发的作用,莲子可补益心脾,薏仁米可健脾利湿,白薯有润肠通便之功。因有上述的补益作用,所以这些食品对老年人的健康长寿是有益的。面汤也要经常变换花样,如鸡汤面、肉丝面、猪肝面、荷包蛋面、牛肉汤面、排骨汤面等。鸡、瘦肉、鸡蛋等都具有较高的营养价值,可以补充身体蛋白质的消耗。猪肝能补血,增加铁元素,可对身体造血提供原料。总之,老年人的主食应粗细搭配,熟软易消化,花样多,随季节和身体的情况而经常变换为好,吃得合适,对健康长寿很有好处。

(二)老年人注意调理脾胃

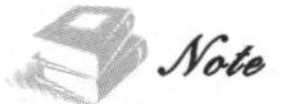

中医学两千多年前就很注意调理脾胃的功能。强调"有胃气者生,无胃气者死""脾

为后天之本”。这主要是说人若是食欲好，吃得好，消化功能好，就能健康长寿；相反，若是食欲不振，吃得很少，消化功能不好，就会影响健康长寿。老年人若想使脾胃功能旺盛，就要注意避免影响脾胃健康的因素，如过食生冷、肥甘，或过用寒凉药物，或过度劳累，或过嗜烟酒，或过饥过饱而伤及脾胃等。老年人必要时可以进食一些能增强脾胃功能的药膳，或健脾开胃的养生药，如保和丸、参苓白术丸、香砂六君子丸、人参健脾丸等。古时医学家认为老年人不要过食肥甘厚味，主张多食五谷杂粮，少荤多素饮食。不要过食生冷食物（包括水果），不要过食肥肉、油腻、甜味食物，主食除了白面、大米等细粮外，也要吃一些粗粮，如玉米面、小米、高粱米、白薯等。现代医学也建议老年人多吃蔬菜、豆制品，少食动物脂肪等油腻食物，过多的动物脂肪易促进动脉粥样硬化和发生糖尿病，老年人的脾胃是比较虚弱的，所以应注意食物要煮熟、稍烂一点，以容易消化吸收为好，不要吃生冷或较硬的食物。不要过饥过饱，要定时定量，少吃多餐为好。不要过食辛辣，刺激性大的食物。不要吃不新鲜、变质腐败的食物。早餐要吃好，午餐要吃饱（七分饱），晚餐要吃少（五六分饱即可）。注意以上问题，就可以保护脾胃的正常功能，食欲旺盛，饮食消化吸收得好，“后天之本”（脾胃）好，人就能健康长寿。

（李秋香）

第三节　老年按摩疗法

按摩也称推拿，是一种古老的非药物治疗方法。其起源可追溯至远古时期，是人们在长期生活实践中，发现用手安抚体表患处可使疼痛缓解或消失，从而认识到按摩的特殊治疗作用，并在不断的实践过程中形成的一种独特的疗法。按摩既是医疗技术，也是护理技术，运用得当，可获得较好的效果。中老年人自我保健按摩，可以达到身心健康、延年益寿的目的。要强调自己动手、自我按摩、配合意念、自我保健。按摩推拿方法是通过一系列动作手法作用在病人受术部位，理顺筋骨、舒经活络、消炎止痛、活血化瘀、舒肝补肾、分离粘连，增强新陈代谢功能，促进血液循环，改进局部营养状态，使受损的组织得到及时修复，以恢复正常生理功能，再配合其他治疗方法，能取得满意疗效，以增强生命力为按摩之首要任务。为了掌握推拿手法，就要学习经络、腧穴、全息等理论知识，对按摩的作用机制也要有所了解，这样才能提高疗效。因为按摩疗法是通过手法直接作用于人体而起作用，所以手法的优劣直接影响临床效果。目前，国内外按摩手法不下 400 种，在操作上各有其特点，在治疗、养生方面就需要用几种不同的手法和动作配合才能完成。治疗不同性质、不同部位、不同程度的疾病，各种方法有其不同的长处。手法按摩是各种单一动作，如推法、拿法、揉法、搓法、捏法、摇法、按法、摩法、捋法、顺法、点法、捻法、叩法、击法等或多种复合手法相结合的综合治疗方法。在临床实践中，各种手法的联合应用不仅能增强治疗效果，提高治疗作用，还要求施术者依据临床不同的病情需要有的放矢地进行施治。

一、推拿常用介质的种类及作用

推拿时，为了减少对皮肤的摩擦损伤，或借助某些药物的辅助作用提高疗效，可在推拿部位的皮肤上涂些液体、膏剂或撒些粉末，这些液体、膏剂、粉末统称为推拿介质，也称

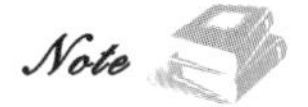

推拿递质。

(1) 滑石粉:有润滑皮肤的作用。适用于各种病症,是临床上最常用的一种介质。

(2) 爽身粉:有润滑皮肤的作用。

(3) 白酒:具有活血祛风、通经活络的作用。

(4) 红花油:具有消肿、止痛的作用。

(5) 外用药酒:有行气活血、化瘀通络的功效。

(6) 葱姜汁、冬青膏、蛋清等。

二、推拿介质的选择

(一) 辨证选择

1. 寒证 选用温热散寒作用的介质,如葱姜汁、冬青膏、白酒等。

2. 热证 选用清凉退热作用的介质,如薄荷水、凉水、医用酒精等。

3. 虚证 选用滋补作用的介质,如药酒、冬青膏等。

4. 实证 选用清泻作用的介质,如蛋清、红花油、木香水等。

5. 其他证型 可选一些中性介质,如滑石粉、爽身粉等。

(二) 辨病选择

如软组织损伤选用活血化瘀、消肿止痛、透热性强的介质,如冬青膏、药酒、红花油等。

三、推拿疗法的适应证和禁忌证

(一) 适应证

推拿疗法常用于内科、骨科、外科、妇科、儿科、五官科疾病,同时广泛应用于减肥、美容、保健等方面。

1. 内科疾病 如胃脘痛、胃下垂、胆绞痛、呕逆、便秘、腹泻、肺气肿、哮喘、高血压、冠心病、糖尿病、尿潴留、感冒、眩晕、昏厥、中暑等。

2. 骨科疾病 如颈椎病、肩关节周围炎、急性腰扭伤、慢性腰肌劳损、腰椎滑脱症、梨状肌综合征、尾骨挫伤,各种常见关节脱位如下颌关节脱位、肩关节脱位、肘关节脱位,四肢关节扭伤如肩关节扭挫伤、腕关节扭挫伤、踝关节扭伤、跟腱损伤,退行性脊柱炎、类风湿性关节炎、肱骨外上髁炎、桡骨茎突部狭窄性腱鞘炎等。

3. 妇科疾病 如急性乳腺炎、产后缺乳、痛经、闭经、慢性盆腔炎、带下、月经不调、子宫脱垂等。

4. 五官科疾病 如近视、视神经萎缩、慢性鼻炎、慢性咽炎、急性扁桃体炎、耳鸣耳聋等。

5. 儿科疾病 如脑性瘫痪、咳嗽、发热、滞泻、肌性斜颈、夜啼、遗尿、小儿麻痹后遗症、臂丛神经损伤、斜视、脱肛等。

(二) 禁忌证

一般认为,推拿疗法在以下情况不适合。

(1) 各种急性传染病或各种恶性肿瘤的局部。

(2) 各种溃疡性皮肤病或烧伤、烫伤。

(3) 各种感染性化脓性疾病和结核性关节炎。

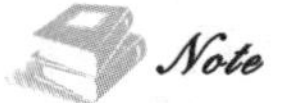

(4) 严重心脏病，肝病或胃、十二指肠等急性穿孔或严重的精神病。

(5) 月经期、妊娠期女性疾病，尤其是腹部严禁推拿。

(6) 年老体弱的危重病病人。

(7) 诊断不明、不知其治疗要领的疾病如骨折、骨裂和颈椎脱位等，也应视为禁忌证，严防治疗失误。

(8) 诊断不明确的急性脊柱损伤或伴有脊髓症状病人，手法可能加剧脊髓损伤。

四、推拿疗法异常情况的防治

（一）晕厥

1. 临床表现　病人在接受推拿治疗过程中，突然出现头晕、目眩、心慌气短、胸闷恶心，严重者发生四肢厥冷，出冷汗，甚至出现惊厥、昏倒等症状。

2. 发生原因

(1) 病人精神过度紧张，或者体质特别虚弱。

(2) 病人正处于饥饿状态，或过度劳累，大汗之后。

(3) 治疗时病人体位不当。

(4) 医者操作时手法刺激过重、过强。

3. 处理方法

(1) 立即停止手法治疗。

(2) 将病人平卧于空气流通处，采取头稍低位。轻者，静卧片刻，给其饮温开水或糖茶后即可恢复。重者，在上诉处理基础上可配合掐水沟、老龙、十宜，拿肩井、合谷等，即可恢复。必要时应配合其他急救措施。

4. 预防措施

(1) 首先应该注意病人的体质情况、精神状态以及对推拿治疗的耐受性。

(2) 选择正确、舒适，且能持久进行推拿治疗的体位，一般以卧位为好。

(3) 治疗时，手法刺激不宜过强，治疗时间也不宜过长。

(4) 饥饿状态，过度疲劳的病人，应待其进食、恢复体力后，再进行推拿治疗。

(5) 初次接受推拿治疗和精神紧张的病人，应做好解释工作，消除病人的思想顾虑。

(6) 注意保持诊疗室内的空气流通、新鲜，防止晕厥现象的发生。

（二）瘀斑

1. 临床表现　病人在接受推拿治疗中以及治疗后，治疗部位的皮下出血，局部皮肤肿起，并出现青紫、紫癜及瘀斑现象。

2. 发生原因

(1) 初次治疗时手法刺激过重，时间过长。

(2) 病人患有血小板减少症。

(3) 老年性毛细血管脆性增加。

3. 处理方法

(1) 局部小块瘀斑，一般不必处理。

(2) 局部青紫严重，可先止动，冷敷，待出血停止后，再在局部使用轻柔的揉、按、摩、擦等手法治疗。同时加湿热敷，以消肿止痛，促进局部瘀血消散吸收。

4. 预防措施

(1) 若非必要，治疗不宜选用过强刺激的手法。

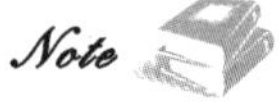

(2) 对老年人使用按摩手法必须轻柔，特别是在骨骼凸起的部位，手法刺激更不宜太强。

(3) 急性软组织损伤病人，不要急于推拿治疗和使用湿热敷，一般在皮下出血停止后1～2 h方可配合使用。

(三) 疼痛

1. 临床表现 病人经推拿治疗后，特别是初次接受推拿治疗的病人，局部皮肤出现疼痛、肿胀、麻木等不适的感觉，夜间尤甚，用力按压，疼痛加剧。

2. 发生原因

(1) 医者手法操作时，技术不熟练。

(2) 局部施术的时间过长，手法刺激量过重。

3. 处理方法

(1) 一般不需要做特别处理，1～2 日疼痛症状即可自行消失。

(2) 若疼痛较为剧烈，可在局部实施轻柔的按法、揉法、摩法、擦法等，并配合湿热敷。

4. 预防措施 对初次接受推拿治疗的病人，应选用轻柔的手法施之，同时手法的刺激不宜过强，局部施术的时间亦不宜过长。

(四) 骨折

1. 临床表现 病人在接受推拿治疗时，特别是在做被动运动或较强刺激的按压手法后，突然出现"咯咯"声，并出现局部疼痛、运动障碍等症状。

2. 发生原因

(1) 病人年老，患骨质疏松症或骨质病变以及骨折假性愈合。

(2) 病人接受推拿治疗时，体位选择不当。

(3) 施术时手法使用不当，压力过重，刺激过强，运动幅度过大等。

3. 处理方法

(1) 立即停止手法操作。

(2) 止动包扎固定并做 X 线检查以明确诊断。

(3) 做必要的针对性处理，及时进行整复和固定。

4. 预防措施

(1) 手法治疗前，特别是被动类手法操作，先做必要的 X 线检查，排除骨折及骨质病变。

(2) 被动类手法操作必须在正常生理许可范围内进行，幅度由小到大，逐渐增大，不可粗暴。

(3) 对老年病人的手法压力不宜过重。

(4) 体位的选择必须舒适、正确，有利于手法操作。

(五) 破皮

1. 临床表现 病人在推拿治疗时出现局部皮肤发红、疼痛、起疱、出血、破损的现象。

2. 发生原因 手法使用不当，如揉按法操作时，用力过重，幅度过大，或捻动皮肤，拍法、擦法运动时没有紧贴皮肤，向下用力太强产生冲击力所致，一指禅推法操作时没有吸定，产生异常的摩擦运动等所致。

3. 处理方法

(1) 损伤处立即停止推拿治疗。

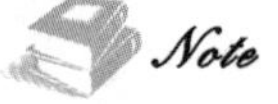

(2) 做好局部皮肤的清创，防止感染。

4. 预防措施

(1) 加强手法训练，熟练地掌握各手法的动作要领和要求。

(2) 在使用擦法与揉按法时，可配合使用介质防止破皮。

(六) 疲乏

1. 临床表现 有些病人在接受推拿治疗时，或在推拿治疗后感到气短、乏力甚至昏沉欲睡。

2. 发生原因

(1) 病人体质虚弱，过度劳累。

(2) 治疗时病人体位不适。

(3) 手法刺激过强。

3. 处理方法 一般无须处理，病人休息片刻后即可恢复。亦可配合头面部手法操作。

4. 预防措施

(1) 病人在治疗时，采用较为舒适的体位，并能保持较长时间的治疗。

(2) 对年老体弱或者精神较紧张的病人，尽可能采用卧位，同时手法的刺激亦不宜过强。

(七) 烫伤

1. 临床表现 病人在使用湿热敷的过程中和热敷后，局部出现水疱，发生皮肤烫伤。

2. 发生原因

(1) 医者技术操作不熟练。

(2) 病人皮肤过敏。

(3) 病人感觉迟钝，局部麻木。

(4) 湿热敷时毛巾太湿。

3. 处理方法

(1) 立即停止治疗。

(2) 轻者局部涂抹针对性油类制剂能自愈。

(3) 出现水疱后，可用生理盐水冲洗患处，而后用消毒注射器抽出水疱内的液体，不必剪去表皮，以免感染，再贴消炎膜等，并加压包扎。

4. 预防措施

(1) 须熟练掌握湿热敷使用方法，并注意观察，及时调整。

(2) 湿热敷毛巾要厚实、柔软，热敷时要平放整齐。

(3) 湿热敷毛巾不宜太湿，越干越好。

(4) 湿热敷后可涂抹少量药物，不可使用其他手法。

五、常用的推拿手法要领

(一) 滚法

滚法是指施术者手的拇指握在手掌里，将手握空拳，手背吸附在病人体表部位进行交替往返滚动的一种推拿手法。

1. 方法 病人取坐位或卧位。施术者单手或双手自然屈曲，手握空拳，用手背及手掌的尺侧附于病人的施术部位，肩背放松以肘部为支点，带动前臂腕关节做旋转摆动。

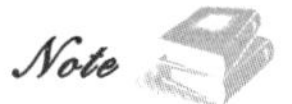

在用小鱼际掌背侧至中指、食指的交替往返着力的同时，做手指的自然屈伸施用外旋滚动的连续动作，使手背部和腕部做屈伸和前臂旋转的复合动作。施术时滚动的手紧贴附着施术部位，不可跳动、抖动，滚动操作时用力均匀，不能拖动。压力、频率、摆动幅度均匀，动作协调而有节律，禁忽慢忽快，时轻时重，使病人感到施术部位舒适和轻松。

2. 功效 舒经活络、行气活血、滑利关节、放松肌肉，增强筋腱活动能力，促进血液循环，消除肌肉疲劳，增强免疫能力。主治风湿酸痛、肢体麻木、肢体瘫痪、运动功能障碍等。

3. 注意事项 滚法是以腕部的自主滚动旋转来带动前臂及掌背呈滚动状态的一种手法，不宜以手或臂的拖带进行操作。手法滚动按摩其接触面较大，作用力又能深透，适于肩背、腰臀、四肢等肌肉较丰富的部位。

（二）揉法

揉法是指以研墨之状进行按揉的一种推拿手法。揉法由摩法演变而来，是一种以手掌、掌根、手指指腹、肘尖等部位，在施治部位进行前后、左右、由浅至深内旋或外旋、反复旋揉的推拿手法。采用揉法进行按摩时，做肌肉纤维纵轴相交的横向揉动，即施术者指按经穴，不离皮肤而旋转。

1. 方法 病人取坐位或卧位，施术者以单手或双手的掌根部、鱼际部或掌心等附着于施治部位或穴位上，将腕部与臂部放松，以腕部带动前臂做有规律的、灵活自如的回旋动作，此即掌揉法。以单指指腹着力于一定穴位再施以旋转回环的连续动作，即指压揉法。以食指桡侧将皮肤捏于两指之间，做相对旋转按揉，即揉捻法。施行揉法与揉捻法时，动作连续、着力逐渐由轻至重，再由重逐渐至轻，均匀持续连贯温柔地做旋转回环动作，并依施治部位组织、肌肉情况确定施力的大小。

2. 功效 舒筋散寒、活血化瘀、理气宽胸、调和气血、消肿止痛、消滞导气，促进血液循环。主治消积化食、胸胁胀闷、便秘泄泻、外伤肿胀、疼痛。临床实践证明揉法可剥离粘连，缓解疼痛，消除淤血、肿胀，增强肌肉的弹性与伸缩性。

3. 注意事项 采用揉法进行按摩治疗时，不要突然过猛用力与施压挤按病区。手附着局部皮肤避免触打或跳跃式揉动和抚摩，而是带动皮下组织进行旋转，着力要深达深部组织，可用于全身各部位，但不可久揉，按揉时应沿着肌纤维、血管与淋巴管的走行方向进行。施术揉动频率 80～120 次/分，刺激的强度与施术者所施力的强度与施术部位及体表面积有关，轻者仅触及皮下，重者可深及肌肉、腑脏。

（三）点法

点法是施术者以手指指端、肘尖或屈指骨突出部，着力于施术部位或穴位上，点而压之，戳而点之，进行重力点压的推拿手法。

1. 方法 病人取坐位或卧位，依施术部位和病人身体情况、体质衰弱程度和胖瘦等选择具体方法和施力大小。点压时中指或食指伸直，将力贯注于指端的指腹，着力于施术部位或穴位上，点而压之，为指点法。对穴位较深、局部面积较大的施术部位，可采用强力点法。肌肉丰厚、体形肥胖，循环治疗之法，则须屈曲肘关节以肘尖着力于经筋或深部组织，点而压之；或者用拇指指腹屈曲之屈侧或以关节骨突部着力于施术部位，进行重力点压。

2. 功效 点法具有调和阴阳、点穴开筋、通筋活络、消积破结、开通闭塞、消肿止痛的作用。依据点法的特点运用于施术部位，可治疗不同的疾病。如点压合谷穴可医治头

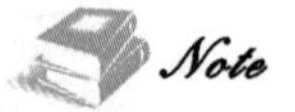

痛、头胀、牙痛；点压中脘穴可医治胃脘痛、饮食不化、呃逆；点压肾俞穴具有滋阴补肾作用，可医治腰腿痛等病症。

3. 注意事项　点法具有较强的刺激性，运用时须视病人的具体身体情况，再决定施术时用力强度。本法操作不宜突然施用暴力、蛮力，先予深沉点压，然后逐渐施力，此后再逐渐减力，如此反复施力，必要时可略加颤动，以增高疗效。此法着力点较小，刺激性较重，因此，要与其他手法配合运用。

（四）按法

按法是指用手指、手掌、肘部等部位为着力面，垂直着力于施术部位的经络、穴位，也可屏气按而留之的一种推拿手法。

1. 方法　病人取俯卧位或仰卧位，并充分暴露施术部位。施术者立于病床右侧。依病变不同部位，可用不同按法，拇指按法是指以拇指指腹按压在病变的经络穴位上，逐渐加深着力按压而留之。屈指按法是用手的五指除拇指外，其余四指屈曲，指尖并拢并齐平，施压受术部位或经络穴位上。掌根按法是以手掌掌心平放于施术部位，以掌根着力下压或以双手掌心掌背重叠置于施术部位，静止不动而后逐渐用力，以病人能耐受为度，再慢慢放松。

2. 功效　疏经活络、调和阴阳、活血止痛、开通闭塞、祛风散瘀、消肿化滞。主治腰酸背痛、胃脘胀痛、头晕头痛、肢体酸痛麻木、肌肉酸痛、寒滞痛经、月经不调、局部血瘀、心搏骤停、胆石症等。

3. 注意事项　在按压过程中拇指须与施术部位相垂直，着力缓和、直上直下按压，不可移位也不可动摇，不能偏斜，用力由轻而重，再由重而轻，忌用蛮力、暴力，用力不可过急、过重。掌根按法年老体弱者慎用，对于小儿应禁用。肘尖按法应因人、因病、因部位而用，多用于青壮年和肥胖者。若按法与揉法相结合应用即为按揉法，既可应用在浅皮肌肤，也可深达骨骼，具有活血、散寒、止痛的功效，适用于寒凝气滞血瘀之病症。

（五）捏法

捏法是用拇指指腹与其余四指相对呈钳形，以不刺破皮肤，于施术部位相对用力捏挤的一种推拿手法。

1. 方法　病人宜采用坐位或卧位，施术者的腕部放松，用单手或双手拇指端甲缘与食指、中指或拇指与四指相对呈钳形，将着力贯注指端，逐渐用力内收，用力在穴位上重按而捏，进行相对挤压，但不能刺破皮肤。捏法着力或持续或行一上一下捏压。此法是重刺激手法之一，如捏人中穴，应对昏迷、晕厥、癫狂等急症。

2. 功效　开窍醒神、回阳救逆、调整阴阳、舒筋活络、兴奋神经、行气活血、祛风散寒、健脾和胃等。主治昏迷不醒、中风不语、半身不遂、腰腿疼痛、肢体麻木、癔症发作、食欲不振、消化不良。

3. 注意事项　施术前取准穴位，施术时用力均匀，有节律性，做到刚中有柔，柔中有刚，灵活自如，刚柔并进。还要注意保护病人皮肤，施术中为避免刺破皮肤，可在施术部位置一薄布，术后可在局部轻轻按揉以缓解疼痛。

（六）捻法

捻法是指以拇指指腹与食指中基节的桡侧捏住施术部位进行均匀对称性搓捻的一种手法。

1. 方法　病人宜采用坐位或卧位，施术者手部放松，站在病人右侧，用拇指指腹和食指中基节的桡侧捏住施术部位的肢体或肌肤、筋腱，再两指对合施力进行均匀的左右捻动。

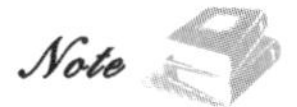

2. 功效 疏通皮肤、濡养筋骨、通经活络、祛风止痛、平衡阴阳、流畅气血、引邪外出。主治跌打损伤、挫闪扭岔、头晕目眩、胃脘胀痛、关节损伤。

3. 注意事项 施术者在术前先讲清本法功效和操作方法以求病人的协同配合,施术时集中精力、和缓持续,避免捻伤皮肤与撕脱皮肤,尤其对颈部施术时应特别注意,病人有不适感时应立刻停止操作。

(七) 叩击法

叩击法是指用拳背、掌根、掌心、掌侧小鱼际或用桑枝棒叩击体表的一种推拿手法。

1. 方法 病人采用坐位或卧位,依施术部位不同可分为:①拳击法,用单手或双手握拳,手腕放松,在臂力的带动下击打着力于施术部位,一起一落有节奏、均匀着力地击打,或反拳施术于受术部位,用贯力缓慢而轻松地击打,双手交替进行,此法应用于肌肉丰厚的臀部及肩部三角肌处和股外侧。②掌击法,手指自然松开,腕伸直,用掌根部施力作用于体表,一上一下有节奏地击打,主要应用于腰背部及四肢部。③侧掌击法,施术者手指自然伸直,腕部稍弯曲,用单手或双手小鱼际处有节奏地连续击打施术部位,并依病情和身体情况决定击打力的大小,施术于肩、颈、腰、背、四肢等处。④指尖击法,病人采用坐位或卧位,施术者单手或双手五指略分开,自然弯曲呈爪状,指端垂直,并着力于指端,以腕关节的自然摆动带动指端在施术部位叩击,既可用单手也可用双手交替叩击,动作轻巧、灵活,着力要均匀,叩击有节奏,并依病人的身体状况和病情决定施力的大小和腕部摆动叩击的幅度。应用于头部和前额部。⑤中指击叩法,施术者将中指自然微屈曲或伸直,其他四指虚握呈空拳状,使腕关节放松做上下叩击动作于穴位上。

2. 功效 疏经活络、调和气血、镇静安神、祛风散寒、活血止痛。叩击法是推拿的一种手法,临床应用较为广泛,较常用于肩背部、腰部和臀部。用于肢体麻木、风寒酸痛、肢体瘫痪、肌肉劳损、肌肉萎缩、风湿痹痛、高血压等。

3. 注意事项 施术时依病人身体情况、施术部位与病情,决定着力轻重与频率快慢,施术医治时用力果断、快速,击打后将手立即抬起,击打时间要短,手腕部保持一定姿势,又要手松,使手法既有一定力度,又要使病人感到柔和舒适。禁用暴力、蛮力击打,以免造成不必要的痛苦。用指尖击法时须以指尖着力,不宜指腹着力。对于严重心脏病病人和体虚者慎用。

(八) 拍法

拍法是指用手掌五指并拢自然微屈曲或食指、中指、无名指、小指用手腕部的自然摆动而着力于施术部位,做起落反复拍打患处体表动作的一种推拿方法。

1. 方法 病人取坐位或卧位,施术者单手或双手五指并拢呈自然弯曲状,用腕部关节上下自然摆动拍打,用力要均匀。掌心朝下,同时着力于施术部位。拍击患处及有关部位,要按一定顺序,有节律地、轻巧又有弹性地自然拍击,使施术部位发生轻微震动。要使皮肤略发红晕,使病人施术的局部有轻微颤动并产生轻快、舒适的感觉。此法常用于肩、背、腰、臀及下肢等部位,拍打循行部位可按着经络从近侧向远侧密排进行拍打,一般可来回拍打 5～10 次。

2. 五指拍法 五指自然分开,运用小指及外侧掌部和小鱼际处,在施术部位双手对称而有节奏地一上一下的进行拍打,再一起移动,一般情况可来回拍打 10～15 次。

3. 功效 拍法具有运气、行气的功效,能调和气血、引邪达表、营养经络、缓解肌肉痉挛、解除肌肉疲劳等。拍法可医治肌肉麻木、萎缩,缓解肌肉痉挛。用于表皮神经末梢神经炎,半身不遂、气滞血瘀、气滞痰喘、气滞晕厥、肢体痛麻、脉痹、筋痹等病症。

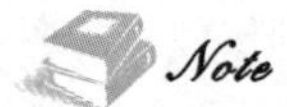

4. 注意事项　施术者需依病情与病人的体质决定着力的大小及施术方法。在施用拍法医治施术部位时，在肘关节自然屈伸的带动下，可用微屈的空拳，一起一落有节奏地拍打，但不可平掌拍击。在拍击时，要掌握好弹跳力，使手掌在施术部位弹起再拍下，要有节奏感，手法不可呆板、笨拙。施术应做到轻重得当，并沿着经气和血流方向拍打。在拍击施术过程中切忌施用蛮力、暴力，特别是对老年人及小儿应该慎用或禁用。最适合应用于背、腰、四肢，因寒、热、劳、伤兼气滞而引起疼痛性的疾患，具有活络、活血、祛风、散寒的功效。

（九）捶法

捶法是指用单手或双手拇指靠掌心屈曲，将食指、中指、无名指、小指屈曲包住拇指呈自然握拳状，腕关节放松对施术部位有规律地捶打的一种推拿手法。

1. 方法　病人取坐位或卧位，施术者的单手或双手五指松握空拳，手掌灵活、心平气和、力量适中、快慢适度地在臂力的带动下，有节奏的一起一落地捶打施术部位。捶打可分为虚捶、俯捶、仰捶。虚捶即侧捶，腕部屈向内侧，食指向上，小指朝下，一起一落轻松、柔和施向施术部位，单手捶多用于肩部、侧颈部，其他部位可用双手交替捶打。俯捶时手腕伸直，手指朝下，手背部朝上捶打，可用单拳或双拳施术。仰捶时腕部伸直，手指朝上，手背部朝下，用手背部捶击施术部位，以病人能耐忍并有轻快、舒适的感觉为度。

2. 功效　捶法是一种重刺激推拿手法，具有活血止痛、祛风散寒、疏通气血的功效。主治腰背酸痛、筋血不活、头晕目眩、咳嗽痰喘、肢体麻木、精神萎靡等疾患。

3. 注意事项　本法对年老体弱者及小儿应慎用或禁用，对于心脏病和精神病病人也应慎重。施术时忌用硬腕实拳，重力捶击。

（十）摩擦类手法

1. 推法　推法是指用手指、掌部或肘尖施力于施术部位进行单方向的推动的一种推拿手法，分为指推法、掌推法和肘推法。

（1）方法：施术者取坐位或卧位，施术者依施术部位不同施以指推法、掌推法、肘推法。指推法即施术者用单手或双手拇指指腹沿经络走行方向，将拇指指腹附着在施术部位，施术者上肢肌肉放松、沉肩、垂肘、悬腕，速度均匀有节奏地直向推进。本法适用于头部、颈部。掌推法即施术者运用手掌根部着力于施术部位，或沿经络将手掌平附于施术部位，将手掌紧贴体表，施以一定的压力，用力要稳，速度缓慢均匀，沿一定的方向做有节奏的直线推动，本法适用于四肢、胸、背、腰、腹部。肘推法即施术者用肘尖部着力于施术部位，肘尖紧贴体表，不要滑动，施予一定压力，用力稳而均匀，速度缓慢而均匀沿经络或直线推动。此法适用于腰、背、臀、下肢，此法须用重力，适合深部肌肉丰富的病变者。

（2）功效：本法能够在各部位应用，能增强肌肉的兴奋性，加速血液循环，起到“用推即用药”、疏通经络、舒筋活血、行气消瘀、调和营卫、解郁消积的作用。主治头痛头晕、胃胀腹痛、关节酸痛、四肢酸痛、瘀血肿胀、肢体麻木、胃脾虚弱、腹痛泄泻等病症。

（3）注意事项：本法施治着力过程中，指、掌或肘部要紧紧附着在体表，不要跳动，用力要稳且均匀，速度要和缓，运用自如、灵活，必要时可于局部应用适量的润滑剂，防止推破皮肤。

2. 摩法　摩法是指将手掌面或手指指腹握空拳等姿势附着在施术部位或穴位上，以腕关节连同前臂行收展回旋带动，做有节奏、着力均匀有力的环形或半环形持续按摩的一种手法。摩法在推拿手法中是较柔和的一种手法，在临床治疗中比较常用。

（1）方法：病人取坐位或俯卧位或仰卧位，施术者立于旁侧，依施术部位不同可用掌

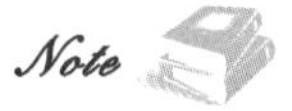

摩法和指摩法。掌摩法即以肘关节微屈曲、腕关节放松,手掌自然状态伸直,掌心附着在施术部位上,在腕关节连同前臂带动下,有节奏、均匀有力地做环形或半环形的持续连贯、轻快自如的摩揉动作,以局部产生微热感、轻松愉快为度。此法常用于腰、背、胸、腹、颈部病变的治疗。指摩法是以手指指腹,一般常用中指或拇指指腹将力贯注于指端,着力于施术部位或穴位上,放松肩臂,手指与皮肤略成30°角,以前臂旋转带动指腹,由慢至快,由浅入深,由表及里,运用自如,协调连贯地做环形或半环形的连续有节奏的按摩动作,直至病人受术部位产生微热感及舒松轻快感觉为止。

(2) 功效:本法有较好的活血散瘀功效,具有疏经活络、调和气血、和中理气、调节脾胃、消积化滞、祛寒消肿、消炎止痛、开导放松等作用。临床实践证明,摩法能使局部和全身兴奋性降低,有镇静、止痛、麻醉等作用,对胃脘胀饱、食积气滞、胸胁迸伤、肢体麻木、消化不良等症有治疗作用。

(3) 注意事项:在施术中不可重压推捏,禁用蛮力、暴力,用力要轻。刺激较浅,施术中肘关节自然屈曲,腕关节要悬而松,指掌宜自然伸直,着力由浅入深,动作缓和而协调。施术频率应控制在80～120次/分,摩法应自上而下,从右到左有次序地进行。如单用摩法,每次施术持续10～15 min,以病人感有热流透达体内为宜。

3. 抹法 抹法是指以单手或双手拇指指腹或以掌心着力紧贴于皮肤施术部位,做左右或上下往返或弧形曲线的移动的一种推拿手法。

(1) 方法:掌抹法即病人取坐位或卧位,依病人病情决定施力点。施术者用单手或双手掌心大鱼际或小鱼际附着于施术部的皮肤,悬臂、悬腕,着力于手掌,做轻而不浮,重而不滞,轻巧灵活的往返移动抹法。用力均匀,持续连贯,双手对称性抹动,适用于额、颈、颧、胸胁等部位。指抹法即病人取坐位,施术者面对病人。用双手拇指或中指指腹轻抹病人头部两侧太阳穴,再抹向两眉中间的印堂穴,交替向上抹至前额发际处,再沿前额两侧抹回太阳穴,如此反复数次后,再沿眼眶周围做上下左右反复抹动,然后再沿颧骨下向两耳前抹压听宫穴,再反复数次,再返回到印堂穴至太阳穴,主要用于头、颈、面及手掌部。本法与推法相似。推法是单方向移动,抹法依不同治疗部位可以做任意往返性移动,着力比推法更重。

(2) 功效:通经活络、活血止痛、醒脑开窍、镇静散瘀、清热明目、顺气降逆、扩张血管、增进血运。主治头痛目眩、头晕颈痛、失眠、手脚麻木、胸胁胀满等症。

(3) 注意事项:施用抹法时着力轻而不浮,重而不滞,防止推破皮肤。对头部、颈部施术时,动作要连续不断,一气呵成。

(十一) 提拿类手法

1. 拿法 拿法是指以单手或双手的拇指与其余四指相对合呈钳状,在施术部位以钳夹力提拿的一种推拿手法。

(1) 方法:病人取坐位或卧位,施术者腕部放松以单手或双手的拇指与食指、中指或拇指与其余四指相对合呈钳状施术于施术部位,着力一紧一松,逐渐用力内收,对合时手指施力须对称,施行由轻施力到重施力,重而不滞,活而不浮,有力的提拿,边提拿边连续地旋转移动,或上或下或前或后地移动,将拿于手指中的肌肉逐渐挤捏松脱滑弃。无论用单手或双手提拿,用力须持续反复。指腹着力称为拿法,指端着力称为抠法,应予区别。固定拿法即施术者一手拿住患肢或双手握住患肢两端,并逐渐进行牵拉,用于上下肢。拿提法即施术者以拇指和其余四指或双手分别置于患肢肌肉或肌腱,再用力向上捏拿,使肌肉呈垂直方向,适用于腰背部和四肢。拿拨法即施术者用拇指和四指拿定后,再

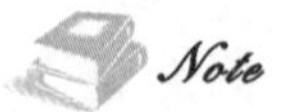

将提端嵌入肌肉和肌腱中，向内侧或外侧拨动，用于肩胛、四肢。拿拨是否有效应以肌腱有响声为准。拿法是推拿中常用的手法，刺激性较强，多配合其他手法，常用于颈项、肩部、腰背、四肢部，如拿风池穴以发表散寒，拿肩井穴以通调气血，四指拿法或五指拿法则适用于面积较大的部位，拿承山穴用于治疗小腿转筋，拿扯肚角用于治疗腹痛等病症。

(2) 功效：疏经活络、顺气活血、缓解痉挛、开窍止痛、祛风散寒、调节胃肠、分离粘连、消除疲劳。适用于胃肠功能紊乱、腰腿疼痛、头项强痛、神经衰弱等。

(3) 注意事项：本法在施治过程中着力应由轻至重，不可突然用暴力、蛮力，动作要缓和而连贯。此外，在施术中不要拧挤、扭扯，不可跳跃或略过。

2. 弹法　弹法是指以一手手指的指腹紧压住另一手手指的指甲，用力于筋腱部位，连续施以弹动、弹拨、提弹、驳弹的一种推拿手法，也是临床上较常用的手法之一，具有较好的行气通窍之功效，适用于全身各部位。

(1) 方法：病人取坐位或卧位，施术者食指指甲驳抵中指指腹处或低于拇指内侧指腹，用指的驳动以爆发力驳开中指或拇指，使食指指甲突然着力于受术部位称为驳指弹法。或食指指腹抵于中指背部的第二、三指节之间，将被抵的中指指端对准所需施术部位的肌筋或肌腱，着力中指指端，拨而弹之，称为中指弹法。食指弹法即施术者的食指伸直，拇指指尖抵于食指指腹第二、三指节之间，着力拨而弹之，以施术部位出现轻震感为宜。

(2) 功效：疏理肌筋、舒筋活络、祛风散寒、调和气血、点穴开筋、活血止痛、分离粘连、引邪外出。主治腰腿酸痛、关节不利、头痛、项强、肢体痛、呃逆上气。

(3) 注意事项：指弹法是以弹拨筋腱为主，驳指弹法则是以弹击局部或穴位为主，两种指弹法着力的方法和着力点都不相同，但在弹击力上都要求均匀着力，在弹击的强度上由轻而重，以不引起疼痛为宜，频率一般为 80～120 次/分。

3. 扯法　扯法是指施术者一手紧握病人患侧远端肢体，另一手再以寸劲扯动的一种推拿手法。

(1) 方法：病人取坐位或卧位，施术者握住病人肢体的远端，先摇动放松，再以拇指指腹与食指第二节桡侧，或拇指与食指、中指指腹相对合呈钳状夹住皮肤肌筋做快速提捏、捏拉，然后突然施用寸劲，随即使肌筋脱滑出响声，再做左右、上下、前后的扯动，如此反复多次施术，以局部皮肤出现紫红色或潮红色为度。扯法多用于颈项、前额等部位。

(2) 功效：祛风散寒、清热解毒、活血化瘀、理肌开筋、疏通皮筋、引邪外出、解除粘连、消炎止痛。主治咽喉肿痛、声音嘶哑、腰酸背痛、颈项强痛、跌打损伤、强直性关节炎、陈旧性损伤、关节周围粘连等。

(3) 注意事项：施用本法操作前应使病人全身和局部放松，皮肤细嫩部位施术不要用重力，不可施暴力、蛮力，需用快速灵活的手法施术，注意保护皮肤，不可乱扯乱拉。对年老体弱、消瘦者及小儿禁用。

（十二）运动关节类手法

1. 摇法　摇法是指使关节做被动性的环转活动的一种推拿手法。

(1) 方法：病人取坐位或卧位，施术者一手握住病人关节近端肢体，另一手握住病人关节远端肢体，并依所施术关节的不同，又可分为以下几种。

①颈部摇法：施术者立于病人右侧。先用轻微的摩法使病人颈项放松，一手托起下颌部，另一手紧扶后枕部，双手同时以头部带动颈项向反方向摇晃，待颈项部充分放松后，再以轻力巧功寸劲过伸旋转，以增大颈项活动范围。

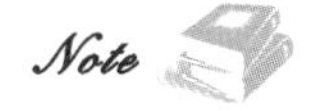

②肩关节摇法:施术者站在病人肩后侧,一手扶住病人肩部,另一手握住患侧腕部或肘关节,用握腕部导引肩关节,均匀、缓慢地旋转摇动上臂,使肩关节逐渐增大活动范围,着力的大小应根据凝肩的程度灵活掌握。以肩关节为中心,先按顺时针方向,再按逆时针方向各旋转 1 min 左右,手法结束后,以握腕部手向下拉腕臂抖动,使肩关节伸动以加强治疗效果。

③腰部摇法:病人坐在检查凳上,双腿自然下垂,施术者站立在病人背后,用双臂插入病人同侧腋下,将双手扣在病人胸前,助手半蹲下用双手固定病人双膝,施术者着力牵动病人上身,使其腰部放松,边牵拉边导引病人左右旋转缓慢摆动、摇转,使腰部完全放松,再以巧劲寸力旋转摇腰,在操作中助手应牢牢固定病人双膝。

④踝关节摇法:病人取坐位或卧位,施术者一手扶住患膝,另一手握住患足,以握足之手导引患足向左向右旋转摇动,再向反方向旋转摇动,以使踝关节充分活动。

(2) 功效:滑利关节、缓解粘连、舒筋活血、消炎止痛、通经活络。主治关节僵硬、项肌劳损、颈项扭伤、落枕、肩关节周围炎、颈肩综合征、肩关节周围粘连、腰扭伤、腰肌劳损、腰椎间盘突出症、髋关节扭伤、僵直等。

(3) 注意事项:临床施用本法时不可操之过急,施术时要与病人密切配合,嘱病人全身和局部尽量放松。本法以摇晃为主,因此,对关节摇动旋转需在关节正常生理活动范围内进行施术,必要时可与弹法、提法、摆法、抖法、扯法等相配合施术。本法在施用时动作要和缓,着力要稳,缓慢而持续,着力逐渐加大,必须在正常生理活动范围内进行,施术时两手要紧密配合,协调施力,禁用暴力、蛮力,年老体弱者最好不用,新伤及伴有骨折早期者不可用。

2. 扳法 扳法是指用双手向同一方向或相反方向着力,使关节伸展或旋转的一种推拿手法。

(1) 方法。

①颈部扳法:病人取坐位,施术者立于其后,一手扶住病人头顶,一手置于项部患处,双手协同,用手法做颈项部的前屈、后伸、左右侧扳动,反复施术 5~10 次,用力要轻微,动作要缓慢。

②肩关节扳法(扳肩法):一种较为常用的外展扳肩法。病人取正直坐位,施术者站立在病人对面,双手先在肩部按揉捏拿,使之呈放松状态,再将患臂伸直搭在施术者的肩上,施术者下蹲用双手将患肩扳拢导引摇动,再慢慢站立起来,用双手下按患肩,再以抚揉手法结束动作。

③内收扳肩法:病人取坐位,施术者立于其后,一手握托住患侧肘部,另一手从健侧锁骨上前部向胸前握住患侧的腕部,在此姿势下施术者双手协同着力,一手将患侧腕部牵拉向健侧肩部,另一手将患侧肘部推向健侧肩部,并使患肘部始终平贴于胸部,不要翘起,促进患肩部做内收活动。

④肘关节扳法(挺肘法):病人取坐位,施术者与其面对面而坐或站立,左手按住患肩前下方,右手握托住患肘部尺骨鹰嘴处,患侧手挟持在施术者的右腋下,在此姿势下,施术者双手协同着力,左手推肩,右手慢慢抬肘,使患侧肘关节逐渐产生挺扳肘部动作。

⑤伸肘扳法:病人取坐位或仰卧位,患侧肘窝朝上,患臂平放于床面,施术者一手握住病人前臂远端,反复做伸肘扳动,另一手按握住肘上部,或在肘窝部施按揉手法。

⑥屈伸扳法:病人取坐位,施术者面对病人,一手握住病人腕尺桡骨远端固定,另一手握住患侧指、掌或与患指交叉紧握,再反复做腕关节的屈伸扳动动作。

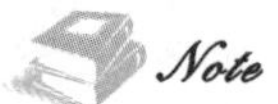

⑦尺桡偏扳法:病人取坐位,施术者面对病人前方,一手紧握住患侧腕尺桡骨远端固

定，另一手握住患侧指、掌，两手协同，做腕关节的尺侧桡偏扳动动作。

⑧腰部扳法：病人取健侧卧位，即患侧位的腰部朝上，健侧下肢伸直，患侧下肢屈曲。施术者面对病人而立，用一手或肘臂按压住病人肩前部，另一手或肘臂按压住髂前部，在这种姿势下，施术者双手协同用力，做相反方向扳动，使病人腰部产生扭转动作，当被动扭转有阻力时，再用力扳动一下，当听到有响声时，就达到了腰部扳法的治疗效果。

⑨髋部扳法：病人取仰卧位，施术者站在患侧旁，一手掌握住患侧足跟部，用前臂、腕部的屈侧紧抵跟腱和小腿屈侧，使足背屈曲，另一手按扶压在患侧膝部，使膝关节挺直但不过伸，随之两手协调着力，在保持膝关节挺直的情况下，手掌握住患侧足跟应着力向上缓缓扳动抬高挺直的下肢（即屈髋）运动，如此一抬一低可以反复做 10～20 次。

⑩伸膝扳法：病人取仰卧位，施术者站在患侧旁，一手掌按压膝部髌骨上，向下着力按压，另一手托握住患侧足跟着力向上缓慢扳动运拉，两手协同用力，作用力的方向相反，使屈曲的膝关节伸直拉开。

（2）功效：扳法是现代推拿较常用的手法之一，常与摇法、抖法、晃法等配合应用，具有通利关节、舒筋活络、解除粘连、消炎止痛、整复小关节紊乱、疏经活络、捺正肌筋等功效。本法适用于关节错位、关节功能障碍、颈椎病、落枕、肩周炎、局部粘连、关节损伤、急性腰扭伤、慢性腰肌劳损、腰椎间盘突出症、骶髂关节错位、踝关节扭伤、下肢瘫痪等病症。

（3）注意事项：施用本法必须诊断明确，施术中动作果断、迅速，着力准、稳，不要操之过急，用力不可过猛、过重，双手要协同，有节奏，用巧力，扳动的手法若需加大活动范围时，绝不可超过人体正常生理活动范围。

3. 拔法　拔法是指以关节屈曲而不能伸，施术者用双手握住病人肢体远端，沿其轴线向远端持续着力以牵伸拉的一种推拿手法，又称为拔伸法。

（1）方法：病人取坐位或仰卧位，充分暴露施术部位，助手帮助固定病人躯体，施术者双手握住患侧肢的远端，后侧双手密切配合同时着力，按关节正常功能位，决定牵拔的角度；依据关节屈曲程度决定施力轻重，沿其纵轴线方向，再持续施力以托推屈曲的背侧，向远侧端牵拉持续着力，逐渐将屈曲的关节牵拔拉伸开，一般以不使病人感到拔拉动作为最佳手法。当病人关节拔伸开之后再重复上述手法数次。本法适用于四肢各关节，如肩、肘、腕、髋、膝、踝等部位。

①颈部拔法：病人取坐位，施术者立于病人身后，双手掌根部置于病人两侧下颌关节的下方，双手拇指指腹置抵于枕部风池穴上，掌心合抱耳周围，两侧前臂分别抵压在病人两肩上，然后双手协同用力缓慢将头部向上扳拉。

②肩关节拔法：病人取坐位，施术者用双手紧握住患侧的腕部，患肢放松，或施术者双手捏住患侧五个手指，缓慢向上伸拔，或向下做持续一拔一松的拔伸。

（2）功效：本法即“拔而使之离”。具有舒筋理正、疏经通络、行气活血、整复错位、解除粘连、滑利关节等作用。主治关节周围粘连、关节屈伸不利、关节与软组织损伤、关节僵硬、关节周围肌肉萎缩、腰椎间盘突出症、关节错位、关节周围腱鞘炎等病症。

（3）注意事项：施用此法前，须先将被施术关节周围充分按揉、捏拿，使局部放松，使周边的筋腱松弛，以利于提高治疗效果。施术时躯体要稳，施术者握其远端要牢固，施术着力由轻而重，动作要敏捷。对年老体弱者尽量不用。

（李秋香）

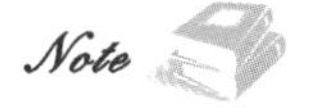

第四节　老年针灸疗法

针灸包括针刺和灸法，它是用各种针具或灸火的热力刺激人体的穴位，达到强身保健、治疗疾病的方法。概括地说，针灸具有调和阴阳、扶正祛邪、疏通经络的作用。

一、针灸具有调和阴阳的作用

阴阳学说是中医理论的重要组成部分。它认为宇宙的任何事物，都包含相互对立的两个方面，即阴和阳。阴阳两方面的变化，构成了宇宙间的一切事物，并推动着事物的发展和变化。正如《素问·阴阳应象大论》所说："阴阳者，天地之道也，万物之纲纪，变化之父母，生杀之本始。"这就是说，无论是自然界，还是人，都是以阴阳为根本，阴阳是生命之源。人体的生命活动，就是以阴阳的变化为依据的。在正常情况下，人体中的阴阳，一静一动，一降一升，维持着动态平衡，保持人体中各组织、器官、脏腑的正常生理功能，人体才能健康无病，不易衰老，寿命得以延长。若人体的阴阳失去相互制约和相互依存的关系，便是"阴阳离决"，人的生命也就停止了。既然阴阳的偏盛和偏衰是疾病发生发展的根本原因，因此调理阴阳，泻其有余，补其不足，保持阴阳的相对平衡，就是中医针灸治病保健的基本原则。阴阳偏盛者，针刺采用泻法，以损其盛；阴阳偏衰者，针刺采用补法，或用灸法，以补其衰，通过针灸调和阴阳的作用，使人体精气充沛，身体健康，从而达到治病保健的目的。针灸调和阴阳的作用，是通过经络腧穴的作用和针灸的具体方法来实现的。如胃火炽盛引起的牙痛，属阳热偏盛，治宜清泻胃火，取足阳明胃经荥穴内庭，针刺采用泻法。寒邪伤胃引起的胃痛，属阴邪偏盛，治宜温中散寒，取足阳明胃经合穴足三里和胃之募穴中脘，针刺泻法，并灸。肾阴不足，肝阳上亢引起的眩晕，属阴虚阳亢证，治宜滋阴潜阳，取足少阴肾经原穴太溪，针刺补法以滋养肾阴；取足厥阴肝经荥穴行间，泻之以平肝潜阳。元阳外脱的中风脱证，取阴脉之海的任脉与足三阴经之交会穴关元大艾炷重灸，或取真气所在的神阙穴隔盐灸以回阳固脱。大量的临床和实验研究证明针灸对机体确有良性的调整作用，能使失调的脏腑器官机能得到调整，逐渐恢复正常的生理功能。如针刺内关等穴，可使心动过速者减慢心率，心动过缓者增快心率，恢复到正常水平。针刺中脘等穴，可使痉挛状态的胃变得较为弛缓，蠕动过强者变慢；又能使弛缓的胃收缩，不蠕动者发生蠕动。针灸关元、三阴交等穴，既能治疗尿潴留，又能治疗尿失禁，而且效果良好，说明针灸调整了膀胱的紧张度和括约肌的功能。针刺天枢、上巨虚等穴，既能治疗腹泻，又能治疗便秘。针灸对于各器官组织功能活动的调整作用是明显的，特别是在病理状态下，这种调节作用就更明显。一般对亢进的、兴奋的、痉挛的器官组织有抑制作用，对衰弱的、抑制的、弛缓的组织器官有兴奋作用，这种调节作用是双向的和良性的，能使病理性的失衡调整为生理性的平衡，而这种对器官组织的调节作用，我们认为就是调整了人体阴阳的平衡。

二、针灸能够扶正祛邪

任何疾病的发生，都是在一定条件下，正邪相争，正不胜邪的具体反应。也就是说，当人体的正气不足以抵御外邪，或病邪侵袭人体的力量超越了人体的正气时才会发生疾病，正如《黄帝内经》所言："正气存内，邪不可干""邪之所凑，其气必虚"。正气虚弱是疾

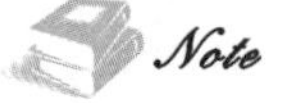

病发生的根本原因。在疾病的发展过程中，正邪双方的斗争不断地处于消长变化之中。一般来说，正气增长则邪气消退，而病情逐渐痊愈；若邪气增长则正气衰退，而病情加重或恶化。扶正，就是扶助正气，提高机体的抗病能力；祛邪，就是祛除病邪，消除致病因素的影响。扶正适用于正虚而邪不盛的病证，祛邪适用于邪实而正未伤的病证。扶正祛邪，改变正邪双方力量的对比，有利于病情向痊愈方面转化。

针灸具有扶正祛邪的作用，而此作用主要是通过针刺手法的补泻和腧穴的配伍来实现的。在刺灸方面，大凡针刺补法和艾灸属补法范畴，有扶正的作用；针刺泻法和刺络放血属于泻法范畴，有祛邪的作用。如虚脱证，症见面色苍白，大汗淋漓，四肢厥冷，脉微欲绝，治宜回阳固脱，急取关元、神阙大艾炷灸之，并取足三里，针刺补法；肾阳亏虚之腰痛，取肾俞、命门、志室，针刺补法，多灸；瘀血阻络之头痛，可取太阳、上星、头维、率谷、阿是穴，针刺用泻法，或点刺出血以活络止痛。

临床和实验研究也证明针灸具有扶正祛邪的作用。针灸能增强机体的免疫功能，防御和抵抗各种致病因素的侵袭，而这种作用与中医的“扶正祛邪”相吻合。针灸对免疫的影响主要表现在提高了身体白细胞的吞噬能力和促进了抗体的形成，如针刺合谷、足三里等穴，可使白细胞总数增加，并观察到白细胞对金黄色葡萄球菌的吞噬能力增强。有人针刺气海、天枢、上巨虚、曲池、合谷等穴位治疗细菌性痢疾，对血清总补体含量、免疫球蛋白的含量、血浆杀菌力、特异性抗体滴度等免疫指标进行观察，发现在针刺过程中，机体的免疫能力不断增强，病情也逐渐好转。在临床上，针灸能治疗病毒引起的感冒、腮腺炎、肝炎，能治疗细菌引起的痢疾、肠炎、破伤风，又能治疗原虫引起的疟疾，还能治疗各种急慢性炎症如咽喉炎、胃炎、结膜炎、中耳炎、鼻炎等。在感冒流行季节，针灸可预防感冒，能预防哮喘的复发，能预防疟疾的复发。针灸之所以能防治这么多的疾病，就是通过针灸的防御免疫作用，增强了机体的抗病能力，抵抗了致病的病邪而实现的。所以说针灸有扶正祛邪的作用。

三、针灸可以疏通经络

经络是人体气血运行的通路，它内连脏腑，外络肢节，沟通内外，贯穿上下，使人体各部分联结成一个有机的整体。经络具有运行气血、传递信息、调节脏腑功能活动的作用。在正常情况下，经络“内溉脏腑，外濡腠理”，维持着人体正常的生理功能。一旦经络气血功能失调，如经络气血的偏盛偏衰，经络气血逆乱，经络气血阻滞等，破坏了人体的正常生理功能就会滋生疾病。针灸具有疏理经气、调理气血的作用。针灸作用于人体的经络腧穴，通过经气的作用，调和阴阳，补虚泻实，“通其经络，调其气血”，从而排除病理因素而治疗疾病。经络气血虚衰者，属虚证，针刺采用补法，并可灸之；经络气血偏盛者，属实证，针刺用泻法。经络气血逆乱者，可据其虚实而调之。经络气血阻滞者，可疏通经络而治之。如气血虚弱，冲任失养的闭经，可取足三里、脾俞配阴交、合谷、血海，用补法，并可灸之，以补益气血，活血化瘀，调理冲任。中风中脏腑之闭证，属肝阳化风，气血上逆，挟痰蒙蔽清窍，可泻十二井穴、人中、太冲、丰隆以疏通十二经经气，醒脑开窍，平肝除痰。足阳明胃经浊气上逆之呕吐，可取胃经合穴足三里配内关以疏通经气、和胃降逆。瘀血阻滞心脉之心绞痛，可取心经郄穴阴郄配巨阙、心俞，针刺泻之以疏通心脉。风寒湿邪痹阻肩部引起的肩周炎，可取肩髃、肩髎、肩内陵等穴灸之以温经散寒、祛风化湿。中医认为，疼痛是由经络闭阻、气血阻滞所致，即所谓“不通则痛”。针灸通过疏通经络而达到“通则不痛”，起到镇痛止痛的作用，如常见的头痛、牙痛、三叉神经痛、坐骨神经痛、胃痛、胆绞痛、肾绞痛、心绞痛、痛经、产后宫缩痛、四肢关节痛、手术后疼痛等，针刺都有明显的

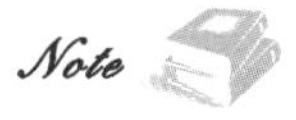

止痛效果。这也证明了针灸具有疏通经络的作用。

四、针灸的治疗原则

针灸的治疗原则为补虚泻实、清热散寒、标本缓解、三因治宜、同病异治与异病同治等。补虚泻实，补虚指辅助正气，泻实指祛除邪气。补虚指虚证采用补法治疗。泻实指实证采用泻法治疗。

五、针灸治疗方法

针灸治疗方法有毫针疗法、头针疗法、艾灸疗法、耳针疗法、三棱针法、穴位注射法、穴位埋线法、其他刺法。

六、针法的适应证和禁忌证

(一) 适应证

针刺疗法广泛适用于内科、外科、妇科、儿科、五官科的许多疾病，尤其对于功能失调的疾病效果尤佳，如神经衰弱、神经血管性头痛、胃肠神经功能紊乱、月经不调、甲状腺功能亢进等。对某些器质性疾患，如视神经萎缩、小儿麻痹后遗症，亦有一定疗效。对一些慢性炎症、传染病如细菌性痢疾、百日咳、肝炎等，寄生虫病如疟疾、蛔虫病等均有一定疗效。这些疾病都是针刺治疗的适应证。

1. 内科 急慢性疼痛，面瘫，脑血管意外后遗症，癫痫，癔症，精神分裂症，神经衰弱，感冒，支气管炎，支气管哮喘，溃疡病，胃下垂，呕吐，病毒性肝炎，高血压，冠心病，风湿与类风湿性关节炎，甲状腺亢进，遗精，阳痿，便秘，晕厥，中暑，休克。

2. 外科 淋巴管炎，颈椎病，肩周炎，软组织损伤，腰肌劳损，乳腺炎，胆石症，动力学肠梗阻，溃疡性穿孔，急性阑尾炎。

3. 妇产科 痛经经闭，月经不调，胎位不正，缺乳，子宫脱垂。

4. 儿科 消化不良，腮腺炎，惊厥，小儿麻痹，新生儿窒息，交通性脑积水，近视，远视，斜视。

5. 五官科 急性结膜炎，色盲，视神经萎缩，耳鸣，耳聋，鼻炎，急性扁桃体炎，牙痛。

(二) 禁忌证

(1) 有严重器质性病变，恶性皮肤病、血友病、败血症、失血或过敏性休克、急性腹膜炎、坏疽等，一般不宜针刺，即使在必须用针灸治疗的情况下，也只可作为一种辅助的治疗方法。

(2) 病人过于饥饿、疲劳、精神过度紧张时，不宜立即针刺，对于身体瘦弱、气血亏虚的病人，进行针刺时手法不宜过强，并应尽量选用卧位。

(3) 女性怀孕 3 个月以内者，不宜针刺小腹部的腧穴，若怀孕 3 个月以上，腹部腰骶部腧穴也不宜针刺，至于三阴交、合谷、昆仑、至阴等一些能引起子宫收缩的腧穴在怀孕期亦应禁刺。

(4) 小儿囟门未合时，头顶部的腧穴不宜针刺。

(5) 避开血管针刺防止出血，常有自发性出血或损伤后出血不止的病人，不宜针刺。

(6) 皮肤有感染溃疡瘀痕或有肿瘤的部位，不宜针刺。

(7) 对胸胁、腰、背等脏腑所居之处的腧穴不宜直刺、深刺。

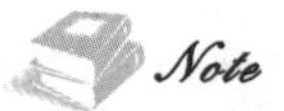

(8) 针刺眼区和颈部的风府、哑门等穴以及脊椎部的腧穴，要严格控制针刺角度和深

度，不宜大幅度的捻转提插和长时间留针，以免伤及眼球、脊髓或延髓等重要组织器官，造成不良后果。

(9) 对于肠梗阻病人的腹部和尿潴留病人的膀胱区。在针刺时必须注意针刺的方向、角度和深度，以免伤及胃肠道及膀胱等器官。

七、灸法的适应证和禁忌证

(一) 适应证

灸法具有温经散寒、温补中气、回阳固脱、散瘀散结、预防保健的作用，主要适用于寒证、虚证、阴证以及防病保健，如内科、外科、妇科、儿科中泛属阳气虚弱的沉寒等症，如眩晕、中风、血虚、胃脘痛、泄泻、痢疾、阴挺、崩漏、产后血晕、胎位不正、闭经、痛经、毒虫咬伤、脱肛。

(二) 禁忌证

灸法虽能治病，但如应用不当，也有流弊，正如水能载舟，也能覆舟。凡实热证，阴虚发热及阴虚阳亢的疾病，一般不适宜施灸。

(1) 对颜面五官，阴部和有大血管部位，不宜采用瘢痕灸。

(2) 孕妇的腹部和腰骶部以及一些具有明显催产作用的穴位不宜施灸。

(3) 长期卧床的病人，腰背部、骶部血液循环较差，因而这些部位一般不宜施灸，以免引起压疮。

(4) 对于截瘫病人，在感觉障碍或消失的部位施灸时，医生要掌握好施灸的量，以免烧伤机体。

(5) 糖尿病病人很容易并发皮肤感染，因此不宜采用化脓灸。

(6) 在抢救病人使用吸氧装置的时候，绝对禁止在现场施灸，否则可导致氧气筒爆炸而产生严重后果。

(7) 病人在过饥、过饱、醉酒的情况下也不宜施灸。

八、针刺疗法异常情况的处理和预防

(一) 晕针

晕针是在针刺过程中病人发生晕厥的现象。

1. 原因　病人体质虚弱，精神紧张，疲劳、饥饿、大汗、大渴、大吐、大泻、大出血之后，或体位不当，或施术者在针刺时手法过重，而致针刺时或留针过程中发生此现象。

2. 现象　病人突然出现精神疲倦，头晕目眩，面色苍白，恶心欲吐，多汗，心慌，四肢发冷，血压下降，脉象沉细；或神志昏迷，扑倒在地，唇甲青紫，大小便失禁，脉微细欲绝。

3. 处理　立即停止针刺，将针全部拔出。使病人平卧，注意保暖，轻者仰卧片刻，给饮温开水或糖水后，即可恢复正常。重者在上述处理的基础上，可刺水沟、素髎、内关、足三里、灸百会、关元、气海等穴，即可恢复。若仍不省人事，呼吸细微，脉细弱者，可考虑配合其他急救措施。

4. 预防　晕针重在预防。如初次接受针刺治疗或精神过度紧张，应先做好解释，消除病人对针刺的顾虑，同时选择舒适的体位，最好采用卧位。选穴宜少，手法宜轻。若饥饿、疲劳、大渴时，应令进食、休息、饮水后再予针刺，施术者在针刺过程中，要精神专一，随时观察病人的神色，询问病人的感觉。一旦有不适等晕针先兆，应及早采取措施，防患于未然。

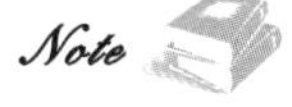

(二)滞针

滞针是指在行针时或留针后施术者感觉针下涩滞,行针、出针均感困难而病人感觉疼痛的现象。

1. 原因 病人精神紧张,当针刺入腧穴后,病人局部肌肉强烈收缩,或行针手法不当,向单一方向针太过,以致肌肉组织缠绕针体而致。若留针时间过长,病人体位移动,有时也可出现滞针。

2. 现象 针在体内,捻转、提插、出针均感困难,若勉强捻转、提插时,则病人痛不可忍。

3. 处理 若病人精神紧张,局部肌肉过度收缩时,可稍延长留针时间,嘱咐病人不要紧张,或于滞针腧穴附近进行循按,或叩弹针柄,或在附近再刺一针,以宣散气血,缓解肌肉紧张。若针刺不当,或单向捻针而致者,可向相反方向将针捻回,即可消除滞针。

4. 预防 对精神紧张者,应先做好解释工作,消除病人不必要的顾虑。注意行针操作手法和避免单向捻转,若用搓法时,应注意与提插法的配合,则可避免肌纤维缠绕针身而防止滞针的发生。

(三)弯针

弯针是指进针时或针刺入腧穴后,针身在体内形成弯曲的现象。

1. 原因 施术者进针手法不熟练,用力过猛、过速,以致针尖碰到坚硬组织或病人在针刺或留针时移动体位,或因针柄受到某种外力压迫、碰击等,均可造成弯针。

2. 现象 针柄改变了进针或刺入留针时的方向和角度,提插、捻转及出针均感困难,病人感到疼痛。

3. 处理 出现弯针后,不得再行提插、捻转等手法,如针轻微弯曲,应慢慢将针起出。若弯曲角度过大时,应顺着弯针方向将针起出。若由病人移动体位所致,应使病人慢慢恢复原来体位,局部肌肉放松后,再将针缓缓起出,切勿强行拔针,以免针断入体内。

4. 预防 施术者进针手法要熟练,指力要均匀,并避免进针过速、过猛。选择适当体位,在留针过程中,嘱病人不可随意变动体位,注意保护针刺部位,针柄不受外物硬碰和压迫。

(四)断针

断针又称折针,是指针体折断在人体内的现象。

1. 原因 针具质量欠佳,针身或针根有损伤剥蚀;针刺时将针身全部刺入腧穴;行针时强力提插、捻转,肌肉猛烈收缩;留针时病人随意变更体位,或弯针、滞针未能及时正确处理,均可造成断针。

2. 现象 行针时或出针后发现针身折断,其断端部分针身尚露于皮肤外,或断端全部没入皮肤之下。

3. 处理 施术者态度必须从容镇静,嘱病人切勿变动原有体位,以防断针向肌肉深部陷入。若残端部分针身显露与体外时,可用手指或镊子将针起出。若断端与皮肤相平或稍凹陷于体内者,可用左手拇指、食指二指垂直向下挤压针孔两旁,使断针暴露体外,右手持镊子将针取出。若断针完全深入皮下或肌肉深层时,应在X线下定位,手术取出。

4. 预防 应认真仔细检查针具,对不符合质量要求的针具,应剔出不用。避免过猛、过强的行针。在行针或留针时,应嘱病人不要随意更换体位。针刺时不宜将针全部刺入腧穴,应留部分针身在体外,以便于针断时取针。在进针过程中,如发现弯针时,切不可强行刺入、行针。对于滞针等应及时正确处理,不可强行硬拔。

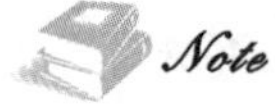

（五）血肿

血肿是指针刺部位出现的皮下出血而引起肿疼的现象。

1. 原因　针尖弯曲带钩，刺伤血管所致。

2. 现象　出针后，针刺部分肿胀疼痛，继而皮肤呈现紫色。

3. 处理　若微量的皮下出血而致局部小块青紫时，一般不必处理，可以自行消退。若局部肿胀疼痛加剧，青紫面积大且影响到病人活动功能时，可先做冷敷止血后，再做热敷或在局部轻轻揉按，促使局部瘀血消散吸收。

4. 预防　仔细检查针具，熟悉人体解剖结构，避开血管针刺，出针时立即用消毒干棉球揉按压迫针孔。

（六）气胸

气胸指由于针刺伤及肺组织空气进入腹膜腔而出现的一系列症状。

1. 原因　由于针刺胸背、腋、胁、缺盆等部位的腧穴时，直刺过深，伤及肺脏，引起创伤性气胸。

2. 现象　轻者出现胸痛、胸闷、心慌、呼吸不畅，严重者则见呼吸困难、唇甲发黑、出汗、血压下降等症状。体检时可见患侧胸部肋间间隙变宽，胸部叩诊呈过清音，气管向健侧移位，听诊时呼吸音明显减弱或消失。有部分病例针刺当时无明显异常现象，隔数小时后逐渐出现胸痛、胸闷、呼吸困难等症状。

3. 处理　一旦发生气胸，应立即起针，并让病人采取半卧位休息，要求病人心情平静，切勿因恐惧而翻转体位。一般漏气量少者，可自行吸收。施术者要严密观察，随时对症处理，如给予镇咳消炎类药物，以防止肺组织因咳嗽扩大创口，加重漏气和感染。对严重病例及时组织抢救，如胸腔排气、少量慢速输氧等。

4. 预防　施术者在进行针刺过程中精神必须高度集中，令病人选择适当体位，严格掌握进针深度和角度。

（七）刺伤内脏

刺伤内脏指由于针刺的角度和深度不正确造成的相应内脏损伤。

1. 原因　主要是施术者缺乏解剖学知识，对腧穴和脏器部位不熟悉，加之针刺过深或提插幅度过大，造成相应的脏器损伤。

2. 现象　刺伤肝脾可引起内出血，肝区或脾区疼痛，有的可向背部放射。如出血不止，腹腔集血过多，会出现腹痛、腹肌紧张，并有压痛、反跳痛等急腹症症状。刺伤心脏时，轻者可出现刺痛，重者有剧烈撕裂痛，引起心外射血，即刻导致休克等危重情况。刺伤肾脏，即刻出现腰痛、肾区叩击痛、血尿，严重时血压下降、休克，刺伤胆囊、膀胱、胃肠等空腔脏器时，可引起疼痛、腹膜刺激征或急腹症等症状。

3. 处理　损伤轻者，卧床休息一段时间后，一般可自愈。如损伤较重，或继续有出血倾向者应加用止血药，或局部做冷敷止血处理，并加强观察，注意病情及血压变化。损伤严重出血较多，出现休克时，必须迅速进行输血等急救措施。

4. 预防　施术者要好好学习解剖学、腧穴学，掌握腧穴结构，明确腧穴下脏器组织。针刺胸腹腰背部的腧穴时，应控制针刺深度，行针幅度不宜过大。

（八）刺伤脑或脊髓

刺伤脑或脊髓指由于针刺角度和深度不正确引起的脑和脊髓损伤。

1. 原因　针刺后头部上的一些腧穴，如风府、哑门、大椎、风池以及背部第1腰椎以

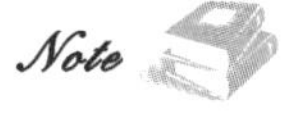

上督脉穴和华佗夹脊穴时,若针刺过深,或针刺方向、角度不当,均可伤及脑或脊髓,造成严重后果。

2. 现象 如误伤延髓时,可出现头痛、恶心、呕吐、呼吸困难、休克和神志昏迷等症状。如刺伤脊髓,可出现触电样感觉向肢端放射,甚至引起暂时性肢体瘫痪,有时危及生命。

3. 处理 当出现上述症状时,应及时出针,轻者需安静休息,一段时间后可自行恢复。重者应及时邀请神经外科等有关科室会诊抢救。

4. 预防 凡针刺督脉第12胸椎以上腧穴及华佗夹脊穴,都要认真掌握针刺深度、方向和角度。如针刺风府、哑门穴,针尖方向不可上斜,不可过深,悬枢穴以上的督脉腧穴及华佗夹脊穴,均不可深刺。上述腧穴在行针时只宜用捻转手法,避免提插手法,禁用捣刺手法。

九、保健灸法主要穴位的临床运用

灸法具有增强体质、防病保健、延缓衰老、延年益寿的功效,其在我国古代的医疗保健中发挥了重要的作用。早在隋代巢元方《诸病源候论》中记载:河洛间土地多寒,儿喜病痉。其俗生儿三日,喜逆灸以防之,又灸颊以防噤。唐代孙思邈在《千金要方》中也载:凡入吴蜀地游宦,体上常须三两处灸之,勿令疮暂瘥,则瘴疠瘟疫毒气不能着人也。宋代《扁鹊心书》记载:人于无病时,常灸关元、气海、命门、中脘,虽不得长生,亦可得百年寿。以上记载说明灸法保健在我国已有悠久的历史,许多医学家长年坚持灸法保健,定期施灸,终生不渝。目前,灸法被广泛地应用于防治临床各科疾病。在内科疾病中,有报道用瘢痕灸足三里、曲池防治高血压,用艾灸百会治疗梅尼埃病、抗休克等收到很好的疗效。用化脓灸或天灸风门、肺俞、肾俞、定喘、膏肓治哮喘疗效也较为满意。有人用隔姜灸配合电针治疗精子减少症也取得了显著疗效。对头痛、胃脘痛、腹痛、腰痛、胸痛、坐骨神经痛、风湿性关节炎、类风湿性关节炎、强直性脊椎炎、糖尿病、鼻衄、阳痿、早泄等施用灸疗也取得了较好的疗效。在传染病中,有人报道灸疗对肺结核、痢疾等有较好的治疗和预防作用。在外科、皮肤科疾病中,有用灯火灸治疗带状疱疹,用薰灸治疗神经性皮炎、湿疹,用直接灸治疗扁平疣等,均收到一定的疗效。在妇科疾病中,灸疗对月经不调、痛经、乳疾等都有较好的防治作用,艾灸至阴穴能纠正胎位等。临床应用及实验研究证明,灸法能提高人体血液白细胞数,促进单核-巨噬细胞的吞噬作用,促进抗体形成,增强人体的防御免疫功能,对呼吸、循环、消化、生殖、内分泌、神经系统都有促进和调整作用,这为灸疗防治疾病、养生保健提供了科学依据。保健灸法简便易行,安全而无多大痛苦,又可在家中操作,常年坚持施灸,可以养生保健,延年益寿,值得推广应用。这里介绍保健灸法最常用的一些穴位和临床应用。

(一) 灸足三里

足三里为足阳明胃经之合穴,具有补益脾胃、调和气血、扶正培元、祛邪防病的功效,是养生保健的第一要穴。关于灸足三里养生保健,我国古代有很多的记载。《医说》所说“若要安,三里莫要干”,意思就是说,若要保持身体健康平安,应常灸足三里穴,使其灸疮常流脓,不要干燥愈合(即“莫要干”)。《针灸大成》记载中风先兆时“急灸三里、绝骨四处,各三壮”,可预防中风的发生。古人还有“每月必有十日灸足三里穴,寿至二百余岁”之说,明确提出无病之人,常灸足三里可以延年益寿,故也有人称灸足三里为长寿之灸。施灸方法有温和灸和化脓灸两种。

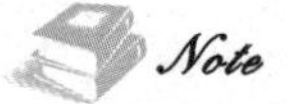

1. 温和灸　将艾条点燃后，靠近足三里熏烤，以局部有红晕和温热舒适感为度，每次施灸 10～20 min，隔日施灸 1 次。

2. 化脓灸　在足三里行化脓灸，艾炷如黄豆大或枣核大，1～3 日灸 1 次，每次 3～5 壮。施灸后局部组织产生无菌性化脓现象，能改善体质，增强机体抗病能力。《针灸资生经》曰："凡着艾得灸疮，所患即瘥，若不发，其病不愈。"即能化脓（"得灸疮"）者效果好，不发脓者（"不发"）没有效果，把灸疮的发或不发看成是疗效的关键。但今人因灸疮会给生活、工作带来不便，可用疤痕灸。灸足三里适宜于哮喘、慢性胃肠疾病、体质虚弱、发育障碍、高血压者等。

（二）灸关元、气海

关元又名丹田，是任脉经穴，又是任脉和足三阴经交会穴，为一身元气所在。穴在脐下胞宫之上，为生化之源，男子藏精，女子藏血之处。具有通调冲任、调理气血、补肾固精、回阳固脱的功效，主治诸虚百损及泌尿生殖系统各种病症，为养生保健强壮要穴，长期施灸可使人元气充足，延年益寿。气海也是任脉经穴，具有培补元气、调理气机、益肾固精之功效，为保健之要穴。关元穴和气海穴，古代施灸多以艾炷直接灸（化脓灸），现代多用温和灸、直接灸（非化脓灸）、隔姜灸和隔附子灸。

1. 温和灸　参照足三里温和灸法。

2. 直接灸（非化脓灸）　艾炷如黄豆或枣核大小，每次 5～7 壮，隔日 1 次，10 次为一个疗程。休息 5～7 日后，再进行第二个疗程。作为保健，每年可灸 2～3 个疗程。

3. 隔姜灸　取鲜生姜一块，切成 0.2～0.4 cm 厚，中间用针刺数孔，上置艾炷灸之，艾炷如黄豆或枣核大，每次施灸 3～5 壮，每日或隔日 1 次。

4. 隔附子灸　取附子切片 0.2～0.4 cm 厚，水浸透后中间针刺数孔，放在穴位上，于附子上置黄豆或枣核大艾炷施灸，以局部有温热舒适感为度，每穴 3～5 壮，隔日 1 次。

（三）灸神阙

神阙属任脉经穴，具有温补元阳、健运脾胃、复苏固脱之效。此穴施灸可养生保健、延年益寿，多用于老年元气虚衰、中气不足及阳气虚脱之证。此穴一般用灸法，禁针刺。常用灸法有以下两种。

1. 隔姜灸　可参照隔姜灸关元、气海的方法。

2. 隔盐灸　取干净的食盐适量，研为细末填脐内，上置小艾炷或中艾炷施灸，以局部温热舒适为度，每次灸 3～5 壮，隔日 1 次。

（四）灸大椎、风门

大椎是督脉经穴，为诸阳经与督脉之交会穴，有总督诸阳的作用，具有振奋人体阳气、强壮保健、清脑宁神、退热镇静的功效，主要用于呼吸系统疾病的防治及五劳七伤、诸虚百损、热性病、癫狂痫证等，为保健之要穴。风门为足太阳经穴，又是与督脉的交会穴，灸之具有宣通肺气、疏散风邪、调理气机之功效，主要用于防治呼吸系统的各种疾病如感冒、咳嗽、气喘、鼻病等，亦为常用保健穴之一。常用灸法有艾条温和灸、艾炷直接灸和隔姜灸。

1. 温和灸　以局部温热舒适为度，每次 5～10 min，隔日 1 次。

2. 直接灸　艾炷如枣核大，每次 5～7 壮，隔日 1 次。

3. 隔姜灸　取 0.2～0.4 cm 厚生姜片，针刺数孔，置于穴位上，以枣核大小艾炷灸之，隔日 1 次。

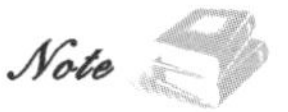

（五）灸肾俞、命门

肾俞属足太阳膀胱经，为肾之背俞穴。肾为先天之本，为人身精气出入之源泉。本穴是养生保健主穴之一，有补益肾气、强腰健脑、强壮身体之功效，常用于老年人、肾虚体弱者，以及生殖泌尿系统疾病的防治，如遗尿、遗精、阳痿、月经不调、腰膝酸软、耳鸣、耳聋等。命门属督脉经，为生命之门，具有补肾壮阳之功，为强壮保健要穴之一，多用于肾虚及各种虚寒病证，如五劳七伤、虚损腰痛、尿频、遗尿、阳痿、早泄等。

（六）灸膏肓

膏肓属足太阳膀胱经，为古代常用养生保健穴之一，有调理肺气、益气补虚的功效，灸之可防治肺痨、咳喘、遗精等，灸治可用直接灸，每穴 5～7 壮；温和灸，15～30 min。

（七）灸涌泉

涌泉是足少阴经井穴，灸之有宁神醒脑、补肾益精、调理肝气、保健益寿的作用，是老年保健要穴，灸治可用温和灸、直接灸或隔姜灸。

（八）灸绝骨

绝骨为八会穴之髓会，具有补肾益精、强壮筋骨之功效，常灸绝骨配足三里可预防中风，防治半身不遂、下肢痿痹。灸治可用直接灸，每穴 3～5 壮；温和灸，每穴 5～15 min。

（李秋香）

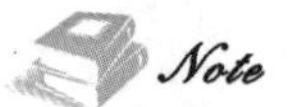

第八章　老年人文关怀

扫码看 PPT

能力目标

1. 能说出人文关怀、叙事护理、安宁疗护、临终关怀的定义。

2. 能学会对临终老年人的护理措施，如对临终老年人常出现的心理问题能进行及时的、符合伦理要求的解决。

3. 能运用所学的人文关怀知识对临终老年人及家属进行心理抚慰。

章节导言

随着我国社会人口老龄化程度的加剧，及人口老龄化问题的日益突出，关爱老年人不仅要从家庭做起，更应该从医院、社区、社会的每一个人做起。

无论是社区老年护理人员还是医院老年护理人员已从单纯的疾病护理转向对病人身心的整体护理。老年人思维缓慢、健忘、言语表达和听力障碍，碰到不太熟悉的人，不愿意说话或者不主动交流，焦虑、悲观、抑郁，老年护理人员应及时缓解病人心理压力，进行个体心理疏导。在对老年人的护理过程中，老年护理人员态度端庄、热情可使病人产生亲切和温暖感，获得病人的信任、尊重和信赖。要做好这些，除了提高护理的专业技术水平外，还要加强自身的人文修养，将人性化护理贯穿于老年护理工作的全过程，让病人感受到来自老年护理人员的真诚与关爱。

第一节　概　　述

“人文”这个词在中国是古已有之。经典文献《易经》中载：刚柔交错，天文也。文明以止，人文也。观乎天文以察时变，观乎人文以化成天下。

《辞海》对“人文”一词所做的解释是：人文指人类社会的各种文化现象。各种文化现象包括心性、道德、语言、文字、情操、信念、审美、学问、修养等。可见，人文的内涵是很宽泛的，人文的各种文化都涵盖其内，人文本质上是一种以人为中心，对人的生存意义、人的价值及人的自由和发展珍视和关注的思想。人文集中体现为尊重人、重视人、关心人、爱护人。

近年来，我国的护理事业快速发展，在“以人为本”理念指引下开展的整体护理及优质护理服务取得显著成效。如果说整体护理、优质护理服务是棵大树，那么人文精神则

Note

是其赖以生存的土壤,人文精神是护理内在发展的动力和灵魂。我国的护理学未来一定是以人文精神领航发展的。

一、人文关怀概念

(一) 人文关怀的含义

1. 人文关怀(又称人性关怀或关怀照护) 人文关怀是对人的生命与生存质量的关注,对人应有的人格、尊严和需求的肯定,它集中表现为对人文精神价值的弘扬和对人性的根本关怀。

2. 护理人文关怀 护理人文关怀是指老年护理人员将获得的知识自觉地给予病人的情感付出,即在护理过程中老年护理人员以人道主义精神对病人的生命和健康、权利与需求、人格与尊严的真诚关怀和护理。护理人文关怀其核心是以病人为中心,把对病人的关怀作为一切护理工作的出发点和归宿。既关注病人的身体层面,又关注病人的精神层面。护理的本质是关怀,关怀是护理的中心思想,有效的关怀能增强病人应对压力的能力,促进病人的康复。

(二) 护理人文关怀概念的提出

1. 护理人文关怀的孕育 疾病的致病原因是复杂的,是生物、心理、社会、环境、行为习惯等多种原因共同作用的结果。

2. 护理人文关怀的提出 美国护理理论家 Leininger 与 Watson 分别于 1975 年和 1979 年提出"人文关怀是护理学的本质"的观点,并将护理学拓展到以"关怀整体人的生命健康"。

(三) 老年护理人文关怀的主要内容

1. 尊重病人的生命价值 护理人文关怀的核心是关心病人的健康需求,尊重病人的生命价值、尊严与权利。

2. 理解病人的文化背景 老年护理人员实施的关怀、照护措施,必须考虑到病人的文化背景,建立适合文化现象的护患关系,满足病人的文化需求。

3. 表达老年护理人员的关爱情感 护理人文关怀的实质是一种充满爱心的人际互动,是老年护理人员将获得的知识经内化后自觉给予病人的情感表达。

4. 满足病人的个性需要 老年病人的疾病具有多疾病同时并存、各器官功能老化、临床用药复杂的特点,因此对人文关怀的需求会因不同的情境而有所差异。

5. 协调护患的人际关系 老年护理人员在护患之间建立一种帮助信赖的关系,能为病人营造一个维护、改善与支持其健康的环境。人文关怀是护患沟通和谐发展的基础。护理的对象是人,是有疾病痛苦甚至生命危险的病人。这就要求老年护理人员不仅要有扎实的技术与良好的专业素质,更应尊重、关心病人。护患关系不仅是一种特殊的服务关系,同时也是一种情感关系,为病人提供满意的护理服务最关键的是要有诚信、尊重、同情与耐心。

(四) 老年护理人员必备的人文修养

1. 伦理道德修养 良好的人际关系必须以社会认同和遵循的伦理观念和道德行为准则为基础。现在,医学和护理学都面临着前所未有的伦理道德问题的挑战,提高伦理道德修养已迫在眉睫。

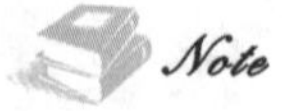

2. 社会学修养　社会学知识不仅有助于老年护理人员明晰自身的社会角色，更有助于提升老年护理人员扮演社会角色的能力，并通过社会文化的内化和角色知识的学习，形成良好的社会适应能力。

3. 人际关系修养　良好的人际关系修养有利于提高人的健康水平，也有利于提高工作效率和完成工作目标，使自己在人际互动过程中，逐渐养成健全的个性和人格。

4. 语言文字修养　语言文字可以进行信息传递和人际交往，是老年护理人员最基本的修养之一。

5. 文化传统修养　优秀的文化传统是人类文明的瑰宝。老年护理人员通过提高文化传统修养，可以了解来自社会不同职业、不同阶层、不同地域、不同民族服务对象的社会关系、经济条件、政治文化背景和宗教信仰，更好地为他们服务。

6. 美学艺术修养　老年护理人员美学艺术修养的提高，有助于学会欣赏美和创造美，有助于学会观察人、认识人和理解人，有助于陶冶情操、丰富情感、健全人格、提升品位，成为美的化身和美的使者。

7. 科学思维修养　这是人文修养中最高层次的修养。科学思维修养主要表现为观察各种现象时善于发现事物间的内在联系，透过现象看本质，找到规律。科学思维修养对提出护理问题、进行护理干预和实现护理创新非常重要。

二、人文关怀的现状

（一）当今医学界的人文流失

1. 关注“技术”而忽视了人　这不仅增加了医疗费用，同时也降低了诊疗过程中人文关怀的水准。

2. 关注“疾病”而忽视了人　把病人仅看作是疾病的载体，是一台等待“修理”的机器，护理的任务是遵照医嘱对坏损的“零件”进行维护。

3. 关注“物欲”而忽视了人　对物质的占有欲过度膨胀，个别医院把病人看成是牟取私利的对象。

（二）医学人文精神流失的原因

1. 人文教育弱化的影响　人文课程的压缩是普遍现象，造成了人文教育的薄弱。

2. 高新技术异化的影响　不断更新的诊疗技术导致了老年护理人员花费更多的时间在仪器旁，而不是在病人床边聆听病人的陈述并与之交谈。

3. 市场功利倾向的影响　医疗产业化后个别医院会以各种方式去诱导或误导病人进行医疗消费，这样直接导致人性服务、人文关怀被“退居二线”。

（三）改善现状，老年护理人员人文修养的培养与提升

1. 加强人文知识的学习　时刻牢记人文关怀的核心是尊重每一位服务对象，善待每一个生命。

2. 重视人文技能的掌握　如在进行护理操作练习时，不但要学技术，同时要学会尊重、关爱病人，学会语言沟通和信息交流。

3. 注重人文精神的养成　做人的根本不是技巧问题，而在于人文精神的培养。人文精神的培养不同于一般的道德教育和法制教育，它始于人性的自觉，着眼于情感的潜移默化。不是强迫人要怎样，而是启发人从心灵深处自悟应该怎样。

（李国荣）

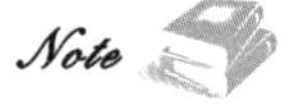

第二节　叙事护理在老年慢病中的应用

随着人口老龄化社会的到来,老年人的医疗保健问题日益受到世界各国的重视。研究老年人的健康问题,满足老年人的健康需求,提供优质的老年健康护理,提高老年人的生活质量,已成为医学及社会领域的重要课题。老年健康护理研究的重点是从老年人生理、心理、社会文化以及发展的角度出发,研究自然、社会、文化、生理、心理因素对老年人健康的影响,运用护理手段或措施解决老年人的健康问题。

一、叙事医学的发展

(一) 叙事医学的起源

阿瑟·克莱曼较早叙述美国医学发展面临的人文缺失困境,他首次提出必须将“疾病”(disease)与“病痛”(illness)区分开来。他认为两者归于不同世界,疾病归属医生的世界,而病痛归属病人的世界。前者是被观察、记录的世界,后者是被体验、叙述的世界;一个是寻找病因与病理指标的客观世界,一个是诉说心理与社会性痛苦经历的主观世界。

克莱曼批判了现代医学所信奉的单边主义和唯技术论,认为技术至上的临床路径必然导致医生眼中只有病,没有人;只有公共指征,没有个别镜像;只有技术,没有关爱;只有证据,没有故事;只有干预,没有敬畏;只有护理,没有沟通;只有救助,没有拯救。技术与人文疏离和现代医学在冰冷的医疗器械中迷失成了普遍现象,医学行为丢失了仁爱的圣杯,被技术主义所绑架,被消费主义所裹挟,成为不可爱的医学。他于 1988 年提出医患交流双方的解释模式和病痛叙事概念,认为医生应该把了解病人的叙事模式作为治疗活动的重要组成部分。在这样的背景之下,美国医学从业者认识到叙事在临床治疗中的重要作用,也促成了近年来叙事研究新方法与医学的结合。

(二) 叙事医学的提出

2001 年 1 月,美国内科医生 Charon 在《内科学年报》上发表“叙事医学:形式、功能和伦理”一文,首次提出“叙事医学”的概念。同年 10 月,Charon 发表文章,正式发起了“叙事医学”运动。

(三) 叙事医学的发展

近年来,叙事医学教育在国外高等医学院校逐渐兴起。据美国医院协会统计,在 2009 年调查的 125 所医学院校中,至少有 59 所将某种形式的叙事医学作为必修课。目前,国外各医学高校开展的众多形式叙事医学教育尚未形成统一的教学目标,但大多围绕 Charon 提出的“叙事能力”的定义和内涵开展相关的教学活动。“叙事能力”不只是简单的沟通交流故事,而是要求医生帮助病人通过对“疾苦”的叙事来建构疾病的意义。该能力有助于临床医生在医疗活动中提升其共情能力、职业精神、亲和力(信任关系)和对自我行为的反思。

二、叙事医学的内容

(一) 叙事医学的定义

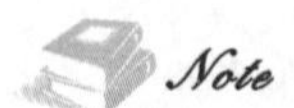

“叙事医学”指的是一种医疗模式,在该模式中具有“叙事能力”的临床医生通过“吸

收、解释、回应病人的故事和困境”，来为其提供充满尊重、共情和生机的医疗活动。通过对该能力的培养，有助于实现叙事医学“优化医生诊疗思维，实现职业自省，改进医疗服务”的目的。在叙事医学的实施过程中，医生需要倾听病人及他人的叙事，理解并尊重所述故事的含义，进而代表病人的利益去进行医疗活动。

（二）叙事医学教育与叙事教育

“叙事医学教育”目前尚未形成明确定义，Charon 提出，通过特定的训练方法（如精细阅读、反思性写作、与病人专业的谈话）提高临床医生和医学生对病人的护理水平，可以看作叙事医学教育概念的雏形。

与叙事医学教育相类似的术语有“叙事教育”，指的是通过叙述、解释和重构教育者和学生的故事、经历，达到教育目的和研究目的。

两者的相同点在于它们都是通过“叙事”这一质性过程，再现叙事者的世界观，重视的是人的情感、体验和主观诠释。叙事教育的本质是一种描述经验，解释现象的教学方法和教学研究方法。叙事医学教育则通常被认为是以培养具有叙事能力，能够开展叙事医学实践的临床医生为目的的完整教学过程。

三、叙事护理

（一）叙事护理的提出

叙事教育于 20 世纪 90 年代引入护理教育领域。在护理教育中，叙事教育是以研究为基础，通过解释现象学的方法，解释、分析和重构学生、教师、临床老年护理人员的生活经历，以达到教育目的的一种教学方法。

（二）国外叙事护理的发展

1993 年，美国护理教育家 Diekelmann 首先将叙事教育方法引入护理教育，提出叙事来源于师生在学习、教学中的共同经历。自此，美国、加拿大、新西兰等国的护理教育者开始在护理教学和研究中应用叙事教育。Swenson 等构建了以叙事为中心的家庭护理实践课程，通过倾听、解读病人及其家庭成员的故事来培养学生解决临床实际问题、为病人提供个体化关怀照护的能力。

Adamski 等组织学生倾听临床老年护理人员的关怀故事，并一起分析、讨论，指出这种方法有助于学生传达关怀态度，提高感知关怀的能力，进而内化关怀内涵。Kirkpatrick、McAllister 等拓宽了叙事教育的应用形式，通过观赏电影、阅读文学作品的形式培养学生的人文关怀品质。Frei 等让学生观察、鉴赏系列油画等艺术作品，将人文关怀的叙事意图间接地隐藏在鉴赏情境中，为学生走进病人的内心世界，增进对病人的理解，引发对日常护理实践的反思提供了时间和空间。

Wall 等组织学生对所观看的电影展开讨论，电影制作人想要表达一种什么观点？在现实生活中，如果病人遇到电影中的情形该怎么办？你又会如何反应？通过对叙事资料的解读、分析、讨论、引导性的提问激发学生的人文关怀情感。

（三）国内叙事护理的发展

1. 背景　随着科学技术的进步和卫生政策改革，我国的医疗卫生领域自 20 世纪 80 年代以来，对医学技术的重视程度越来越高，但却从某种程度上忽视了医学的人文属性。在医疗体系发展技术化和商业化的背景下，我国医学教育也逐渐地去人性化，医学生社

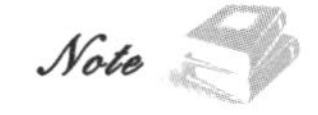

会化历程也受到了限制。在此社会背景下,叙事医学对于和谐医疗环境的形成显现出了一定的积极作用。

2. 现状 在临床医疗工作中,老年护理人员相比医生接触和陪伴病人的机会更多,更容易发现病人的心理和精神需求。国内尚少有研究将叙事医学的有关概念引入护理专业领域。我国护理研究者也逐渐开始在学习借鉴叙事医学有关理论和应用的基础上,将其与护理专业特点有机结合,以培养临床老年护理人员及学生的叙事能力,使其能够理解和回应病人的故事和困境。在护理活动中运用移情与病人进行深入有效的沟通和交流,并通过对自我行为的不断反思,来提高护理水平。这一能力的培养不仅有助于优质护理服务的贯彻落实,更有助于为病人提供更为人性化的护理服务。

3. 研究 我国护理学者郭瑜洁通过教学实验研究,提出了运用叙事教育法开展人文关怀教学的四步程序,即创设情境、激发情感、躬行实践、引导感悟,而国外学者在各阶段也有具体的应用研究。在护理人文关怀教育中,叙事教育能够给学生创造真实或类似真实的关怀护理情境,有助于老师与学生分享独特的关怀教育资源,可以有效引导学生品德的整体协调发展。

我国护理教育研究人员高晨晨等采用参与式观察法、行为事件访谈法、文献调查法收集叙事素材,运用内容分析法进行资料分析,并对其进行叙事化处理和分类制作,开发了一套围绕护理对象生命周期的叙事护理素材,涵盖"生命伊始的相迎""成长途中的相伴""流金岁月的相依""桑榆到晚的相守""临别之际的相送"5 个主题,包含电子故事、图片、影视、书目推荐 4 种类型的素材,共计 107 件。这些叙事护理素材为护理院校和临床开展人文关怀教学提供了内容丰富、主题鲜明、专业特色明显的叙事护理资源。

许多学者也将叙事护理应用于护理人际沟通的教学中。护理人际沟通学注重学生的实践应用和体验交流,以提高学生的沟通能力和临床应用能力为目标。叙事教育的特点(随机性、体验性、启悟性、创造性)符合这一教学目标,为护理人际沟通的教学提供了新方法、新思路。在课堂中,叙事教育通过故事形式描述课堂理论,通过艺术、电影和文学作品呈现课堂理论,通过叙事角色扮演升华课堂理论,丰富了护理人际沟通的授课形式的同时也提高了护理人际沟通的授课效率,简化了护理人际沟通的授课内容的同时也促进了教师自身的发展和提升。

4. 探讨 在我国护理教育的体制框架下,我们通过学习研究、查阅国内外大量文献,把当代医学伦理理论与实践的核心问题引入护理教育领域,将叙事医学的概念、特点与护理教育实践相结合,重构医学人文精神,探讨适合我国护理教育实际的叙事护理教学模式、教学大纲及教材,对提高广大在校学生和临床老年护理人员的人文修养具有深远的意义。

(四)叙事护理临床实践

1. 叙事护理的特点 临床护理与叙事医疗护理相结合,在护理实践中,老年护理人员注意吸收、解释、回应病人的故事和困境,重现病人的心理体验和感受,并发扬"以人为中心"的护理理念,为病人提供充满尊重、共情和生机的护理服务。

2. 叙事护理的功能 叙事的世界是一个极富人文关怀和情感魅力的领域。叙事护理可使我们将疾病分析从病人的躯体抵达病人的心理、社会、情感、道德、灵性;有助于沟通护患各自的体验,拉近护患之间的情感距离,增加护患之间的信任,开展建构疾患新意

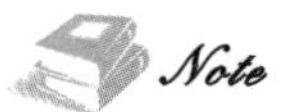

义的护患合作；有助于老年护理人员通过病人个体性鲜明的疾病叙事制订个性化的护理计划；帮助病人建构与疾苦境遇相匹配的角色意识。

3. 叙事护理临床实施

(1) 叙事护理培训：叙事护理不是单纯让老年护理人员倾听病人的故事，而是让老年护理人员通过叙事的过程主动进入病人的世界，关注病人故事背后的正向功能，引导病人树立正确积极的疾病观、生活观，同时给予正向回馈，因此，熟练地掌握叙事沟通技巧尤为重要。临床老年护理人员正是缺乏相应的敏感性和回应技巧，导致其缺乏叙事的提问技能等，无法实施叙事护理的真正内容。分析病人故事的过程是老年护理人员增长临床知识和智慧的过程，包括病人叙事方式、内容、叙述时心情及原因等，全面总结观点、情感及问题所在，制订护理方案。叙事护理培训应该包括叙事护理概念及意义，叙事护理技巧及方法，叙事分析总结方法，如何指导叙事护理方案等内容。

(2) 老年护理人员、时间、场所安排：由于国内医疗体制的限制，老年护理人员与病人沟通的时间被临床治疗所占用，有研究显示 75%的老年护理人员认为护患沟通时间偏少，阻碍了护患关系的发展。但是病人叙述自己的故事就是叙事护理最基本的前提，且需要大量充足的时间给予病人发挥，因此，叙事护理需要设置专人护理，并有团队的支撑，这样才能有足够的时间实施叙事护理，同时提供私密的倾听场所尤为重要。

(3) 评估表格的制订和评估效果工具的选择：根据病人的个体情况，制订相应的评估表格，以便老年护理人员记录与循证，如可以从身、心、社、灵四方面来记录病人的主要情况，以此指导护理工作实施。对于病人的主观感受制订相应的满意度的调查表，反馈内心体验的感觉。

(4) 叙事护理临床运用步骤。

①进入病人的故事：主动进入病人的故事是叙事护理最基本的步骤，也是叙事护理开展的前提。倾听病人或查看病人叙事记录是进入病人故事的主要方法。Beuthin 认为接触病人的故事时要注意病人使用的语种、词汇及社会因素对病人的影响，同时关注病人应对和处理疾病的方式和态度。

②正向回馈：叙事护理关注的是病人故事背后的正向功能，强调老年护理人员引导病人树立正确积极的疾病观、生活观。老年护理人员如何对病人故事进行正向回馈？Aloi 指出可以通过提问的方式进行，他列举出如下有正向引导作用的问题："你觉得什么人给了你支持和帮助？""你发现了自己什么能力或特点是之前没发现的？"等。与 Aloi 的提问方式不同，黄舒萱等主张通过更直白的方式进行正向回馈，即从病人叙事中找出有意义之处给予肯定，如针对病人叙述病前照顾家庭的经历，老年护理人员可直接肯定其付出的努力，并鼓励家属对病人表示感谢。当然，如果利用他人的故事为病人提供借鉴思考时，应从他人的故事中寻找正向意义进行传达。由于病人特点和病人叙事内容各不相同，应灵活选择或综合运用以上方式。

③总结反思：总结反思病人故事的过程是老年护理人员增长临床知识和智慧的过程。Devenny 等认为，叙事护理实践反思需采用个体反思和集体反思结合的方法，个体反思主要以书写方式进行，内容主要为思考病人叙事方式、重要内容、叙述时心情及原因；总结病人的观点立场；陈列老年护理人员自身的观点、情感并分析原因；遇到的问题；制订护理方案。集体反思即小组讨论，对个体反思的内容、病人故事进行集体讨论，指出护理照顾的不足之处，最终讨论出合理的护理方案。

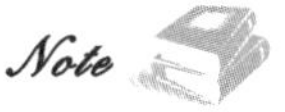

叙事护理是一个全新的人文护理实践领域。它把社会、历史和文化的因素带入护理

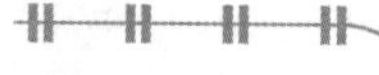

知识拓展

8-1

过程中,从身体的数据化到身体的文学化,为我们打开了病人心灵的窗户,让我们见证病人及其家属的疾病境遇和心灵疾苦,从而结成目标一致的利益共同体。当我们在对病人进行叙事护理时,我们使用的不是一种可以置身事外的工具或技术,而是一种生命态度,不仅仅是救治病人的肉体,更重要的是救赎病人的灵魂。

(李国荣)

第三节　老年人安宁疗护

老年疾病的治疗是多方面的,普通病房的重点应该是通过各种先进的医护方案治愈病人,其护理的重点是使用精湛的护理技术确保各种治疗顺利进行。而安宁疗护是指对中晚期不治、无望、用特殊和一般疗法难以延长寿命或难以实现姑息疗法的待死病人所采用的各种医疗关怀措施的总称,不以延长其生存时间为目的,而是以提高病人临终阶段生命质量为目的,克服了传统医疗护理的许多缺陷,故安宁疗护在老年护理中显得尤为重要。

一、安宁疗护的概念及意义

(一)概念

所谓安宁疗护即指一种组织化的医护方案,注重团队精神照顾,为临终病人及家属提供缓解性及支持性的照顾。安宁疗护是医学人道主义精神的具体体现。医学人道主义核心是尊重人的价值,安宁疗护就是对临终前和无治疗希望的晚期病人不依赖于痛苦的无效治疗方法,而是致力于科学的心理关怀和精湛的护理手段,最大限度地减轻病人的痛苦,更好地使病人平静地离开人间,使病人死而无憾,生者(家属)问心无愧。

安宁疗护符合辩证唯物主义生死观的要求。死亡是生命过程的一部分,是必然的过程,科学技术可以延长人的生命,但无法使人永生。既然人必然要死,就应与优生一样要优死,这是人类文明和时代进步的标志。

安宁疗护是伴随着社会进步和医学技术发展出现的一个新概念。当死亡成为疾病不可逆的发展结果时,医护人员不仅要竭尽所能来延长临终老年人的生命,还要为临终老年人提供良好的环境,使临终老年人尽可能舒适、平静、有尊严地走完人生的最后阶段。我国已进入人口老龄化社会,迫切要求老年护理人员在老年人的临终护理方面更新护理理念,创新护理模式,实行人性化护理服务。

安宁疗法在世界各地有不同的提法,如我国称之为“临终关怀”,美国、英国称之为“缓和医疗”等。

(二)开展老年人安宁疗护的意义

我国步入人口老龄化社会后,家庭规模的缩小,功能的弱化,老年人的护理尤其是临终关怀问题就突显出来。老年人对临终关怀的需求更为普遍、更为迫切。发展老年人临终关怀事业,具有重要的意义。

1. 提高老年临终者生存质量,维护生命尊严　临终关怀能为临终老年人及家属提供心理上的关怀与安慰,帮助临终病人减少和解除躯体上的痛苦,缓解心理上的恐惧,维护

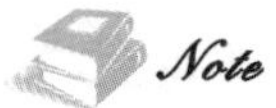

尊严，提高生命质量，使临终病人平静、安宁、舒适地抵达人生的终点。因此，临终关怀护理是满足老年人“老能善终”的最好举措。

2. 安抚家属，解决老年人家庭照料困难　临终关怀将家庭成员的工作转移到社会，社会化的老年人护理，尤其是对临终老人的护理，不仅是老年人自身的需要，同时也是他们家属的需要。对于一些家庭，特别是一些低收入的家庭来说，临终关怀可以让老年人走得安详，让病人家属摆脱沉重的医疗负担的同时，也安慰了他们，让他们更好地投身到自己的事业中去，也不至于受到社会上的指责。因此，临终关怀是解决临终老年人家庭护理困难的一个重要途径。

3. 节省费用，减少医疗资源的浪费　尽管临终关怀需要社会支付较多的服务费用，但对于那些身患不治之症的病人来说，接受临终关怀服务可以减少大量的甚至是巨额的医疗费用。如果将这些高额无效的费用转移到其他有希望救助的病人身上，它将发挥更大的价值，医疗保险费用能够获得最大的效益。

4. 体现人道主义精神　推广临终关怀是一场观念上的革命。一方面，教育人们要转变死亡的传统观念，无论是临终病人、家属及医护人员都要坚持唯物主义，面对现实，承认死亡；另一方面，承认医治对某些濒死病人来说是无效的客观现实，而通过临终关怀来替代卫生资源的无谓消耗，合理分配利用有限的卫生资源，以保证卫生服务的公平性和可及性。它实质上体现了对病人及大多数人真正的人道主义精神。因此，临终关怀不仅是社会发展与人口老龄化的需要，也是人类文明发展的标志。

(三) 安宁疗护的理念

1. 以护理为中心，强调老年病人和家庭是一个基本的医疗护理单位　对临终病人来讲，治愈希望已变得十分渺茫，而最需要的是身体舒适、控制疼痛、生活护理和心理支持，因此，目标以由治疗为主转为对症处理和护理照顾为主，保证一个星期(7 日)、每日 24 h 的医护服务，并强调医疗护理的连续性。由于老年病治疗的特殊性，往往护理工作量大。如果仍把终末期病人安置在普通病房，且在老年护理人员配备、病房设施等方面与普遍病房一样，那么，在目前临床老年护理人员普遍缺编的情况下，由于老年护理人员精力有限，再加上未经过特殊培训，这些需要安宁疗护的病人得不到应有的关怀和照顾，可能会带着遗憾离开人间(表 8-1)。

表 8-1　安宁疗护与一般医院护理的比较

安宁疗护	一般医院护理
强调活的尊严	较不注重生命的尊严
兼顾生命质与量	希望延长病人生命
强调病人与家属的亲情护理	只强调医疗的重要性
注重团队照顾、团队人员需经过特别训练	只强调医护对疾病的护理
强调“安乐死”	强调尽力医治以保生命
缓和及支持生命	维持治疗性治疗
逐渐被接受	在不可治愈的情况下，则浪费医疗资源

2. 维护人的尊严，解除病人躯体痛苦和心理症状　病人尽管处于临终阶段，但个人尊严不应该因生命活力降低而递减，个人权利也不可因身体衰竭而被剥夺，只要未进入昏迷阶段，仍具有思想和感情，医护人员应维护和支持其个人权利。如保留个人隐私和自己的生活方式，参与医疗护理方案的制订，选择死亡方式等。

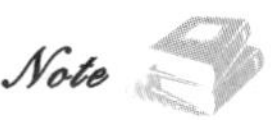

3. 提高临终生活质量,帮助病人选择一种比较充实、舒服的生活 有些人片面地认为临终就是等待死亡,生活已没有价值,病人也变得消沉,对周围的一切失去兴趣,甚至有的医护人员也这样认为,并表现出面孔冷漠,态度、语言生硬,操作粗鲁,不知该如何面对病人。临终关怀则认为临终也是生活,是一种特殊类型的生活,所以正确认识和尊重病人最后生活的价值,组织一个多学科的训练有素的为病人和家庭服务的医护小组是提高其临终生活质量的最有效的服务。

4. 共同面对死亡,为病人家庭制订一个治丧计划 有生便有死,死亡和出生一样是客观世界的自然规律,是不可违背的,是每个人都要经历的事实,正是死亡才使生显得有意义。而临终病人只是比我们早些面对死亡的人,他们现在面临的也是我们以后要面临的。死赋予生以意义,死是一个人的最终决断,所以,我们要珍惜生命、珍惜时间,要迎接挑战、勇敢面对。

(四)我国安宁疗护的模式

1. 综合性医院内附设临终关怀病房 指在有条件的综合性医院、肿瘤医院或老年护理医院内建立的临终关怀病区或专科病房,配备必备的设施和固定的专业工作人员。利用医院内现有的物质资源,提供临终病人医疗、护理、生活照料,避免临终病人及家属产生被遗弃的不良感觉。

2. 家庭临终护理 以家庭为单位开展临终关怀服务。一般由临终关怀的学术组织联合医院、社区保健机构共同协作进行。医护人员根据临终病人的病情,每日或每周数次到家中探视,提供临终护理。

3. 设立临终护理专门机构 提供比较完整的医疗护理设备、适合临终关怀的陪伴制度,配备专业人员,临终护理专业化和规范化,能行使其独立服务职能为临终病人服务。但目前由于资金不足,社会大众接受程度有限等原因,临终关怀机构的数量仍较少,主要集中在经济发达地区。

二、临终老年人的心理问题及护理

临终护理目的是以整个人为对象,提供精心照料,解除躯体痛苦,缓解对死亡的恐惧,维护其做人的尊严,提高其尚存生命质量,并给予家属心理关怀,最终使逝者死而无憾,生者问心无愧。如果一个临终病人得到了成功的护理,他死时就会感到活得有价值。临终病人由于躯体疾病的折磨,对生的渴求和对死的恐惧会产生一系列复杂的心理改变,甚至行为与人格的改变。

(一)临终病人的心理特征

死亡是人及生物生命的停止,是人生旅途中不可避免、不可逆转的生物学现象。面对死亡,老年人的心理类型可表现为:①理智型,从容面对,安排后事。②恐惧型,害怕死亡,留恋人生。③配合应对型,性情开朗认识事物客观,配合治疗。④无所谓型,不理会死亡,持无所谓的态度。⑤解脱型,对生活毫无兴趣,希望早些了结人生。⑥接受型,无可奈何的接受或认为到天国去了。

美国精神病学家伯乐·罗斯博士指出病人从获知病情到临终时期的心理反应和行为改变常有否认、愤怒、协议、抑郁、接受五个典型阶段。

1. 否认期 当病人得知自己的疾病已进入晚期时,最初的心理反应就是否认。不承认自己患有无法逆转的疾病,表现为怀疑诊断是否出了差错,这是病人面对严重应激时的心理防御机制,其有合理性,可暂时成为掩盖事实的积极的心理屏障。

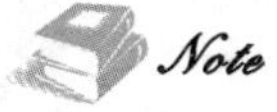

2. 愤怒期　否认期是短暂的，随着病情的进展，疾病的症状越来越明显，病人会产生焦虑、愤怒、怨恨和克制力下降。

3. 协议期　当病人感到愤怒、怨恨、于事无补，相反可能加剧疾病的进程，病人试图用合作的态度和良好的表现来换取延续生命或其他愿望的实现。情绪较平静，积极配合治疗。

4. 抑郁期　随着身体状况日益恶化，病人逐渐意识到现代医疗技术已无力回天，自己生命将近，因而陷入深刻的悲哀和绝望。有相类的孤独感，抑郁愁闷，万念俱灰，食欲不振，极度疲劳，精神涣散等。

5. 接受期　死亡是即将发生的事，病人无可奈何地默认了残酷的现实。此时病人体力处于极度疲劳、衰竭的状态，常会表现出平静，原有的恐惧、焦虑和最大的痛苦逐渐消失。

对每个人来说，死亡的过程是不一样的，因此，护理也应因人而异，由于长期疾病的折磨，对生命的依恋，对死亡的恐惧以及对亲人的牵挂等，使得每个人的心理状态和反应复杂多变，加上个体的人生经历，受教育水平、信仰等因素而表现不一。

（二）临终病人常出现的心理问题及护理

1. 抑郁、悲观、绝望　由于长期受到疾病的折磨，临终病人精神和身体上承受了巨大的痛苦，而且随着肿瘤的不断转移和扩散，病情日益加重，会不可避免地感到抑郁、悲观；特别是当意识到死亡不可避免，将不久于人世时，病人会对一切都不感兴趣，产生绝望、消极心理。老年护理人员对这些特点要给予充分理解、同情和关怀，应态度和蔼地与病人进行交谈，耐心地进行鼓励和疏导，使病人逐渐消除不良情绪的困扰，保持平稳安定的心境。

2. 焦虑、烦躁、愤怒　经多次治疗病情得不到控制，在确定无生存希望时，病人会产生焦虑、烦躁、愤怒，自制力下降（如摔东西等），拒绝治疗，提苛刻要求，稍有不如意即发泄怒气等。这时要尊重病人的心理和人格，诚恳地对待其意见和建议，尽可能满足其合理要求；多与病人接触、交谈，认真倾听其诉述，让其通过诉述宣泄感情，消除压抑的情绪，保持乐观向上的心态。

3. 幻想、怀疑、迫切求生　有的病人认为病情不是那么严重，希望是误诊，存在侥幸心理，对治疗抱有很大希望，渴望延长生命，不承认自己正面临死亡的现实；有的病人经济条件富裕，对生活无限依恋，不愿意离开人世，四处求医，多方打听治疗手段，期望得到及时治疗与护理，盼望能有奇迹发生在自己身上。此时，老年护理人员需有高度的同情心，注意倾听其诉说，让其相信医生会尽一切努力控制或减轻其不适症状，让其慢慢接受病情的现实。

4. 自卑　感到自己生命被抛弃，病人常有强烈的孤独感和沉闷压抑的心理，感到命运不公平，希望有家属、最信任的朋友陪伴在身边，并希望得到医护人员更多的关怀和照顾。此时，可采取情绪转移法，多鼓励病人回顾一生中最感兴趣的人和事，请家属取来病人过去的照片或曾经为事业做出贡献的奖状、证书等给病人欣赏，让其沉醉在快乐情绪之中，减轻其心理压抑，提高临终生活质量。

5. 牵挂　临终病人常感觉自己剩下的时间不多，要做的事情还很多；有的病人担心家属的经济负担问题；还有的女性病人担心自己走后，子女无人照顾，甚至担心丈夫再婚，会给孩子造成伤害，只有把家属安排好了，才能安心离去。针对这些特点，家属要多陪伴，耐心倾听病人的心声和要求，及时开导，给予关心照顾，帮助其摆脱不良心境；对于

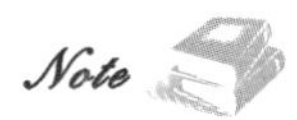

不愿意交谈者，只需坐在病人身边，体现出亲人的精神支持和安慰，使其感到安全、舒适、温暖。

6. 恐惧 恐惧为临终病人常见的心理现象，表现为对周围事物既关心又害怕，这些病人耐受力低下，睡眠浅，易惊醒，半夜醒来怕孤独，有时自言自语或大声惊叫，做一些奇怪可怕的梦，害怕与亲人分离，害怕失去尊严和自尊等。此种情况下，老年护理人员要关心体贴病人，耐心倾听其说出心中的不安与恐惧，顺势诱导，帮助病人表达自己的真实情感，理解病人的痛苦，尽可能地满足他们的需求，给病人带来一种满足感、安全感和尊重感，以较平静的心情面对即将到来的死亡。

7. 认可、接受 老年人中文化程度较高、修养较好的病人相对容易接受死亡，能平静地面对，不愿意增加家庭和社会的负担，只希望静静地躺着，身边有一个最知心的人陪伴，以求获得最终的心理安慰和满足，这时要为临终病人创造一个祥和的气氛，使其庄严、安详、舒适地度过人生的最后时刻。如果难以接受死亡的老年人，需要通过语言、神情、手势向病人表达理解和关爱，仔细、耐心地倾听病人的意愿，帮助其完成最后的要求；同时，也要帮助这样的病人认识到死亡是一种自然规律，死亡是摆脱痛苦折磨，实现人生完善的结局。

三、老年人临终前常见的症状和护理

（一）老年人临终前的生理变化

1. 循环功能减退 表现为皮肤苍白、湿冷、大量出汗，四肢发绀，脉搏快而弱、不规则甚至测不出，血压降低甚至测不出。而严重急性的呕血、便血、阴道出血等，一次出血量在 800 mL 以上可迅速出现休克现象。

2. 呼吸功能减退 表现为呼吸浅、慢、费力，鼻翼翕动、张口呼吸及潮式呼吸等呼吸困难症状，最终呼吸停止。由于分泌物潴留，出现痰鸣音以及鼾声。

3. 胃肠道蠕动逐渐减弱 表现为恶心、呕吐、口干、食欲不振、腹胀、便秘，严重者出现脱水、体重减轻等。

4. 肌肉张力丧失 表现为大小便失禁，吞咽困难，无法维持良好舒适的功能体位，肢体软弱无力，不能进行自主躯体活动，脸部外观改变呈希氏面容(面肌消瘦、面部呈铅灰色、眼眶凹陷、双眼半睁半滞、下颌下垂、嘴微张)。

5. 感知觉、意识改变 表现为视觉逐渐减退，由视觉模糊发展到只有光感，最后视力消失。眼睑干燥、分泌物增多。听觉是最后消失的一个感觉。若有疼痛，表现为烦躁不安、疼痛面容。意识改变可表现为嗜睡、意识模糊、昏睡、昏迷等。

（二）老年人临终前常出现的症状

老年病人临终的情况各不相同，有的是突然死亡，有的是逐渐衰竭以至死亡。后者可能有较长时间在生和死的边缘挣扎。但是病人并非同时出现所有的濒死症状，也不是所有的症状都会出现，除了做好环境和各种基础护理之外，一旦出现以下症状，应及时给予处理，以使病人无痛苦地度过人生最后时刻。

1. 疼痛 疼痛是临终病人备受折磨的最严重的症状，尤其是晚期癌症病人。其他终末期病人发生严重疼痛情况较少。在生命的最后几日，超过一半的人会有新的疼痛产生。疼痛的护理对策如下。

(1) 观察疼痛部位、持续时间和疼痛性质；评估疼痛程度。

(2) 药物止痛，控制疼痛应及时、有效，正确使用“三阶梯法”。止痛药应规律、足量应

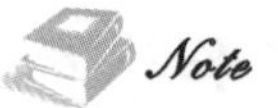

用，而不是必要时才用，等到疼痛发生时再控制比预防疼痛发生更困难。对无法口服止痛药造成不安与痛苦时，可使用如皮肤贴片、舌下含服、静脉或肌内注射等各种方式给予止痛药。

(3) 非药物止痛，除了药物止痛，还可采用其他方法缓解疼痛，如松弛术、催眠术、针灸疗法、神经外科手术疗法等。

(4) 如果疼痛难以控制、没有食欲，不要勉强老年人进食，以免增加老年人的胃肠道负担与痛苦。

2. 呼吸困难、痰液堵塞　呼吸困难是临终病人的最常见和痛苦的症状。表现为呼吸由快到慢，由深变浅，最后出现潮式呼吸和点头呼吸等。呼吸困难的护理对策如下。

(1) 打开窗户通风，调整病人体位保持气道通畅，用手轻柔地抚摸病人加上和声细语，有利于帮助病人保持平静。同时应及时吸出痰液和口腔分泌液。

(2) 当病人呼吸表浅、急促、困难或有潮式呼吸时，立即给予吸氧，病情允许时可适当取半卧位或抬高头与肩。

(3) 对张口呼吸者，用湿巾或棉签湿润口腔，或用护唇膏湿润嘴唇，病人睡着时用湿纱布遮盖口部。

(4) 病人出现痰鸣音即所谓的"濒死喉声"，可使用湿冷的气雾进行雾化，促使分泌物变稀，易于咳出。床旁备好吸引器。

(5) 对于快速呼吸加快致焦虑而引起喘息的病人，可根据医嘱应用抗焦虑剂，必要时使用吗啡降低呼吸速率。

3. 谵妄　有的病人死前会出现谵妄等神志变化，需考虑癌症脑转移、代谢性脑病变、电解质不平衡、营养异常或败血症等因素。症状在下午或晚上会更严重。病人的躁动不安需密切观察，找出可治疗原因，如疼痛、脑缺氧、气喘、膀胱或直肠胀痛等，并给予对症处理。谵妄的护理对策如下。

(1) 保持病房安静、舒适，为病人创建安宁和谐的治疗环境，尽量安排病人住单间病房，既保证临终病人及家属的生活、心理需求，同时也避免对病区其他病友的打扰。

(2) 遵医嘱用药，耐心为病人提供治疗和护理。对于有吞咽障碍、严重恶心呕吐者应提供营养支持。

(3) 医护人员要注意做好病人家属的思想工作，讲清家属的情绪会直接影响到病人的情绪，指导家属参与护理计划，鼓励家属陪同病人一起度过人生的最后时光，缓解病人的恐惧。

4. 严重出血　严重急性的呕血、便血、阴道出血等，一次出血量在 800 mL 以上可出现休克现象，对临终病人来说可以是造成死亡的直接原因，需要迅速予以控制。严重出血的护理对策如下。

(1) 呕血病人采取头偏向一侧，防止误吸。使用深色的毛巾擦拭血迹，消除病人精神紧张和情绪波动。胃肠道出血一般应禁食 24～48 h，胃部冷敷。如便血频繁，可在病人肛周垫上纸垫，病人每次排便后应拭净，保持臀部清洁。

(2) 遵医嘱使用止血药和镇静剂。应准备好镇静剂、止血药及吗啡备用，以便随时遵医嘱给予病人镇静、止血及止痛；配合医生进行其他止血处理。

(3) 密切观察病情变化，做好预后的评估及抢救的准备。同时让家属做好思想和物质准备，安排善后事宜。

(4) 陪伴病人并且握着他的手，减轻其孤独和恐惧感，使他们有安全感和亲切温暖感。

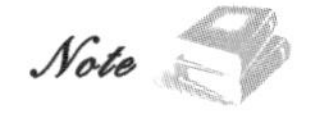

美国学者卡顿堡顿对临终老年人精神生活的研究结果表明,接近死亡的人,其精神和智力状态并不都是混乱的,49%的老年人直到死亡前一直是很清醒的,22%有一定意识,20%处于清醒与混乱之间,仅3%的人一直处于混乱状态。因此,不断对临终或昏迷老年人讲话是很重要而有意义的,老年护理人员及家属应对老年人表达积极、明确、温馨的尊重和关怀,直到他们逝去。

四、临终老年人家属的护理

随着人类医学模式从生物医学模式转向生物-社会-心理医学模式,对临终老年人家属进行护理已成为临终关怀非常重要的一部分。临终病人家属承受着生理、心理、社会多方面的沉重负担,因此,需对老年临终病人家属提供专业的临终关怀服务,以减轻其照护压力;同时需构建完善的社会支持系统,进行适宜的死亡教育,建立家庭-社区-医护人员相结合的新型临终关怀模式。

家属是病人的亲人,是病人的精神支柱。家属的精神痛苦会影响病人的情绪,使病人症状加重,因此要做好家属的工作,促进其心理适应。帮助家属从痛苦中解脱出来,积极配合临终护理。动员家属与社会成员多探视老年人,促进家属与病人之间的沟通及了解,消除以往的积怨及减轻过分的自疚与哀伤。使他们在这珍贵及有限的时光中,能彼此支持,互相谅解,让老年人生活在温暖和希望中。

老年护理人员给临终病人家属护理时,不仅需要具备良好的职业道德,还要有优良的专业知识、心理素质和伦理学知识等才能更好地理解家属的内心感受。从而给予其恰当的支持与帮助,让他们平稳度过悲伤、痛苦的时期,帮助其尽快恢复自己的正常生活。应特别从以下几个方面关心、帮助家属。

1. 指导家属从身心两个方面照顾好病人 应帮助家属了解临终病人的生理和心理特征,指导家属掌握一些基础护理知识和技能,以便给予临终病人较好的照顾。

2. 给予家属精神和心理的关心和支持 应在同情、理解家属的基础上,使用有效的交流方式,鼓励家属诉说身心的痛苦和想法;尽量满足家属提出的合理要求;对家属遇到的实际问题和困难,提供咨询和建议;对家属的过激言行给予宽容和谅解。

3. 协助家属做好善后处理 当病人去世后,一方面协助家属做好遗体料理;另一方面安慰家属,聆听家属的哭诉,使其充分发泄内心的悲痛。

4. 帮助家属顺利度过居丧期 亲人的逝去往往是家属悲痛的高峰。社区老年护理人员应做好家属居丧期的护理,以降低家属身心疾病的发生率。社区老年护理人员可定期通过电话、家访、邀请参加社区活动等形式和家属保持联系。了解他们的状况,帮助他们疏导悲痛和重建生活的信心。

直通护考

8-1

(李国荣)

Note

参考文献

CANKAOWENXIAN

[1] 化前珍,胡秀英.老年护理学[M].4版.北京:人民卫生出版社,2017.

[2] 王晓庆,段培蓓.失禁相关性皮炎的研究进展[J].护理学报,2012,19(14):9-11.

[3] 肖小玲,张文英,彭秋娇,等.活性臭氧水在失禁性皮肤炎中的应用[J].广州医药,2017,48(6):61-63,67.

[4] 张瑜,朱红,董志引,等.3M干洗洁肤液联合3M液体敷料应用于失禁性皮炎的效果观察[J].实用临床护理学电子杂志,2017,2(34):4,8.

[5] 杨华,王芝兰.护理联合饮食干预及心理辅导治疗失禁相关性皮炎患者疗效观察[J].皮肤病与性病,2015,37(2):75-76.

[6] 陈长香,王强.老年护理学[M].2版.北京:人民卫生出版社,2014.

[7] 申丽静,杜成旭.老年护理学[M].郑州:郑州大学出版社,2011.

[8] 孙红.老年护理学——问题与实践[M].北京:人民卫生出版社,2013.

[9] 尤黎明,吴瑛.内科护理学[M].6版.北京:人民卫生出版社,2017.

[10] 张小燕,王春先.老年护理[M].3版.北京:人民卫生出版社,2015.

[11] 黄庆铭.老年骨质疏松性髋部骨折的研究进展[J].临床医药文献电子杂志,2017,4(91):18007-18008,18010.

[12] 刘明琴,万萍.老年骨质疏松症患者健康教育的研究进展[J].当代护士(下旬刊),2014(7):15-16.

[13] 黄敬亨,邢育健.健康教育学[M].5版.上海:复旦大学出版社,2011.

[14] 罗翱翔,张广清,付秀珍.香港老年髋部骨折患者护理工作的启示[J].中华护理杂志,2011,46(1):35-36.

[15] 袁雪萍,姚丽文,吴佳玲,等.下足部热敷合并穴位推拿在预防老年女性患者髋部骨折术后发生深静脉血栓的效果[J].解放军护理杂志,2018,35(14):1-5.

[16] 朱慧芳,颜美琼,刘红池,等.医院-社区团队干预模式对老年髋部骨折患者术后功能康复的影响[J].护理学杂志,2013,28(22):89-91.

[17] 吴江,贾建平.神经病学[M].3版.北京:人民卫生出版社,2016.

[18] 唐凤平,郝刚.老年护理[M].3版.北京:人民卫生出版社,2018.

[19] 夏海鸥.妇产科护理学[M].4版.北京:人民卫生出版社,2019.

[20] 谢幸,苟文丽.妇产科学[M].8版.北京:人民卫生出版社,2013.

[21] 李冬梅,顾频颉,殷磊,等.延续性护理对膝骨关节炎出院患者康复效果的影响[J].解放军护理杂志,2016,33(17):19-22.

[22] 柴玲,童莺歌,陈佳佳.膝骨关节炎高危人群/患者健康管理的研究进展[J].护理学报,2018,25(2):29-32.

[23] 徐璐,唐霞珠.24式简化太极拳对老年膝关节骨性关节炎患者关节功能的影响

[J]. 护理学报,2016,23(11):51-53.

[24] 孙晟轩,葛州,董启榕,等. 关节镜微创治疗成年人臀肌挛缩症的效果[J]. 中国医药导报,2018,15(15):80-83.

[25] 陈超,杨曙光,樊龙昌,等. 超声定位神经阻滞在单侧臀肌挛缩手术中的应用[J]. 临床麻醉学杂志,2018,34(1):86-88.

[26] 陈晓君,黄丽华. 国外跌倒管理模型的相关研究及启示[J]. 中华护理杂志,2015,50(2):254-256.

[27] 金霞,杨丽黎,宋丽君,等. 门诊防跌倒综合管理措施的实施与效果[J]. 中华护理杂志,2014,49(10):1218-1221.

[28] 周晓美,冯璇. 跌倒风险评估工具的研究进展[J]. 护理学杂志,2018,33(21):109-112.

[29] 冯志仙,黄丽华,胡斌春. 住院患者跌倒造成伤害的风险因素分析[J]. 中华护理杂志,2013,48(4):323-327.

[30] 赵霞,高静,吴晨曦,等. 利尿药与老年人跌倒风险关系的系统评价[J]. 中华护理杂志,2017,52(12):1509-1515.

[31] 王珊珊,刘彦慧,Shake Ketefian,等. 中文版老年住院患者跌倒风险评估量表的信效度研究[J]. 中华护理杂志,2012,47(10):927-929.

[32] 黄庆萍,张建荣,郑美春,等. ICU 医疗器械相关性压力性损伤风险评估量表在危重患者中的应用研究[J]. 中华护理杂志,2018,53(8):967-970.

[33] 成守珍,郜迎雪,郭志东,等. 护士对卧床患者压力性损伤护理知识和态度的调查研究[J]. 中华护理杂志,2018,53(7):837-840.

[34] 张诗怡,赵体玉,乐霄,等. 微环境与压力性损伤关系的研究进展[J]. 中华护理杂志,2017,52(8):1001-1006.

[35] 徐永能,卢少萍,黄巧,等. 老年卧床患者出院后压力性损伤的预防及管理[J]. 中华护理杂志,2017,52(S1):40-44.

[36] 李永红. 老年住院患者呛噎原因分析与预防性护理[J]. 中国老年保健医学,2014,12(1):100-101.

[37] 夏芳,孙丽云. 护理干预对预防老年精神障碍病人噎食的效果观察[J]. 护理研究,2016,30(8):962-964.

[38] 吴惠蓉. 老年患者呛噎的原因及护理干预[J]. 西南军医,2018,20(3):385-386.

[39] 刘会,陈雪萍,王花玲,等. 耳保健操对听力下降老年人听力的影响[J]. 中华护理杂志,2016,51(4):449-453.

[40] 刘宸箐,侯晓丰,翟所强,等. 老年性耳聋的防治进展[J]. 中华耳科学杂志,2015,13(1):166-170.

[41] 汤璞. 护理干预对老年性耳聋伴耳鸣患者心理状态及疗效的影响[J]. 中国妇幼健康研究,2017,28(S4):310.

[42] 陆英. 6046 例六十岁及以上老人的听力调查分析[D]. 杭州:浙江大学,2018.

[43] 屈玉明,才晓茹. 中医护理[M]. 2 版. 北京:人民卫生出版社,2020.

[44] 赵宗仙. 实用临床针灸推拿治疗学[M]. 西安:西安交通大学出版社,2014.

[45] 张波,刘冰. 中医护理[M]. 郑州:河南科学技术出版社,2014.

[46] 熊志新,熊刚,冯绪刚. 老年按摩养生新编详解[M]. 上海:上海科学技术文献出版社,2006.

[47] 戴付敏，王丽君，Christine Behm，等. 国外老年人皮肤干燥评估与干预的研究进展[J]. 中华护理杂志，2017，52(1)：53-58.

[48] 王容，王超. 老年患者皮肤干燥护理小经验[J]. 中国老年保健医学，2017，15(2)：115.

[49] 凌丽坤. 干燥综合征的研究进展[J]. 中国医药指南，2015，13(6)：44-45.

[50] 张俊娥. 护理干预对干燥综合征病人生活质量的影响[J]. 全科护理，2016，14(24)：2550-2552.